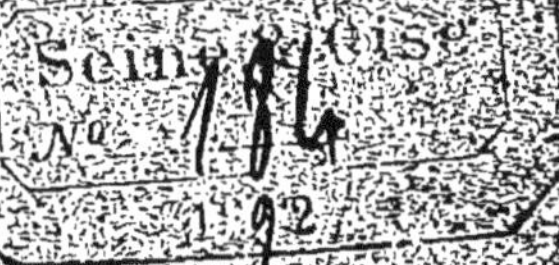

CURE RADICALE
DES HERNIES

AVEC UNE ÉTUDE STATISTIQUE

De deux cent soixante-quinze opérations

et 50 figures intercalées dans le texte

PAR

LE Dr Just LUCAS-CHAMPIONNIÈRE

CHIRURGIEN DE L'HOPITAL SAINT-LOUIS
MEMBRE DE LA SOCIÉTÉ DE CHIRURGIE
PRÉSIDENT DE LA SOCIÉTÉ D'OBSTÉTRIQUE ET DE GYNÉCOLOGIE

PARIS

RUEFF & Cⁱᵉ, ÉDITEURS

106, BOULEVARD SAINT-GERMAIN, 106

1892

CURE RADICALE
DES HERNIES

DU MÊME AUTEUR

Chirurgie antiseptique. Principes, modes d'application et résultat du pansement de Lister, 1880, deuxième édition. In-12 de 300 pages. **Epuisé**...................... **5** fr.

Chirurgie antiseptique simple. Histoire et théorie (Conférence faite à l'**Union des Femmes de France**). **1** fr. **50**

Application de la méthode antiseptique aux accouchements.................................... **3** fr.

Lymphatiques utérins et lymphangite utérine. — Du rôle que joue la lymphangite dans les complications puerpérales et les maladies utérines, 1870. In-8 de 80 pages, avec 3 planches.............................. **2** fr. **50**

Les lymphatiques utérins et leur rôle dans la pathologie utérine, 1875. In-8 de 40 pages................ **1** fr. **50**

De la fièvre traumatique, 1872. In-8 de 180 pages, avec 21 figures.................................... **3** fr. **50**

Étude historique et clinique sur la trépanation du crâne. La trépanation guidée par les localisations cérébrales. In-8 de 150 pages, avec 14 figures...... **3** fr. **50**

Le massage et la mobilisation dans le traitement des fractures. Théorie et pratique. Indications, applications à la plupart des fractures, 1889. In-8 de 50 pages..... **1** fr. **50**

Traitement des tumeurs blanches. Emplâtres mercuriels. — Injections modificatrices. — Valeur relative des opérations et surtout des résections, 1890. In-8 de 32 pages.. **1** fr. **50**

Ovarite. — Salpingite — Adhérences. Maladies des annexes, lymphangite, pathogénie, traitement. — Opérations pour adhérences. — Ablation unilatérale et bilatérale des annexes, 1889. In-8 de 63 pages...... **1** fr. **50**

CURE RADICALE DES HERNIES

AVEC UNE ÉTUDE STATISTIQUE

De deux cent soixante-quinze opérations

et 50 figures intercalées dans le texte

PAR

LE Dr Just LUCAS-CHAMPIONNIÈRE

CHIRURGIEN DE L'HOPITAL SAINT-LOUIS
MEMBRE DE LA SOCIÉTÉ DE CHIRURGIE
PRÉSIDENT DE LA SOCIÉTÉ D'OBSTÉTRIQUE ET DE GYNÉCOLOGIE

PARIS

RUEFF & Cie, ÉDITEURS

106, BOULEVARD SAINT-GERMAIN, 106

1892

INTRODUCTION

Ce traité de la cure radicale des hernies n'est pas seulement la deuxième édition de l'ouvrage, beaucoup plus modeste, que j'ai publié en 1886. A part un exposé de principes et quelques généralités sur les hernies, c'est un ouvrage nouveau pour l'auteur et nouveau, si je puis dire, dans la littérature médicale.

Celle-ci comprend un grand nombre de publications éparses, d'articles de journaux, de leçons, d'études statistiques et quelques brochures pleines d'intérêt, exposant avec détails certains procédés de cure radicale.

Il n'existe pas, que je sache, de monographie de grande importance destinée d'abord à faire connaître une véritable méthode de cure radicale applicable aux hernies de toutes les régions et destinée, de plus, à grouper tous les faits dont la pratique de cette chirurgie nouvelle vient donner une notion certaine.

On pourrait s'étonner de l'étendue considérable de cette monographie. Mais on comprendra bien vite toute l'importance qu'elle doit avoir en réfléchissant à plusieurs points.

D'abord, extrême fréquence des hernies. Que l'on prenne les chiffres de 1 sur 13 individus ou de 1 sur 20, ou ceux, plus modérés, de 1 sur 35 et de 1 sur 50, qui sont beaucoup au-dessous de la vérité, la hernie est d'une extrême fréquence.

L'opération qui peut remédier à la grande généralité des cas de cette difformité doit pouvoir être fort commune et rencontrer des incidents et des accidents extraordinairement variés.

Cette opération, qui guérit la difformité, est une occasion d'ouvrir, d'étudier la *hernie vivante*, normale, inconnue jusqu'à présent, et nous fait découvrir un grand nombre de faits nouveaux que l'anatomie pathologique ou la symptomatologie n'avaient pu permettre de constater.

Enfin, ce n'est pas ici l'œuvre d'un jour, c'est le fruit de onze années de travail, pendant lesquelles j'ai fait deux cent soixante-quinze fois la cure radicale de la hernie sans étranglement, pendant lesquelles j'ai patiemment établi, puis perfectionné la méthode que j'expose.

Ce n'est pas, en effet, un procédé déjà connu de cure radicale que j'ai adopté : c'est une méthode personnelle que j'ai instituée. Je n'ignore pas que chacun de ses éléments a été plus ou moins utilisé par les nombreux chirurgiens qui ont recherché la cure radicale. Mais, selon moi, leur groupement, leur succession, la perfection mathématique de certains détails et un bon nombre de pratiques nouvelles dans la conduite de l'opération constituent la méthode qui est mienne.

Pour se leurrer de cette pensée que l'on peut concevoir et exécuter de toutes pièces une œuvre scientifique et chirurgicale quelconque sans avoir eu de prédécesseurs, il faudrait bien peu connaître l'histoire de la chirurgie, il faudrait méconnaître absolument l'esprit d'observation et la puissance de conception de nos grands devanciers.

Mais il y a une raison pour admettre la large part de notre invention. Nous avons la bonne fortune de vivre à une époque où la chirurgie s'est régénérée, où toute une science nouvelle est née, où les moyens rêvés, entrevus par nos Maîtres, peuvent être pour nous une réalité. La chirurgie est devenue une science sinon certaine, du moins régulière, avec des prévisions précises, permettant une hardiesse justifiée par la sécurité. Il en résulte que nos opérations ne conservent qu'une parenté assez lointaine avec les opérations du même ordre que les opérateurs les plus hardis avaient projetées ou exécutées.

Quand on aura lu ce livre, on comprendra comment, tandis que bien des opérateurs ont conçu et exécuté la cure radicale par la destruction du sac de la séreuse des hernies, l'opération complexe que j'ai proposée et exécutée, avec la destruction de la séreuse du sac comme condition fondamentale, donne une méthode différente et complète, susceptible d'applications à toutes les hernies et répondant à tous les *desiderata* de la cure de chaque hernie.

Voici, rapidement indiquées, les époques de mes principales publications sur ce sujet :

Au congrès d'Amsterdam, en 1879, j'ai pris part à la discussion sur la cure radicale en citant les cas de hernie étranglée pour lesquels j'avais fait avec succès l'extirpation du sac, et j'ai fait en 1881 ma première opération pour la hernie sans étranglement. J'ai fait connaître à la Société de Chirurgie mes premières opérations, et, lorsque M. Segond eut pour sujet de thèse de concours : « La cure radicale de la hernie, » il ne trouva dans la chirurgie française que cinq cas de cure radicale, telle que les conçoit la chirurgie moderne : mes quatre premières observations, toutes heureuses, et un cas de mort appartenant à Gillette (1883).

Au premier congrès français de chirurgie, j'ai communiqué mes observations de cure radicale avec les réflexions que m'inspirait cette première expérience (1885).

En 1886, j'ai publié mon traité de la cure radicale des hernies, avec ma première série de dix opérations en dehors de l'étranglement.

Bientôt parurent, dans la *Semaine Médicale*, une leçon clinique sur ce sujet, avec une série de 48 cas (août 1887).

Au troisième congrès de chirurgie, août 1888, je donnai une série de 81 cas et affirmai l'inutilité du bandage.

En décembre 1888, je publiai une nouvelle étude sur la cure radicale, avec une série de (120 opérations) *Journal de Médecine et de Chirurgie pratiques*.

Je cite encore mes communications à la Société de Chirurgie sur la cure radicale de la hernie inguinale de la femme sans étranglement (1891).

A l'Académie, sur 255 cas de cure radicale de hernie sans étranglement (1891).

Au congrès de Marseille, sur la cure radicale de la hernie chez la femme (1891).

Je passe sous silence, avec les nombreux

articles de mon *Journal de Médecine et de Chirurgie pratiques*, toutes les discussions de la Société de Chirurgie, qui se sont bien des fois reproduites.

Je pourrais, je crois, joindre à cette énumération la propagande par le fait et l'assistance à toutes mes opérations, depuis onze ans, non seulement de mes élèves, mais de plusieurs de mes collègues et de nombreux chirurgiens français et étrangers qui ont bien voulu visiter mon service.

La science marche si vite de notre temps qu'il est difficile de se rendre compte aujourd'hui de la somme d'efforts qui m'ont été nécessaires pour faire accepter la cure radicale de la hernie, maintenant bien à sa place dans notre chirurgie.

La lutte a revêtu toutes les formes ; les meilleures observations ont été contestées ; les statistiques ont été torturées pour démontrer que la cure radicale était meurtrière et que, d'ailleurs, la hernie est une difformité sans inconvénient.

Les plus modérés se sont contentés de longues discussions sur la nomenclature pour diminuer l'opération en remplaçant le mot de *cure radicale*, qui a survécu du reste. Elle mérite pourtant ce nom, l'opération qui réalise la suppression de difformité la plus complète qu'une opération chirurgicale puisse rechercher.

On aurait peine à croire à l'ardeur et à la violence de cette polémique qui date d'hier et dont nos adversaires les plus décidés se soucieraient bien peu de se retrouver en face des opinions qu'ils ont solennellement exprimées.

Les comptes rendus, du reste très atténués, de la Société de Chirurgie n'ont pas gardé la trace de l'exclamation d'un de nos collègues les plus éminents, s'écriant qu'en présence de l'empressement que je mettais à ouvrir les hernies, on devrait me faire passer en cour d'assises.

Si je rappelle ce souvenir personnel, c'est qu'aujourd'hui que la cure radicale est admise comme légitime, un bon nombre d'auteurs sont tout disposés à oublier que, pendant des années, je l'ai préconisée et enseignée, soutenu seulement par quelques amis.

Cependant, la période de lutte terminée, je n'ai pas déserté l'œuvre, puisque, avec mes 275 opérations en dehors de l'étranglement, je puis présenter un ensemble d'opérations tel qu'aucun chirurgien français n'en a de semblable et que bien peu de chirurgiens étrangers en peuvent donner d'approchant.

Non seulement j'ai fait accepter en France la cure radicale de la hernie sans étranglement, mais l'opération y est actuellement pratiquée très généralement, d'après les principes que j'ai exposés. Je ne veux pas dire par là que ce soit précisément mon opération qui est pratiquée, ma méthode qui est suivie. Cela ne serait vrai que d'un fort petit nombre de chirurgiens.

Beaucoup de chirurgiens contemporains considèrent la cure radicale comme une opération bénigne, facile, à la portée de tous.

Dans ces conditions, on pratique, non sans danger, une opération sans valeur, de nature à compromettre la véritable cure radicale et à justifier l'opinion de ceux qui estiment encore que l'intervention ne donne pas de résultats solides.

Je considère, au contraire, que, pour être efficace, l'opération de la cure radicale doit être une opération difficile, grave, qui deviendrait meurtrière dans des conditions déterminées et qui ne restera une opération bénigne et efficace qu'entre les mains des chirurgiens qui l'étudieront à fond et s'y adonneront d'une façon spéciale, comme on le fait pour la chirurgie abdominale et pour certaines opérations spéciales.

C'est une opération bien autrement difficile que l'extraction de la cataracte. Cependant, personne ne doute de la nécessité d'un opérateur exercé pour celle-ci.

Si j'ai toujours suivi les principes généraux que j'avais, dès le début, considérés comme des principes fondamentaux de la cure radicale, est-ce à dire que je n'ai, dans ces onze années, rien modifié, rien perfectionné dans ma méthode? Je ferai remarquer que, dans ces années passées, tandis que la cure radicale s'installait en France, elle faisait aussi singulièrement de progrès dans le monde entier; et, si un grand nombre de chirurgiens étrangers m'ont fait l'honneur d'adopter ma méthode, c'était évidemment qu'ils estimaient qu'elle ne restait pas au-dessous de ces progrès.

La publication de ce traité est destinée précisément à fixer ces progrès, dont j'ai publiquement fait connaître tous les détails. Son but est de faire connaître ce que m'a appris l'expérience de mes nombreuses opérations. J'ai tenu à n'y jamais parler que de ce que j'ai vu, de ce que j'ai fait, de ce que j'ai constaté.

Ce livre est avant tout une œuvre personnelle, avec les qualités et les défauts d'une œuvre personnelle. Je crois qu'en notre temps les chirurgiens qui ont une grande expérience sur un point déterminé rendraient toujours service en mettant à jour le fruit de leur expérience propre.

On me reprochera, sans doute, de n'avoir

pas tenu compte de l'œuvre des autres, ce qui serait faux, car je n'ai jamais manqué d'étudier ce qui pouvait constituer un progrès. Je parle des contemporains, l'intérêt historique étant fort médiocre dans la pratique de cette chirurgie.

Je ferai remarquer que, parmi les méthodes actuellement en présence, la mienne est une des plus anciennes, avec une pratique des plus étendues. Aussi, sans méconnaître la grande valeur de certaines autres opérations, j'estime que je puis donner une démonstration évidente de la supériorité de la mienne, et c'est la raison péremptoire qui m'a empêché d'adopter d'autres méthodes dont mon expérience m'autorise à faire la critique.

En somme, le mode de destruction de la séreuse, le mode de dissection et de constitution des surfaces cruentées, le rapprochement de ces parties, le pansement et la compression, l'éviscération épiploïque ou l'ablation de la totalité de l'épiploon accessible, ont toujours formé le fond de ma méthode. Dès le début, des sutures perdues sur la paroi ont constitué un mode précieux de défense, indiqué dans mes premières observations. Mais j'ai, peu à peu, beaucoup perfectionné ces sutures et insisté sur leur valeur spéciale.

A ce sujet, je rappellerai qu'on m'a adressé

deux critiques aussi peu valables l'une que l'autre. On m'a reproché de ne fermer par aucune suture le canal inguinal. Cependant, je l'ai toujours fait et je l'ai fait d'autant plus que, systématiquement, j'ai fendu ce canal inguinal.

La seule suture que j'ai critiquée et que je n'ai jamais voulu faire est la suture *délicate isolée* des piliers, qui n'a aucune portée sérieuse et qui, cependant, a été beaucoup préconisée ; de larges sutures avec de gros fils, comprenant la plus grande part possible des surfaces cruentées, ont toujours été recommandées par moi.

On m'a dit que mon opération était incomplète parce que je faisais porter un bandage. J'en avais essayé comme tout le monde lors de mes toutes premières opérations et j'y avais bien vite renoncé. Dès ma publication de 1888, je faisais connaître *une ceinture sans ressort* que j'employais depuis longtemps, dont la pelote *ne porte pas sur la cicatrice* et qui est destinée à soutenir l'effort du ventre dans les premiers temps de consolidation de cette cicatrice.

Il faut bien peu connaître la question du bandage après la cure radicale pour transformer cette *ceinture temporairement appliquée* en un *bandage*.

Je n'ai pas écrit ce livre pour faire toute l'histoire des hernies. J'ai admis comme connues toutes les notions des livres classiques et je n'ai décrit que les faits peu connus ou nouveaux qui intéressent directement l'opérateur. J'ai surtout voulu donner à tout ce qui concerne l'opération et la direction des soins les plus complets développements, même au prix de quelques répétitions inévitables.

C'est ce mode de description que j'ai voulu caractériser par le titre de *Chirurgie opératoire*. J'oppose ce mot mal fait au mot aussi mal fait de médecine opératoire, qui désigne la chirurgie telle qu'elle est expérimentée sur le cadavre. Je veux décrire ainsi l'opération sur le vivant, comme je l'ai déjà fait et compte le faire pour celles des opérations que je connais le mieux.

Comme l'opération que je recommande est assez complexe, je me suis attaché à faire des descriptions aussi claires que possible.

Un des procédés de démonstration de ma technique a été l'emploi de figures schématiques très simples.

Cela plaît moins à l'œil que de belles figures représentant les régions traversées. J'ai procédé ainsi, parce que, jusqu'à nouvel ordre, jusqu'à ce qu'on ait photographié le champ opératoire au cours de l'opération, on ne pourra donner que des figures schématiques *à propos* de l'opération. Dans ces conditions, la figure la plus simple sera la plus démonstrative, parce qu'elle n'a aucune prétention à représenter la région. Toutes celles que j'ai données ont été dessinées, sous ma direction, par le docteur Henri Boudaille.

Ce livre est accompagné de la statistique complète de mes opérations de cure radicale de hernie sans étranglement. J'ai exclu de cette statistique tous mes cas de cure radicale pour hernie étranglée, qui auraient grossi ma statistique bien au delà de 300 cas. Mais j'ai montré ailleurs que c'est une mauvaise manière de procéder que de confondre ces cas.

Quelque long que fût cet exposé, j'ai pensé devoir le publier comme Spencer Wells nous en a le premier donné l'exemple pour ses ovariotomies. C'est le seul moyen de donner une idée nette et complète de sa pratique.

On remarquera que j'ai supprimé de ces tableaux tout prénom, toute initiale et tout nom de médecin. Je l'ai fait sur la remarque de plusieurs intéressés qui, malgré la discrétion de mes publications antérieures, ont pensé que les initiales et le nom du médecin surtout pouvaient faire connaître au public le nom du malade qui désire ne pas être connu.

Cette remarque m'a paru juste et j'ai fait cette suppression à regret, car j'étais heureux de reconnaître la confiance d'un grand nombre de confrères, qui, dès mes premières opérations, m'avaient adressé des sujets à opérer.

Je crois qu'on ne saurait mettre trop de discrétion dans ces sortes de publications.

Dans ces tableaux, on trouvera un court résumé pour chaque cas. Pour certains chiffres énoncés au cours du livre, on ne trouve pas une concordance exacte, parce que, pendant le temps nécessaire à la publication, mes chiffres ont sensiblement augmenté. Je les ai arrêtés à 275.

Tous ces tableaux ont été dressés sur des fiches que je rédige moi-même pour chaque opération. On remarquera facilement que, plus les opérations sont récentes, mieux elles sont décrites. Malgré cela, dès les premières on peut retrouver les indications les plus intéressantes.

J'ai résumé l'état des sujets revus, dont un tableau indique le nombre et les dates. Ce tableau comprend seulement les cas sur lesquels j'ai eu une indication précise. Ceux, assez nombreux, sur lesquels je ne pouvais fournir de date ont été laissés de côté.

Quoique le chiffre 112 des revus puisse paraître faible, j'ai pris beaucoup de peine pour les retrouver en dehors des sujets n'appartenant pas à la clientèle hospitalière. Pour ceux-ci, les renseignements ont été bien plus faciles à prendre et je les ai tous retrouvés en cure persistante sans exception.

Mais, sur l'ensemble, le nombre est encore démonstratif et les durées de guérison, obser-vées de dix ans à quatre mois, ajoutent à l'in-térêt qui s'attache aux preuves anatomiques de la guérison.

Aux preuves anatomiques observées sur le vivant, j'ai eu la bonne fortune d'ajouter la preuve par la dissection sur le cadavre d'un sujet opéré depuis plus de deux ans et demi, et celle-ci je la dois, ainsi qu'une précieuse figure, à l'obligeance du Dr Delbet.

En ce qui concerne la mortalité, on cons-tatera que j'ai perdu deux malades dont je donne l'histoire complète.

En considérant la somme des difficultés que j'ai eu à vaincre en pratiquant une chi-rurgie absolument neuve, sans même une indication antérieure sur les causes qui sont le plus susceptibles d'amener la mort, et que je décris aujourd'hui, sans pouvoir soup-çonner que théoriquement les contre-indi-cations, on me rendra cette justice que le chiffre est bien faible.

Je crois que la léthalité réelle de l'opération avec les règles que j'ai établies est bien autrement faible encore, quoique, contraire-ment aux opinions générales, la hernie soit en elle-même une infirmité qui, directement ou indirectement, compromet gravement la vie.

De tous ces documents ressortira la

preuve incontestable qu'aujourd'hui la cure radicale de la hernie est une réalité.

On verra même que l'opération de la cure radicale accomplit un changement organique déterminant, non seulement une reconstitution de la paroi, mais une véritable réparation des fonctions et de l'état général du sujet.

Nous avons aujourd'hui le droit d'estimer que la destruction de cette difformité est une des plus belles œuvres de la chirurgie réparatrice de notre temps.

CURE RADICALE
DES HERNIES

CHAPITRE PREMIER

EXPOSÉ DE LA QUESTION. — LA CURE RADICALE MÉRITE
D'ÊTRE FAITE. — OBJECTIONS.

Depuis une époque reculée, les hernieux ont attiré la sollicitude des chirurgiens ; des opérations nombreuses ont été proposées et pratiquées pour les délivrer de leur infirmité. L'imperfection des procédés, d'une part, les progrès de la mécanique, d'une autre part, les avaient fait singulièrement délaisser. Puis, dans le découragement de mauvaises méthodes, on en est venu à persuader aux patients que tout était pour le mieux et que, munis d'un bandage, ils se trouvaient en condition satisfaisante.

Cependant, quelle est la situation du hernieux qui porte un bandage ? Très variable sans doute.

Il y a des hernies qui sortent peu, chez des individus faisant des efforts médiocres. Pour eux, le bandage est une ceinture qu'ils mettent le matin au lever, qu'ils quittent en prenant la position horizontale le soir. En définitive, ce n'est là qu'une pièce de toilette qu'ils peuvent à la rigueur dissimuler, qui les protège et leur rappelle que certains excès musculaires leur sont interdits.

Mais ces heureux sont de beaucoup les plus rares. Peut-être ne forment-ils pas le quart des porte-bandages. Parmi les autres, beaucoup souffrent plus ou moins constamment ; le bandage maintient mal la hernie. — Il a besoin d'être très puissant ? alors il est douloureux. — Est-il moins serré ? il devient inutile et peut être dangereux, car la hernie sort. Tel, avec un bandage même bien fait, ne peut s'asseoir sur un siège un peu bas, ne peut aller à la selle sans que sa hernie s'échappe. Souvent la pression de la main doit s'ajouter à celle du bandage pour tout effort. Tel autre souffre constamment ; des ulcérations se forment sur la peau, des accumulations épidermiques sentent mauvais et irritent.

Et cette misère, ce supplice du bandage insuffisant dure toute la vie.

Que dire donc des hernies qui ne *se réduisent jamais complètement*, avec lesquelles l'individu n'a jamais le pouvoir de faire un effort vigoureux, et se trouve toujours sous le coup d'accidents d'étranglement?

Croit-on que tous ces incidents soient indolores? Ne sait-on pas que ce passage et repassage de la masse intestinale dans le sac herniaire est habituellement accompagné de coliques plus ou moins violentes? La vie d'un hernieux en puissance d'un sac herniaire béant est constamment douloureuse.

Je ne parle qu'en dernier lieu des complications graves que comporte toute hernie dont le collet péritonéal est constitué, accidents dont le plus grand nombre est conjuré par les réductions heureuses, mais qui laissent toujours suspendu au-dessus de votre tête un danger plus ou moins formidable, selon les circonstances et le lieu où sera survenu l'étranglement.

Le hernieux dans ces conditions est un malheureux d'une espèce particulière. Il lui est défendu, sous peine de mort, de faire un effort violent, de prendre un gros rhume loin d'un centre où il pourra rencontrer un chirurgien, et encore ne serait-il pas mauvais qu'il pût savoir quel chirurgien l'opérera.

Enfin, la difformité qu'il porte constitue aux yeux du monde une tare qu'on n'avoue qu'avec peine ou qu'on passe une partie de sa vie à dissimuler dans les circonstances les plus intimes.

Ce tableau n'est pas poussé au noir : il n'y a pas

jusqu'aux statisticiens qui, par des chiffres éloquents, n'aient démontré à combien de dangers la vie du hernieux est exposée.

On en trouvera la preuve dans les tarifs de certaines compagnies d'assurances sur la vie qui ont admis des risques spéciaux pour les hernieux.

J'ai démontré, pour ma part, que les hernieux sont sujets à une déchéance organique particulière, dont on trouve la preuve surtout sur les sujets atteints de grosses hernies ou de hernies très anciennes. J'ai observé dans ces cas un si grand nombre de sujets atteints de diabète et d'albuminurie qu'il est impossible de ne pas tenir compte de cette remarque. Il faut admettre que la hernie conduit à une cachexie irrémédiable dont le diabète et l'albuminurie sont les termes les plus graves.

Quels sont donc les puissants motifs qui ont pu détourner les chirurgiens de la cure radicale d'une infirmité aussi sérieuse?

Les causes de cette défense sont multiples. Il y a eu autrefois des dangers graves, inhérents à toute opération tentée pour cure radicale. Aujourd'hui, ces dangers peuvent être évités, mais leur souvenir pèse encore sur les déterminations du médecin et du malade.

Cette crainte ne doit pas, du reste, être complètement blâmée ; car, selon moi, cette opération n'est inoffensive que dans des conditions tout à fait spéciales, en dehors desquelles je ne conseillerais pas la cure radicale.

Mais il y a une cause de défiance peut-être plus grave encore : on nie volontiers l'efficacité de la cure radicale.

Sur ce point encore, on peut avoir raison aussi, mais non d'une manière absolue. La chirurgie était et reste encore encombrée d'une foule d'opérations médiocres et donnant de piètres résultats. Même à l'heure actuelle, bien des auteurs traitent légèrement la cure radicale et ne la considèrent comme une opération facile que parce qu'ils la font si incomplètement qu'il est impossible qu'ils obtiennent des résultats sérieux et durables.

Au contraire, lorsque l'opération de la cure radicale a été exécutée dans les conditions nécessaires, elle donne les résultats suivants :

1° Dans *l'immense majorité* des interventions, quand elle a été appliquée aux cas pour lesquels j'étudie avec soin ses indications, les hernieux sont absolument et radicalement guéris et n'auront plus à s'embarrasser d'un bandage. Au point de vue de la récidive, ils ne différeront pas sensiblement d'une foule de sujets qui n'ont jamais été atteints de hernie.

2° Un *certain nombre* de sujets restent douteux et méritent d'être surveillés parce qu'il sera facile chez eux, lorsque la récidive menacera, de leur faire porter un bandage préventif, non pour réduire une hernie, mais pour en prévenir le retour, ce qui est bien différent.

3° Chez quelques sujets particulièrement faibles ou présentant une disposition très spéciale de la hernie, la récidive menace dès le premier jour et il est nécessaire de leur faire adopter immédiatement ce bandage préventif.

Mais, même dans ces deux dernières hypothèses de médiocres résultats, l'opéré a beaucoup bénéficié de l'opération. C'est une chose bien différente de porter un bandage pour empêcher une hernie de revenir ou de porter un bandage pour contenir une hernie existante. Le bandage est plus léger, pelote plus large, à moindre pression ; et surtout le sujet ne court aucun danger de complication de sa hernie.

4° Les plus mauvaises conditions étant admises, l'opération ayant échoué, la hernie *ayant récidivé*, le sujet a encore obtenu un bénéfice considérable de l'opération ; et sa hernie récidivée, petite, facile à contenir, indolore, n'est plus qu'une infirmité tolérable à côté de celle qu'il portait auparavant.

L'opération faite, on peut aisément déterminer la catégorie à laquelle appartient le sujet et donner le pronostic de l'opération. Dans une pratique régulière bien suivie, la première catégorie doit comprendre l'immense majorité des cas, et l'on doit admettre que la cure radicale guérit les sujets aussi bien et mieux que la plupart des opérations que l'on n'hésite pas à faire pour des difformités infiniment moins gênantes et moins redoutables pour la santé et pour la vie (le pied-bot ou le bec-de-lièvre par exemple).

Si un très petit nombre de sujets n'obtiennent pas de l'opération les résultats aussi complets que ceux de la première catégorie, c'est qu'il s'agit de gens qui n'ont rien de commun avec l'Apollon du Belvédère et que, tout en les ayant soulagés, on ne peut songer à leur rendre une forme aussi parfaite qu'aux autres. Or, même à ces derniers, on n'a pas plus le droit de refuser l'opération qu'on n'a le droit de la refuser à un sujet atteint de pied-bot ou de bec-de-lièvre, sous prétexte que la mauvaise jambe ne vaudra jamais la bonne ou parce que la cicatrice faciale empêchera le sujet d'être aussi joli garçon que ses voisins.

Aucune opération ne donne des résultats aussi parfaits, aussi bien au point de vue de la forme qu'au point de vue de la fonction. Mais il ne faut pas oublier que la cure radicale de la hernie, pour permettre d'atteindre ces résultats, doit être une opération complexe, difficile et qui pourrait devenir dangereuse sans certaines précautions. Elle ne me paraît pouvoir être pratiquée couramment que par un chirurgien rompu à la chirurgie abdominale. Comme pour l'ovariotomie, l'hystérectomie, la néphrectomie, il se peut qu'un chirurgien inaccoutumé obtienne quelques résultats favorables. Mais, pour avoir des résultats assurés, réguliers, pour aborder les cas difficiles, pour n'être jamais embarrassé par l'imprévu, par les cas rares, il faut une pratique spéciale avec le lieu, le matériel, les aides. Le seul détail de fils mal préparés peut convertir une opération bénigne en une catastrophe ; et le moindre accident pour les manquements dans les détails serait l'insuccès de la cure.

Depuis que j'ai fait adopter la cure radicale en France, beaucoup de chirurgiens ont voulu traiter la cure radicale comme une opération bénigne, facile, et ont pensé qu'on pouvait se dispenser de suivre les conseils que j'ai donnés si minutieusement. Ils considèrent la cure radicale comme une intervention simple, facile à opérer, avec guérison rapide et sans gravité. Comme résultats, il est impossible qu'ils aient autre chose que des opérations incomplètes ne portant que sur une partie de la hernie et ne donnant de la cure radicale que des apparences trompeuses. J'ai eu, du reste, de nombreuses occasions de le constater.

C'est, au contraire, une excellente opération, pleine de sécurité, quand elle est faite dans des conditions bien déterminées, et j'ai eu de nombreuses occasions de constater ses excellents résultats quand ces préceptes avaient été suivis.

En cela, cette opération restera comme beaucoup d'autres opérations de la chirurgie moderne, qu'on n'a vraiment le droit de pratiquer que dans des conditions tout à fait spéciales. Ce n'est pas, comme nous le disait un jour un maître éminent *de la chirurgie, pour tout le monde.* Je suis tout à fait de cet avis; mais ce n'est pas une raison pour ne pas la faire. C'est pour cela que j'ai établi avec tant de soin les conditions dans lesquelles elle doit être faite, et je suis convaincu que, dans ces conditions et l'expérience aidant, il n'y a aucune raison pour que la cure radicale ne donne aux autres les excellents résultats qu'elle m'a donnés et ne restitue à une quantité considérable de sujets difformes un véritable état normal.

On verra, au chapitre des indications, que j'ai infiniment multiplié celles-ci. C'est, en effet, que l'expérience faite, il faut considérer l'opération d'une façon assez différente de celle qui avait été admise. L'avenir de la chirurgie des hernies est considérable, parce qu'il permettra de prévenir les accidents. Il ne convient donc pas d'attendre, pour intervenir, que les sujets aient des hernies énormes ou aient souffert longtemps pour leur faire des opérations médiocres et dangereuses. On peut sans doute, dans ces mauvais cas, intervenir pour apporter un soulagement. Mais il faut voir de plus loin. J'ai cherché à déterminer par le menu les cas où l'opération est sûre et donne des résultats vraiment utiles, et j'ai reconnu que les indications de la cure radicale de la hernie méritent d'être généralisées chez les sujets encore jeunes. Chez eux, son application doit être presque illimitée. On n'aurait à écarter de propos délibéré que les sujets malades ou si faibles que leurs parois abdominales faciles à effondrer ne permettent aucun espoir de reconstitution.

On n'a pas à invoquer pour les jeunes gens les raisons multiples qui permettent à un homme plus âgé de reculer devant une grande opération, ou de supporter une infirmité moins pénible que dans le jeune âge ; on doit craindre infiniment plus les menaces de l'avenir et l'accroissement infini de la hernie.

Chez un sujet jeune, la hernie doit être opérée d'une manière générale.

En plus de la nécessité générale d'opérer les hernies, il faut spécifier chez chaque sujet des incidents ou des accidents donnant des indications plus ou moins *pressantes*. Je les ai successivement passées en revue. Après les avoir étudiées attentivement, on verra que les objections à la cure radicale doivent tomber de plus en plus et que son efficacité admise dans la mesure la plus large ouvre à la chirurgie une de ses voies les plus fécondes.

CHAPITRE II

Les progrès dus à la chirurgie antiseptique ont
amené deux résultats bien distincts : d'une part, la
chirurgie générale, portant sur les cas communs
habituels aux chirurgiens, a vu la mortalité et la
gravité des traumatismes infiniment modifiées, même
pour ceux qui n'ont suivi qu'imparfaitement les
nouvelles méthodes ; d'autre part, de nouvelles
opérations sont nées, des régions dangereuses ont
été abordées et des procédés opératoires ont été
adoptés que l'on aurait pu taxer auparavant d'une
impardonnable témérité. Mais cette part nouvelle de
la chirurgie ne nous paraît devoir être abordée que
par les fidèles de la méthode antiseptique. Ici, la
sécurité est seulement pour un petit nombre de chirurgiens inébranlables dans leur foi, et c'est pour

eux seulement que nous écrivons. La cure radicale des hernies appartient aux opérations qui ne permettent pas de transaction. Pour amputer un membre ou un sein, avec quelques précautions antiseptiques générales, on réduit singulièrement les chances de mort. S'il survient un peu de désunion, un peu de suppuration, c'est une peine sérieuse pour le patient, mais les conséquences ne seront pas capitales. Il finira par guérir sans les immunités auxquelles il avait droit ; mais il guérira, et son chirurgien présentera une statistique définitive qui ne rendra compte d'aucune de ces péripéties. Mais, si l'on ouvre une grande séreuse, le péritoine ou les jointures, il ne faut plus de suppuration ; l'accident, c'est la vie mise en jeu ; la moindre conséquence, c'est une infirmité grave. Ici donc, point d'ambages : une opération bénigne, quand elle est aseptique, peut devenir une calamité dans les conditions opposées.

Aussi, abordant cette question de la cure radicale de la hernie devant le premier Congrès français de chirurgie (1885), avais-je dit avec insistance : « Toutes ces considérations ne sont que pour le chirurgien ferme dans la doctrine et dans la pratique, et même pour celui-ci, si le matériel était suspect, il devrait s'abstenir. »

Un patient auquel nous faisons la cure radicale court-il quelques dangers ? Il serait bien présomptueux d'affirmer qu'il n'en court aucun. Il n'y a guère d'opération, si bénigne qu'elle soit, qui permette une semblable affirmation. Les actes les plus simples de la vie exposent à des dangers. Personne n'oserait affirmer qu'en prenant un train express on ne s'expose à la mort. Mais, en réalité, si nous nous sommes entourés des précautions nécessaires, en n'opérant ni un diabétique vrai, ni un albuminurique, ni un vieillard, les dangers sont si faibles que nous ne savons trop comment on peut les mesurer.

Déjà, pour les hernies étranglées, on arrive à des résultats extraordinaires par opposition à ce que l'on observait autrefois. C'est une opération qui n'a de gravité que du fait des altérations acquises par l'anse intestinale ou de la dépression qui résulte d'une longue période d'étranglement, surtout chez un vieillard.

Mais, dans les cas de mort, l'autopsie ne nous montre plus jamais la péritonite qui emportait les opérés autrefois et qui était bien réellement le fait de l'opération et surtout du chirurgien.

La hernie ombilicale était la terreur du chirurgien, terreur telle que d'éminents observateurs avaient conclu qu'il valait mieux laisser une hernie ombilicale étranglée aux hasards de la cure spontanée par gangrène que de l'opérer. Dionis avait déjà exprimé pittoresquement cette crainte de l'étranglement en disant que « l'individu atteint de hernie ombilicale devait se passer de chemise plutôt que de bandage ».

Aujourd'hui, les dangers pour cette hernie ne diffèrent pas sensiblement de ce qu'ils sont pour les autres hernies étranglées.

Les opérations que j'ai faites pour étranglement ombilical ont *guéri* comme les autres, et les opérations que j'ai faites pour cure radicale de hernie ombilicale non étranglée m'ont donné des résultats irréprochables, *sans accident aucun* (Voyez *Hernies ombilicales et hernies épigastriques*).

Si le péritoine, irrité déjà par l'étranglement, est si peu impressionnable, celui qui est sain le sera bien moins encore. Le nombre énorme des laparotomies exploratrices faites sans accidents est là pour le démontrer. Dans toutes les opérations au voisinage du péritoine, personne de nous n'estime aujourd'hui que l'ouverture du péritoine augmente beaucoup les dangers de l'opération.

Ainsi, tout nous disait *à priori* que la cure radicale de la hernie doit être une opération sûre. Mais nous tenons une meilleure preuve; ce n'est pas une opération reprise d'hier.

J'ai pu citer d'abord des cas qui avaient été opérés à l'étranger avec succès; mais aujourd'hui, après plus de dix années d'expérience, j'apporte un argument péremptoire, irréfutable : mes nombreuses opérations.

Il y a plusieurs manières de juger la gravité de la cure radicale de la hernie par les chiffres. On peut entreprendre des statistiques générales, si à la mode, et faire un mélange informe des résultats obtenus par les chirurgiens les plus divers. C'est ainsi que certaines statistiques célèbres ont amené à des exposés terrifiants. Selon moi, ces statistiques sont encore incomplètes, car on devrait y joindre les cas peu connus, les cas de mort non publiés, et on aurait ainsi une idée assez exacte du succès que peut avoir cette opération quand elle est pratiquée d'emblée par des chirurgiens qui n'en ont pas fait une étude sérieuse, qui la pratiquent comme on pratique toutes les opérations de la chirurgie commune. Non seulement on constaterait des résultats déplorables pour la mortalité, mais, si on étudiait les suites, on constaterait encore de plus mauvais résultats pour la cure de la hernie. Cela est tout naturel, car, on ne saurait trop le répéter, l'opération de cure radicale doit être une opération laborieuse, délicate et dangereuse dans certaines conditions.

Si, au contraire, on réunissait les chiffres des opérations faites par des chirurgiens ayant fait de cette opération une étude particulière, les conclusions changeraient du tout au tout et l'on trouverait déjà que peu de grandes opérations témoignent d'une pareille bénignité.

Mais, si un chirurgien présente à lui seul des résultats opératoires assez nombreux pour permettre des conclusions, la démonstration est plus complète encore et prévient toute discussion. Aujourd'hui que ce livre est appuyé d'une statistique de deux cent soixante-six cas de cure radicale, je crois qu'il est assez inutile de me préoccuper des additions des statistiques les plus diverses et ma démonstration doit se faire avec mes observations personnelles et non avec d'autres.

Sur ces deux cent soixante-six cas, j'ai eu deux morts; ce n'est pas déjà un chiffre bien élevé. Mais le lecteur doit réfléchir encore que j'ai été le pionnier de cette chirurgie, que j'ai dû inventer à peu près complètement mon opération, que j'ai dû débrouiller les indications et les contre-indications, qu'à côté de cas d'une bénignité évidente, j'ai opéré des cas si mauvais qu'ils ne devraient pas prendre place dans une statistique générale. Une semblable association de faits doit donc donner des résultats plus mauvais que ceux que je puis obtenir avec mon expérience actuelle et en déterminant les cas avec plus de rigueur. Mais on peut aller plus loin, et, en étudiant ces deux cas de mort, on peut concevoir que la mortalité générale de ces opérations n'est même pas celle de 0.76 pour 100 dans les cas moyens.

Le premier sujet qui mourut avait été opéré dans de très mauvaises conditions; j'aurais dû ne l'opérer que dans mon service. Je suis convaincu que j'aurais réussi, dans ce cas comme dans bien d'autres aussi difficiles et même plus difficiles, si j'avais pu réunir toutes les ressources auxquelles je suis accoutumé.

Je l'ai opéré dans le service du professeur Guyon, dans lequel cette opération n'avait jamais été faite. Le sujet a succombé à une congestion pulmonaire dans le courant du deuxième jour, après trente heures de calme parfait.

La seconde mort eût été encore plus facile à éviter. Le sujet a été pris d'étranglement interne par une bride fibreuse siégeant au voisinage de la hernie. J'étais malade et ne fus pas averti de l'accident. J'ai la certitude que, si j'avais été averti, cet étranglement eût été très facile à lever. Si on songe que par quatre fois j'ai eu ainsi l'occasion d'opérer pour des étranglements post-opératoires dans des cas très complexes et que mes quatre opérés ont parfaitement guéri, j'ai bien le droit de dire que, dans ce cas où le mécanisme de l'étranglement était très simple, le succès eût été facile. Du reste, à l'heure actuelle, j'ai pris des dispositions pour que le retour d'un tel accident soit impossible.

Quel est donc le danger couru par un sujet encore jeune, de bonne santé, porteur d'une hernie point trop volumineuse qui se soumet à l'opération ?

Ce danger est évidemment bien peu considérable, si peu, qu'il paraît encore impossible de le chiffrer. Ce sont les observations qui le disent ; et cette constatation surprendra bien des médecins qui détournent de l'opération sur la foi de chiffres injustement appelés en témoignage. Je suis, pour ma part, absolument persuadé que le danger couru par le sujet qui subit l'opération est très inférieur à celui auquel la possession de sa hernie l'expose.

On ne devrait jamais oublier, en effet, que, si un certain nombre des hernieux peuvent mener une vie exempte de dangers, beaucoup sont menacés sans cesse par des dangers de toute sorte, dangers directs, résultant des chances d'étranglement, et dangers indirects assez mal connus, mais faciles à constater, résultant de l'infériorité des conditions de la nutrition générale et locale. L'homme que l'on va soumettre à la cure radicale ne peut donc pas être comparé à un sujet absolument sain. Or, je le répète, la somme des dangers auxquels je conseille de le soumettre est infiniment petite.

La statistique des cas de mort le démontre déjà, mais l'étude des suites opératoires vient l'affirmer plus manifestement encore.

Non seulement les opérés ne sont pas morts, mais ils ont guéri sans présenter aucun accident. C'est là un point capital, et il faudrait bien se garder de montrer comme de bons résultats ceux que j'ai vu souvent relater dans les auteurs où les malades avaient guéri, mais après avoir présenté l'un un abcès, l'autre un peu de gangrène, l'autre un peu d'écoulement séro-purulent et d'autres encore des suppurations diffuses. Lorsqu'on relève de semblables faits dans les auteurs, on peut affirmer que l'opération faite par eux est dange-

reuse. Ces complications sont essentiellement septiques, et là où on les rencontre on peut affirmer
qu'on trouvera des complications de septicémie
grave à un moment donné. De plus, au milieu de ces
accidents, les résultats ne peuvent être parfaits.

Dans mes nombreuses observations, on trouvera
tout le contraire. La régularité de la réparation est
presque constante. Quelques gouttes de pus sont
tellement rares qu'elles attirent toujours vivement
mon attention, et cela quelles que soient l'étendue et
l'importance de l'opération.

On a attribué, en effet, ces accidents aux grands
délabrements qu'entraîne le manuel opératoire. Cela
est profondément inexact. Quelque lointaine que soit
la dissection, quelque minces que soient les couches
de tissus que l'on a dissociés, puis réunis, la réparation
doit être d'une régularité parfaite ; on ne doit pas
trouver plus de suppuration ou de gangrène qu'on
ne doit trouver de péritonite ou d'accidents mortels.

Les nombreux médecins qui sont venus assister à
mes opérations et qui ont pris la peine de suivre
les opérés ont été frappés de ce fait. La réparation
doit toujours être la même. Dans les cas très rares
où j'ai observé des manquements à cette règle, j'ai pu
relever les incidents qui les avaient occasionnés. J'ai
pu, dans ces cas, toujours relever quelque infection
secondaire sans gravité, due soit à une faute commise
dans le second pansement, soit à un dérangement du

pansement dû au malade lui-même. Quelques-uns ont montré assez d'indocilité pour rendre très difficile le maintien de l'asepsie de la plaie.

Mais, pour ces petites complications, il s'agit de faits d'une extrême rareté et jamais en relation avec l'étendue de la plaie.

Cependant, on remarquera, d'une part, que la région n'est pas favorable pour assurer l'asepsie d'un pansement placé ordinairement pour une période assez longue et on verra, par la lecture des chapitres suivants, que beaucoup de nos cas étaient d'une gravité extrême.

C'est précisément parce que je considère que, malgré ces mauvaises conditions, j'ai pu arriver à la réparation parfaite sans danger pour la vie, que je me sens en droit d'affirmer que, dans des conditions déterminées, la cure radicale de la hernie peut être une opération sans dangers, que nous avons le droit de pratiquer non seulement sur un sujet souffrant menacé d'accidents, mais aussi sur un sujet dont le désir est d'être débarrassé d'une difformité qui le gêne, l'humilie et le met dans une condition d'infé riorité matérielle ou morale.

CHAPITRE III

EFFICACITÉ DE LA CURE RADICALE. — RÉSULTATS
DE MES OPÉRATIONS.

Il est de mode d'opposer une fin de non-recevoir
à toute tentative faite pour la cure des hernies, en
disant que ce sont, de leur essence, des maladies incurables ; et, depuis des années, les chirurgiens ont
fait valoir cet argument triomphant plutôt que
d'avouer que l'insuffisance ou les dangers de leurs
procédés les détournaient de ces sortes d'opérations.
Cependant, la curabilité de la hernie, dans de certaines
conditions, est un fait démontré. Chez des sujets
jeunes, il y a des faits incontestables de guérison
même par les bandages. A plus forte raison devra-
t-on admettre cette curabilité par une opération.

On peut même aller chercher des arguments très
favorables à cette thèse dans des cas de kélotomie,
faite jusqu'en ces dernières années.

L'opération de la hernie étranglée, même dans les

plus mauvaises conditions, donnait des résultats bien intéressants à examiner. Un très grand nombre d'opérés mourant, les occasions de les constater n'étaient pas très communes. Cependant, on en rencontre encore de temps en temps ; quelle est leur situation?

Malgré les conditions de la kélotomie, détestables pour la cure radicale, les plus heureux sont restés guéris ; on en voit même qui ne portent pas de bandages. Mais ceux-là sont les plus rares. Chez le très grand nombre, la hernie a récidivé ; mais alors encore beaucoup vous disent qu'ils en sont moins gênés que par le passé. La hernie se réduit facilement, elle se maintient bien réduite ; aucun accident d'ordinaire après l'opération. Les malades insistent souvent sur ce point.

Si nous passons aux opérés de hernie étranglée ayant été entre les mains de chirurgiens désireux d'obtenir la cure radicale, le tableau est plus favorable encore. *Depuis 1874, j'ai constamment cherché à déterminer la cure radicale* de ces opérés par la suture de l'anneau, avec ou sans extirpation du sac. J'ai revu quelques-uns de ces opérés ; je puis citer, par exemple, une femme atteinte de hernie crurale étranglée que j'ai opérée à Lariboisière en 1876 et que j'ai revue trois ans après. J'avais extirpé le sac. Elle n'avait pas trace de récidive et ne portait pas de bandage.

J'ai revu tout récemment un homme opéré en 1877 à l'hôpital Lariboisière. Il n'a jamais porté de bandage et la cure radicale est restée parfaite, *soit après plus de quatorze ans.*

J'en ai rencontré d'autres cas, et je cite ces deux-là comme remarquables et revus après une longue période.

J'attribue la fréquence relative de la cure radicale, même chez mes plus anciens opérés, à ce que j'ai, de tout temps, eu grand soin de scarifier le collet du sac en faisant des débridements multiples. Ceci joint à la suture de l'anneau constitue une condition favorable pour l'accollement définitif des surfaces.

Si j'ajoutais à cette indication d'opérés anciens celle d'opérés plus récents, j'arriverais sur un autre terrain, car, depuis 1880, ces derniers opérés ont été traités systématiquement, pour la cure radicale de leur hernie, par des opérations complètes et quelquefois un peu complexes, et ne différant pas essentiellement de l'opération pour la cure radicale de la hernie non étranglée. Mais je puis dire déjà que, chez ces derniers, la cure persistante est la règle.

En somme, les faits autorisent à penser que, dans le cas de hernie étranglée, une opération peut apporter des modifications telles que cette hernie guérisse absolument ou que le patient soit placé dans des conditions beaucoup plus confortables. Ce qui lui reste de son infirmité est rendu très supportable, la contention est facile, l'effort musculaire est possible. Sa situation est meilleure que celle des hernieux dont nous parlions au début et chez lesquels la généralité des médecins admet qu'il est facile de pallier la difformité.

Rien que cette constatation autoriserait la tentative de la cure radicale pour obtenir ces résultats dans les hernies non étranglées.

Mais, quoi qu'on en ait dit, même après des opérations anciennes de cure radicale proprement dite, il y a eu des cas de guérison bien nets. De notre temps encore, parmi les opérateurs de l'étranger, chez lesquels l'opération a été plus en faveur que chez nous, on a cité bien des faits incontestables de succès.

Depuis ce moment, du reste, la chirurgie a marché, l'expérience des années a montré les résultats obtenus par les méthodes modifiées, et la réalité de la cure radicale ne saurait faire de doute que pour ceux qui ne la pratiquent pas ou la pratiquent mal.

En ce qui me concerne, la preuve tirée de mes résultats personnels me paraît évidente, et c'est à celle-là que je m'attacherai, estimant que mes faits sont assez nombreux et assez anciens pour que je m'appuie sur l'opération que j'ai instituée et régulièrement pratiquée.

Je puis dire que, d'une manière très générale, les résultats sont persistants. Mais si l'on veut, pour juger la question, prendre une statistique en bloc, il devient impossible d'arriver à une conclusion.

Cela tient à des causes multiples. D'abord, dans une statistique qui compte les opérés par centaines, il est impossible de les comparer entre eux ; il faudrait établir des catégories dont les chances de récidive soient très différentes.

Puis, dans les services hospitaliers, on revoit plus souvent les sujets qui n'ont pas guéri que ceux qui n'ont plus aucun besoin de vous, et l'on a grande peine à avoir des nouvelles des sujets les plus satisfaisants. Même à cet égard-là, on a un véritable élément de jugement par les probabilités en considérant le petit nombre des malades qui sont venus demander un bandage.

Enfin, il faudrait faire deux classes distinctes des sujets qui sont dans la nécessité de porter un bandage et de ceux qui peuvent s'en passer.

Un premier fait très important ressort de tous les résumés que l'on peut lire dans mes tableaux. C'est que, dans un délai assez long, on n'observe pas de récidive primitive. Si l'on parcourt, au contraire, les observations de cure radicale de bien des auteurs ou si l'on examine des sujets ayant subi la cure radicale, au bout de six semaines ou de deux mois, on en trouve déjà un bon nombre qui ont récidivé. Or, dans mon service, les malades restent ordinairement d'un mois à six semaines et, quand ils sont sortis au bout de trois ou quatre semaines, je fais tout mon possible soit pour les envoyer à l'asile de convalescence de Vincennes, soit pour les obliger à revenir dans un certain délai pour chercher quelque pièce nécessaire. Dans les deux mois en question, je puis dire que je n'observe pas de récidive. J'ai pu, dans ce délai, constater que certaines opérations étaient imparfaites; mais je dois faire remarquer que, pour ces cas rares, il s'agissait de sujets que je n'avais pas pu opérer bien complètement et que je ne considérais pas comme des individus définitivement guéris. Je dirai à l'occasion pourquoi un certain nombre de sujets chez lesquels le gros intestin se trouvait dans la hernie ont été dans des conditions de réparation inférieure. Mais ce sont heureusement des faits relativement rares.

Comme je l'ai dit, je n'ai pu avoir d'observation complète d'un grand nombre d'opérations. Sur mon total de 266, je n'en ai que 101 cas où les malades aient été bien revus après l'opération (29 de quatre à six mois et 72 après plus de six mois) avec 14 récidives. Ce chiffre, dont bien des chirurgiens se contenteraient comme proportion définitive de succès et d'insuccès, ne me paraît pas cependant être le chiffre auquel doit s'arrêter le jugement; les insuccès sont évidemment en proportion beaucoup moindre et les résultats définitifs sont bien plus favorables. Bien que la récidive ait été rarement constatée, la proportion dans laquelle elle a été comptée est certainement bien plus élevée que la proportion dans laquelle elle se rencontrerait si l'on pouvait obtenir des nouvelles de la totalité des cas. En effet, la majorité de ceux qui avaient à se plaindre sont venus se plaindre suivant la coutume, et c'est l'infime minorité qui est venue nous faire constater le succès. J'en ai même la preuve complète, pour quelques-uns, par les rapports dus à des parents ou à d'autres malades. Mais, tout naturellement, je ne me suis pas contenté de ces affirmations vagues, et ces on-dit n'ont pas trouvé place dans nos tableaux, quoiqu'ils aient bien quelque valeur.

Ces 101 opérations me donnent 14 récidives, que j'ai pu observer à assez longue échéance, toutes survenues, sauf une peut-être, pour de très mauvais cas. Si l'on estimait que cela doit représenter 14 récidives sur 101 opérations, on commettrait une erreur grossière. Ces 14 cas doivent, à bien peu de chose près, représenter la totalité des récidives survenues après mes 266 opérations. Que l'on remarque, à ce propos, que non seulement les sujets dans ces conditions sont revenus se présenter d'eux-mêmes, mais que mes collègues me les ont envoyés avec soin, toutes les fois qu'ils ont pu observer des insuccès dans la clientèle hospitalière.

Plusieurs de ces récidives étaient parfaitement prévues par moi. Deux d'entre elles au moins ont eu des

causes violentes. Je relève, par exemple, le cas de l'un
d'eux qui, resté guéri plus d'un an, récidiva à la suite
d'une attaque nocturne dans laquelle ses adversaires
le piétinèrent, et celui d'un garçon boucher qui
resta bien guéri sept mois et vit sa récidive subvenir
un jour qu'il soulevait un demi-bœuf. Ces deux sujets
ne portaient aucun bandage.

Les autres étaient prévues comme celle du N° 8,
porteur d'une hernie énorme, un cas méritant à
peine qu'on essayât d'intervenir. J'avais fait une
autoplastie spéciale et j'avais recommandé au patient de porter un bandage. Il resta guéri, travaillant fort, jusqu'au jour où, ennuyé de son bandage, il
crut devoir le laisser. Après quinze jours de travail,
sa hernie récidiva et il continua à travailler sans
bandage jusqu'à ce qu'elle fût à nouveau volumineuse
De même pour le N° 33, vieillard, hernie énorme,
emphysème. Il se refusa à porter un bandage et
même, aussitôt après l'opération, il arrachait son
pansement. Cependant, il resta guéri pendant sept
mois. Lorsque sa récidive menaça, il refusa encore
de porter le bandage.

En étudiant de près les formes de ces récidives, on
verrait qu'elles appartiennent surtout à certaines
formes d'opérations et que, par conséquent, elles peuvent être prévues dans une certaine mesure. Or
connaîtra les cas dans lesquels une opération
incomplète est fatale.

Pour les résultats permanents bien constatés, nous en avons 72, revus après plus de six mois. Nous comptons des résultats très éloignés, comme les suivants : deux cas observés après plus de neuf ans. J'écarte de cette statistique le cas que j'ai observé après plus de quatorze ans, parce qu'il appartient à la hernie étranglée ; mais on peut le rappeler avec avantage, d'autant plus qu'il appartient à une période où je ne pratiquais pas l'opération de la cure radicale avec autant de perfection.

Je relève encore un cas après plus de sept ans — un après plus de six — 2 après cinq ans — 5 après plus de quatre ans — 6 après plus de trois ans — 13 après plus de deux ans — 16 après plus d'un an — 28 après plus de six mois.

Les cas augmentent après les années, ce qui tient à une circonstance très naturelle : c'est qu'on a difficilement des nouvelles de ces opérés ; mais quand ces opérés arrivent à un chiffre considérable, on finit quand même par remettre la main sur quelques-uns d'entre eux.

A propos des malades revus, j'ai une remarque des plus intéressantes à faire en ce qui concerne ceux de mes opérés qui *n'appartiennent pas à la clientèle hospitalière*. J'ai là 15 *observations* assez anciennes pour qu'on puisse affirmer la persistance de la guérison. Dans ces 15 cas, la guérison s'est bien maintenue *sans aucun accident de récidive*.

Précisément il y a plusieurs de ces observations qui comptent parmi mes plus anciennes et ont déjà neuf, six, quatre, trois et deux ans de date.

On pourrait dire sans doute, à propos de ces cas, que les sujets sont dans des conditions plus favorables que les malades hospitaliers, parce qu'ils n'ont pour détruire les effets de l'opération ni les efforts violents à faire pour le travail, ni la misère à subir, et j'accorde qu'il y a là un point d'une certaine importance. Je crois même qu'en ville, certaines opérations pourraient se faire dans de bonnes conditions qui seraient à laisser de côté dans la clientèle hospitalière. J'ai dit ailleurs que, pour la même raison, l'opération donnera chez les femmes des résultats encore meilleurs que chez les hommes.

Cependant, si mes opérés de ville n'ont pas de lourds fardeaux à porter, il y en a plusieurs qui se sont fait opérer justement pour pouvoir se livrer à des exercices violents. Deux font beaucoup d'escrime, trois au moins montent beaucoup à cheval et deux très jeunes sujets font de la gymnastique régulièrement.

C'est là un point capital pour l'exercice de certaines professions dont la hernie ferme l'accès. Tel a pu être officier qui eût vu sa carrière brisée par son infirmité; et non seulement il peut avoir accès à cette carrière et passer devant les conseils de revision, mais il peut exercer sans crainte sa profession et supprimer le bandage, toujours si difficile et si délicat à supporter.

J'ai souvent fait examiner des sujets par des chirurgiens militaires et leur ai posé la question suivante : « Pensez-vous que ce sujet serait pris par les conseils de revision? » Ils m'ont répondu par l'affirmative. Depuis, plusieurs sujets ont été pris par le conseil de revision. Le plus curieux de tous est, sans contredit, celui qui porte les N°ˢ 132 et 249 de la statistique. Ce jeune homme, âgé de dix-neuf ans, après deux opérations heureuses, s'est engagé et a été accepté comme bon pour le service. Il était, du reste, fort remarquable comme perfection de réparation et ses cicatrices cutanées étaient si petites et si effacées qu'elles devaient même à peine attirer l'attention.

L'étude des opérés de ville, que j'ai eu l'occasion de voir plus souvent et mieux que mes opérés hospitaliers, permet d'apprécier d'une manière générale les résultats de l'opération. C'est, en effet, l'étude du sujet bien plus encore que l'étude de la statistique qui vous permet de dire que la région est solidement défendue et que, dans certains cas, elle peut conserver des caractères de faiblesse. C'est précisément cette étude qui me permet de dire que, s'il était possible de suivre les opérés hospitaliers comme on suit les gens du monde qui ont subi l'opération, on constaterait une solidité dont mes tableaux ne donnent pas une idée suffisante.

Je suis convaincu, pour ma part, que, parmi les opérés qui quittent le service de l'hôpital avec une cicatrice bien dure en forme de boudin, occupant toute la région herniaire et remontant haut sur la paroi abdominale, la récidive est excessivement rare. Peut-être, en englobant les mauvais cas, cette récidive donne-t-elle 4 ou 5 0/0 de retour de hernie. Mais, si l'on s'en tenait aux bons cas, à ceux qui méritent avant tout d'être opérés, cette récidive serait absolument infime, et j'estime qu'un sujet qui a subi la cure radicale aurait alors bien *moins de chance de devenir hernieux pour un effort que bien des gens à paroi jusque-là intacte.*

Parmi les opérés dont l'histoire a pu être complètement faite, on trouve le N° 105, sujet dont je dois l'observation finale à M. le docteur Delbet. J'en ai publié l'observation tout au long dans un chapitre spécial, parce que c'est la seule observation anatomique très ancienne que je possède. Mais son histoire était très curieuse : trois années écoulées depuis l'opération; suppression de tout bandage; développement de la phtisie pulmonaire; toux incessante. Malgré cela, région d'une solidité parfaite. J'avais eu l'occasion de voir le sujet à l'époque où il avait commencé à tousser. Il fut examiné avec soin dans le service de médecine où il vint mourir, et la pièce anatomique fut étudiée par M. Delbet, qui put constater que la région était absolument indemne de hernie et indemne de toute dépression séreuse.

Les résultats, au point de vue du bandage, sont moins difficiles à déterminer que ne l'ont dit la plupart des observateurs. Il n'y a pas, du reste, une *question générale du bandage*. L'expérience vous apprend que, quelles que soient vos intentions, même si vous le conseillez, l'immense majorité des opérés guéris ne porteront jamais un bandage quelconque. Je puis dire, pour ma part, que je ne fais pas porter de bandage, en indiquant cependant quelques réserves pour certains cas exceptionnels.

Cette question du bandage ne saurait être jugée d'une manière uniforme. Pour les gens qui ont eu une grosse hernie ou une très mauvaise paroi abdominale, il est sage de porter un bandage. Il en est de même chez les gens dont le gros intestin formait partie de la paroi du sac. Mais, dans la très grande majorité des cas, lorsque tous les temps de l'opération ont pu être bien complètement accomplis, je fais porter *au-dessus* de la cicatrice et de la région herniaire une pelote avec *ceinture sans ressort*. Cet appareil, qui n'a rien de commun avec un bandage ordinaire, a pour but d'éviter à la région opérée les gros chocs et de permettre aux cicatrices qui défendent la région herniaire d'achever en paix leur consolidation.

Lorsque quelques mois se sont écoulés, je ne tiens plus à ce qu'un opéré porte cette ceinture, et il n'a plus qu'une chose à faire : c'est de se surveiller de façon à bien saisir le moment où il serait menacé d'une récidive. En effet, si à ce moment on peut lui appliquer un bandage, il est parfaitement possible d'obtenir l'arrêt dans la progression de la formation de la hernie, et l'on conserve alors, avec quelques précautions les résultats de l'opération.

Après une bonne opération, le *bandage est nuisible à la cicatrice.*

Pour bien apprécier les résultats de l'opération, les chances de conservation de la cure radicale, il faut étudier séparément chaque variété de hernie.

Hernie inguinale.

La plus commune de toutes, la hernie inguinale, mérite d'être considérée selon l'époque de sa production et suivant son volume.

La *hernie congénitale* est, de toutes les variétés, celle qui a chance de donner les meilleurs résultats. Souvent, le sujet est vigoureux, bien musclé. En réalité, il a plutôt un trou dans une bonne paroi qu'une paroi abdominale effondrée. On conçoit donc que si le canal séreux qui la traversait est bien détruit, si la cicatrice qui oblitère la paroi est bien solide, les chances de retour de la hernie sont médiocres.

Bien des hernies, du reste, qui ne sont pas classées anatomiquement parmi les congénitales, parce qu'elles ne contiennent pas le testicule, sont, en réalité, de cette variété. Ce sont souvent celles qui, ayant subi dans l'enfance un travail de réparation, ne communiquent plus avec la vaginale. Elles ont semblé guéries pendant une période plus ou moins longue, mais elles sont revenues. Elles diffèrent des hernies qui dépendent de l'extrême faiblesse de la paroi et qui surviennent chez l'adulte en ce qu'elles sont très adhérentes à l'épididyme et se présentent chez des sujets relativement vigoureux. Elles donneront encore de très bons résultats. On trouve dans les mêmes conditions certaines variétés de la hernie qui n'existaient pas au moment de la naissance, mais se sont faites dans des fissures péritonéales persistantes. Au point de vue de l'excellence de la cure radicale, elles présentent les mêmes bonnes conditions que les précédentes et, à cet égard, comme nous le verrons, appartiennent bien à la hernie congénitale.

Les *petites hernies* sont ordinairement favorables. Cependant, il ne faut pas trop compter avoir chance d'éviter la récidive si l'on a affaire à ces petites hernies peu saillantes, mais effondrant la paroi du canal très haut. Si ces hernies sont doubles, il vaut mieux ne pas s'en occuper si des accidents herniaires ne vous pressent, car, dans ces cas, on se verra fatalement amené à soutenir par un bandage une paroi abdominale absolument insuffisante. Il ne faut pas, du reste, s'exagérer la fréquence de ces cas et, en dehors d'eux, il en reste un nombre bien considérable auxquels on peut porter un remède très efficace.

Les *très grosses hernies,* en général, sont de mauvais cas pour l'avenir. Je ne saurais trop répéter que le problème est beaucoup plus, pour le chirurgien, *d'empêcher la hernie de devenir grosse* que de la réparer une fois grosse. Alors, en effet, on se trouve en présence d'une baie énorme à combler, de viscères en excès pour la contenance de l'abdomen et souvent d'importantes portions du gros intestin qui créeront un obstacle à l'achèvement complet de la réparation de la région. Cependant, on peut arriver à de bons succès ; j'en ai donné nombre d'exemples. Ces succès seront d'autant plus faciles que l'opération aura pu supprimer d'importantes portions d'épiploon.

La hernie *inguinale chez la femme* est un terrain éminemment favorable. Elle est habituellement congénitale, ce qui est à considérer. Elle est opérée sans ménagements pour les parties périphériques, ce qu'on ne peut faire chez l'homme. Enfin, elle est souvent l'occasion de l'ablation de trompes ou d'ovaires et du ligament rond qui jouent un rôle dans les accidents qui lui sont imputables.

Hernie crurale.

Chez l'homme et chez la femme, la hernie crurale est une variété qui doit donner de très bons résultats. Mais il y a pour cela une condition à remplir : c'est que le chirurgien ne se contente pas d'une opération superficielle. L'infundibulum dans lequel se loge le sac est beaucoup plus profond qu'on ne le croit et l'on s'imagine souvent avoir dépassé le niveau de l'anneau crural dans sa dissection, alors que l'on n'a pas été au delà du fascia crébriforme. L'infundibulum séreux ou supérieur est ici, en réalité, plus difficile à atteindre que pour la hernie inguinale ; je montrerai pourquoi en exposant le procédé opératoire.

Hernie ombilicale.

La variété de hernie qui semble appelée à **donner** les résultats les plus franchement heureux est certainement la hernie ombilicale. Non seulement elle ne paraît pas devoir exposer à des accidents plus graves que les autres hernies lors de l'opération, mais il semble que la persistance des résultats soit pour elle particulièrement assurée. J'ai opéré seulement un petit nombre de hernies ombilicales, comparé au grand nombre de mes autres opérations, et je n'ai eu devant moi que de très mauvais cas. Malgré cela, j'ai eu *pour tous, sans exception,* les résultats les plus satisfaisants. Toutes mes opérées ont guéri et, si certaines me semblent moins satisfaisantes, c'est qu'il s'agissait de sujets vraiment dans de très mauvaises conditions.

Je suis absolument convaincu que, sans la mauvaise_réputation de cette hernie, sans la persistance avec laquelle la plupart des médecins détournent les malades de se faire opérer, on aurait, avec les hernies de moyen volume, les succès les plus constants. On serait maître en quelque sorte de détruire cette infirmité qui empoisonne la vie de bien des femmes et contribue puissamment à les mener à une mort prématurée.

En parcourant mes tableaux, on trouvera la mention des cas de hernie ombilicale toutes grosses et l'une d'entre elles gigantesque. Il n'y eut pas jusqu'à celle-ci qui n'ait donné des résultats satisfaisants et persistants dans une mesure suffisante.

Il est sage, sans faire porter de bandage ombilical, de recommander aux femmes de porter une ceinture ordinaire. Ce sont, pour la plupart, des femmes obèses, à gros ventre, et, sans cette précaution, elles risquent de laisser déchirer la paroi non uniformément soutenue.

Hernie épigastrique.

La hernie épigastrique ne donne pas moins de satisfaction ; j'en présente cinq cas. J'ai eu l'occasion de

suivre quelques opérés et de constater la persistance,
la conservation de la solidité de la paroi et la disparition des troubles assez communs dans cette variété
de hernie. Ici, l'opération est généralement facile ; et,
sauf les cas de hernie du ligament suspenseur du foie
que j'ai signalés, elle peut être faite par une franche
dissection et sans crainte de blesser quelque organe
important. Toutefois, il faut, comme pour la hernie
crurale, faire remarquer qu'il est très facile de faire
une opération insuffisante, parce que la dissection
doit être portée fort loin et parce que le pédicule de
la hernie est beaucoup plus long qu'on ne le croit au
premier abord.

Hernie traumatique et éventration.

Parmi les cas rares et difficiles dont j'ai eu à
rechercher la guérison, il y a une hernie traumatique
très considérable, consécutive à une large plaie
pénétrante de l'abdomen, qui m'a donné des résultats très satisfaisants.

Je puis rapprocher de ce cas un cas d'éventration
suite de la laparotomie ne manquant pas d'analogie.
L'éventration est opérée dans des circonstances
identiques. J'ai eu l'occasion de les opérer et guérir
plusieurs fois dans des réouvertures du ventre ;
une seule fois j'ai fait une opération dirigée uniquement contre l'éventration.

Permanence et solidité des résultats.

Contrairement à ce qu'on pourrait croire, dans les cas où la guérison est franchement assurée, elle a plus de chance de se perfectionner avec le temps que de s'affaiblir. La cicatrice, d'abord trop large, se rétracte et se durcit. Le résultat se consolide. On observe cela surtout sur les sujets jeunes qui donnent le meilleur terrain pour la cure radicale.

C'est là une raison de proscrire le bandage toutes les fois que faire se peut. On a tout intérêt à ne pas troubler l'évolution naturelle, la formation de la cicatrice. C'est la raison pour laquelle je ne conseille que le port d'une ceinture sans ressort, avec pelote, n'ayant d'autre but que de subir l'effort *au-dessus de la région de la cicatrice.* Je ne vois aucun inconvénient à ce que les opérés l'abandonnent au bout de quelques mois ou d'une année lorsque la cicatrice est bien constituée, alors que je la considère comme à l'abri des effets des efforts prématurés.

Quand, au contraire, je recommande le port d'un vrai bandage à ressort, ce n'est pas que je croie qu'il existe encore une hernie. Elle est bien détruite. Mais c'est qu'il s'agit de cas où la défense de la région me paraît insuffisante, où la hernie est trop près, et j'estime que le bandage doit avoir la fonction de compléter la paroi, de prévenir la récidive.

Disparition des aouleurs.

Au point de vue du bien-être des opérés, peu d'opérations donnent des résultats plus frappants, plus satisfaisants. Beaucoup de hernieux sont en état de douleur ou tout au moins de malaise perpétuel. Dans les livres comme dans l'enseignement classique, on exagère à plaisir l'indolence de ce mal, probablement pour se consoler d'être impuissant à le guérir. Mais, quand on a pu le guérir, on se rend bien compte des accidents herniaires qui ont disparu ; et le patient le premier vous signale les souffrances antérieures et vous montre toute la différence entre les deux états par lesquels il a passé.

Or, ce qui doit encourager absolument, c'est que cet état de bien-être se montre même chez des sujets dont la guérison n'est pas parfaite. Il suffit d'avoir détruit des adhérences ; il suffit même que les viscères ne puissent plus faire issue derrière un bandage, pour que ce soulagement soit marqué chez beaucoup de gens. Un soulagement se voit même chez des patients ayant subi une des opérations imparfaites que j'ai critiquées. Ils sont satisfaits des résultats immédiats. Ils ne sentent plus ni gêne ni douleur et, comme ils ne peuvent se rendre compte que leur situation n'est pas destinée à rester permanente, ainsi que cela aurait dû résulter d'une bonne opération, ils expriment toute leur satisfaction.

Il n'y a donc pas de doute : la cure radicale est obtenue, persiste dans des conditions fréquentes après une bonne opération. Quant aux troubles fonctionnels, ils disparaissent si complètement qu'un bien-être extrême s'ensuit pour les patients.

Tout naturellement, je n'insiste pas sur les accidents proprement dits de la hernie, qui disparaissent. Si des accidents d'engouement, des menaces d'étranglement s'étaient présentés, s'il y avait des vomissements habituels, tout cela cesse une fois la cause disparue.

CHAPITRE IV

INDICATIONS DE LA CURE RADICALE.

Plus j'ai multiplié mes opérations de cure radicale de hernie non étranglée et plus j'ai eu de tendance à en multiplier les indications, et cependant je ne suis pas de ceux qui conseillent en bloc d'opérer toutes les hernies. Je crois que, dans la généralité des cas, il faut s'évertuer à faire une opération *efficace, mais sans dangers.*

Je crois qu'il faut écarter les vieillards et les très jeunes enfants. Pour les premiers, l'opération est très dangereuse et ne pourrait être motivée que par des troubles graves. Pour les très jeunes enfants, je crois également l'opération complète une opération grave. Je crois qu'il est très difficile de la faire réellement efficace. Certains cas très exceptionnels la justifieront. Mais, en règle générale, il faut arriver à six ou sept ans pour trouver matière à une bonne opération de valeur courante. C'est ainsi du moins que je l'ai toujours pratiquée, avec dés résultats aussi parfaits qu'on puisse les souhaiter et dans les conditions d'innocuité les plus satisfaisantes.

On doit laisser de côté les grands cachectiques (albuminuriques, diabétiques, tuberculeux avancés), qu'il est raisonnable de ne pas toucher pour ce qu'on appelle une opération de complaisance.

Cependant, j'ai opéré sans accident des sujets ayant une dose assez élevée d'albumine dans l'urine. Je n'ai observé aucune mauvaise suite de ces cas.

Il faudrait surtout faire une classe à part des emphysémateux, qui, selon moi, sont les plus dangereux de tous les sujets. J'en ai néanmoins opéré pas mal, je dirai pourquoi ; mais j'estime qu'il faut être prudent dans le choix de ceux que l'on opère.

Enfin, il faut abandonner à leur sort certains hernieux qui font des hernies partout, dont la paroi abdominale s'effondre en tous les sens. On n'obtiendrait rien de l'intervention chez ces types de hernieux ; il est donc inutile de leur faire courir une chance quelconque. Même lorsqu'un sujet a seulement deux hernies, il faut être réservé et ne l'opérer que dans certaines conditions et, chez lui, ne pas hésiter à conseiller l'emploi du bandage si la paroi reste mince ou incomplètement défendue. J'ai pourtant opéré une hernie épigastrique douloureuse chez un sujet porteur de deux hernies inguinales, et j'ai obtenu de cette intervention d'excellents résultats.

Mais, ces réserves faites, *j'estime qu'on doit la cure radicale* à un nombre considérable de sujets. Il faut la pratiquer en vertu de la notion qui s'impose des accidents actuels des hernies, des accidents locaux qu'elles provoquent, des phénomènes d'inflammation et d'étranglement, mais aussi parce qu'en enlevant la hernie on supprime une cause de déchéance organique qui n'est pas assez connue.

L'accroissement fatal de la hernie amène fatalement cette déchéance. Un nombre respectable des hernieux à grosses hernies que j'ai eu l'occasion d'observer étaient diabétiques ou grands albuminuriques. L'observation de ce fait, qui ne paraît pas avoir attiré l'attention des auteurs, donne une fois de plus raison à l'affirmation que j'ai formulée en plusieurs circonstances, à savoir : que le bon problème chirurgical n'est pas de guérir les grosses hernies, mais surtout de les empêcher de se produire.

Je ne crois pas que l'on puisse déterminer comme on l'a fait et comme je l'ai fait moi-même toutes les indications de la cure radicale. Il est sage de dire qu'en principe, et les réserves nécessaires faites, on *peut et on doit faire la cure radicale* des hernies.

On n'aura aucune bonne raison de la refuser à un sujet jeune. Mais, en outre, il faut connaître *certaines conditions de la hernie qui l'imposent.* Dans ces conditions, ce doit être un devoir pour le médecin de la conseiller au patient, comme il lui conseille en toutes circonstances ce qui doit assurer sa guérison ou l'entretien de sa santé. Ces conditions sont les suivantes :

1° Hernies irréductibles ;

2° Hernies incoercibles ;

3° Hernies congénitales, avec ectopie testiculaire ;

4° Hernies douloureuses ;

5° Hernies croissantes, dont le volume tend à s'augmenter ;

6° Hernies chez des sujets atteints de certaines maladies favorisant l'éclosion des complications herniaires (asthme, emphysème);

7° On opérera immédiatement tous les individus atteints d'accidents qui ne sont pas d'étranglement, et auxquels on oppose ordinairement émollients et palliatifs ;

8° *Convenances sociales.* — En dehors des indications précédentes qui sont urgentes, il faut obéir aux convenances du sujet, qui, pour une foule de raisons différentes, a le droit de souhaiter être débarrassé de sa difformité (nature des travaux, mariage, service militaire et même le simple désir de se soustraire à la sujétion du bandage). On n'a pas le droit de refuser le bénéfice de cette opération lorsqu'elle est praticable dans des conditions normales.

1° *Hernie irréductible.* — Celle-ci est une source

constante de dangers. Bien qu'il soit aisé de démontrer que beaucoup de hernieux porteurs d'une hernie irréductible survivent, il n'en est pas moins vrai qu'ils sont toujours exposés à des accidents.

Tout d'abord, ces hernies sont presque constamment douloureuses : tiraillements, coliques, impuissance musculaire, tel est habituellement le sort des gens qui les portent.

Ceux-ci sont, en outre, exposés à des complications graves. Ces complications sont l'inflammation herniaire, l'engouement, l'étranglement. En dépit des distinctions classiques établies entre ces différents accidents, leur parenté est telle qu'on ne saurait les séparer, et la vie de l'individu au-dessus de la tête duquel ils sont constamment suspendus est peu enviable. Ajoutez à tout cela que, fatalement, l'âge arrivant, les conséquences de ces complications deviennent de plus en plus graves. Les altérations pulmonaires cardiaques, le diabète, même léger, aggravent singulièrement la kélotomie, qu'ils doivent toujours être prêts à subir.

Enfin, bien que leur hernie soit irréductible, ils ont beaucoup de chances d'être affligés d'un bandage, véritable ennemi pour eux, destiné à augmenter les chances d'accidents. Ce bandage leur est conseillé souvent par le médecin ou seulement par le bandagiste ; quelques-uns de ces sujets ont des hernies qui, très habituellement, sont en partie réductibles. La réduction partielle se fait d'abord aisément, puis plus difficilement. Enfin se présentent de véritables accidents d'étranglement ; j'en ai connu dans ces conditions qui ont subi plusieurs réductions heureuses et qui sont morts à l'occasion d'un de ces accidents herniaires.

2° *Les hernies réductibles, mais incoercibles.* — Elles sont incoercibles pour des motifs différents, qui peuvent déterminer des indications différentes. La hernie peut être incoercible à cause de dimensions excessives de l'anneau et du volume de la hernie. Dans ces cas, l'opération est plus difficile, mais elle n'est point irréalisable. J'ai même pratiqué, quoique rarement, une opération particulière pour obéir à cette indication (autoplastie de la paroi).

D'autres conditions d'incoercibilité méritent d'être mises en relief :

La présence d'une certaine quantité de liquide dans le sac. Dans ces cas, même avec un anneau étroit, aucun bandage, si parfait qu'il soit, ne maintient. Ce cas est assez commun, et je l'ai rencontré avec des hernies même de petit volume.

La descente d'une grande quantité d'épiploon au voisinage du sac est encore une condition redoutable d'incoercibilité. Comme le liquide, l'épiploon s'insinue sous le bandage par petites franges qui ouvrent la voie, puis le reste la franchit ou demeure serré sous la pelote.

Enfin, les adhérences épiploïques au voisinage de l'anneau sont causes fréquemment qu'une hernie, parfaitement réductible en apparence, résiste à tous les bandages. L'opération seule fait reconnaître cette condition, que j'ai rencontrée plusieurs fois lors de kélotomie dans la hernie étranglée, chez des individus qui affirmaient que leur hernie rentrait habituellement bien. Dans ces cas, en effet, lorsqu'on réduit la hernie, il semble que le sac ait été parfaitement vidé ; la portion adhérente au collet ne saurait être sentie avec le doigt. On place le bandage, et bientôt la hernie est reproduite. Il restait, en effet, toujours une portion d'épiploon, et la réduction complète n'était qu'une illusion : il n'y avait que réduction imparfaite.

J'ai opéré de hernie inguinale gauche étranglée un vieillard de soixante-dix-neuf ans, que j'avais vu deux ans auparavant. Cette disposition était fort remarquable chez lui ; on croyait lui réduire sa hernie habituellement, ce qui était impossible ; l'étranglement se fit, et, au cours de l'opération, le détachement de l'épiploon du voisinage du collet fut très laborieux.

Dans mes cures radicales, j'ai rencontré un grand nombre de ces cas où la hernie passait toujours pour réductible, même pour des chirurgiens expérimentés ; les cas sont si communs que, dans mon service, ils sont à chaque instant l'objet de démonstration pour les internes, qui croient souvent réductibles de ces

cas et, au début, se fient à l'apparence de la réduc
tion.

3° Hernies congénitales avec ectopie testiculaire. —
Il est bien admis, depuis les travaux de Godart, que
le testicule en ectopie n'a aucune valeur sexuelle.
On a, depuis peu, apporté quelques observations con-
tradictoires ; mais, en les admettant toutes exactes,
elles restent encore bien rares, relativement aux cas
nombreux où le testicule ectopié a pu être trouvé
sans valeur. Par contre, il oppose un obstacle à la
contention de la hernie. Le fait de sa situation anormale paraît le rendre infiniment plus sensible aux
altérations pathologiques dont le testicule peut être
le siège. Si l'on ajoute à cela que, dans ces cas, les
hernies sont souvent très douloureuses, qu'elles sont
souvent ou irréductibles ou incoercibles, que l'étranglement y est grave, qu'on peut y observer non
seulement l'étranglement intestinal, mais l'étranglement testiculaire, on concevra aisément que
j'affirme la nécessité de la cure radicale de ces hernies, même en la combinant avec la castration, toutes
les fois que le testicule ne peut être déplacé. Si le
malade tenait absolument à l'apparence de son
pseudo-testicule, il ne me paraîtrait pas impossible de le remplacer à l'aide d'une autoplastie ou
d'une greffe ; plus simplement encore, il suffit de laisser dans les bourses une portion de sac herniaire,
qui donnera parfaitement la sensation que le tes-

ticule maigre, atrophié, pouvait donner auparavant.

Au contraire, *toutes les fois que le déplacement du testicule* dans les bourses est *possible*, il faut le détacher, le séparer de la hernie dont on effectue la cure radicale, lui faire une loge dans les bourses et l'y établir. Cette opération, relativement facile quand le testicule avait une certaine mobilité, devient impraticable lorsqu'il est immobilisé de longue date.

4° *Les hernies douloureuses.* — Il y a des hernies douloureuses dont nous avons déjà parlé, hernies incoercibles, hernies avec ectopie testiculaire. Mais il y a aussi des hernies douloureuses sans qu'il soit possible de dire exactement pourquoi les patients ne peuvent supporter aucune pression. On invoque les névralgies abdominales, le varicocèle concomitant, chez des névropathes. Tout chirurgien a rencontré de ces patients qui se font confectionner bien des sortes de bandages, en essayent quelques-uns et n'en portent aucun.

La disposition que j'indiquais tout à l'heure (adhérence au niveau du collet du sac) est très souvent cause de ces douleurs. Cela se comprend aisément puisque l'on s'imagine avoir réduit les viscères herniées (épiploon), tandis que l'on applique un bandage sur eux.

Les rapports de la hernie avec les organes génitaux, surtout les ovaires chez la femme, causent des douleurs, etc.

5° *Hernies croissantes.* — Pour certaines hernies, l'accroissement est si rapide que la cure radicale s'impose, sous peine de déchéance rapide.

Ici, le rôle du médecin ne manque pas de gravité ; car, si la décision n'est pas prise vivement, l'augmentation de la hernie mène rapidement à l'époque où l'intervention deviendrait médiocre ou même dangereuse.

6° *Certaines maladies* dont un hernieux est affecté peuvent encourager à lui faire subir la cure radicale ; des accès d'asthme, par exemple, l'emphysème chez un jeune sujet, créent pour le hernieux une situation toute particulière. Même sans aller si loin, le seul fait de s'enrhumer facilement l'hiver donne à un porteur de hernie des périodes de toux insupportables et dangereuses. Dans ces cas et dans d'autres analogues, il n'y aurait que des avantages à profiter d'une période de calme pour débarrasser le patient de sa hernie.

Mais il ne faut pas se dissimuler que, dans ces cas, il faut prendre beaucoup de précautions.

Cet asthme, cet emphysème, rendent l'opération dangereuse, et le chirurgien n'est pas aussi libre d'affirmer l'innocuité de son opération que dans la généralité des autres cas.

7° *Opérations à faire chez les individus atteints d'accidents qui ne constituent pas l'étranglement.* — Il y a là une question très controversée pour laquelle j'ai pris bien nettement parti aujourd'hui. Chez un individu jeune, atteint de grosse hernie, il y a des accidents d'obstruction, d'engouement comme on voudra dire, peu importe. La plupart des chirurgiens enseignent encore qu'avec des bains, des injections de morphine, de la glace, on fera rentrer la hernie. Que, si l'on échoue, il sera toujours temps d'opérer pour réduire.

Je crois cette conduite peu justifiée. Plutôt que de faire courir au patient tous les risques de l'expectation, je suis d'avis d'intervenir carrément, de ne rien laisser au hasard et de profiter de la circonstance pour pratiquer une cure radicale que le patient aura reculée jusqu'à un accident grave, comme on recule l'extraction d'un chicot jusqu'au retour de la douleur.

Mon observation N° 9 est un très bel exemple de cette condition. Il s'agissait d'une hernie congénitale volumineuse. Le patient avait eu dès vomissements bilieux, avait subi des efforts de taxis infructueux, taxis que je n'eusse pas tenté moi-même, et, garçon très intelligent du reste, il demandait qu'on fît tout le nécessaire pour le débarrasser de sa hernie. L'ouverture du sac montra une longue anse intestinale rougie, un collet qu'il suffit de dilater avec les doigts pour la réduction ; après quoi, la cure radicale fut faite.

Sans doute, il ne faut pas attendre l'accident pour

intervenir, le cas d'un intestin et d'un sac bien sains sont plus favorables que celui d'un intestin rougi ou d'un sac meurtri. Mais, si l'accident s'est produit, il est certainement moins dangereux pour le patient de se soumettre immédiatement à la cure radicale que de subir les éventualités de l'expectation, des émollients, de tous les traitements qui ont réputation de faire rentrer sans opération sanglante une grosse hernie obstruée.

8° *Convenances sociales.* — Beaucoup de ceux qui ont contesté l'opportunité de l'opération de la cure radicale et qui, peu à peu, se sont laissé entraîner par le mouvement contestent encore que l'on doive céder à certaines convenances sociales pour pratiquer cette opération, et même pousser le sujet à subir cette opération dans un intérêt grave pour ses conditions d'existence. Et cependant rien n'est plus naturel.

Tout d'abord, tel sujet obligé *de travailler pour vivre* ne peut se soigner avec un bandage dans de bonnes conditions comme un sujet qui ne travaille ni ne fait de mouvements. J'ai opéré bien des sujets rien que pour leur permettre de continuer ou de reprendre des travaux qu'ils avaient dû abandonner, et cet abandon était souvent pour eux la misère. J'ai opéré ainsi *des bouchers et des boulangers.* En dehors de ces métiers fort durs, d'autres métiers où l'on doit se tenir debout ne sont pas tolérables, même pour

ceux dont la hernie peut être habituellement contenue.

Mais, en dehors des conditions matérielles, il y a
des raisons d'ordre moral qui peuvent parfaitement
justifier l'opération.

Bien des circonstances peuvent faire désirer au
sujet d'essayer les moyens qui peuvent lui permettre
de supprimer le bandage.

La perspective d'un *mariage,* par exemple. J'ai
opéré plusieurs sujets uniquement parce que, devant
se marier, ils voulaient se présenter sans bandage, et
j'ai réussi à les placer dans ces conditions. Par contre,
il n'y a pas bien longtemps, j'ai vu un jeune homme
porteur d'une grosse hernie inguinale que je devais
opérer pour lui permettre de se marier. Son médecin
l'a détourné de se laisser opérer et, par suite, de se
marier, en lui communiquant sa terreur de l'opération.

Je suis convaincu qu'il y a avantage à opérer de
bonne heure tous les sujets qu'on *est obligé d'empêcher de se livrer aux exercices du corps.* Je songe
souvent à un compagnon que j'ai connu pendant ma
jeunesse et qu'une hernie avait empêché à se livrer
à tous les exercices du corps qu'il pratiquait avec pas-
sion avant que du mal fût survenu. Il eût accepté
avec joie une opération qui l'eût délivré du mal qui
empoisonnait sa vie. Je l'avais examiné plusieurs
fois. C'était un sujet bien musclé, avec une hernie

grossissant rapidement, malgré un canal assez étroit. Il eût été un sujet merveilleux pour la cure radicale.

Une autre indication à laquelle j'ai obéi plusieurs fois est la suivante : *permettre au sujet de faire un service militaire.*

Peut-être ne réussira-t-on pas pour tous à leur fermer si bien la paroi qu'ils soient acceptés par les conseils de revision, mais à coup sûr on réussira pour beaucoup d'entre eux. J'ai eu bien souvent l'occasion de soumettre les cas à des confrères de l'armée s'étant occupés de cette question ; et ils m'ont répondu par l'affirmative après avoir vu les sujets. On remarquera, du reste, qu'il serait d'autant plus injuste de refuser les sujets ayant subi une véritable cure radicale que la hernie qui fait refuser le conscrit n'est pas une cause de réforme pour le soldat incorporé ou pour l'officier entré dans l'armée. Je me ferais fort de montrer de ces opérés de hernie qui sont, au point de vue de l'avenir, pourvus de parois bien plus solides, bien mieux défendues que celles de bien des sujets admis sans hésitation et qui sont cependant candidats à des hernies tardives, les plus mauvaises de toutes.

Enfin, il faut mettre au nombre des opérations qu'imposent des causes d'ordre moral celles à faire *chez les jeunes filles.* J'estime *qu'on ne devrait jamais laisser persister une hernie chez une jeune fille.* Le port d'un bandage la déprécie d'une façon terrible, la décourage. La situation d'une jeune fille

affectée de hernie est, en vérité, particulièrement
cruelle, et on peut ajouter à cela, comme nous le
montrerons dans le chapitre particulier, que sa
hernie est souvent douloureuse. En outre, son avenir
de femme la rend menaçante. Ajoutez à cela que ces
hernies de jeunes filles donnent des résultats très
satisfaisants, très faciles à maintenir sans bandage, et
il ne subsiste aucune raison qui justifie le refus de la
cure radicale à cette catégorie très nombreuse et très
intéressante de hernieux. Une fois opérée, elle est,
moins que l'homme, exposée à la récidive par des
efforts violents et répétés.

Ce chapitre pourrait encore être étendu et tous
les jours des occasions variées se présenteront pour
opérer, parce que l'opération à faire est assez sûre et
assez bénigne pour qu'elle puisse être réclamée dans
des conditions très diverses.

Je ne veux cependant pas le terminer sans faire
remarquer que le port du bandage qui soutient réellement, que le port de celui dont on prétend obtenir quelque action pour la cure des hernies chez
les jeunes sujets est chose fort coûteuse et que,
même pour cette considération de *dépense* à laquelle
l'individu ne pourra *jamais suffire*, on peut donner
conseil aux hernieux de se faire opérer. Je l'ai fait
pour de jeunes sujets, par exemple, à la grande reconnaissance des parents dont on épuisait inutilement
les ressources.

CHAPITRE V

**CHOIX D'UNE OPÉRATION DE CURE RADICALE.
PRINCIPES DE MA MÉTHODE.**

En déterminant la méthode à laquelle il faut avoir
recours pour obtenir la cure radicale, il n'est pas
inutile de faire remarquer et bien spécifier que nous
avons en vue la hernie qui n'est pas étranglée. Sans
doute, quand on veut profiter de la kélotomie pour
étranglement pour faire une cure radicale, on le peut
et on le doit ; on utilise des procédés analogues à
ceux que nous allons préconiser ; mais on fait, en
réalité, une opération de conditions tout à fait différentes et qu'on aurait tort d'assimiler à celle qui doit
être pratiquée sur une hernie qui n'est pas en état
d'étranglement.

On a proposé tant de fois de pratiquer la cure
radicale qu'on ne devrait avoir qu'à faire un choix
parmi les nombreux procédés proposés tour à tour.
Il n'en est rien pourtant ; et, si la pratique d'autre-

fois est restée si remarquablement stérile, cela tient non seulement aux dangers qui étaient inhérents à la chirurgie d'autrefois, mais à l'erreur des auteurs qui se sont évertués à chercher *un procédé* unique applicable à tous les cas, plutôt qu'une *méthode générale* devant subir de fréquentes modifications ou mieux des adaptations aux cas particuliers si changeants dans toutes les variétés de hernies.

Aussi les procédés décrits sont multiples sans être complets. Les chirurgiens qui n'avaient qu'une expérience très restreinte se sont attachés à leur procédé sans pouvoir démontrer qu'il eût une grande valeur. Chacun des chirurgiens, en imitant son prédécesseur, se trouvait dans la nécessité de le modifier ou de le remplacer.

L'examen de cette innombrable kyrielle de procédés n'a aujourd'hui aucun intérêt pour un chirurgien qui veut établir une pratique sérieuse. Cette revue des choses du passé, qui peut, au contraire, avoir un intérêt historique, a, du reste, été très bien exposée dans une excellente thèse de concours de M. le docteur Segond, et j'y renverrai volontiers (1).

La lecture de ce dernier livre montre même que je me place à un point de vue très différent de celui qui a été poursuivi par les chirurgiens qui m'ont précédé dans cette voie, puisque la méthode assez

(1) Paul Segond, *Cure radicale des hernies*, thèse d'agrégation; Paris, 1883.

complexe que je recommande ne saurait trouver une place bien définie dans la classification fort ingénieuse que l'auteur a faite de tous les procédés connus.

Je ne pense même pas que la lecture des travaux anciens puisse donner quelque inspiration de valeur, parce que nous pouvons et devons intervenir dans des conditions absolument différentes de celles qui étaient par eux reconnues.

Jusqu'à la période contemporaine, les auteurs s'étaient bien occupés des moyens de détruire la hernie, mais ils avaient dû se préoccuper des dangers graves qu'ils faisaient courir. Il leur fallait, de toute nécessité, être très réservés dans l'emploi de certains moyens qui pouvaient augmenter les dangers. Aujourd'hui, nous avons établi tout d'abord la méthode générale qui doit nous mettre à l'abri de tous dangers. Cette précaution prise, nous avons toute liberté dans l'emploi du moyen, et nous ne nous préoccupons plus que des moyens de faire disparaître la hernie, quelque considérable, quelque violente que soit l'action que nous avons à produire, quelque étendu que doive être le traumatisme que nous engendrerons.

Sans refaire l'histoire de la hernie, reprenons en quelques lignes l'étude de ses conditions d'existence et des nécessités auxquelles devra obéir un procédé qui ait chance d'être efficace.

La *hernie* est caractérisée par l'*issue des viscères abdominaux* dans un *sac séreux* à travers un *orifice anormal ou agrandi*. Le sac séreux qui la limite présente des différences très notables, suivant les régions où on l'observe ; mais sa constitution fondamentale est toujours la même et les conditions de persistance, d'augmentation ou de récidive sont très analogues.

Les conditions nécessaires à l'existence de la hernie sont les suivantes :

1° Un *trou ou un canal* agrandi dans la paroi abdominale, une solution de continuité qui permette aux viscères enveloppés de leur sac séreux de se rapprocher de la peau dont la paroi musculaire et aponévrotique les sépare naturellement.

2° Le *sac séreux* qui forme le *plan glissant* sur lequel s'engageront les viscères constituant une pente lisse, toujours prête pour la chute de ceux-ci, toujours prête à s'accentuer pour le développement incessant de la hernie.

3° Les *viscères* qui pénètrent celle-ci sont habituellement l'intestin et l'épiploon. Tous les efforts tendent à les amener sur cette pente séreuse, même à la partie supérieure de l'abdomen, et bien plus encore lorsque la hernie occupe, comme de coutume, les parties les plus déclives de l'abdomen. L'intestin est le plus généralement libre dans la hernie, mais il y contracte quelquefois des adhérences et plus souvent encore en contracte avec l'épiploon descendu comme lui.

Dans certaines conditions, le gros intestin, au lieu de descendre dans le sac, descend accolé à lui, établissant ainsi une condition très défavorable pour la cure radicale des hernies.

L'*épiploon* est souvent libre dans le sac, mais souvent aussi contracte des adhérences avec le sac, avec l'intestin ou avec une partie d'épiploon de niveau différent. L'épiploon, du reste, se trouve dans la hernie à des états très différents, depuis la frange maigre et souple que l'on trouve chez les jeunes sujets jusqu'à la masse graisseuse des obèses. Il est souvent ramassé en corde ou même transformé de telle sorte qu'il soit méconnaissable. Il paraît alors constitué par des masses fibreuses ou même il présente tout à fait l'aspect du sarcome.

Qu'il soit mobile ou inséré au fond du sac, l'épiploon est remarquable par la tendance qu'il a à s'insinuer, à glisser, à forcer en quelque sorte les orifices plus ou moins béants et il joue un rôle considérable pour former la hernie d'abord, puis pour l'entretenir et la développer, et enfin, après guérison, pour la faire récidiver.

Le trou, la solution de continuité de la paroi musculo-aponévrotique, se présente aussi dans des conditions différentes. Cet orifice peut être étroit ou large et creusé dans une paroi de bonne ou de mauvaise constitution. Cette paroi peut être solide tout autour de la région herniaire ou mince et facile à l'effondrement.

Du fait de la constitution générale de leur système musculaire, les hernieux ont été divisés en deux groupes bien distincts, et cette division, très critiquée, n'était pas absolument mauvaise. On disait volontiers que les hernies sont de deux sortes : hernies de force et hernies de faiblesse. Cela ne veut pas dire que les hernieux aient un excès de force, mais tout simplement que ces hernieux ont un système musculaire en apparence bien développé et que la hernie survient, chez eux, comme un accident, tandis que la hernie de faiblesse se fait sur un sujet dont le système musculo-aponévrotique n'a point de tenue, point de résistance et demeure toujours préparé, prêt à fléchir et à s'ouvrir sous la pression même la plus médiocre. Le premier était la victime de grands efforts, celui-ci est voué à la difformité par les moindres incidents.

Ce qui doit subsister de cette observation, c'est que les hernieux ont des constitutions très différentes et présentent à l'opération des conditions éminemment diverses. On conçoit, par exemple, que, pour certains sujets, on doive ne faire aucun fond sur la possibilité de réparer une paroi défectueuse.

Enfin, les hernies diffèrent de formes, suivant les régions ; mais, en outre, elles diffèrent en quelque sorte toutes entre elles. Il y a bien longtemps qu'on a dit

que l'opération de la hernie étranglée est un voyage
de découverte et qu'on y rencontre toujours quelque
surprise nouvelle. Or, ces différences extraordinaires d'aspect, de constitution, se voient dans la
hernie en dehors de l'état d'étranglement. On s'aperçoit bien vite qu'il est impossible de considérer cette
difformité comme uniforme, régulière et, par conséquent, susceptible d'être guérie par un procédé régulier et uniforme.

Au lieu de chercher un procédé, un type d'opération qui s'applique à toutes les hernies, il faut, considérant attentivement les conditions fondamentales
de formation, d'entretien et de récidive des hernies
que nous venons d'énumérer, chercher avec une
méthode générale l'ensemble des conditions complexes et variables qui peuvent en assurer la disparition, puis en éviter le retour, en appliquant cette
méthode et ses modifications à chaque variété. C'est
là ce que j'ai fait en dirigeant mes efforts sur la
séreuse d'abord, puis sur le contenu, toutes les fois
que faire se peut, et enfin en modifiant profondément
la paroi.

Ma tâche ne peut donc se borner à choisir un
procédé décrit ou celui qui *enlève le sac*, ou celui
qui l'*invagine*, ou celui qui *suture les piliers*, etc.

J'ai voulu constituer une méthode, un ensemble
complexe et raisonné, un travail de réparation à par-

ties multiples, dont le résultat me paraît être infiniment supérieur à ce qui avait été fait auparavant.

La méthode générale sera toujours suivie, quelles que soient la variété ou la disposition particulière de la hernie, mais les modifications nécessaires se feront pour chaque cas, tout en suivant une ligne de conduite régulière.

Étant donnés les prémices que nous avons considérés tout à l'heure, nous avons trois grandes indications qu'il faudra toujours remplir dans la mesure du possible, et mieux elles seront remplies, plus le résultat de la cure radicale aura de chance de s'approcher de la perfection :

1° Il faut modifier ou détruire la séreuse, car la suppression de la surface glissante supprime la tendance au glissement interstitiel.

2° Il faut constituer, à la place du pertuis de la paroi, de l'orifice ou du canal de paroi abdominale, la cicatrice la plus résistante possible pour former la barrière nécessaire à opposer aux viscères qui présentent une tendance à descendre et à forcer cette paroi abdominale.

3° Si une action est possible sur le contenu du sac herniaire, il faut détacher ou détruire les parties non

indispensables aux fonctions qui sortent de l'abdomen, se fixent au dehors ou au voisinage de l'anneau
ou seulement viennent battre sa face supérieure
(épiploon).

Voici précisément les divers caractères de l'opération qui vont répondre à ces nécessités :

1° L'ouverture, puis l'ablation du sac faite le plus
haut possible supprimeront le plan glissant. Pour
que cette suppression soit complète, il faut que la
séreuse située *bien au-dessus du collet du sac* soit
enlevée avec lui et qu'elle soit close par une ligature
solide, de telle sorte que *tout cul-de-sac*, tout *infundibulum* disparaisse et que, dans la région où était la
hernie, on ne trouve plus qu'un plan lisse et continu
avec le reste de la face profonde de la paroi.

2° En second lieu, il faut que, dans le point où la
paroi était béante et traversée par le sac séreux, une
cicatrice puissante défende la région de toute dépression, de toute faiblesse. Or, c'est là ce que donnera
l'accolement exact d'une plaie opératoire cruentée
très étendue. Ce deuxième temps aura été préparé par
la dissection très étendue de la séreuse, et on peut dire
que plus l'opération aura été large plus elle sera susceptible de donner une cicatrice puissante. Cette cicatrice sera ramassée, constituée par les sutures profondes et la compression méthodique de la plaie.

En jetant les yeux sur les deux schémas que j'ai

fait faire, schéma de la hernie et schéma de la paroi réparée, on voit d'un coup d'œil le but poursuivi par l'opération. La figure 1 montre la hernie dans ses parties essentielles, le sac ayant forcé la paroi. Dans la figure 2, la hernie est supprimée. Nous voyons, dans la région au plan le plus élevé, la fermeture de la séreuse A et, sur un autre point, la fermeture de la paroi musculo-aponévrotique B ; sur un autre point encore, la fermeture de la voie opératoire C par laquelle la réparation a été accomplie. Ces deux schémas mettent en lumière les circonstances essentielles de l'intervention (pages 68-69).

3° Enfin, le traitement des parties contenues dans le sac herniaire devra compléter le traitement de la hernie toutes les fois qu'il sera possible. Or, la seule partie du contenu de la hernie qui soit habituellement modifiée, c'est l'épiploon. J'ai profité de la possibilité que nous donne la chirurgie moderne de le modifier, ligaturer et réduire à notre gré pour le traiter comme on ne l'avait pas traité avant moi. Non seulement je fais l'ablation de la *masse épiploïque contenue dans un sac*, mais j'attire dans le sac *tout ce qui peut y être attiré* par des efforts énergiques. Je supprime tout ce que j'ai attiré ainsi, et la conséquence de cette action est de faire un vide favorable dans l'abdomen et d'éloigner de la région herniaire toute frange épiploïque restante. Le rôle que l'épiploon joue habituellement dans la récidive de la

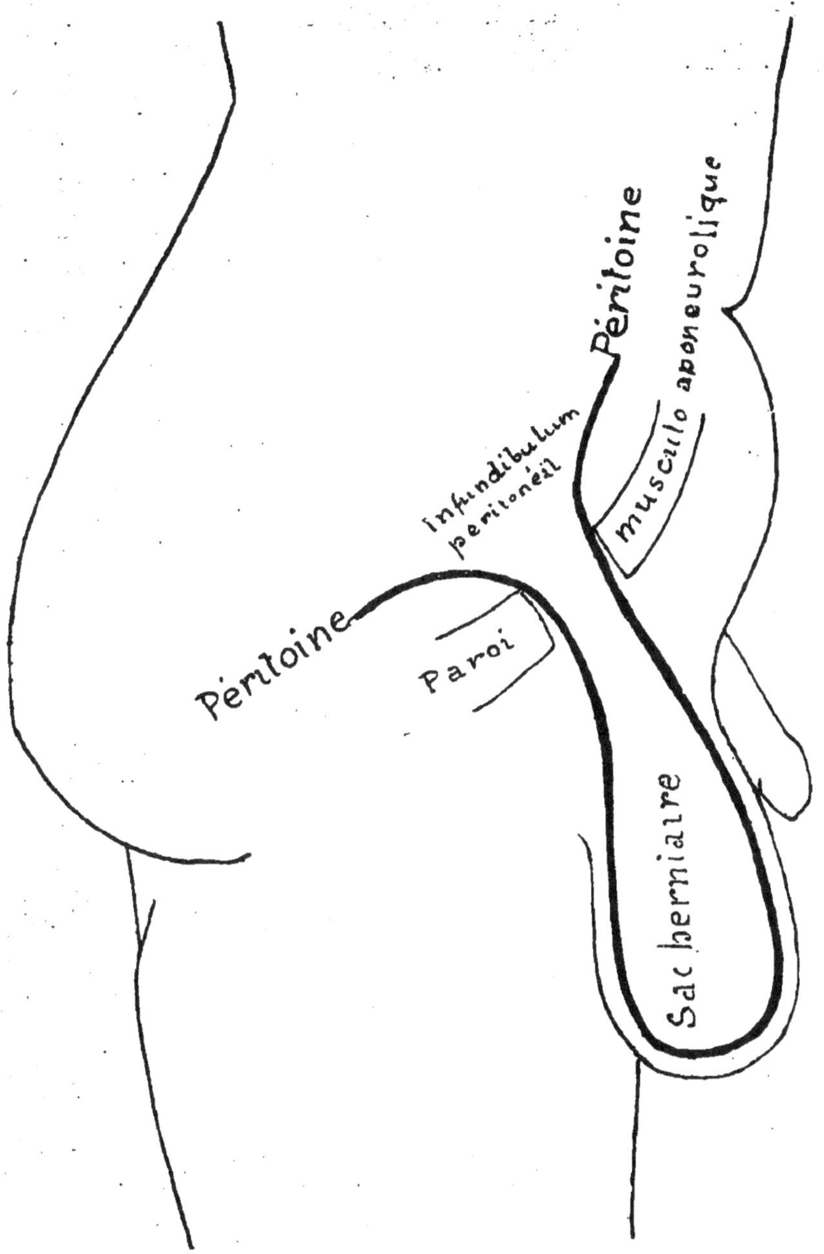

Fig. 1. — Schéma de la constitution de la hernie; sac et plan glissant traversant la paroi.

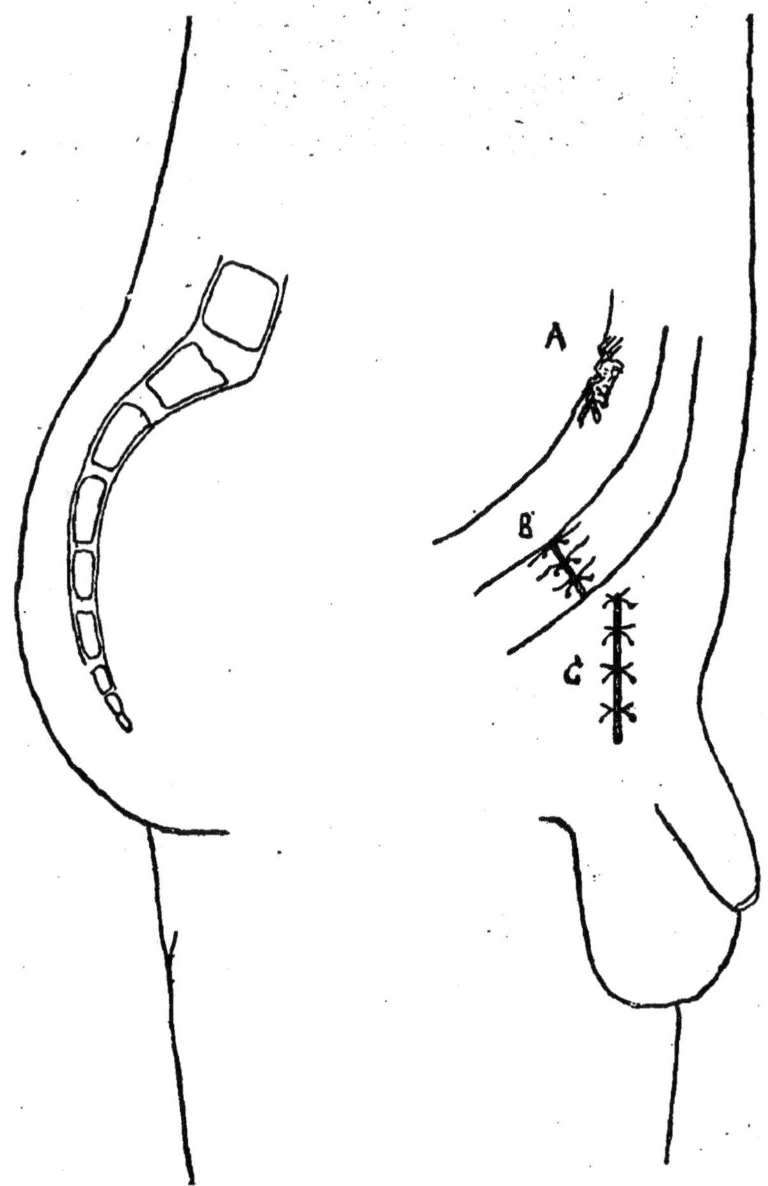

Fig. 2. — Schéma de la cure radicale; réparation de la paroi, fermeture de la séreuse A, fermeture de la paroi B, fermeture de la peau C.

hernie ne peut être joué, et nous augmentons les chances pour la persistance de la cure radicale. Il y a loin de là au traitement timide que l'on fait d'ordinaire subir à l'épiploon, en réséquant la partie incluse dans le sac, et plus loin encore de cette pratique à la conservation intentionnelle du bouchon épiploïque qui n'est qu'une conservation d'une partie de hernie, suivie bientôt d'accidents et de retour de la hernie.

Il y a encore une partie contenue dans la hernie qui peut être traitée : c'est le testicule ou l'ovaire contenus dans les hernies inguinales congénitales. On verra par la suite que le traitement de ces organes joue un rôle important dans le traitement de ces hernies ; mais il doit être variable avec les circonstances, parce qu'il s'agit d'un organe qui peut être utile et qui doit être conservé toutes les fois qu'il ne donne ni douleur ni chance de récidive de hernie.

Si je considère que ma méthode de cure radicale est supérieure à toutes celles que j'ai étudiées, c'est que je crois qu'aucune n'a pris le soin d'obéir à ces trois conditions fondamentales. Les uns font la destruction de la séreuse avec soin et négligent la cicatrice. Les autres forment la barrière sans avoir, au préalable, fait disparaître la pente_séreuse. Aucun ne se préoccupe suffisamment de modifier les viscères de la hernie et de l'abdomen.

Parmi tous les procédés connus, deux seulement me paraissent plus intéressants que les autres : ceux de Mac Even et de Bassini. Je ne crois pas beaucoup à l'efficacité du refoulement du sac qui constitue une sorte de bouchon de défense au voisinage de la région herniaire, comme le veut Mac Even ; mais, pour arriver à l'exécution de son procédé, il doit de toute nécessité porter sa dissection du sac très haut, jusque dans le ventre, et en cela il se rapproche de mon procédé. On est assuré alors qu'au moins, sa dissection étant portée très haut, la séreuse disparaît très haut, et la cicatrice due à la fusion des parties cruentées est large et étendue.

De même, pour le procédé de Bassini, je n'admets pas beaucoup la reconstitution du canal inguinal qu'il pense faire autour du cordon. Mais, pour poursuivre ce but, il ouvre largement ce canal inguinal en avant et en arrière, et il porte très haut la dissection de la séreuse. Fatalement, il obtient donc un résultat analogue à celui que je recommande : une dissection de séreuse très élevée et la constitution d'une cicatrice très large. C'est la raison de ses succès.

On conçoit que, si je n'adopte pas les procédés de ces chirurgiens, c'est que je leur trouve aussi de sérieux défauts. Ma méthode, selon moi, a les mêmes avantages que les leurs et d'autres plus sérieux encore.

Des autres procédés préconisés, je ne trouve pas

bien utile de discuter la valeur. Il suffit d'avoir lu attentivement mon exposé pour faire soi-même cette critique. Qui ne voit, par exemple, que tous les procédés qui laisseront en place quelque partie herniée doivent être incomplets? Qui ne voit que tous les opérateurs qui laissent subsister un infundibulum à la partie supérieure du sac ne me paraissent pas même faire une opération qui mérite le nom de cure radicale? On comprend immédiatement que je considère comme insuffisants tous les procédés par invagination, par accolement du sac et même tous ceux qui, *négligeant d'ouvrir le sac*, accomplissent une besogne forcément incomplète et dangereuse.

Je me contente donc, après avoir bien étudié les principes, d'exposer tous les détails de ma méthode qui s'applique à toutes les hernies, mais exige naturellement des modifications nombreuses pour toutes les variétés de hernies, et même pour les innombrables cas particuliers que l'on rencontre fatalement parmi les hernies.

CHAPITRE VI

DESTRUCTION DE LA SÉREUSE DES HERNIES.
EXTIRPATION DU SAC.

La destruction de la *surface glissante*, de l'infundibulum lisse, formé par le sac des hernies et le péritoine qui vient au voisinage de la région herniaire, est la première nécessité d'une cure radicale, comme je l'ai déjà établi. Il est bien facile de comprendre que les parois lisses, glissantes, constituent les causes de la perpétuité des hernies, de la sortie régulière des viscères, de la tendance fatale à l'accroissement.

Un homme a pu vivre longtemps avec des parois abdominales médiocres, mal défendues ; il faisait des efforts, et sa paroi, bien régulière, ne se laissait pas traverser. Mais, à partir du jour où un pertuis s'est fait, le développement de la hernie est progressif, fatal. C'est le plan séreux qui est en quelque sorte l'amorce de la hernie, et ce plan séreux ira toujours en augmentant d'étendue.

Aussi, l'extirpation de cette surface séreuse, l'extirpation du sac a toujours joué un rôle important dans les visées de ceux qui ont tenté la cure radicale. Si cette méthode vraiment destructrive et curatrice n'a pas eu l'unanime faveur, cela tient à deux causes principales : 1° la difficulté d'exécuter une bonne extirpation du sac ; 2° les dangers auxquels elle a exposé.

La difficulté est plus grande encore qu'on ne le pense au premier abord. Ce n'est pas seulement l'extirpation du sac qu'il faut viser, c'est l'ablation de la séreuse du sac et de toute la séreuse abdominale qui avoisine l'orifice herniaire. C'est à ce prix seulement que sera faite la destruction de tout le plan glissant qui constitue la hernie et qui y conduit. L'infundibulum susherniaire, laissé en place après l'ablation du sac proprement dite, prépare le retour de la hernie dans la même région. Une fois une large bande de péritoine enlevée au-dessus de l'orifice herniaire, il se fait une cicatrice plane, l'infundibulum disparaît et la tendance à la récidive est prévenue.

Réaliser l'idéal opératoire de cette destruction peut être très difficile. On y doit arriver pourtant d'abord en s'efforçant d'exécuter une dissection minutieuse du sac si mince qu'il soit et de le réduire à sa couche séreuse, puis, en profitant de la facilité que l'on trouve après une dissection attentive, à décoller en haut le péritoine par des tractions patientes et mesurées.

Le premier acte de l'opération doit donc être la recherche de ce sac séreux. Pour arriver sur le sac, l'incision première peut paraître assez indifférente. Pourtant, il faut qu'elle présente certaines conditions indispensables.

Elle ne doit pas être *trop petite*. Par une petite incision, une bonne dissection serait impossible.

Il faut donner à cette incision *une situation* qui l'éloigne des régions où les liquides de la plaie pourraient s'infecter.

Tous ceux qui m'ont vu opérer ont pu remarquer que je place l'incision très haut pour la hernie inguinale. Il y a à cela d'autres raisons, sur lesquelles je reviendrai. Mais d'abord je suis très satisfait d'éloigner l'incision de la racine de la verge et des bourses, où les extrémités de la plaie sont moins faciles à défendre. On l'éloigne également de la vulve dont le voisinage est encore plus dangereux.

La vascularisation du champ opératoire est très variable, mais toujours l'opérateur ne doit laisser sur son chemin aucun vaisseau saignant. Il n'y aurait aucune dissection minutieuse possible avec cette négligence.

Les couches placées au-devant du sac sont très variables d'épaisseur et de constitution. On doit les

traverser couche par couche, sans les franchir en
hâte. La recherche même, la découverte du sac est
chose souvent beaucoup plus difficile qu'on ne peut
le supposer à première vue.

Lorsque le sac est vide, surtout lorsqu'il est de
petit volume, cette recherche peut devenir un temps
des plus embarrassants, et c'est là où une grande
hâte pourrait devenir un danger. On verra par la
suite combien de surprises vous réserve cette opération des hernies non étranglées. Il faut donc être
prêt à toutes, et, si l'on brusque son opération, on aura
agi plus brillamment et avec bonheur pour un certain nombre de cas, jusqu'à ce qu'on soit arrivé à de
véritables désastres; les exemples n'en sont pas rares.
Mais, en plus de ces dangers à courir, la hâte vous
mène fatalement à une mauvaise opération, insuffisante et dangereuse.

Je suppose donc que cette découverte par dissection minutieuse a été faite; le sac séreux est reconnu
et isolé de ses connexions dans une assez grande
étendue. Comment procéder à sa dissection?

Tout d'abord, le sac sera ouvert. Je ne conçois
*aucune opération de cure radicale sans ouverture du
sac;* son contenu sera réduit ou réséqué, comme je le
dirai plus loin; puis, la dissection du sac sera effectuée comme il suit.

J'insiste plus loin sur certaines difficultés qui peuvent se présenter dans ce temps de l'opération; mais

il faut montrer avant toutes choses combien est important le mode d'attaque du sac, l'isolement de la séreuse d'où dépend l'accomplissement d'une opération complète.

Le sac doit être ouvert non loin du point d'émergence du sac hors de l'abdomen et l'anneau musculo-fibreux qu'il traverse doit être largement ouvert. Le sac doit être réduit à la partie la plus mince possible et doit alors être détaché des parties fibreuses le plus haut possible. Mais si, pour arriver à ce but, on cherchait à trop décoller avec les doigts, on ne réussirait qu'à *feutrer autour du sac*, et, dans ce cas, l'opérateur est bientôt arrêté, réduit à faire une opération incomplète. Ce sac mince doit être disséqué avec soin de toutes les parties fibreuses et *séparé par l'instrument tranchant*. Je cherche ce résultat ordinairement avec des ciseaux. J'ai une paire de ciseaux très fins pour cet usage. Le bout de ces ciseaux est mousse et ils me servent à effectuer ce détachement du sac de tout ce qui double la séreuse à la périphérie (Fig. 22, p. 146).

C'est tout en disséquant avec les ciseaux que *j'exerce les tractions* sur le sac, qui doivent me permettre de remonter jusque dans le ventre. Si on cherchait à agir par les tractions seules, on n'arriverait à rien : ou bien le sac serait assez résistant pour supporter les tractions sans se déchirer, et il ne se détacherait pas du tout; ou bien il serait assez mince pour se détacher des parties voisines, et il se déchirerait sous l'action de tractions trop énergiques.

Il y a là un juste milieu très difficile à saisir, d'autant plus qu'à toutes les difficultés de dissection d'un sac trop épais se joint encore une tendance à la perte du sang, qui vous gêne et vous masque les parties.

Aussi, le sac ouvert et son contenu réduit, cette dissection du sac constitue une partie vraiment difficile de l'opération. Ces difficultés méritent d'être étudiées par le détail.

Difficultés de dissection dues aux connexions
extérieures du sac.

C'est pour la hernie inguinale, celle qui fournit l'immense majorité des cas, que cette dissection de la séreuse présente les caractères de la plus grande difficulté. Ces difficultés peuvent se présenter du côté de la partie inférieure du sac, mais c'est à la partie supérieure que toute l'attention du chirurgien doit se porter.

Les difficultés commencent avec la recherche du sac. Lorsque celui-ci est volumineux et contient des viscères, cette recherche n'est pas bien longue ; mais, si le sac est petit, sa recherche peut être extrêmement laborieuse.

Cette difficulté est une des raisons qui me font donner à mon incision une situation particulière. On conçoit qu'on peut placer un peu où l'on veut cette incision, pourvu qu'elle soit droit au-dessus du niveau de la hernie. Cependant, je tiens à la placer le plus haut possible, soit sur le trajet du canal inguinal qui est encore mon point de repère, plutôt que la partie saillante du sac, même quand la hernie est très volumineuse. Mon incision doit découvrir largement l'orifice inguinal externe, de telle sorte que je puisse immédiatement *l'ouvrir largement*. Dans mes premières observations, j'ai mis quelques réserves à procéder ainsi ; mais depuis longtemps je n'hésite plus à le faire, car je me prépare ainsi les éléments d'une cicatrice bien ramassée et je trouve de sérieux avantages à étendre les décollements que je produis dans la région du canal inguinal. Dans le chapitre spécial à la hernie inguinale, je traite longuement de cette manœuvre.

Quelle que soit la hernie que l'on opère, il faut procéder couche par couche et isoler la séreuse le plus possible des parties voisines, si l'on veut pouvoir la disséquer très loin.

Lorsque cette dissection attentive vous a mis en possession des lèvres du sac séreux, *il faut le repérer* avec soin. Sans cette précaution, la séreuse se recroqueville et fuit sous les instruments ; et, une fois qu'on l'a perdue il n'y a plus de destruction régulière possible. Pour la repérer, le mieux est de saisir ses bords avec de bonnes pinces, assez plates pour ne pas déchirer. J'ai fait construire un modèle particulier de ces pinces qui me semble d'une grande commodité (Fig. 28, p. 152).

Lorsqu'on la tient ainsi, il faut la séparer des parties auxquelles elle est intimement unie, et dans la partie inférieure c'est à l'épididyme ou au cordon qu'elle tient, à moins qu'il ne s'agisse de la hernie vraiment congénitale, où le sac se confond avec la vaginale.

S'il s'agit d'une hernie congénitale au sens absolu du mot, la hernie dans laquelle le testicule est dans le sac, l'opération ne diffère pas de l'opération ordinaire autant qu'on a bien voulu le dire. Le propre de l'opération est alors de transformer la hernie en une hernie ordinaire, puis de la traiter comme on traite toutes les hernies. Pour faire cette transformation, après avoir disséqué le canal de la hernie sur un certain trajet, on le sépare en deux par une section horizontale.

La partie inférieure formera la vaginale.

La partie supérieure, c'est le trajet herniaire, que l'on traite, pour cette hernie, comme pour toutes les autres.

Pour la vaginale, on la traite de façons différentes et nous l'indiquerons à propos du testicule et dans un chapitre spécial, consacré aux hernies congénitales.

Pour le segment supérieur, on procède à une dissection aussi complète que possible. Or, il est bon de savoir que, pour qu'une dissection soit bien faite, l'opération doit toujours être *longue et difficile*.

A cet égard, la hernie congénitale vraie ne diffère

pas sensiblement des autres hernies. Les adhérences contractées par une hernie acquise peuvent être tout aussi puissantes que celles d'une hernie congénitale. Puis même il est bien difficile de différencier absolument la hernie congénitale des autres, parce que beaucoup de hernies qui ne passent pas pour congénitales ont bien réellement ce caractère. Ce sont très probablement des hernies congénitales guéries dans la première enfance et revenues par un effort chez l'adolescent. On les trouve, comme la hernie congénitale, même sur des sujets dont le système musculaire n'est pas très défectueux. A la dissection, on les trouve entourées de toutes les enveloppes du cordon et bien au centre de celui-ci. Et l'on doit découper le crémaster tout autour si l'on veut bien les isoler.

La seule particularité de la hernie congénitale qui pourrait rendre sa dissection spécialement difficile, c'est communément la grande minceur du sac. Mais il ne faut pas s'imaginer que l'épaisseur du sac soit toujours une condition de facilité.

Il y a des sacs épais dont la dissection est très difficile, parce que toutes les couches qui les constituent sont fusionnées avec la séreuse et toute leur périphérie fait corps avec les organes voisins.

Même sur un sac mince, on voit certaines parties épaissies au voisinage des collets être le siège d'adhérences très difficiles à dissocier.

Mais, quelque laborieuse que doive être cette dissection, elle est toujours possible du côté du testicule ou plutôt de l'épididyme. On peut toujours séparer le sac et le canal déférent. Je dois faire remarquer que j'ai toujours réussi à le faire dans les deux cent douze hernies inguinales que j'ai opérées. Or, dans aucun de ces cas il ne m'est arrivé de blesser le canal déférent. C'est un accident que je ne connais que pour l'avoir observé dans l'opération de la hernie étranglée.

La multiplicité des collets peut créer une difficulté sérieuse pour la dissection. Il faut remarquer, en effet, que chacun de ces collets sont adhérents aux parties périphériques. Il est heureusement assez rare de rencontrer ces séries de collets très élevées.

Mais il y a une disposition de la même famille qui peut être très aisément le point de départ d'une opération incomplète. Au-dessus du collet se trouve un diverticulum assez large, qui s'étend dans le canal et qu'il est très facile de laisser au-dessus du pédicule que l'on forme.

Les connexions du sac avec les parties extérieures à la partie supérieure peuvent encore être une cause de difficulté : les rapports avec les vaisseaux dans la hernie crurale par exemple. Mais la plus importante des difficultés est due surtout au voisinage du gros intestin. On conçoit, en effet, que l'intestin qui descend avec le sac, et constitue une partie de la paroi, soit dans le sac lui-même, soit au niveau du collet, devient un obstacle absolu à une dissection complète.

Dans ces cas, pour fermer le péritoine sans blesser l'intestin, il faut recourir à des artifices qui diffèrent sensiblement de la pédiculisation ordinaire, sur laquelle nous reviendrons tout à l'heure.

Lorsque la séreuse a été disséquée le plus haut et le plus mince possible, elle est attirée aussi fort que faire se peut, sans courir le risque de la rompre. Sa résistance à cette traction est beaucoup plus grande que l'on ne peut se figurer ; aussi cette traction est-elle un des meilleurs moyens de pousser très haut cette dissection nécessaire. Toutefois, il faut bien savoir que la traction ne peut jamais être faite seule, qu'il faut la combiner avec des sections successives ; non seulement je sectionne ainsi toutes les adhérences de la séreuse, mais, pour le faire plus aisément, j'ai de plus en plus de tendance à découvrir par incision les parties le plus haut possible.

Difficultés de dissection dues aux parties contenues dans le sac.

Pour procéder à la dissection de la séreuse, il a fallu réduire ou enlever les parties contenues dans le sac. Pour l'intestin, il a fallu réduire; pour l'épiploon, il a fallu réséquer dans des conditions que nous indiquerons plus loin.

Les adhérences à ces parties contenues vont-elles causer des difficultés de dissection du sac, comparables à celles que les parties extérieures ont causées? En réalité, il n'en est rien. Les adhérences épiploïques ne causent de difficultés sérieuses que dans des cas très rares, lorsque l'épiploon est dégénéré ou fusionné dans des hernies anciennes. Mais, comme, précisément, il est destiné à être enlevé, avec un peu de patience on se débarrasse de tout ce qui obstrue le champ de l'opération.

Pour l'adhérence intestinale, il peut en être un peu autrement. Mais il ne faudrait pas s'exagérer cette difficulté. M'appuyant sur un cas que j'avais observé, j'ai cru autrefois qu'il y avait là un obstacle plus redoutable et bien en relation avec les faits relatifs aux adhérences intestinales. Il m'a été impossible, dans un cas de hernie crurale, de réaliser la dissection complète de la hernie *au-dessus* du collet du sac à cause d'adhérences de toute la périphérie du sac à l'intestin. Mais depuis, dans mes nombreuses observations, je n'ai plus retrouvé de cas identique, et je crois que cela tient à ma manière de procéder plus hardie.

Il faut en effet, dans ces cas-là, aller tout de suite et franchement fendre tout l'anneau et la paroi du ventre en quelque sorte. En passant ainsi *au-dessus du niveau du collet*, on arrive dans une région libre d'adhérences, et l'on termine sa dissection de haut en bas. Je suis convaincu qu'en procédant ainsi, on ne trouvera guère d'obstacles absolus à la terminaison de la dissection du sac, tandis que, sans cet artifice, les difficultés dues à ces adhérences intestinales et épiploïques doivent assez souvent vous arrêter vers le collet dans la région où la dissection est la plus urgente pour une cure complète.

Écoulement du sang pendant la dissection du sac.

Lors de la dissection du sac, pour les adhérences du dedans comme pour celles du dehors, il peut y avoir un écoulement sanguin d'une certaine importance. Ce n'est pas qu'il y ait de bien gros vaisseaux, mais au long du cordon, par exemple, certaines veines saignent aisément ; et, dans le cas d'adhérences épiploïques étendues, les vaisseaux que l'on déchire ou que l'on coupe ont peu de contractilité. Les écoulements de sang ne sont pas très préjudiciables à la santé de l'opéré, mais elles sont très gênantes pour l'opérateur. On ne peut, du reste, faire une bonne opération qu'en disséquant à blanc pour se rendre un compte exact de ce que l'on fait. Il ne faut donc s'aventurer dans cette dissection que muni d'un bon arsenal de pinces hémostatiques.

En outre, je fais jouer un grand rôle aux compresses humides dans mes dissections délicates. Par la pression dans un angle de la plaie, elles assurent l'hémostase pendant qu'on poursuit la dissection dans l'autre.

Cette nécessité d'éviter les hémorragies est une des raisons qui me font préférer les ciseaux au bistouri. Je dirai quels sont les avantages et les inconvénients de leur emploi. J'évite, du reste, de déchirer avec les doigts, parce que cette manière d'agir, très commode au point de vue de l'hémostase, a l'inconvénient de feutrer les tissus et de rendre tout à fait impossible le détachement de la partie supérieure de la séreuse.

Pédiculisation, ligature et fermeture du péritoine.

Lorsque la partie supérieure du sac a été bien amincie, bien étirée, lorsqu'il est bien certain que l'on ne peut aller plus haut, on s'arrête, on vérifie la situation, non seulement à cause de la résistance du péritoine à l'entraînement, mais aussi en constatant *de visu* que l'on est arrivé sur le péritoine intra-abdominal avec sa doublure de graisse molle, jaune, à l'aspect tout spécial. Même souvent, par l'intérieur du sac, on peut observer l'approche d'une anse intestinale qui vous force à vous arrêter dans vos tractions. — Il faut alors fermer ce péritoine en le ramassant de telle sorte que l'on soit assuré d'effacer tout infundibulum à la face profonde de l'abdomen.

C'est là ce que j'appelle former *le pédicule de la hernie*. Sur la partie la plus élevée du tube séreux, qu'il est possible d'atteindre, je porte mon aiguille mousse à chas mobile, je traverse le tube séreux de part en part et j'attire un fil double de catgut d'assez gros calibre. Cela me donne deux fils passés dans le pédicule. Je les croise pour être bien sûr qu'ils se fixeront l'un à l'autre, puis je les noue l'un après l'autre, en faisant trois nœuds comme je l'ai recommandé de tout temps pour les fils de catgut. Puis, souvent, je reprends l'un des fils pour le nouer encore une seconde fois au-dessus du fil associé; je fais aussi la même manœuvre sur le second fil. Je coupe alors le pédicule au-dessous de mes nœuds, puis je coupe les fils. Aussitôt, si la dissection a été bien faite, le pédicule formé et sectionné remonte si haut au-dessus de la région disséquée qu'il disparaît complètement. Pour m'assurer qu'il est bien remonté à la hauteur nécessaire, je le repousse avec le doigt plongé au plus profond de la plaie dans l'abdomen, et, s'il reste encore quelque adhérence qui le retienne, je la détruis afin de compléter mon œuvre de dissection.

Ce petit perfectionnement de l'opération est fort important. Il ne faut pas oublier en effet que, comme la face externe du sac est adhérente partout à la paroi qu'elle traverse, il peut toujours échapper quelque bride fibreuse qui retiendrait le moignon malgré sa tendance naturelle à remonter.

Je suis ce procédé pour la fermeture de mon pédicule le plus régulièrement possible et je n'ai varié que devant certaines nécessités. Si, par exemple, le sac est si grand que le pédicule soit lui-même très large, il peut arriver que deux fils ne suffisent pas à le fermer. Même, au début, j'ai cru à la nécessité plus fréquente de multiplier les fils. Mais, d'une part, j'ai poussé de plus en plus haut mes dissections et cela m'a permis de ramasser mon pédicule sous un plus petit volume, à mesure qu'il s'amincissait et, d'autre part, j'ai reconnu qu'il était toujours avantageux de ramasser le pédicule dans le moignon le plus serré possible et je n'ai plus fait, comme au début, des chaînes de quatre ou cinq fils, mais j'en ai fait de trois. Pour faire ces chaînes, je me sers toujours de mon aiguille à chas mobile et je passe les fils de façon à les croiser ensemble avant de les serrer.

Il y a cependant un cas dans lequel il devient nécessaire de faire une chaîne à anneaux multiples pour serrer un pédicule : c'est celui dans lequel le gros intestin descend dans le sac. Il arrive alors que la séreuse n'est pas complètement isolée de tous les côtés, ou, du moins lorsque la dissection est poursuivie dans le ventre, on rencontre la paroi intestinale, et force est de ne pas aller au delà. Si l'on a disséqué le plus haut possible, lorsque l'on ramasse toute la séreuse en un pédicule, on risque d'enserrer l'intestin dans ce pédicule.

C'est à l'aide des anneaux de la chaîne de catgut qu'on peut arriver à ne pas perdre le bénéfice d'une dissection loin continuée sans risquer d'étreindre l'intestin, et on place chaque fil d'anneau assez rapproché en examinant bien où se trouve l'intestin pour rester bien au-dessous. Ici, les grandes tractions ne sont plus de mise et l'on doit placer les fils sans tirer sur la séreuse et en essayant les tractions des fils pour voir si elles ne froncent pas trop la paroi intestinale placée immédiatement au-dessus. Avec des précautions, on réussit à bien les grouper et, si l'on ne fait pas un pédicule parfait, au moins ferme-t-on la séreuse de façon à obtenir une occlusion solide du passage séreux.

L'expérience m'a appris que cette manœuvre de la dissection et de l'extirpation du sac séreux, simple en apparence, est fort mal comprise; j'en ai donc donné les détails avec beaucoup de soin. Mais, de plus, j'ai pensé parler aux yeux par une représentation qui ne laissât subsister aucun doute. Devant l'impossibilité absolue de donner des dessins exacts, — il faudrait une véritable iconographie pour cela, — j'ai fait établir

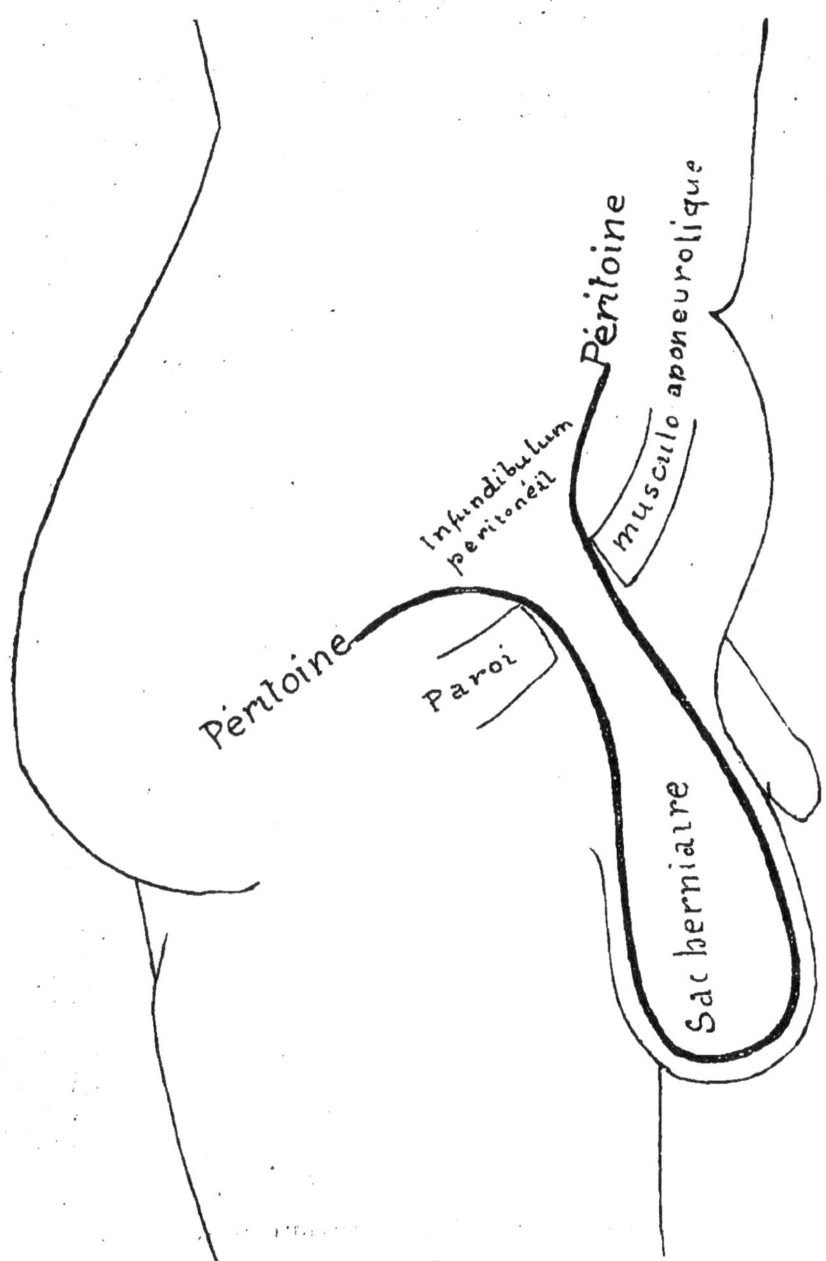

Fig. 3. — Schéma indiquant la poche péritonéale qui doit disparaître, le plan glissant et la paroi qui doit être reconstituée.

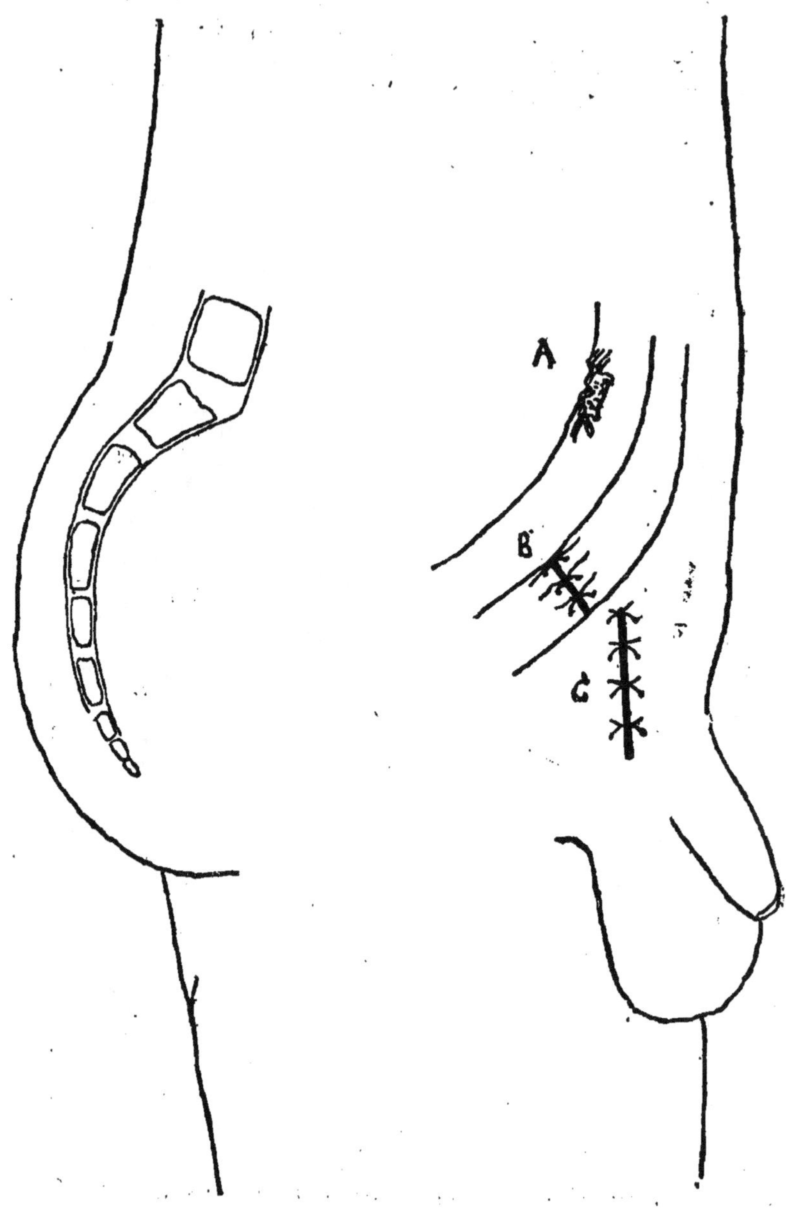

Fig. 4. — Schéma de la cure radicale, fermeture des parois. Fermetures opératoires à des niveaux différents, A séreuse, B paroi musculo-aponévrotique, C peau.

quelques figures schématiques pour démontrer certains points essentiels.

Description des figures.

La première grande figure indique le schéma de hernie, le plan glissant et l'orifice, tout ce qui doit disparaître (Fig. 3).

La deuxième grande figure montre le but à obtenir : la fermeture isolée, séparée de la séreuse en A, de la paroi fibro-musculaire en B, de la peau en C′ (Fig. 4).

La figure 5 nous donne le schéma du sac herniaire en même temps que le schéma de l'infundibulum séreux qui le précède à sa partie supérieure. Le but à poursuivre c'est l'ablation de ce sac et de l'infundibulum jusqu'aux points A et A′. En considérant la figure 5, on se représente aisément combien il serait facile de mal faire, de n'emporter que la partie exubérante, celle qui dépasse la paroi abdominale.

Le procédé, le tour de main si l'on peut dire, pour remonter jusqu'à ces points A et A′ et les entraîner en bas consiste, après avoir ouvert le plus haut et le plus largement possible, à exercer des tractions sur le sac en même temps qu'on procède à sa dissection.

La figure 6 représente très exactement le temps de l'opération. Le trait pointillé qui part d'A pour aller en B représente le sac de la figure 5, ou du moins la place qu'il occupait avant les tractions et les dissections.

Le trait continu qui passe par A′ et B′ montre le sac

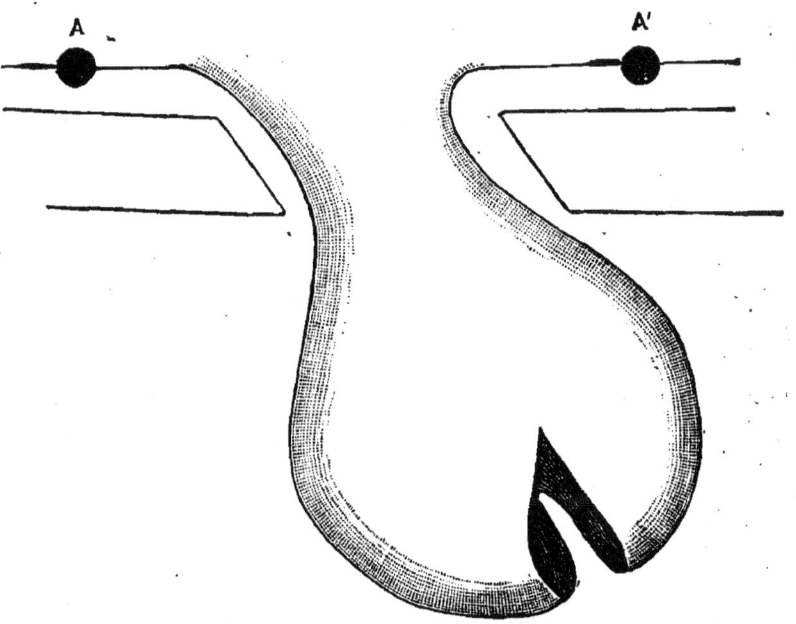

Fig. 5. — Sac herniaire séreux avec les points A et A′ où doit parvenir la destruction de la séreuse.

tel que les tractions et la dissection l'ont fait. Il s'est allongé et il s'est abaissé.

Il en résulte que si, dans le fond de la plaie, les doigts se sont enfoncés profondément, il devient facile de passer des fils au-dessus de A′ et B′, en O, comme l'indique la figure 7.

Les fils sont serrés en O. Après que la section de

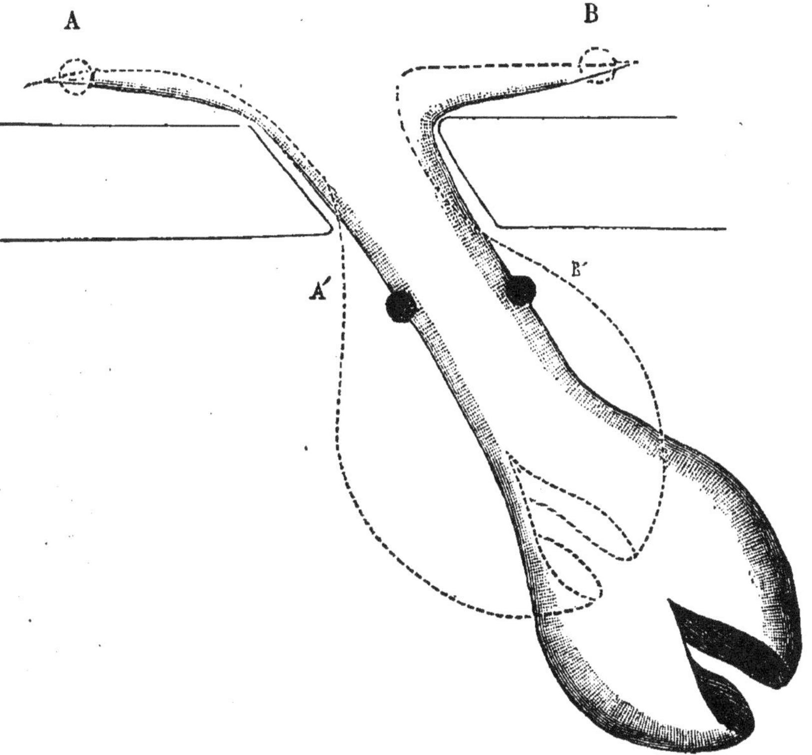

Fig. 6. — Sac entraîné par les tractions et les dissections ; les points A et B des lignes ponctuées sont descendus en A′ et B′.

tout ce qui est en dessous d'O aura été faite, le pédicule formé, attiré en haut par la rétraction du péritoine, ira en O′ loin au-dessus du point où la paroi fibro-musculaire était béante, et les choses seront

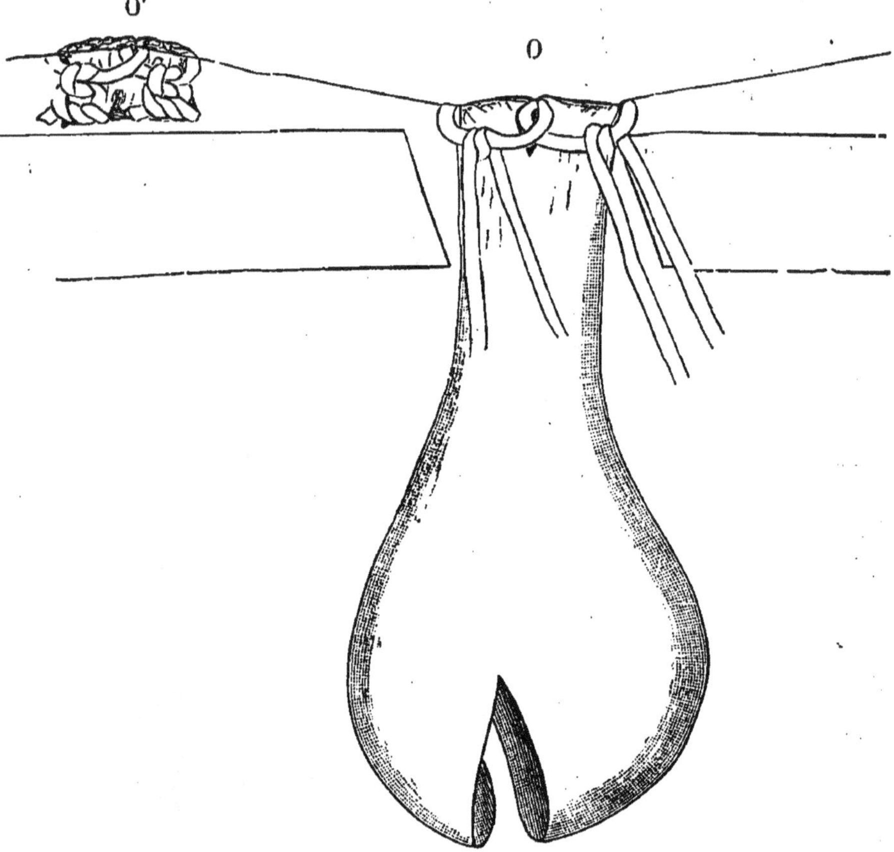

Fig. 7. — Sac du précédent avec des fils de fermeture du pédicule placés au point le plus élevé. Après la résection du sac, le pédicule O, par la rétraction péritonéale, remontera en O'.

disposées de telle sorte qu'il soit possible d'obtenir dans de très bonnes conditions la fermeture multiple et défensive de la paroi que représente la figure schématique n° 4.

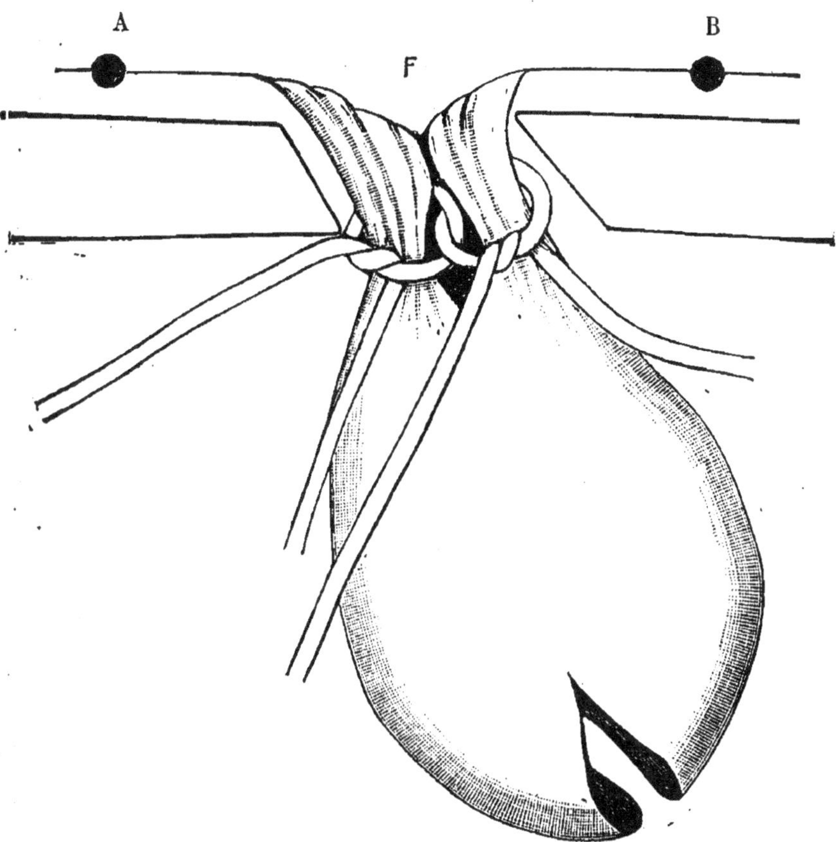

Fig. 8. — Opération défectueuse. Les points A et B n'ont pas été entraînés, les fils sont placés au-dessous de l'infundibulum F qui subsiste au-dessous du pédicule.

Pour rendre plus manifeste la faute qui peut être commise, et qui est commise très habituellement, j'ai fait dessiner le schéma n° 8 qui représente une mauvaise opération. On voit ici qu'il n'y a pas eu de trac-

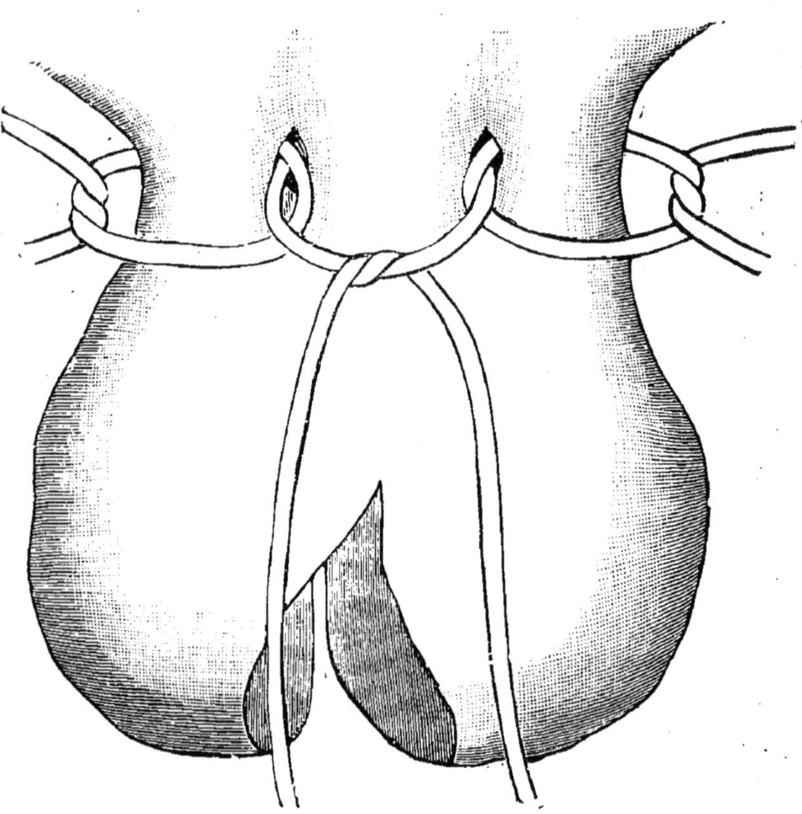

Fig. 9. — Infundibulum péritonéal fermé par trois fils enchaînés.

tions; ou bien les tractions ont été insuffisantes. Les points A et B n'ont pas bougé. Les fils ont dû être placés en dessous de A et B et même en remontant

haut avec les doigts ; au-dessus des fils qu'on va serrer, on laisse un infundibulum F.

C'est là l'amorce pour les hernies futures, c'est là
que la récidive aura tendance à se faire. C'est à éviter cette défectuosité que doit tendre tout l'effort de
l'opérateur dans cette partie de l'opération.

On peut, sur ces figures, se rendre compte de la
manière de passer des fils. Un fil double a été passé à
travers le pédicule avec une aiguille mousse et il est
placé comme dans la figure 6.

Le plus habituellement, on en forme deux nœuds
associés, s'entrecroisant, comme dans les figures 7 et 8.

Si le sac était très grand, dans des circonstances
tout à fait exceptionnelles, on aurait trois fils en
chaîne, associés, comme dans la figure 9.

Dans les cas de sac très grand, à base peu glissante,
ce n'est plus deux ou trois fils qu'il faut placer, mais
une série de groupes, comme dans la figure 10.

Le sac figuré ici est pédiculisé par une série de
trois groupes où les fils sont associés deux à deux.
Cette disposition est rarement nécessaire dans la
hernie inguinale, mais il est très habituel qu'on l'observe pour la hernie ombilicale. Dans tous les cas, le
serrage du pédicule séreux se fait avec un nœud
triple, pour éviter tout glissement du catgut. Mais
dans le cas habituel où j'emploie les deux fils, je
donne encore à ma fermeture une plus grande solidité en ramenant successivement mes deux fils autour

du pédicule et au-dessus des nœuds faits. De la sorte, chacun des fils enserre une moitié du pédicule, plus dans une seconde anse la totalité du pédicule. Il y a

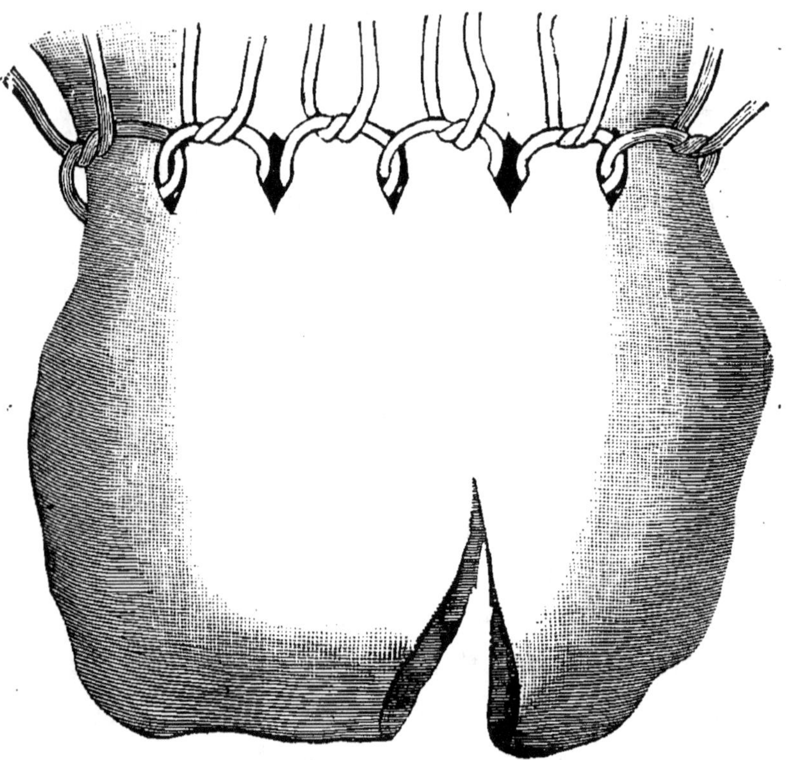

Fig. 10. — Très grand sac fermé par trois groupes de fils enchaînés deux à deux.

là un élément de résistance pour la paroi fibroséreuse péritonéale limitée par les fils. C'est un surcroît de solidité que j'ai ajouté depuis longtemps à mes premières opérations.

CHAPITRE VII

POINT D'APPUI SUR LA PAROI ABDOMINALE; CONSTITUTION
D'UNE CICATRICE PUISSANTE ; SURFACES CRUENTÉES
RÉUNIES.

La deuxième condition fondamentale de la cure
radicale, c'est la production d'une barrière dans la
région où était située la hernie, barrière solide, puissante, contre laquelle les viscères puissent venir
battre sans inconvénient. Cette barrière, cette surface dure, homogène, doit occuper toute la région
herniaire et, s'il se peut, une région plus étendue
que celle où l'on rencontrait le canal de la hernie.

Le but poursuivi doit donc être d'abord la production d'une cicatrice la plus large et la plus haute
possible. Pour arriver à ce résultat, il faut aborder la hernie par une incision longue et élevée,
remontant le plus haut possible dans la région
herniaire. Cette manière de découvrir largement la
région opératoire a d'autres avantages, mais elle a

cet avantage définitif de laisser, par la suite, la cicatrice très étendue en hauteur. On sait qu'à l'encontre de mon procédé beaucoup d'auteurs conseillent l'incision la plus petite possible, quelquefois une simple piqûre, ouvertures parcimonieuses qui ne permettent aucune intervention complète et sérieuse.

Non seulement la première incision qui découvre la région devra être large et élevée, mais l'incision devra pénétrer et entamer hardiment toute la région du canal herniaire. L'incision large de la paroi du canal inguinal, surtout dans les petites hernies, permet de réséquer le sac bien plus haut. Et cette section des fibres musculaires ne sera pas une cause de faiblesse pour la région, car la cicatrice qui va y être formée et qui fusionnera tous les tissus la défendra infiniment mieux que les fibres musculaires sacrifiées qui avaient été distendues, étirées par le passage des viscères. De même, si nous avons largement fouillé la région, pratiqué d'assez grands décollements, la cicatrice qui accolera toutes les parties aura d'autant plus de puissance et prendra des points d'appui plus sérieux.

Or, mon opération présente les conditions les plus favorables pour la production de cette large et puissante cicatrice. Qu'on n'oublie pas, en effet, que j'ai recommandé de porter l'incision le plus haut possible et que je dissèque la séreuse jusque dans le ventre. Cela me donne une surface cruentée jusqu'au-dessus du trajet herniaire, et ma cicatrice profonde. remontera jusque-là.

D'autre part, elle descendra le long du cordon jusque dans les bourses, nous promettant une cicatrice énorme. En effet, la caractéristique la plus intéressante des opérations qui donneront les meilleurs résultats est la présence, dans les jours qui suivent l'opération, d'un cordon volumineux et dur qui s'étend des bourses jusque dans le ventre, à travers la région ouverte autrefois par la hernie.

Or, quels artifices constitueront cette cicatrice puissante, cette barrière qu'ont recherchée, du reste, plusieurs procédés de cure radicale?

On a demandé cette défense à la suture des piliers. A proprement parler, la *suture des piliers* n'a par elle-même aucune valeur. Les piliers sont des tissus fibreux de trop peu de vitalité pour faire eux-mêmes leur accolement et trop peu résistants pour retenir quelque chose. Les chirurgiens qui ont préconisé la suture des piliers faite avec quelque délicatesse ont été remarquables par la rapidité de leurs récidives.

On a conseillé de boucher le trajet herniaire par des bouchons d'épiploon ou par des débris du sac. Ce sont là, en réalité, des amorces pour la récidive et des occasions d'étranglement pour la hernie qui ne tardera pas à revenir.

Enfin, on a donné le conseil invraisemblable de

faire suppurer le trajet de la hernie pour donner de la solidité à cette cicatrice. Outre l'aggravation du pronostic, assurée par une semblable manœuvre, les chirurgiens qui ont donné ce conseil ont méconnu une notion qui ressort évidente de l'observation de toute notre chirurgie moderne : *les cicatrices vraiment puissantes, vraiment solides, sont celles qui ont été faites par première intention.*

C'est, en effet, le précepte qu'il ne faut oublier en aucune circonstance. On doit, aussi bien pour la sécurité du malade que pour la valeur des résultats, assurer l'antisepsie parfaite. Ce sera toujours une condition de mauvais pronostic qu'une suppuration de quelque étendue ayant compliqué les suites d'une opération.

Cette condition de l'absence de toute suppuration est, en quelque sorte, remplie à l'avance, dans les cas dont nous nous occupons. Mais elle serait bien loin de suffire à elle seule. Il faut précisément que ces parties, qui vont constituer la cicatrice, soient réunies en un tout parfaitement homogène et solidement condensé. De là, la pratique des sutures perdues. Je fais des sutures perdues destinées, non à faire la réunion des piliers au sens propre du mot, mais à grouper et à fusionner ensemble toutes les parties molles qui peuvent faire masse dans la région et la défendre contre de nouveaux effondrements.

Pour ce faire, je ramasse avec une aiguille chargée

de catgut toutes les parties molles qui constituaient
la paroi du canal, toutes celles qui étaient autour
et qui ont été sectionnées ou déchirées. Je place
ordinairement ces fils à points passés. Quelquefois, le
même fil, après avoir été lié, est repassé, et ses chefs
sont de nouveau liés ensemble après avoir été passés
autour de nouvelles parties molles. On forme ainsi
de petites masses très dures qui ont l'air de noyaux
dans la suture que l'on obtient et qui contribuent à
lui donner la consistance recherchée.

Ces fils doivent être placés en étage simple ou
double, depuis le haut de l'incision jusqu'au bas, de
façon à établir un plan continu et dur. Je complète
ma barrière future en suturant souvent sur ces
parties profondes des parties plus superficielles, les
tissus cellulaires situés au-devant de la paroi musculaire. Cette suture s'étend en bas, le long du
cordon.

Cette suture est toujours faite avec du catgut assez
fort dont les nœuds, toujours en triple, comme tous
les nœuds de catgut que je fais, forment des masses
assez sensibles à travers la peau. Plus j'ai pratiqué
l'opération, plus j'ai prêté d'attention à ce temps de
l'opération; et je suis convaincu que j'ai réussi ainsi
à assurer quelques résultats qui fussent restés impar-
faits dans mes opérations d'autrefois.

Ce temps de l'opération ne présente aucune difficulté; il peut être fait un peu brutalement, et l'on

s'aperçoit très bien, au fur et à mesure que l'on place ses sutures, de ce que l'on obtient pour la défense de la région.

Lorsque le canal herniaire est très large, on peut constater que le fait de ramasser directement les parties en face l'une de l'autre ne suffit pas, les parties divisées restant flasques en quelque sorte. Cela m'a donné l'idée de glisser les deux lèvres divisées du canal l'une sur l'autre et de les fixer en cette place, puis de ramasser ensuite autour toutes les parties molles. Bien maintenir les deux lèvres de la plaie de la section fibro-musculaire glissées l'une sous l'autre est chose assez difficile. J'y parviens à l'aide d'un point de catgut assez compliqué en conservant dans une anse la lèvre inférieure à placer en dessous dans un double de catgut, que je pique ensuite à travers la paroi abdominale. C'est chose assez simple, quoique un peu difficile à décrire, et ce point peut être répété deux ou trois fois sur la même paroi.

On trouvera la manœuvre plus particulièrement décrite avec des figures au chapitre de la hernie inguinale, page 188.

Il peut y avoir une difficulté : celle qui résulte de la nécessité de protéger le canal déférent et de ne pas l'enserrer dans les points de suture. Mais il ne faut pas s'exagérer les précautions à prendre de ce chef, car le canal déférent peut être comprimé ou déplacé dans une certaine mesure, sans en pâtir beaucoup. Puis, surtout quand une opération a été bien faite, quand, au lieu de déchirer avec les doigts, on a fait une opération en disséquant minutieusement les vaisseaux avec le bistouri ou avec les ciseaux, on a l'avantage d'avoir entre les doigts ce canal déférent bien isolé et facile à placer dans une sorte de rainure au fond de la plaie.

Toutefois, quelque bien faite que soit cette suture perdue, je crois qu'elle ne serait pas suffisante à engendrer la cicatrice puissante et régulière dont nous avons besoin, si, dans les jours qui suivent l'opération, elle n'était aidée d'une compression régulière et énergique. J'ai bien des preuves de l'utilité de cette manœuvre, et j'attribue, dans des cas moins heureux, une part de l'insuccès à ce qu'elle avait été insuffisamment exécutée.

Aussi, mon opération terminée, je ne manque jamais d'installer moi-même le pansement, estimant que, pour cette opération comme pour beaucoup d'autres, l'application très parfaite du pansement joue un grand rôle dans l'obtention des résultats définitifs. La compression est obtenue non seulement par les pièces du pansement en contact avec la plaie, mais par de grandes masses d'ouate de tourbe par-dessus lesquelles je place des groupes de compresses assez humides pour se tasser aisément. Deux ou trois longues bandes de tarlatane humide permettent d'assurer exactement cette compression.

Tel est le procédé que j'emploie presque exclusivement pour défendre la région faible. L'effort des viscères viendra se faire par la suite sur une région doublée d'une cicatrice solide et sur une partie de cette cicatrice, au moins dans sa profondeur.

J'ai dit plus haut que je ne donnais aucun crédit aux procédés qui cherchent à défendre la région herniaire par des masses introduites dans le trajet herniaire. C'est ainsi que j'ai rejeté les manœuvres qui consistent à boucher le trou de la paroi soit par l'invagination du sac, soit par l'introduction d'un bouchon épiploïque. Ces procédés, laissant des amorces de hernies, sont douloureux et en réalité sans valeur.

Cependant, en cas de sac énorme, de trajet herniaire considérable, lorsque la paroi est béante en quelque sorte, il est possible de renforcer un peu la cicatrice de défense que nous venons de décrire. J'ai eu trois fois l'occasion d'employer un procédé un peu complexe dont je vais décrire les temps principaux.

Il s'agit d'un procédé d'*autoplastie* dans lequel la région herniaire est soutenue à l'aide d'une véritable autoplastie On a souvent recommandé des procédés d'autoplastie. On parle, dans les auteurs, d'un procédé de Jameson, dont je n'ai jamais pu retrouver une description possible. Rizzoli et Langenbeck ont tenté aussi des procédés de cure radicale par autoplastie. Mais, dans tous ces procédés, on a eu la prétention de boucher un trou à l'aide d'un bouchon introduit dans ce trou.

Pour moi, au contraire, j'ai voulu d'abord fermer le trou par les sutures profondes dont j'ai parlé tout à l'heure. Puis, supposant que ces sutures et les parties réunies seraient trop faibles pour défendre les restes d'une baie trop grande, j'ai pensé qu'on pourrait former avec une masse de peau un tampon à appliquer sur cette région, non pour pénétrer la baie, mais pour se fusionner avec la cicatrice et la soutenir.

Pour ce faire, j'ai pris la peau d'un côté de la plaie formée et je lui ai fait subir un triple enroulement. Après avoir avivé toute la surface cutanée, j'ai replié mon lambeau jusqu'à trois fois, en le couchant au fond de ma plaie sur les sutures perdues. Par-dessus, j'ai placé comme une voûte l'autre lèvre de la plaie formant un lambeau large. J'ai suturé le tout ensemble, de manière à en faire une masse homogène, de façon à obtenir une cicatrice épaisse, une sorte de tampon vivant dans une région où la cicatrice ordinaire eût été mince et sans résistance.

Cela constitue une masse assez épaisse dont il faut faire un tout solide à l'aide de quelques points de suture, en catgut d'abord pour les parties les plus profondes, et, pour les surfaces, en fils non résorbables (en crins de Florence). Et c'est la surface profonde de ce bouchon qui, fixée par ces crins de

Florence, vient adhérer à la cicatrice interstitielle du canal.

Il y a là, pour le moment de l'opération, une petite manœuvre délicate. Pour les jours qui suivront l'opération, il y aura encore quelques difficultés, parce que le bouchon constitué par la peau repliée est tout d'abord assez sensible et que le bandage devra être soigneusement tamponné pour ne pas être douloureux. Mais, plus tard, les parties s'habituent au contact; dans mon premier cas, le bouchon, devenu parfaitement indolore, fermait très bien la région qu'il devait combler et supportait un bandage puissant, mais à large surface, comme je le dirai plus loin.

Dans la seconde observation, cet enroulement s'est un peu moins bien maintenu d'abord, mais cependant le succès a encore été complet immédiatement; et, chez un homme chez lequel la hernie n'était maintenue qu'à la condition de faire pénétrer les quatre doigts de la main dans l'abdomen, la guérison persistait après l'opération jusqu'au moment où des imprudences ont provoqué la récidive.

Ce temps de l'autoplastie dans l'opération ne présente pas de bien grosses difficultés, mais il doit être fait délicatement. La surface de la peau à transporter doit être avivée avec soin. Il faut éviter de prendre des bulbes pileux importants ou les détruire dans le lambeau. Les points de suture doivent être de deux ordres, profonds et perdus, fixant le lambeau, puis superficiels, amovibles et traversant la peau. Le drainage ne doit pas être fait sous le bouchon auto-plastique, entre lui et les parties auxquelles il devra adhérer, mais au-dessous de son niveau.

Mais ce sont là des cas exceptionnels, les plus rares ; dans la généralité des cas, il n'est pas besoin d'une manœuvre aussi importante. Je n'ai eu, en réalité, l'occasion de l'employer que trois fois. Je crois, du reste, que si j'ai un peu délaissé ce procédé employé dans quelques-unes de mes premières opérations, c'est que, depuis cette époque, j'ai acquis dans les fermetures de la paroi, dans la confection de la cicatrice, une habileté qui m'a dispensé de recourir aussi souvent à une opération plus complexe. Au lieu de placer trois ou quatre sutures perdues, j'ai pu en placer six, huit ou dix, et ramasser assez bien les parties molles pour n'avoir plus besoin d'autres barrières.

Pour résumer ce chapitre, je place à nouveau sous les yeux du lecteur le schéma B (Fig.11) de la réparation.

Dans cette figure n° 11 on peut constater que c'est le groupe de suture B qui répond à la fonction de résistance de la paroi comme la ligature A répondait à la fermeture du plan glissant. La suture C n'est qu'un acte complémentaire de fermeture de la peau de la région. Ses lignes indiquent approximativement le niveau des ouvertures.

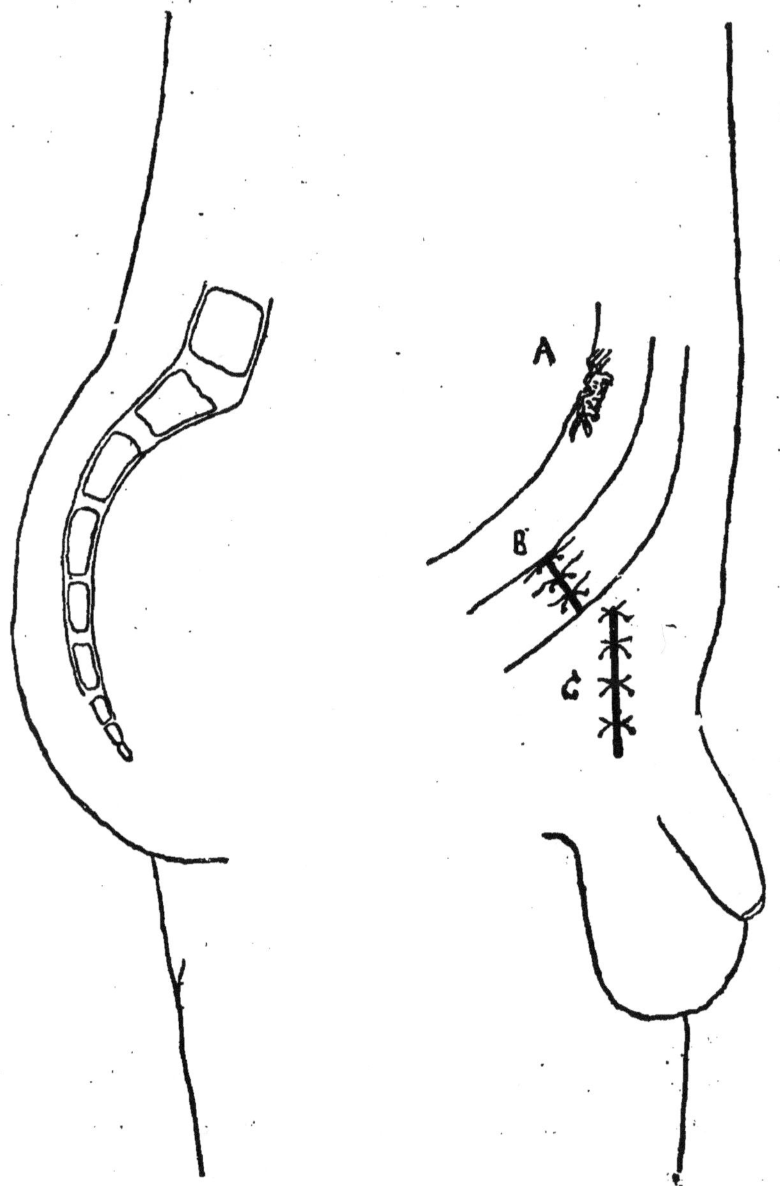

Fig. 11. — Schéma de la cure radicale, réparation de la peau, fermeture de la séreuse A, fermeture de la paroi B, fermeture de la peau C.

CHAPITRE VIII

ACTION SUR LES ORGANES CONTENUS DANS LA HERNIE.
— ÉPIPLOON. — TESTICULE. — ANNEXES UTÉRINES. —
LIGAMENT SUSPENSEUR DU FOIE.

On conçoit aisément que, si l'on peut avoir une
action sur les organes et sur les viscères qui se rencontrent dans la hernie, on se placera dans de très
bonnes conditions pour éviter le retour de la hernie.

On n'a guère d'action sur l'intestin et on ne s'imagine même pas qu'on puisse, dans l'avenir, en avoir
beaucoup. Si la théorie qui veut que l'allongement du
mésentère soit la cause de la chute de l'intestin dans
la hernie était admise, on pourrait sans doute faire un
raccourcissement du mésentère ; mais cette théorie
n'est pas démontrée du tout et, pour l'instant, il
semble bien inutile, dans la grande majorité des cas,
de viser un semblable but.

En ce qui concerne l'épiploon, au contraire, nous

avons facilement une action très sérieuse sur lui. L'épiploon est un agent redoutable de la formation et de l'entretien des hernies, puis de leur récidive. Il y a donc grande importance à le limiter aux plus petites dimensions possibles. J'ai le premier cherché à démontrer ce fait et à en déduire la conséquence opératoire, c'est-à-dire la nécessité de supprimer tout l'épiploon qu'on peut atteindre chez les hernieux.

Avant moi, on a bien conseillé d'extirper l'épiploon existant dans une hernie ou de l'utiliser pour en faire un bouchon pour remplir l'orifice. Mais j'ai le premier conseillé et systématiquement exécuté l'ablation de toutes les parties d'épiploon qui peuvent être atteintes. Lorsque, dans une hernie, je trouve de l'épiploon adhérent ou non, je l'attire au dehors, puis j'attire toutes les parties d'épiploon qui sont au-dessus et que je puis atteindre ; puis j'en pratique la ligature très soignée et l'excision. Je ne laisse de l'épiploon que ce qui me semble nécessaire au bon fonctionnement de l'intestin. Mais, en outre, si je n'ai pas trouvé d'épiploon dans le sac, je cherche toujours à attirer avec le doigt plongé dans l'abdomen celui qui peut se trouver au voisinage de l'anneau et j'arrive souvent à en saisir une frange, j'attire alors l'épiploon, et il m'est souvent arrivé de faire descendre ainsi la totalité du tablier épiploïque et d'en exciser des proportions considérables.

L'action de l'excision de l'épiploon est très bienfaisante pour plusieurs raisons :

1° On vide l'abdomen d'une partie de son contenu, on fait donc la place pour les autres viscères.

2° On supprime un organe qui est un agent actif de la formation des hernies. On constate, en effet, dans beaucoup de cas que l'épiploon précède l'intestin dans la descente et force le passage en quelque sorte.

3° Enfin, cette manière de procéder permet de constater, toutes les fois qu'elles existent, les adhérences de l'épiploon au collet ou au-dessus de celui-ci, adhérences qui sont des causes fatales de retour de la hernie et qui, par surcroît, assurent au sujet la persistance des douleurs qu'il avait antérieurement et que l'opération était souvent destinée à soulager.

L'utilisation de l'épiploon comme bouchon, comme défense de la hernie, n'est aujourd'hui conseillée par aucun des chirurgiens qui se sont systématiquement occupés de la cure radicale de la hernie. Elle est déraisonnable à tous les points de vue.

Elle ne défend rien du tout; le bouchon lui-même est un agent de pénétration des viscères à travers la paroi.

Enfin, la création de ces adhérences inutiles peut

engendrer deux sortes d'accidents. Elles sont d'abord une source de douleurs. Il ne faut pas oublier, en effet, que les adhérences épiploïques sont très communément la cause de douleurs, quel que soit du reste le siège de ces adhérences. On peut même affirmer que, parmi les hernies douloureuses, un très grand nombre ne sont douloureuses qu'à cause d'adhérences de l'épiploon au sac ou au collet, ou au voisinage de ce collet et au-dessus de lui.

Mais, en plus de la douleur, on peut observer des accidents graves d'étranglement. Cet étranglement peut se faire sur l'intestin venant pénétrer en quelque sorte les brides épiploïques, contre lesquelles il est souvent serré très violemment. J'ai pu en observer un cas très remarquable chez une femme à laquelle on avait, dans une opération de hernie étranglée, laissé un épiploon hernié s'éliminer spontanément.

J'ai opéré, le 14 octobre 1884, une vieille femme atteinte de hernie étranglée, qui avait été, deux ans auparavant, opérée pour une hernie étranglée de la même région crurale. On l'avait traitée en laissant s'éliminer l'épiploon abandonné au dehors.

Elle avait d'abord été plusieurs mois à suppurer. Puis elle avait des douleurs constantes, une sensibilité extrême de la région, qui rendait le bandage intolérable. La hernie s'était reproduite aussitôt qu'elle avait été debout. Elle insistait sur ce que, depuis l'opération, sa souffrance était beaucoup plus terrible qu'auparavant. Enfin, l'étranglement s'était fait sur les débris d'épiploon et sur le collet.

Elle fut opérée sans chloroforme, vu son état grave, et guérie sans suppuration; l'épiploon fut soigneusement détaché et largement réséqué. Elle est sortie portant un bandage, sans aucune espèce de douleur. Depuis son opération, elle avait complètement changé de caractère et se déclarait rajeunie par la fin de ce supplice de deux années.

Pour toutes ces raisons, le plus grand soin doit être donné à la suppression de l'épiploon. Cette suppression doit être faite d'une manière très exacte et accomplie avec tant de précision que l'épiploon n'ait guère de chance de contracter des adhérences assez rapprochées pour être nuisibles.

Or, cette fois, le traitement de l'épiploon est beaucoup plus compliqué qu'on ne l'imagine au premier abord et qu'on ne le fait généralement.

Il peut paraître très simple de faire des ligatures perdues en masses ou successives sur l'épiploon attiré au dehors. Mais on s'aperçoit bientôt que la ligature en masse n'est pas habituellement possible, parce qu'on aurait à faire rentrer dans le ventre, par un orifice relativement étroit, une trop grosse masse de tissus. En outre, on observe aussi que des ligatures simplement appliquées sur l'épiploon ont de grandes chances de ne pas tenir. Elles glissent avec la plus grande facilité, surtout au moment où l'on force la partie ramassée par la ligature à travers l'orifice abdominal.

C'est pour éviter ces inconvénients, pour ne pas déterminer des tiraillements fâcheux pour l'intestin, pour n'avoir que de petites masses liées à la fois et pour avoir des fils qui ne puissent glisser, que j'emploie les artifices suivants. Je sépare le tablier épiploïque en segments distincts et je place les fils par groupes de deux, associés et maintenus l'un par l'autre.

Voici très exactement la technique que j'emploie et que je recommande. Je choisis, pour faire mes ligatures, du catgut pas très fin. Comme il faut bien assurer son nœud, le catgut très fin aurait des inconvénients. En outre, comme il est toujours appelé à être résorbé, peu importe son volume. Il faut le faire baigner assez longtemps dans une solution aqueuse, pour qu'il ait toute la souplesse désirable. On le coupe par longueurs de 25 à 30 centimètres environ.

L'épiploon ayant été attiré au dehors, tant que les tractions peuvent se faire, on a souvent devant soi une surface épiploïque considérable. Pour maintenir le tout au dehors et bien fixer tout ce qui peut être réséqué sans inconvénient, je saisis les deux extrémités du tablier épiploïque avec de longues pinces. Je me rends compte du nombre des groupes de deux fils qui seront nécessaires pour emporter tout ce tablier. J'enfonce alors mon aiguille mousse à chas

mobile dans les places déterminées autant de fois que
je veux placer de groupes de fils. J'attire à chaque
fois un fil plié en deux. Tous mes fils doubles étant
ainsi placés, je passe avec l'aiguille entre chacun
d'eux et je ramène deux à deux les chefs libres de
chacun des fils. Je regarde alors tous les fils un à un,
pour bien m'assurer que ceux de chaque groupe sont
entrecroisés entre eux et sont tout à fait sans connexions avec ceux du groupe voisin. Pour faire cet
examen, j'ai soin de poser des pinces d'attente sur
chaque fil. Ces pinces seront enlevées au fur et à
mesure, quand je vais procéder au serrage de chacun
des groupes de fils.

Quand ceci a été fait, j'ai sous les yeux deux, trois
ou quatre groupes de fils qui forment de petites
masses bien serrées et compactes, qui sont bien distinctes, peuvent glisser les unes sur les autres et
doivent permettre à l'intestin situé au delà d'avoir
toute la liberté de ses mouvements de glissement
et de distension.

Il arrive le plus souvent, en effet, que, dans ces
manœuvres de traction sur l'épiploon que j'ai indiquées, on parvient sur les points d'insertion de
l'épiploon sur l'intestin. Dans ce cas, il faut prêter
grande attention à ce que l'intestin ne soit pas serré
en quelque sorte par les feuillets de l'épiploon que
l'on rapproche par les ligatures. Pour arriver à ce
résultat, on peut laisser une marge entre l'épiploon que

l'on saisit et l'intestin, ou dédoubler les feuillets épiploïques et faire ses groupes de ligatures séparément sur chacun des deux feuillets ainsi éloignés l'un de l'autre. C'est ce procédé que je recommande d'une manière générale, quoiqu'il soit un peu plus difficile à exécuter ; mais il donne des résultats bien plus satisfaisants et vous assure complètement contre toute compression si l'intestin vient à subir une distension extrême par le gaz.

Il est bon, du reste, de s'habituer à pratiquer ce dédoublement, car, avec certaines dispositions de l'épiploon, il devient absolument nécessaire. Quelquefois, l'épiploon est ramassé en masses épaisses, en cordes, et toutes ligatures en masses vous mettent en présence de telles épaisseurs de tissus qu'il n'y a pas d'autre moyen que le dédoublement qui vous permette de faire des groupes suffisamment minces pour être serrés ; et ce dédoublement seul vous permet d'être assuré que vous ne saisissez aucune région voisine d'un intestin difficile à découvrir.

Lorsque la ligature est ainsi faite, lorsque les groupes sont bien assurés, l'épiploon est réséqué avec soin au-dessous des ligatures et on le passe en revue avec soin pour bien constater qu'aucun vaisseau n'a échappé qui puisse donner même une petite quantité de sang.

Il est si difficile de bien placer ses ligatures sur un épiploon, surtout quand il est gras, qu'il n'est pas rare, quelque soin qu'on ait mis, de trouver encore quelque vaisseau qui saigne. Ce sont, en général, de très petits vaisseaux, et il suffit d'ordinaire de placer un ou deux fils au delà de ceux établis par groupes pour en arrêter l'écoulement. Mais si cet écoulement paraît avoir quelque importance, il ne faut pas hésiter à jeter un nouveau fil double au-dessus du premier, c'est-à-dire plus proche de la source des vaisseaux épiploïques. On ne saurait prendre trop de précautions contre les hémorragies qui ont causé des désastres entre les mains de chirurgiens trop peu habitués à la chirurgie abdominale pour avoir eu la grande défiance du glissement des ligatures sur l'épiploon.

La résection épiploïque faite, il faut réduire ce moignon épiploïque et, pour ce faire, il faut avoir la précaution de présenter la masse par une de ses extrémités et de chercher avec douceur à la faire passer dans l'orifice herniaire. Il ne faut pas oublier que cette masse de pédicule épiploïque peut être considérable. J'en ai réduit portant de six à douze paires de fils sur des sujets qui avaient perdu de *trois cents* à *huit cent quarante* grammes d'épiploon. J'ai même eu l'occasion de faire rentrer dans le ventre, après une opération de hernie ombilicale, un épiploon qui portait *quarante-deux* fils en *vingt-une* paires.

C'est dans ce passage à travers les orifices que le glissement des fils est le plus facile ; et, en cas de difficultés graves, il serait plus sage d'agrandir l'orifice que de forcer outre mesure pour cette réduction. Je dois dire que je n'ai jamais dû avoir recours à ce moyen après avoir pratiqué la résection méthodique de l'épiploon. Quand j'ai fendu toute la paroi abdominale pour faire la réduction de masses herniées, l'épiploon n'était pas seul et ne pouvait pas être régulièrement réséqué.

*Description du procédé suivi pour réséquer
l'épiploon. — Masses enlevées.*

En donnant des figures pour expliquer le mécanisme de notre procédé de résection de l'épiploon, il est impossible de rien représenter que le principe qui préside à cette extirpation. En effet, les masses enlevées sont tellement variables de forme et de quantités avec des charges de graisse ou des vascularisations si différentes, qu'il est impossible de faire des figures qu'il faudrait renouveler pour toutes les observations.

Le grand principe à toujours observer, c'est de ne jamais faire de ligature unique isolée, mais de toujours fermer les vaisseaux de l'épiploon en formant une chaîne de catgut qui n'ait que peu de chances de glissement. Les fils seront toujours placés par

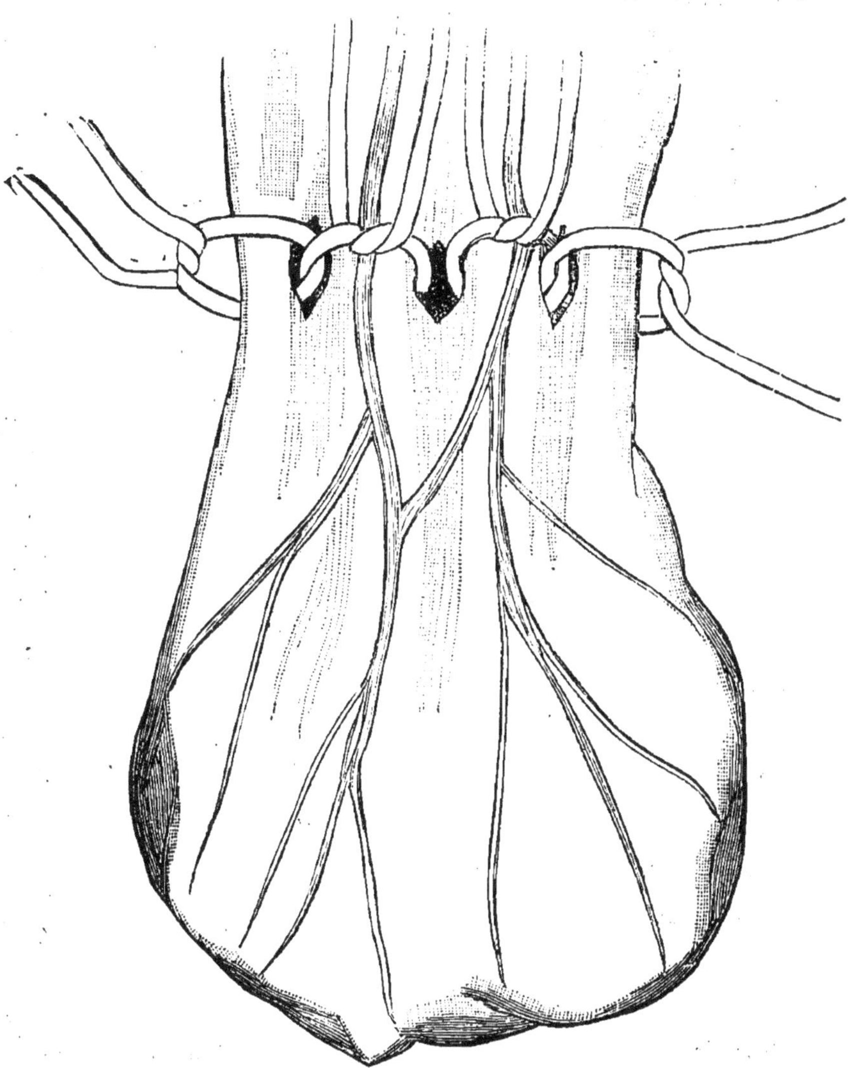

Fig. 12. — Épiploon à la base duquel deux groupes de fils ont été passés et vont être serrés.

groupe deux à deux et toujours repris avec soin l'un dans l'autre, comme les maillons d'une chaîne. Ces anneaux se soutiennent deux à deux, font corps avec les tissus, de façon à éviter les chances d'échappement.

La figure 12 représente, par exemple, deux de ces groupes.

C'est une figure schématique représentant l'épi-

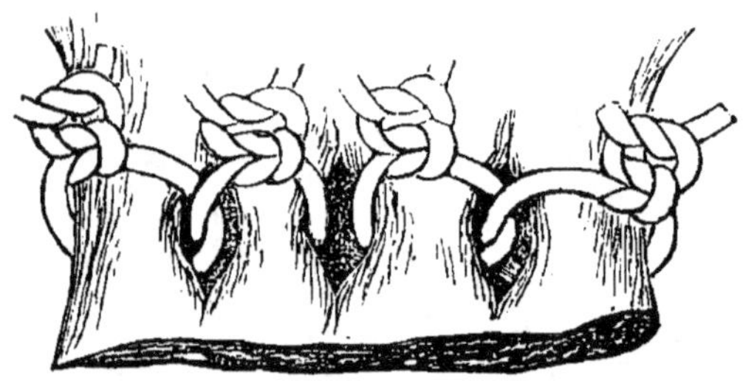

Fig. 13. — Moignon d'épiploon après que les ligatures ont été serrées et que l'épiploon a été réséqué au-dessous.

ploon enserré par deux groupes de fils ou quatre fils enchaînés deux à deux ; les fils n'ont pas été serrés, de façon à ce qu'on les distingue bien.

Dans la figure ci-dessus (Fig. 13), les fils ont été liés, l'épiploon a été réséqué et alors on observe les deux groupes de ligatures tels qu'ils doivent se présenter. Les fils ont subi leurs trois nœuds comme de coutume pour éviter toute détente.

Quant aux masses enlevées, elles varient à l'infini.

Le poids de ces masses ne donne pas toujours une idée exacte de la quantité du tablier épiploïque enlevée, parce que le poids de l'épiploon varie beaucoup avec la quantité de graisse qui le charge. Chez un sujet jeune et maigre, 80 grammes d'épiploon représenteront la moitié du tablier épiploïque enlevé, tandis que, chez un sujet gras, 300 grammes ne seront guère que le tiers ou le quart de l'organe. Si on enlève une part, même petite, d'épiploon chez un enfant, on peut être sûr qu'on l'a privé de presque tout son tablier, si maigre et si court.

Voici quelques-unes des masses les plus considérables que j'aie enlevées :

840, 750, 720, 630, 610, 590, 450 grammes.

Si l'on parcourt attentivement les tableaux, on verra que le nombre des cas où une grande proportion d'épiploon a été en'evée est considérable.

Épiploon altéré.

L'épiploon contenu ou attiré dans des hernies est sain d'habitude. Il peut être modifié de forme d'abord par la fusion de ses masses enroulées qui constituent des cordes quelquefois d'une grande dureté. Les feuillets de l'épiploon ne permettent plus entre eux aucun glissement.

Il faut aussi que la partie située dans le sac soit chargée de graisse dans une énorme proportion, celle qui est dans l'abdomen restant lisse et mobile.

J'ai eu l'occasion de trouver l'épiploon complètement sphacélé dans une hernie douloureuse, mais sans étranglement intestinal aucun.

J'ai encore trouvé dans le sac de l'épiploon ayant subi une sorte de dégénérescence sarcomateuse. J'ai observé le fait, en particulier, dans le cas d'un homme que j'ai opéré devant mes collègues, MM. Monod et Marchand. Il fallait arriver sur l'épiploon intraabdominal pour constater que celui-ci était bien sain. Dans aucun cas de ce genre, je n'ai vu ces apparences singulières suivies d'une récidive. Il n'y avait aucune transformation néoplasique et il n'y eut pas de récidive.

On peut cependant trouver un état pathologique, et mon élève et ami, le docteur Largeau, de Niort, a communiqué à la Société de Chirurgie l'observation très curieuse d'un enfant dans la hernie duquel il trouva de l'épiploon tuberculeux. Le malade guérit bien après l'ablation et la cure radicale; plus tard, il fut revu sans récidive tuberculeuse péritonéale.

Sans observer de pareilles néoplasies, on peut trouver un épiploon tellement modifié, tellement vascularisé que son maniement peut être délicat, et, lorsque les ligatures de résection ont été terminées, les vaisseaux gonflés au-dessus sont très faciles à déchirer. Il survient alors des hémorragies qui seront difficiles à arrêter et qui surtout pourraient être méconnues. En repassant des fils au-dessous de ces vaisseaux, on les arrête aisément.

Franges synoviales du gros intestin.

J'ai rencontré dans des hernies d'énormes franges de gros intestin, surchargées de graisse et simulant à s'y méprendre l'épiploon. Même le sac ouvert, les masses pâteuses et jaunes ressemblaient encore à l'épiploon. Leur volume peut être énorme. Je les ai réséquées comme je le fais pour l'épiploon. Mais ceci doit être fait par des ligatures multiples pour éviter toute hémorragie de la surface du gros intestin.

Traitement du testicule.

Il y aurait sans doute quelque abus aujourd'hui à traiter sérieusement de l'utilité de boucher le trajet inguinal avec le testicule, pour empêcher la descente de la hernie. Cette pratique a pourtant été sérieusement conseillée. Il serait presque aussi oiseux de rechercher si la destruction systématique du testicule peut passer pour un procédé de cure radicale.

Autant vaudrait nous ramener au temps du fameux empirique employant ce procédé et en profitant habilement pour nourrir son chien des testicules qu'il escamottait sous la table.

Cependant le testicule est directement mis en cause dans un certain nombre de cas.

On peut avoir à prendre un parti en ce qui concerne le testicule dans une des trois circonstances suivantes :

1° Le testicule est au fond du sac, comme dans la hernie congénitale ordinaire ;

2° Le testicule est au voisinage du canal inguinal ou en ectopie dans ce canal inguinal ;

3° Le testicule est en cryptorchidie vraie et resté dans le ventre ou ne parvenant que très difficilement à la partie supérieure du canal inguinal.

Dans le premier cas, on n'a guère à s'occuper de cet organe. On doit *toujours* pouvoir séparer du sac herniaire une séreuse pour son usage. Du moins, dans mes opérations, j'ai toujours réussi à le faire. Il peut toutefois y avoir deux manières de traiter cette séreuse nouvelle, et j'ai successivement employé les deux manières, toutes deux avec succès.

On peut, du côté du cordon, fermer avec soin le nouveau sac séreux avec un nombre variable de points de suture. Quand je prends ce parti, je fais

cette fermeture bien complète, et, l'opération terminée, le sujet est en possession de sa vaginale reconstituée. Le drain que je place toujours après toute
opération de cure radicale ne pénètre pas ce sac et
vient seulement au-dessus de lui.

Dans d'autres cas, j'ai suivi une pratique encore
plus simple : j'ai laissé la séreuse se recroqueviller
autour du testicule sans faire aucune suture et le
drain descend au voisinage de celte séreuse ouverte.
Dans ce cas, la vaginale nouvelle est un peu dans la
situation de la vaginale que l'on vient d'ouvrir et de
drainer pour la cure radicale de l'hydrocèle.

Je n'ai pas trouvé de différence bien sensible entre
ces deux manières d'opérer, si bien que je considère la fermeture de la séreuse presque comme une
coquetterie opératoire que je conserve comme on
conserve, en médecine opératoire, bien des petites
choses que l'on suppose pouvoir rapprocher le sujet
plus complètement et plus rapidement de l'état
normal. Mais, si je trouvais que cette manœuvre pût
être une cause de retard important, je l'abandonnerais
assez volontiers.

⁻ Lorsque le testicule est collé contre le canal inguinal ou renfermé dans ce canal, la situation est plus
grave. Si le sujet n'est plus jeune et si le testicule
est très douloureux, il peut être assez disposé au
sacrifice de cet organe. Mais le plus souvent, même

avec un testicule atrophié, il tient à cet organe plus qu'on ne l'imagine : c'est une raison de plus pour en assurer la conservation. Car, en réalité, on n'a jamais d'intérêt à enlever un organe sain. Peut-être même inutile pour la formation du sperme, est-il encore utile pour les réflexes et l'érection.

Or, l'isolement, le détachement de ce testicule peuvent être rendus difficiles pour les raisons suivantes. D'abord, le testicule et l'épididyme sont tellement accolés au sac herniaire, que l'on a souvent les plus grandes peines à les détacher.

Mais, en outre, le testicule est fixé en haut et appliqué contre le canal ou dans le canal en vertu d'une disposition non décrite du cordon ou plutôt de toutes les parties qui entourent les vaisseaux.

Il est *retenu, attiré en haut, par un trousseau fibreux*, souvent très puissant, et, tant que celui-ci n'est pas détruit, on aura beau l'attirer en bas, le fixer même, il ne se maintiendra dans aucune place nouvelle.

Il faut donc procéder à la destruction de ces tractus fibreux avec une extrême minutie. Ils sont tellement serrés que, dans les cas les plus graves, il faut en quelque sorte détruire tout le cordon pour en obtenir la disparition. Dans ces cas, quand tous les tractus fibreux ont disparu, il ne reste du cordon absolument que le canal déférent et l'artère spermatique. C'est alors seulement qu'on peut entraîner franchement le testicule en bas et obtenir pour lui une situation tout à fait normale.

Cet abaissement ayant été violemment obtenu se maintiendra facilement à cette condition de souplesse du cordon, si aucune résistance n'a été négligée par le bistouri, si aucun tractus fibreux n'a échappé.

Toutefois, il faut que le testicule *trouve un logement*. Or, dans ce cas, les bourses ne contiennent pas de cavité qu'il puisse habiter aisément. Il faut lui en creuser une ; j'ai l'habitude de *creuser cette cavité* en forçant le tissu cellulaire des bourses *avec mon doigt*. On arrive aisément ainsi à le distendre et à former une sorte de nid, place très convenable pour loger le testicule.

Ordinairement, on peut l'y amener avec des débris de séreuse qui seront les premiers rudiments de la vaginale qui va se constituer en ce point. On peut alors fixer ce testicule sur la peau, soit avec un fil passé dans les débris de séreuse, soit avec un fil passé dans la substance même du testicule.

Lorsque les sections du cordon ont été complètes, cette fixation du testicule n'a pas toute l'importance qu'on pourrait lui attribuer théoriquement. Ce n'est pas, en effet, dans les premiers temps qui suivent l'opération que la tendance du testicule à remonter vers le canal inguinal se marquera. C'est bien plus tard, à une époque où tout fil de suture a disparu et où les adhérences qui fixent le testicule dans sa loge nouvelle sont constituées depuis longtemps. Lorsque le testicule est attiré en haut, le fait se produit malgré ces adhérences. Il se produirait tout aussi bien malgré les sutures fixées sur des parties mobiles.

Dans les cas les plus ordinaires, cette tendance à l'ascension n'empêche pas d'obtenir un résultat définitif, un testicule restant en place. J'en ai plusieurs exemples satisfaisants.

Mais ce travail de dissection du cordon et du testicule est assez long ; le canal déférent lui-même peut être atrophié et raccourci, et il peut devenir manifeste, au cours de l'opération, que ce labeur considérable sera sans conséquence utile. Dans ce cas, le sacrifice du testicule est bien indiqué. Je n'ai eu, du reste, qu'un bien petit nombre de fois l'occasion de l'accomplir, puisque, dans mes opérations, je ne trouve que cinq cas de castration.

Ce qui doit surtout vous décider au sacrifice, c'est la perspective de conserver un testicule douloureux et tendant à se placer contre le pubis, dans une région où il doit être exposé à tous les chocs. Dans ce cas, il vaut bien mieux débarrasser le sujet que lui laisser un organe gênant et en réalité sans utilité génitale.

Ce qui doit, au contraire, encourager à conserver le testicule, c'est d'abord le désir que les sujets ont d'avoir l'apparence d'être complets. Puis, l'opinion ancienne que les testicules en ectopie sont des organes sans valeur génitale et voués à la stérilité est aujourd'hui soutenue d'une façon moins absolue. On admet que le testicule ectopié peut avoir quelque valeur. Ce fait doit être bien rare. Mais il est possible aussi, chez les jeunes sujets, que le testicule qui, hors sa situation normale, était voué à l'inutilité, que ce testicule mis en place normale prenne un développement régulier et même que le sujet qui le porte se développe, lui aussi, d'une façon plus régulière.

Toutes ces raisons militent en faveur de la mise en place du testicule conservé. C'est ce que j'ai fait toutes les fois qu'il m'a été possible.

Mais, dans le même ordre d'idées, j'ai pu faire mieux encore en traitant la cryptorchidie double chez un sujet âgé de dix ans.

Je place, parmi les traitements du testicule herniaire, cette opération faite pour la cryptorchidie, parce qu'un des temps les plus importants de l'opération a été le traitement de la hernie existant chez ce cryptorchide. J'ai consacré un chapitre particulier à l'opération faite pour cryptorchidie, ne l'ayant pas longuement décrit dans celui-ci.

Les cas d'opération analogue que l'on a signalés, et surtout ceux qui sont antérieurs au mien, sont tous des cas d'ectopie inguinale et non des cas d'ectopie abdominale ou de cryptorchidie vraie, comme celui que j'ai opéré. Aussi, les temps de l'opération ne sont-ils pas très particuliers et ne diffèrent-ils pas sensiblement de ce que l'on a à pratiquer quand on opère des cas de hernie avec testicule en ectopie dans le canal inguinal.

Dans le cas de cryptorchidie vraie, au contraire, la présence du testicule dans le ventre rend le premier temps de l'opération assez délicat. Il faut, en effet, reconnaître le testicule qui est dans le ventre et l'amener dans son champ opératoire. Pour cela, il faut user d'un petit artifice sans lequel on aurait quelque peine à réussir. Le testicule n'est pas loin du canal inguinal et lui est rattaché par une sorte de mésentère. On trouve assez aisément ce repli et on l'attire avec une pince dans la direction du canal inguinal, on l'y engage en quelque sorte, puis on attire à sa suite le testicule et l'épididyme qui en est séparé.

Une fois que l'on tient le testicule et l'épididyme, on les attire en bas, puis on les isole de toutes les parties sus-situées. Ce temps est assez délicat pour éviter toute lésion du testicule et surtout du cordon ou plutôt du canal déférent. Quand on a réussi dans cette besogne, on n'a plus qu'à entraîner ces organes dans les bourses, à les y loger, puis à les fixer comme on fait pour les testicules en ectopie. Puis, je reprends le traitement du canal herniaire comme dans toutes les hernies inguinales. Et j'estime qu'il peut être fait ici dans des conditions absolument semblables à celles observées sur toutes les hernies congénitales.

Dans le seul cas de cryptorchidie vraie dans lequel j'ai traité les deux côtés, j'ai obtenu d'abord un résultat complet du côté des deux hernies. Puis, en ce qui concerne le testicule, j'ai obtenu un testicule droit, bien intact, qui s'est développé en se rapprochant de la branche ascendante du pubis, mais sans se déplacer tout à fait en haut. Là, il est devenu assez gros. Le testicule gauche a peut-être moins remonté, mais il est resté très petit, au moins jusqu'à présent. Mais, en outre, le sujet, qui restait peu développé jusque-là, et qui, à l'âge de dix ans, avait bien l'air d'en avoir huit, s'est mis à grandir rapidement depuis l'opération. La transformation a été si rapide chez lui qu'il ne peut y avoir de doute sur les relations du développement du corps et de la descente artificielle des testicules, peut-être faudrait-il dire du testicule droit, puisque celui-là surtout a pris nettement un accroissement normal.

En tous cas, cette opération, qui date déjà de plus de quatre ans, est d'un enseignement très précieux, et les suites ont été si satisfaisantes que je n'hésiterai pas à en faire de semblables toutes les fois que l'occasion s'en présentera.

On a, du reste, un fait d'observation qui doit beaucoup encourager à toutes ces actions sur le testicule. Dans toutes ces opérations de hernie, ou du moins dans beaucoup d'entre elles, on violente beaucoup le testicule, ses vaisseaux et ses canaux, et cependant il est constant qu'il ne réagit presque jamais. C'est un fait très rare que celui d'un gonflement très pénible du testicule après ces opérations ; et l'orchite traumatique est si rare, qu'elle ne saurait entrer en ligne de compte. Aussi, même en cas de blessure grave du testicule ou du canal déférent, il ne faudrait pas se décourager immédiatement et le sacrifice des organes génitaux n'en serait pas indiqué.

Ligament suspenseur du foie.

Parmi les organes contenus dans les hernies et qu'on peut enlever, il faudrait encore placer le ligament suspenseur du foie. J'ai dit, au chapitre qui traite des hernies épigastriques, comment j'ai rencontré deux fois cet organe entraîné dans des hernies très douloureuses et donnant lieu à des vomissements très graves et très persistants. Or, on peut réséquer cette partie herniée du ligament suspenseur sans apporter de trouble aux fonctions du foie. J'ai vu, à la suite de l'opération, les vomissements disparaître immédiatement.

Ovaire et trompes.

On verra également, dans mes études sur la hernie inguinale de la femme, comment il m'est arrivé d'enlever l'ovaire et la trompe. Il y a plusieurs conditions dans lesquelles cette ablation peut être faite ; toutes seront déterminées en ce chapitre spécial de la hernie inguinale chez la femme.

CHAPITRE IX

LES AGENTS DE LA SUTURE. — AIGUILLES
ET FILS EMPLOYÉS. — INSTRUMENTS.

Les opérateurs de hernies ont discuté sur la valeur
des matériaux de suture à employer. En réalité, ces
matériaux ne diffèrent pas beaucoup, et leur choix
dépend beaucoup des habitudes de chacun. Peu de
chirurgiens, sauf Mitchel Banks, de Liverpool, ont
pensé à laisser dans la plaie un fil métallique destiné
à former barrière. Du reste, pour qu'un corps métallique séjourne dans les tissus mous, sans amener leur
section, il faut qu'il n'exerce pas de tension sur eux.
Aussi, je pense qu'on se ferait une illusion singulière en supposant que, dans une région constamment
tendue comme celle des parois abdominales, les fils
métalliques peuvent constituer un support quelconque, une défense contre la pression abdominale.

Au cours des opérations de cure radicale, on

emploie deux ordres de fils : ceux qui, placés dans
l'intimité des tissus, doivent disparaître et ceux qui,
passant à l'extérieur, peuvent être retirés du dehors.

Fils résorbables.

Pour les sutures destinées à disparaître, on em
ploie tantôt la soie, tantôt le catgut. La soie ne me
semble pas disparaître des tissus avec la même facilité
que le catgut ; et son élimination, même quand elle
est parfaitement aseptique, se produit quelquefois (1).
Je me borne donc exclusivement au catgut, et, loin
de redouter de le voir se résorber et disparaître trop
tôt, j'estime qu'il y a avantage à ce qu'il se fonde
rapidement dans les tissus. C'est là ce qui m'a éloigné
des catguts préparés spécialement pour durer quelque temps. C'est pour cela que je n'ai pas poursuivi
une expérience que j'avais faite anciennement pour
la préparation du catgut par l'acide chromique. Je
n'avais obtenu qu'un catgut irrégulier et résistant

(1) Dans la séance du 1er juillet 1891, à la Société de Chirurgie,
M. Gérard Marchant a rapporté un exemple fort curieux d'un fil
de soie, sans microbe, ayant provoqué un travail d'élimination et
ayant mené à l'ablation du testicule qu'il avait fixé à une époque
beaucoup plus ancienne. Le professeur Lister avait déjà indiqué cet
accident pour les fils de soie perdus dans les tissus, et c'était cette
constatation qui l'avait conduit à utiliser la ligature animale ré-or-
bable, le catgut.

trop longtemps, ce qui l'amenait quelquefois à être éliminé.

En réalité, je suis resté fidèle au catgut préparé suivant la formule primitive de Lister, parce que je n'en ai trouvé aucune donnant des produits aussi réguliers et aussi régulièrement absorbables. Sa préparation est sans doute un peu longue, mais on en est quitte pour la faire à l'avance.

C'est donc toujours la formule :

Huile d'olive..........................	100
Acide phénique cristallisé.............	20
Eau...................................	2
En poids.........	122

Macération du catgut dans cette émulsion, au moins six mois.

Le catgut obtenu par cette préparation est baigné, avant l'emploi pour l'opération, pendant un quart d'heure dans l'eau phéniquée à 20 pour 100.

J'emploie toujours pour mes sutures, comme pour mes ligatures, un catgut plus volumineux que celui qu'on emploie généralement. Pourquoi chercher des fils si fins, puisqu'ils sont destinés à disparaître ? On les a donc immédiatement plus solides.

Mais, en outre, je crois que, pour les sutures perdues, il y a un autre avantage à avoir des fils un peu gros. On sait que Lister a émis cette opinion, que les fils de catgut s'organisent, assertion fort mal accueillie d'ailleurs. Cependant, l'éminent chirurgien n'affirmait là que quelque chose de vraisemblable, car il ne voulait point dire que le fil s'organise au sens propre du mot et prend de la vie pour son propre compte ; mais il considère le fil comme une sorte de gangue que vont infiltrer les éléments jeunes et qui leur forme comme une carapace protectrice. Les éléments de la cicatrice se rassemblent à l'abri de ces fils et cette cicatrice ne s'en forme que plus puissante et plus épaisse.

Je n'ai pas d'autopsie qui donne la preuve indiscutable de cette formation, mais le soin que j'ai toujours mis à faire avec de bon catgut bien préparé ces assemblages de fils et le succès que j'ai eu en obtenant ces cicatrices puissantes me permettent de penser que c'est bien là un des modes de formation de ces cicatrices.

Fils non résorbables.

Quant à mon fil non résorbable, invariablement, depuis nombre d'années, j'ai toujours employé le crin de Florence, le fil des pêcheurs, c'est-à-dire le fil fait avec la glande sétigère du ver à soie. Ce fil est stérilisé tout simplement par l'immersion, pendant quelques jours ou pendant quelques heures, dans la solution phéniquée aqueuse au vingtième. Ce fil est supérieur à la soie parce qu'il est lisse. C'est, de tous les fils que j'ai employés, celui qui a le moins de tendance à couper les tissus et il est très facile à enlever lors des premiers pansements.

Aiguilles.

Pour passer les fils de soie ou de catgut, je me sers invariablement d'aiguille à chas mobile. Je trouve que leur emploi est très expéditif, et je ne leur ai jamais vu d'inconvénient. La plus ancienne, l'aiguille de Reverdin, droite et courbe, me paraît répondre à tous les *desiderata*, surtout pour passer les fils de catgut, même un peu gros (Fig. 14 et 15).

Pour les chirurgiens qui emploient exclusivement cette aiguille, il est prudent d'avoir, outre l'aiguille droite et courbe de gros calibre une aiguille, très fine. Il est très précieux de l'avoir sous la main si on vient inopinément à la nécessité de faire quelques sutures intestinales. J'ai fait figurer l'aiguille fine qui peut rendre cet office (Fig. 16).

Pour passer les crins de Florence, surtout si j'ai de grandes épaisseurs de tissus à traverser, je me sers très volontiers de l'aiguille de Lamblin. Celle-ci, qui est beaucoup moins connue, est beaucoup plus

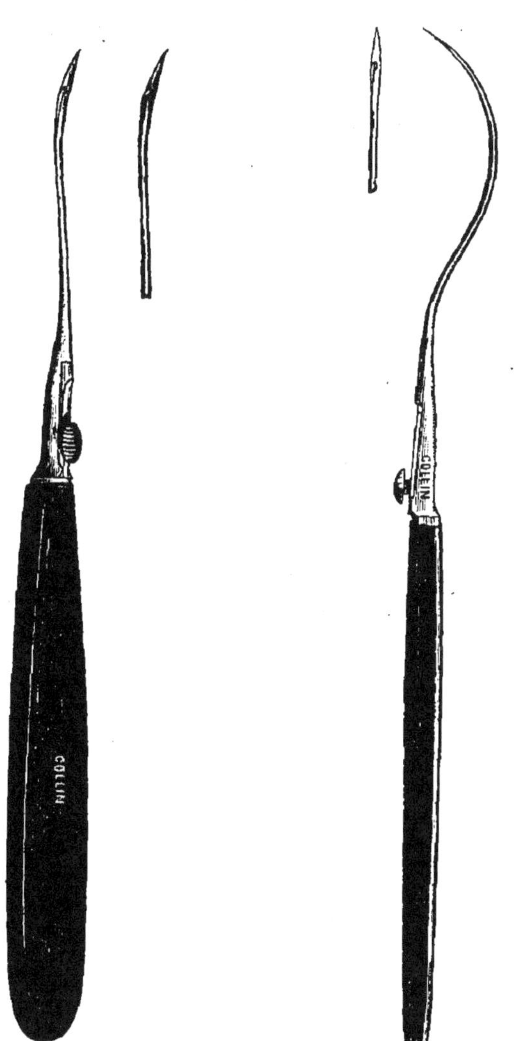

<table>
<tr><td>Fig. 14. — Aiguille droite de
Reverdin.</td><td>Fig. 15. — Aiguille courbe
de Reverdin.</td></tr>
</table>

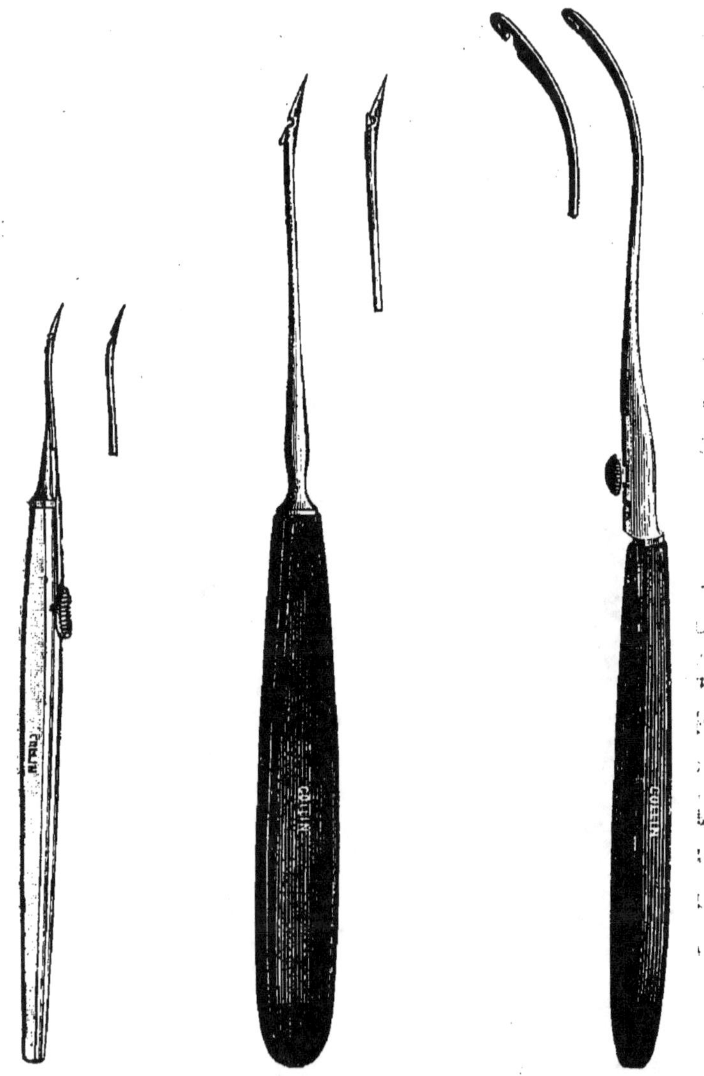

Fig. 16. — Aiguille
de Reverdin, très
fine.

Fig. 17. — Aiguille
du Dr Lamblin.

Fig. 18. — Aiguille
mousse du D^r
Championnière.

simple que la précédente, car elle n'a aucun mécanisme. Le chas ouvert est bouché par une petite pièce mobile que les tissus eux-mêmes chassent en place lorsque l'aiguille est retirée en arrière (Fig. 17).

Une petite difficulté de nettoyage est peut-être la seule objection à lui faire ; encore, si l'on nettoie ces aiguilles avec le chloroforme, ainsi que je l'ai conseillé et exécuté depuis bien des années, pratique imitée aujourd'hui par beaucoup de mes collègues, ce nettoyage devient facile et sûr. Or, l'aiguille de Lamblin a l'avantage d'être fabriquée aussi solide qu'on le désire et de toutes les formes possibles.

Pour passer les fils à travers les parois du sac ramassées en pédicule ou pour traverser l'épiploon et, d'une manière générale, tous les tissus qu'on ne veut pas pénétrer avec une aiguille pointue, j'ai fait fabriquer une sorte de grosse aiguille de Reverdin, mousse. On l'a déjà réinventée deux ou trois fois depuis que je l'ai fait construire par M. Collin et fait connaître, non seulement pour les opérations de cure radicale, mais pour l'employer dans toute ma chirurgie abdominale, pour éviter l'emploi de l'aiguille mousse non ouverte, qui était si longue à charger et à décharger. En particulier, pour le passage des fils dans la confection des pédicules pour ablation des annexes ou des kystes de l'ovaire, cette aiguille m'a toujours permis une action facile et rapide (Fig. 18).

Sans doute, on peut remplacer les aiguilles que je

recommande par des aiguilles d'autre forme. Mais je n'en sais aucune qui soit aussi commode et d'un maniement aussi sûr. Je ferai remarquer, par exemple, que, comme je passe des fils très profondément, ces aiguilles, avec leur manche gros et long, me permettent beaucoup de force et de précision. Je ne cours guère le risque de les briser, comme cela m'est arrivé autrefois avec des aiguilles ordinaires, montées sur le porte-aiguille. De plus, il n'y a aucune difficulté pour enfiler les fils et pas d'aiguilles à préparer à l'avance.

Pour cette opération du passage des fils à l'aiguille mousse, de façon à amener deux fils à s'associer en les croisant, j'ai fait dessiner trois figures qui me paraissent représenter très exactement les temps de cette opération.

Voici d'abord la figure 19, qui représente l'extrémité de l'aiguille chargée du fil double qui vient de passer à travers l'orifice que le fil double doit traverser. L'aiguille avait été plongée vide à travers la partie, elle avait accroché le fil double, elle l'a entraîné dans le trou.

Dans la figure 20, l'aiguillée de catgut a été coupée ; cela fait deux fils simples de catgut mis en place et que l'on croise pour les associer.

Dans la figure 21, les fils croisés ont été liés et les deux anses prises l'une dans l'autre, serrant, sans pouvoir glisser, les points intermédiaires aux deux fils.

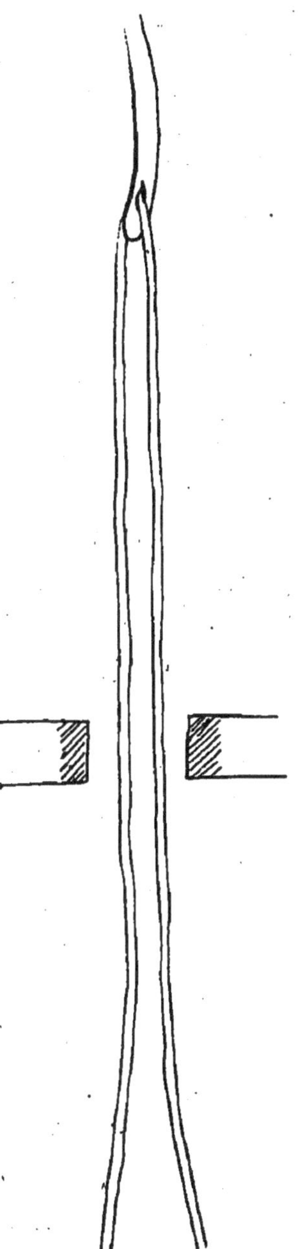

Fig. 19. — Fil double attiré dans l'orifice fait par l'aiguille.

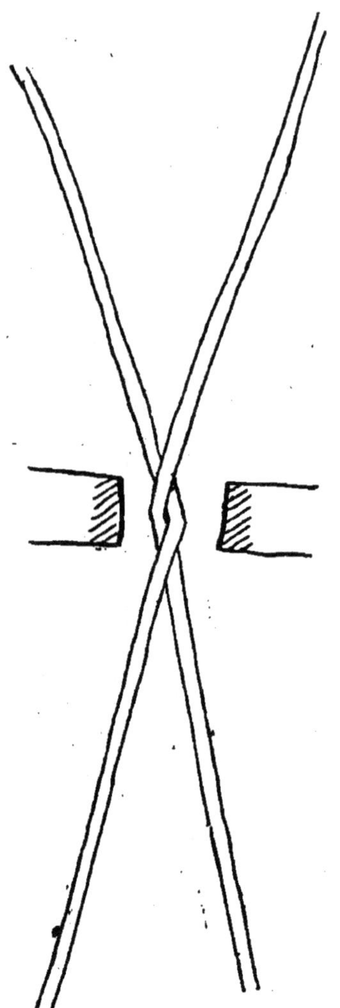

Fig. 20. — Les fils sont croisés.

Ces trois figures sont importantes, parceque le point ainsi décrit se répète partout : seul ordinairement pour le pédicule séreux ; multiplié pour l'épiploon ;

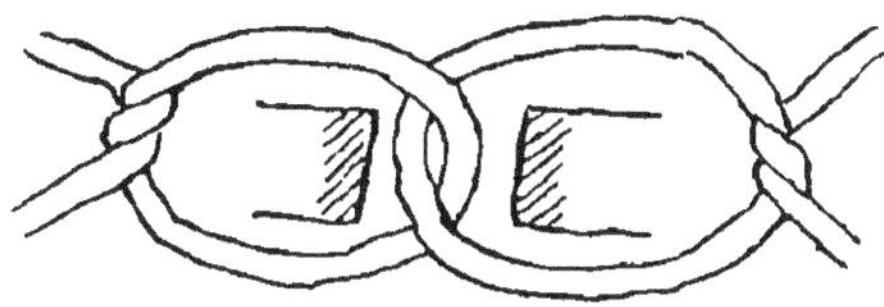

Fig. 21. — Fils croisés et fermés sans être serrés.

multiplié aussi pour les grands sacs. Et, même lorsqu'il s'agit de certaines hémorragies difficiles à arrêter, de groupes vasculaires intéressés, ce point sera encore fait avec succès.

Nettoyage des aiguilles.

J'ai dit tout à l'heure que le nettoyage au chloroforme me paraissait suffire à toutes les nécessités de purification. En effet, depuis bien des années, je l'ai adopté pour tous les instruments délicats, et je l'ai fait adopter par beaucoup de mes amis.

Je fais procéder à un nettoyage minutieux de l'aiguille avec le chloroforme et je la laisse ensuite baigner dans du chloroforme bien propre. On la tire de là pour la placer dans le bain antiseptique, solution d'acide phénique au vingtième, pour en pratiquer la purification définitive. Pour se rendre compte de l'utilité qu'il y a à nettoyer l'aiguille avec l'aide du chloroforme, il n'y a qu'à regarder le liquide qui a servi à opérer ce nettoyage et les nombreuses impuretés qu'il renferme toujours.

C'est en insistant sur ces soins qu'on voit disparaître de sa chirurgie les points de suture donnant de la suppuration, les fils qui coupent prématurément et surtout les accidents graves qui peuvent résulter du passage de ces aiguilles insuffisamment purifiées à travers l'épiploon ou à travers le pédicule séreux de la hernie.

En dehors des aiguilles qu'il fallait étudier en détail, quelques-uns des instruments que j'ai l'habitude d'employer pour cette opération méritent une mention.

Ciseaux fins.

J'emploie partout, au cours de mes opérations, les ciseaux. J'estime qu'on peut en tirer un meilleur parti que ne le font beaucoup de chirurgiens. Mais en outre, pour cette opération, je leur fais jouer un rôle particulier. Jusqu'à l'arrivée sur le sac, j'emploie

des ciseaux de dimensions ordinaires ; mais, pour faire
la dissection du sac, j'emploie des ciseaux de dimensions et de forme particulières. Ce sont de petits
ciseaux analogues à ceux qu'on emploie en chirurgie

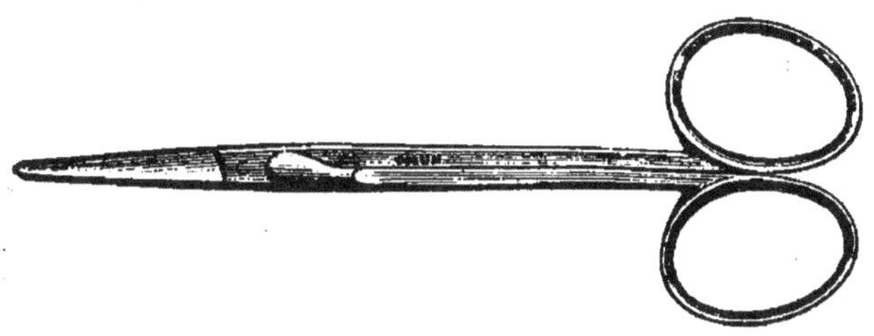

Fig. 22. — Ciseaux fins et mousses du Dr Championnière.

oculaire, mais avec des extrémités mousses et même
larges ; la figure 22 en donne les dimensions
réduites environ de moitié.

Ces ciseaux peuvent être tenus comme un instrument mousse qui permet de refouler les tissus et ils
peuvent être employés pour couper comme des ciseaux
ordinaires. Mais, grâce à l'absence de pointe, on peut
couper avec une très grande précision sur une membrane tendue, même sur la paroi intestinale, sans
risquer de la pénétrer. Il est seulement très important que les ciseaux soient parfaitement serrés, de
façon à couper très exactement jusqu'à la pointe. Or,
les ciseaux à vis ou les ciseaux à tenon que j'ai eus
d'abord ont toujours été un peu défectueux sous ce

rapport. Depuis que M. Collin a muni ce modèle de l'articulation à pivot avec doigt métallique latéral, j'ai eu des ciseaux qui sont restés indéfiniment bien ajustés, malgré un emploi très fréquent.

Pince écarteur.

J'emploie pour toute ma chirurgie des pinces qui répondent à une habitude opératoire que j'ai toujours préconisée : se passer d'aides dans la mesure du possible, et, quand l'aide devient indispensable, le tenir aussi éloigné que possible du champ opératoire. J'ai fait construire des pinces à larges griffes du modèle indiqué par la figure 23. Ces pinces ont des usages multiples, dont le principal est de saisir et d'écarter les lèvres de la plaie. La pince mise en place peut le plus souvent écarter par son propre poids. Dans le plus grand nombre des cas, ce poids suffit à maintenir l'écartement nécessaire. Mais, dans les cas où cela ne serait pas suffisant, on peut faire tirer par un aide sur les anneaux de la pince et il est inutile de lui faire placer les mains à proximité pour assurer ce service.

Ce n'est pas le lieu d'indiquer les autres usages de cette pince. Cependant, je note en passant qu'à cause de ses larges mors et de ses griffes puissantes aucun instrument n'est plus propre à saisir et à retenir une partie de tissu importante et ayant une ten-

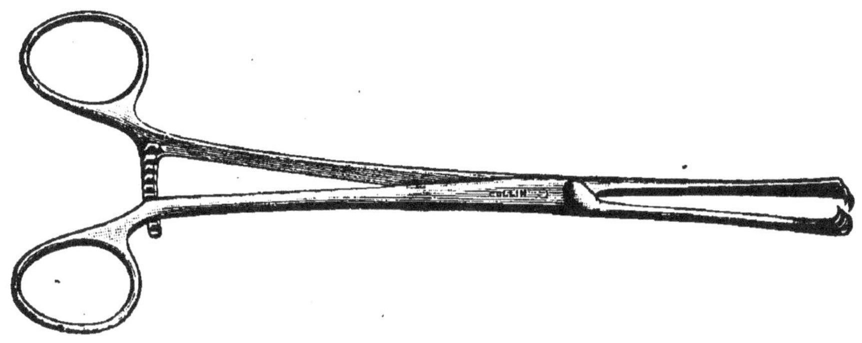

Fig. 23. — Pince écarteur du Dr Championnière.

dance à fuir, et en même temps à assurer la fermeture de gros vaisseaux difficiles à saisir (Fig. 23).

Pinces allongées à pointes.

Une autre pince à griffe est celle que j'emploie pour saisir et repérer la paroi antérieure du canal inguinal lorsque j'en fais l'ouverture.

Deux pinces semblables appliquées parallèlement dans le canal me permettent de le fendre dans toute sa hauteur en conservant les parois bien repérées. Ce sont des pinces un peu longues et terminées par

une griffe simple. On peut s'en passer sans doute et
je m'en suis passé bien longtemps, mais elles sont

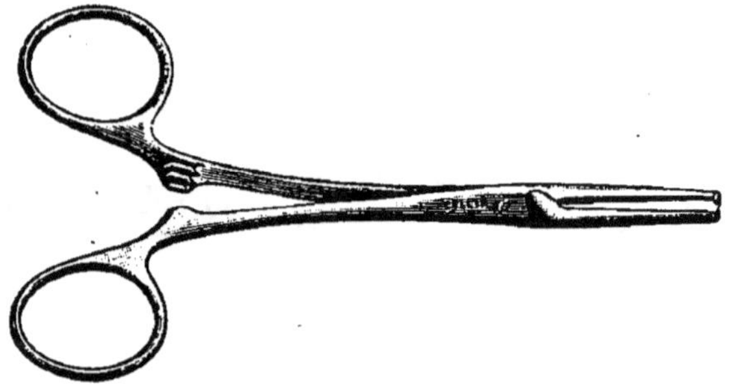

Fig. 24. — Pinces allongées à pointes.

vraiment commodes et simplifient sérieusement la
manœuvre (Fig. 24).

Pinces hémostatiques avec et sans pointes.

Avant de les employer, je **me** servais, pour cet
usage, des pinces hémostatiques à pointe, une forme
d'instrument que j'ai demandé, depuis longtemps à
M. Collin. Sur des tissus durs, fibreux, sur un vaisseau isolable, la pince hémostatique ordinaire a trop
de chances de glisser, surtout toutes les fois qu'on
est dans la nécessité de ne saisir qu'une très petite
quantité de tissus. J'ai toujours un groupe de ces

pinces hémostatiques qui me rendent des services.

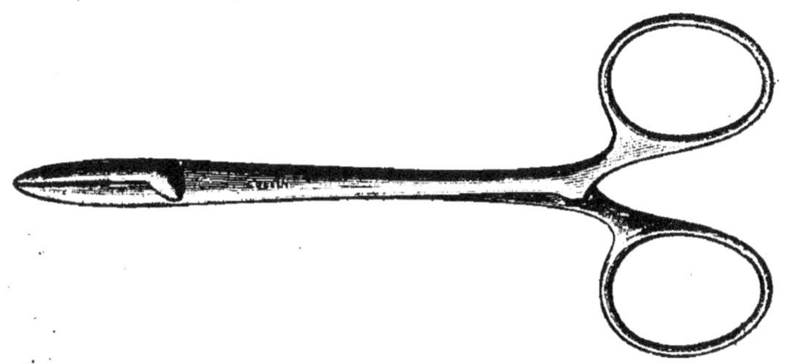

Fig. 25. — Pinces hémostatiques, mors à pointes
et sans pointes.

très importants pour certains temps de l'opération et
que je garde en réserve (fig. 25).

Petites pinces clamp.

Pour saisir solidement l'épiploon en l'étalant, ou
pour tenir solidement la paroi du sac, j'emploie des
pinces longues et droites comme on en met en usage
dans l'ovariotomie : des pinces clamp de petit calibre.
Pour les tractions sur le sac ou sur l'épiploon qu'il
faut maintenir lorsque le chirurgien termine ses
ligatures, je ne connais rien de plus commode que ces

pinces, dont j'ai toujours deux ou trois exemplaires
à ma disposition (Fig. 26 et 27).

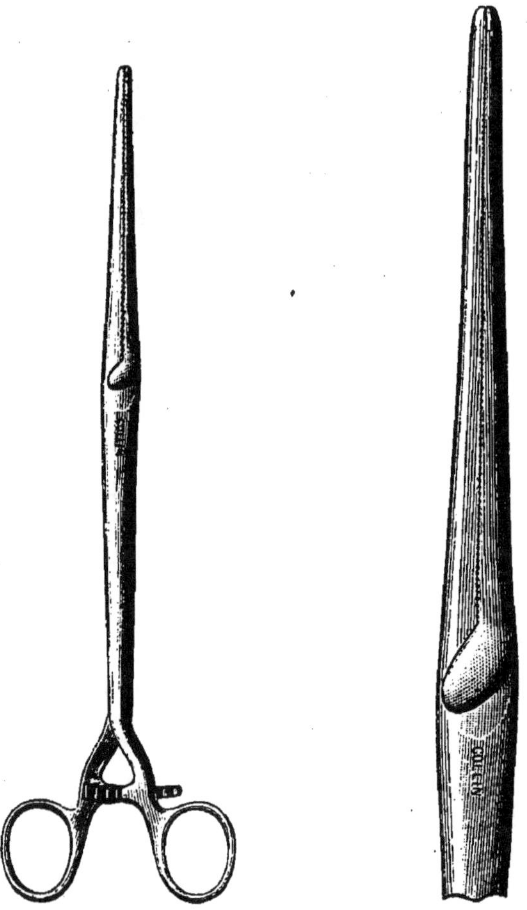

Fig. 26. — Petites pinces clamp.   Fig. 27. — Mors de la même
pince.

Pinces à larges mors.

Pour saisir les lèvres du sac séreux lorsque je viens de l'ouvrir et pour le repérer sûrement, j'ai fait faire des pinces plus larges que les pinces hémostatiques à

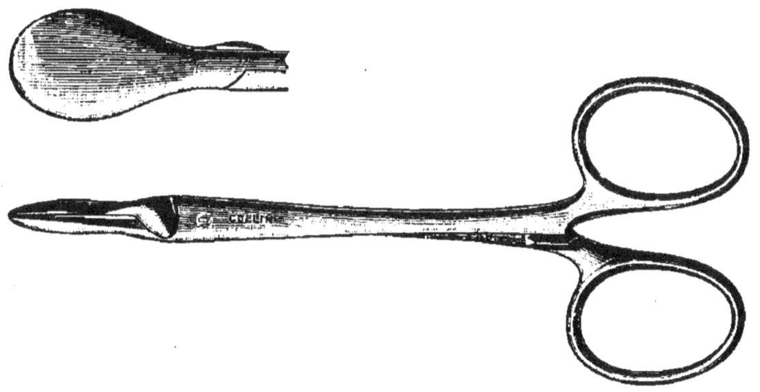

Fig. 28. — Pinces à larges mors du Dr Championnière
(le **mors** dessiné seul est de grandeur naturelle).

bords bien mousses et un peu épais. Les mors de ces pinces sont de plus du double plus larges que ceux des pinces hémostatiques ordinaires; de plus, la face qui saisit, au lieu d'être creusée de sillons assez profonds, n'a que des sillons très fins, suffisants pour retenir une membrane fine mais non assez gros pour la déchirer (Fig. 28).

Pince à fourche.

Enfin, je termine cette énumération instrumentale par la description d'une pince que l'on m'a vu employer dans toutes mes opérations, pince dentée à fourche avec laquelle je saisis toutes les membranes que je vais traverser avec une aiguille. C'est une manière de les tendre au-devant de l'aiguille qui

Fig. 29. — Pinces à fourche du Dr Championnière.

va les traverser. On facilite beaucoup les sutures par cette petite manœuvre. Pour le péritoine et pour la peau, on obtient des résultats très satisfaisants. J'ai adopté cette pince dans ma pratique après avoir vu mon confrère et ami, le Dr Bruch, d'Alger, employer, dans le même but, une pince à fourche à mors ordinaires. J'ai eu l'idée de la remplacer par une pince à fourche dont l'extrémité des branches porte de petites griffes, et cette pince a été, depuis, adoptée par un grand nombre de chirurgiens. J'ai appris depuis que Desmares père employait, pour faciliter la suture des paupières, une pince absolument semblable, mais de très petite dimension. Elle avait été, je crois, singulièrement oubliée (Fig. 29).

CHAPITRE X

LA CURE RADICALE CONSIDÉRÉE D'UNE FAÇON GÉNÉRALE.

Ayant voulu, dans ce livre, faire l'histoire de *la cure radicale* et non celle de la hernie en général, j'ai admis que la pathologie de la hernie était connue et je n'ai donné de détails que sur les faits nouveaux ou intéressant particulièrement l'opération. Je n'insisterai donc pas beaucoup sur l'examen d'un hernieux.

J'appellerai cependant l'attention sur le mode même de l'examen. Le hernieux doit être examiné successivement couché et debout, et, lorsqu'il porte son bandage, avec et sans bandage ; on l'examinera, le bandage étant en place, dans les différentes positions qu'il occupe lorsqu'il exécute des mouvements, au repos et dans l'effort.

La toux est l'effort le plus utilisé pour connaître les conditions de la hernie.

La position couchée, le décubitus dorsal ou latéral sont absolument indispensables pour apprécier les conditions si importantes de la réductibilité des hernies. Il faut d'autant plus y insister que rien n'est plus trompeur que cette réductibilité. Le nombre des cas sur lesquels se trompent les plus habiles est considérable, et c'est une raison de plus pour faire sans parcimonie la cure radicale, car le nombre est considérable des sujets voués, par une irréductibilité impossible à apprécier, à la douleur du bandage et à ses accidents.

Souvent, l'examen du sujet. dans la situation debout, vous renseigne bien sur ces faits et vous montre que la hernie n'a jamais été réduite avec ou sans bandage.

Mais, si le sujet est examiné au-dessous du niveau de l'observateur, comme on a coutume de le faire, cet examen peut être insuffisant. En se baissant, on se place en situation vicieuse. Aussi, depuis que je m'occupe de hernies, j'ai toujours examiné le sujet *debout et monté sur une chaise*, de façon à pouvoir examiner la hernie à ma hauteur ou même au-dessus du niveau de mes mains.

Pour étudier toutes les conditions de la hernie sur le sujet debout, cette situation est favorable. Elle est particulièrement utile dans la recherche des hernies multiples.

Cette question des hernies multiples se présente immédiatement dans l'étude de la cure radicale de la hernie en général. Sur le sujet en situation propice, on étudie sans peine les *tendances de l'abdomen.*

J'ai dit que, dans le cas de *hernies multiples,* la cure radicale devenait beaucoup moins intéressante. Cependant, il y a encore bon nombre de sujets atteints de double hernie inguinale ou de double hernie crurale, que l'on peut opérer, mais cela surtout quand la paroi abdominale ne témoigne pas d'une extrême faiblesse. On trouve même quelquefois des sujets atteints de double hernie inguinale avec une belle musculature.

Il n'en est plus de même sur les sujets atteints de variétés diverses de hernie qui témoignent de la facilité des parois à céder. Dans ces cas, l'intervention sera exceptionnelle, mais cependant il y aura encore des circonstances où les accidents forcent la main et où l'intervention doit être un grand bien pour le sujet.

Voici les proportions dans lesquelles j'ai opéré les variétés de hernies, ce qui ne veut pas dire que ce soient les proportions dans lesquelles elles existent. Mais ce renseignement a bien quelque intérêt.

Sur les 366 hernies que j'ai opérées, je trouve :

```
Hommes opérés .............................. 221
Femmes opérées.............................   45
Variétés de hernie inguinale, hommes .......  212
      —          —        —      femmes........   19
      —          —     crurale, hommes .......
      —          —        —      femmes........
```

12 hommes ont été opérés de *hernie inguinale double*, une seule femme a été opérée des deux côtés.

Le *côté des hernies* a été beaucoup discuté. On trouve généralement le maximum à droite.

Chez les hommes, mon total me donne 111 hernies inguinales droites et 98 gauches. Les 3 hernies crurales me donnent, chez l'homme, 2 à gauche.

Les hernies congénitales ont prédominé du côté droit, car j'ai trouvé celles parvenant au testicule ou avec ectopie au nombre de 36 à droite et 25 à gauche.

Chez la femme, il y a encore un peu de prédominance du côté droit ; j'en trouve 11 à droite et 8 à gauche, en comprenant 3 sujets qui en avaient des deux côtés, et, en les retirant, 9 à droite, 6 à gauche.

Parmi les faits observés en général sur la hernie, je dois noter le suivant : j'ai eu l'occasion *de réopérer quatre malades opérés par d'autres* chirurgiens et se présentant à courte échéance avec des douleurs très vives.

J'ai eu une seule fois l'occasion de *réopérer un de mes malades* atteint de récidive et qui avait été opéré, lors d'une première intervention, dans de mauvaises conditions. J'en parle avec détails plus loin.

J'ai trop insisté en bien des chapitres sur la nécessité de n'opérer que des sujets en bon état de santé générale pour y revenir.

Cependant, je rappellerai qu'on ne doit jamais opérer un malade sans l'avoir *examiné complètement*, et le fait de l'examiner successivement couché et debout, habillé et nu, est un fait absolument nécessaire.

Il faut, au dernier moment, renouveler l'examen des urines.

On ne saurait, à cet égard, abuser de la prudence.

Toutes ces précautions prises, on préparera le sujet de la façon que j'ai indiquée dans les chapitres relatifs à la préparation du sujet et à l'anesthésie, et l'on procédera à l'opération, dont voici les temps principaux, dans leur succession régulière.

Les principes généraux que nous venons d'exposer étant admis, on conçoit qu'il y ait pour toutes les variétés de hernies *certaines manœuvres communes* à exécuter et que, pour chaque variété en particulier, il y ait une technique un peu distincte.

Quelle que soit la variété de la hernie, la première manœuvre opératoire consiste à découvrir le sac herniaire, puis le trajet herniaire et le point rétréci par lequel passe la hernie. La dissection du sac herniaire, *toujours accompagnée d'ouverture de ce sac*, doit suivre et doit être pratiquée suivant les principes que j'ai exposés plus haut.

Il faut tâcher de faire cette dissection tout à fait exsangue, en agissant sans hâte et en se garantissant bien à l'aide des pinces hémostatiques.

Cette dissection différera très sensiblement, suivant que la hernie est grosse ou qu'elle est petite. La hernie petite ou de médiocre volume est immédiatement disséquée dans toute sa hauteur. Pour la grosse hernie, il faut s'attacher surtout aux parties qui confinent à l'abdomen, au canal herniaire et jusque dans le ventre. Quand on a disséqué celles-là, on a fait le nécessaire. La partie inférieure du sac peut être disséquée avec beaucoup moins de perfection et certaines parties pourraient être négligées sans inconvénient. Une seule fois cependant, pour une hernie énorme, j'ai laissé en place une partie du sac que j'ai dû enlever quelques semaines plus tard.

Dans tous les autres cas, j'ai enlevé la totalité du sac et, pour quelques hernies même, j'ai enlevé une portion de peau assez considérable avec le sac.

D'une manière générale, quand on opère une grosse hernie, il ne faut pas craindre, comme on l'a conseillé, de faire de grands délabrements. Ce n'est pas l'étendue de la plaie qui est redoutable au point de vue des complications inflammatoires possibles. Je n'ai jamais vu, pour ma part, ni phlegmon ni gangrène. Ce sont toujours des accidents septiques, et ils se développent suivant l'infection de la plaie, suivant les fautes commises, et non suivant les dimensions du champ de l'opération

Si les hernies très grosses sont moins favorables pour la cure radicale, cela tient aux dispositions anatomiques qui les caractérisent et qui rendent le maintien du résultat plus difficile.

Cette difficulté est assez grande pour qu'il soit permis de dire que, si le traitement chirurgical des hernies était logiquement conduit, on ne devrait pas avoir à opérer de grosses hernies, parce que celles-ci n'existeraient pas ; ce serait la situation qu'il faudrait souhaiter. On devrait, en un mot, chercher à prévenir le développement des hernies, à les opérer avant qu'elles ne soient devenues grosses.

Hernies adhérentes.

On ne peut regarder les adhérences des hernies comme constituant une variété particulière : la *hernie adhérente*. Toutes les variétés peuvent présenter ces adhérences. Celles-ci se rencontrent plus souvent dans des hernies d'un certain volume, plus communément dans des hernies anciennes ; mais toutes peuvent en présenter sans qu'on sache bien pourquoi et comment elles se sont développées, et souvent sans qu'il soit possible de les diagnostiquer. On les suppose plutôt à certains signes, et particulièrement à certaines douleurs et à l'intolérance pour le bandage. Je ne parle que pour mémoire de l'irréductibilité, qui est loin d'être une preuve de l'existence des adhérences et qui les fait aussi supposer.

Quelles que soient la nature, l'étendue et la cause des adhérences, il est bien évident qu'une bonne cure radicale ne saurait être effectuée sans une disparition totale de celles-ci. Les adhérences de l'épiploon sont de toutes les plus communes ; ce sont aussi celles qu'il semble toujours possible de détruire. En effet, aucun danger ne menace ; et le chirurgien est libre de placer ses sections où il veut. Il s'agit seulement pour lui de faire de bonnes ligatures, d'assurer son hémostase et de disposer les parties de telle sorte que leur réunion rapide n'amène pas des adhérences nouvelles et redoutables.

Je ferai remarquer que, dans l'immense majorité des cas, ces adhérences épiploïques ne me tourmentent guère, puisque j'ai l'habitude d'attirer hors du ventre tout ce que je puis faire descendre d'épiploon et de le réséquer. Ordinairement, au cours de cette manœuvre, tout ce qui peut exister d'adhérence épiploïque disparaît naturellement.

Il peut arriver cependant que ces adhérences épiploïques aient justement tant d'importance que tout le sac soit en quelque sorte fusionné avec l'épiploon.

La dissection en est ordinairement assez difficile. Dans un cas semblable, la meilleure manière de ne pas s'égarer est d'inciser largement au-dessus de la hernie, là où l'épiploon est bien reconnaissable, et d'opérer sa résection bien loin au-dessus des adhérences.

Une adhérence déjà plus importante est celle des franges graisseuses du gros intestin. Ces adhérences se faisant souvent très près de l'intestin, leur dissection peut présenter quelques difficultés. J'en ai vu de si volumineuses que leur aspect était fort trompeur. En les disséquant avec beaucoup de soin, on libère aisément l'intestin.

Restent donc les adhérences de l'intestin lui-même avec le sac, qui peuvent créer de véritables difficultés. Ces adhérences sont heureusement rares. Mais, en outre, quand elles existent, on peut disséquer au-dessus d'elles et bien libérer l'intestin. J'ai signalé, tout au début de ma pratique, un cas où j'avais fait une opération imparfaite parce qu'il m'avait été impossible de parfaire cette dissection. Mais j'ai eu lieu de penser depuis que j'avais manqué de hardiesse dans la circonstance, et, de fait, j'ai rencontré, depuis, nombre de cas certainement plus difficiles où j'ai pu terminer mon opération en insistant plus longuement et en prolongeant plus haut mes dissections.

Résection épiploïque et réduction des viscères.

Ces dissections faites, les actes préparatoires à la cure radicale sont faits.

Il faut alors réséquer les parties contenues ou attirées hors de l'abdomen (épiploon) suivant la méthode que j'ai indiquée.

La résection épiploïque est contemporaine ou suivie de la réduction des viscères contenus dans certaines hernies irréductibles et volumineuses. Il y a là une source de difficultés qui peuvent, au premier abord, passer pour insurmontables. Pour l'épiploon, on peut-être amené à refaire à nouveau toutes ses ligatures sous une autre forme, pour permettre aux moignons de franchir l'orifice. Pour la masse des viscères, quand les efforts patients ont échoué, on peut réussir en ouvrant une large voie par de grandes incisions de l'orifice vers l'abdomen. Elles ont l'inconvénient de nous entraîner à réparer la paroi sur une très grande étendue, mais elles doivent toujours être préférées aux petites incisions, aux scarifications, qui nous feraient perdre une partie du bénéfice de la réparation et très probablement n'assureraient pas la réduction. Au contraire, ces grandes incisions peuvent nous amener à des restitutions qui eussent semblé tout d'abord impossibles.

En outre, ces réductions doivent toujours être opérées de telle façon qu'il soit facile de vérifier que rien ne reste adhérent, logé au voisinage de la région herniaire. Les grands orifices seuls peuvent permettre ces vérifications ; j'ajouterai que, depuis l'ouverture du sac jusqu'à sa fermeture, l'examen de l'abdomen avec le doigt au-dessus de la région herniaire, le nettoyage de ces points avec l'éponge et un antiseptique puissant, font pour moi de la cure radicale une opération comparable en tout aux grandes laparotomies. Ce ne doit pas être une opération parcimonieuse, effleurant la grande séreuse péritonéale ; dans ce cas, l'opération reste *incomplète et dangereuse*. En opérant largement, on est exposé à bien des surprises, dont l'expérience seule peut vous défendre dans une certaine mesure, à la condition, toutefois, que l'on puisse bien voir ce que l'on opère.

Oblitération de la séreuse.

Une fois toute réduction opérée, une fois que l'on est assuré qu'aucun viscère ne sera touché, entraîné, déformé ou tiraillé par aucun lien, on procède à l'oblitération de la partie séreuse exubérante qui, allongée et entraînée par les tractions, mérite le nom de pédicule, que je lui ai donné, et subit un traitement qui n'est pas sans analogie avec certain traitement du pédicule ovarique.

Je rappelle que la fermeture de la séreuse doit porter le plus haut possible ; par conséquent, l'effort de l'opérateur doit tendre tout entier à ne rien perdre du terrain gagné par la dissection et par les tractions. La difficulté du manuel opératoire consiste alors à passer ses fils le plus haut possible, sans risquer de léser aucun des viscères qui peuvent se rapprocher de la région herniaire. Ce sera donc beaucoup faciliter cette manœuvre que d'employer mon aiguille mousse à chas mobile, au lieu d'une aiguille acérée.

Les fils étant passés et entrecroisés en chaîne, on ne devra jamais craindre de les lier à nouveau une ou deux fois en les repassant autour du pédicule.

On ne doit pas oublier que les nœuds de catgut sont bien solides, surtout entre les mains des chirurgiens qui s'assurent contre tout glissement ultérieur, et que, le fil concourant à la réparation de la région, à l'organisation de la cicatrice, il n'y a aucun inconvénient à en laisser plusieurs doubles au point de fermeture de la séreuse.

Sutures perdues.

L'opération est complétée par la fermeture de
l'orifice de la paroi musculo-fibreuse. Pour obtenir la
fermeture la plus exacte et la cicatrice la plus solide,
il faut recourir à des points différents, comme je
le fais couramment, et il est bien difficile de donner
pour les opérations en général, comme pour chaque
variété en particulier, une indication des points nécessaires. Ce que je puis assurer, c'est qu'avec l'expérience, j'ai fait les points les plus profonds possibles,
comprenant autant de tissu que faire se peut, et en
ramassant les lèvres de la paroi musculo-fibreuse, de
façon à les croiser l'une sous l'autre.

De plus, il faut avoir soin de ramasser, de grouper
au même niveau toutes les parties cruentées, car l'expérience montrera que toutes contribuent à la réparation de la voie ouverte.

Suture superficielle.

L'opération est terminée par une suture superficielle qui ne présente pas grand'chose de particulier, sauf peut-être que, le recroquevillement des

lèvres de la plaie étant facile, il y a lieu d'en rapprocher les points. Deux points parfois, l'un très petit, l'autre plus large, donnent ce résultat. Les surjets donnent, au contraire, le recroquevillement presque fatal.

Drainage.

Le drainage est établi, comme je l'ai dit, dans le point le plus éloigné des sources d'infection, sans souci de la déclivité des parties.

Toutes les discussions sur ce sujet paraîtraient de peu d'importance à ceux qui ont assez d'habitude de la chirurgie antiseptique pour bien savoir qu'on place un drain qui ne doit évacuer que de la sérosité.

Durée de l'opération.

Tous les temps de cette opération doivent être accomplis avec une minutie irréprochable. Pour être complète, la cure radicale devra toujours être une œuvre de patience. Afin d'en donner une idée palpable, j'ai fait noter exactement la durée de l'opération depuis le premier coup de bistouri jusqu'à la fermeture du dernier point de suture. J'ai constaté ainsi que l'opération était toujours longue. Les opérations courtes sont infiniment rares. C'est de quarante-cinq minutes à une heure un quart que sont les plus communes. Il y en a de plus de deux heures. Il est vrai qu'en ces cas les difficultés étaient extraordinaires.

Voici les chiffres que j'ai fait relever. Je crois qu'il y a un certain intérêt à les rapporter.

Sur mes hernies opérées, pour 221 seulement il y a des indications exactes de la durée.

2 opérations ont duré plus de deux heures, soit deux heures et demie l'une et deux heures un quart l'autre ;

9 ont duré d'une heure et demie à deux heures ;

10 ont duré d'une heure un quart à une heure et demie ;

53 ont duré d'une heure à une heure un quart ;

95 ont duré de trois quarts d'heure à une heure ;

41 ont duré d'une demi-heure à trois quarts d'heure ;

11 ont duré d'un quart d'heure à une demi-heure.

Ce relevé peut sembler un peu puéril ; je le crois de la plus grande importance parce qu'il permet de juger la nature et la valeur de l'opération.

Si on étudie l'œuvre des opérateurs qui, avec moins d'expérience, opèrent beaucoup plus rapidement, il saute aux yeux qu'ils ne font pas la même opération, ou plutôt qu'ils la font très incomplètement. On conçoit pourquoi j'insiste tant pour qu'on ne fasse pas un bloc des opérations d'autres chirurgiens et des miennes pour juger la cure radicale. Quoique j'aie insisté, depuis mes premières opérations et depuis mes premières publications, sur la nécessité de faire une opération longue et difficile, beaucoup de chirurgiens la traitent plus légèrement. Il est facile de se rendre compte que leur opération ne peut se confondre avec la mienne.

Même, on peut remarquer, en étudiant les tableaux, que les dernières opérations ne comptent pas parmi les plus courtes. On admettra bien cependant qu'avec la longue expérience que j'ai de ces sortes d'opérations j'opère plutôt vite. Ma statistique montre que mon opération continue à être laborieuse, et mon expérience à moi m'a appris que, si elle n'est pas laborieuse, elle n'existe pas.

Parmi les 14 récidives que j'ai observées, il en est une fort instructive à ce sujet. Mon observation 262 est celle d'un jeune homme que j'ai opéré le 29 décembre 1891 pour une récidive. Je l'avais opéré le 2 mars 1889, dans les circonstances suivantes :

Il y avait eu une erreur commise sur l'examen de l'urine ; on m'avait donné son état comme satisfaisant. Il était d'une pâleur extrême ; un examen fait lorsqu'on me l'amena endormi me montra que son urine contenait de l'albumine en quantité considérable; diverses considérations m'amenèrent à passer outre et à l'opérer; je me trouvai en face d'une hernie de peu de volume et très difficile, si bien que l'opération est indiquée au tableau comme ayant duré une heure cinq minutes.

Préoccupé de la longue durée et des désordres lointains à accomplir sur un sujet d'aussi mauvaise santé générale, j'ai certainement hâté la fin de mon opération; je me suis, dans ce cas, départi de la minutie avec laquelle j'accomplis en tous les temps; j'aurais dû faire durer une heure et demie mon travail de réparation. La récidive est venue confirmer la pensée que j'avais eue que cette opération était peut-être imparfaite, quoique la dissection eût été portée assez haut.

Lorsque j'ai réopéré ce sujet, le 29 décembre 1891, ses reins étaient sains, son urine bien normale. J'ai fait ma nouvelle opération très minutieuse et je n'ai aucun doute que ce sujet ne soit appelé à conserver une solide guérison.

Quand on considère les faits de ce genre, que peut-on penser des opérations qui se font couramment en vingt minutes, un quart d'heure, dix minutes même? Quel résultat peut-on en attendre raisonnablement?

Lieu de l'opération.

En terminant ce chapitre de généralité, il n'est pas inutile de rappeler le lieu où doit être faite une semblable opération.

Comme pour toutes les laparotomies, pour toutes les opérations complexes dont les suites peuvent être traversées d'incidents sérieux, l'hôpital est l'idéal. C'est là que toutes les ressources sont réunies pour agir vite et sûrement, et, dans certains des cas difficiles que j'ai cités et où j'ai bien réussi, la promptitude d'action et l'influence salutaire du milieu, la discipline de la thérapeutique secondaire ont certainement joué un rôle important.

Quand une opération ne peut se faire à l'hôpital, la maison de santé, ce qui se rapproche le plus de l'hôpital, est le milieu qu'il faut rechercher; maison de santé où l'on ait l'habitude et l'expérience de la chirurgie non septique. On sait, du reste, que je ne tiens ni au luxe, ni aux complications de milieu qui sont si fort à la mode. Mais je tiens à un milieu où mon intervention ne soit pas gênée, où la discipline soit irréprochable, où la préparation et la thérapeutique secondaire se fassent dans de bonnes conditions et où l'on soit sûr que les malades ne subiront que l'influence qu'on veut leur faire subir.

Pour toutes ces raisons, je détourne de mon mieux les patients de l'opération à domicile. De mes opérations, deux seulement ont été faites en dehors de l'hôpital ou de la maison de santé, et cela dans des conditions toutes spéciales qui se rencontrent fort rarement.

J'estime que, dans cette circonstance, l'opération en dehors du milieu hospitalier ou de celui de la maison de santé ne peut que créer des inconvénients et même quelques dangers pour le sujet. Il faut donc lui conseiller tout ce qui peut assurer sa sécurité.

Saison favorable.

.. J'ai tant répété que les accidents pulmonaires sont particulièrement redoutables, que l'on comprend, sans que j'y insiste, que la saison rigoureuse, et les grands froids ne sont pas favorables à l'opération. Du moins, dans la mauvaise saison, il est sage de prendre des précautions particulières pour mener les choses à bien.

CHAPITRE XI

VARIÉTÉS DE HERNIES. — OPÉRATIONS PROPRES
A CHACUNE D'ELLES.

Les principes généraux que nous venons d'exposer,
les temps nécessaires de toutes les opérations de cure
radicale, se retrouveront pour toutes les variétés de
hernies. Il faudra seulement les accommoder aux dispositions spéciales à chacune d'elles. Aussi, devons-
nous non pas inventer une opération pour chaque
variété, mais passer en revue les modes opératoires
qui permettent de leur appliquer les principes de
réparation que nous venons d'exposer. Nous étudie-
rons en même temps les accidents auxquels il s'agit
de remédier et les indications particulières qu'ils
peuvent fournir.

Hernie inguinale.

Après notre premier exposé sur la technique géné-

12

rale, on ne peut avoir à refaire toute une technique spéciale.

Les enseignements généraux que nous avons donnés sur la technique de la cure radicale trouvent pour cette hernie une application directe en quelque sorte, car la *hernie inguinale* a nécessairement été visée, à propos de tous les faits de notre exposition, comme le type le plus commun et le plus complet de hernie. Du reste, la fréquence des opérations de la hernie inguinale est telle qu'elle fournit l'immense majorité des opérations; sur mon total de 263 hernies opérées de cure radicale, je trouve 229 hernies inguinales.

L'aspect extérieur de la hernie inguinale est extrêmement variable. Sa consistance varie avec toutes les conditions au milieu desquelles intervient l'opération. Occupant la région située immédiatement au-dessus de l'arcade crurale et descendant plus ou moins vers la racine de la verge ou vers les bourses, la hernie inguinale a été divisée en variétés, suivant les phases de son développement et suivant la déclivité du point où elle parvient. On peut la trouver dans le canal inguinal, sortie du canal ou ayant pénétré dans les bourses. Ces différents aspects modifient sans doute quelque peu le mode de l'intervention, mais dans une limite fort restreinte. Il s'agit surtout de variations dans les dimensions du champ de l'opération. En outre, il faut bien remarquer que la même hernie se présente avec des aspects très différents, suivant que le sac est un peu habité, qu'il est distendu, que la hernie est réductible ou non réductible, ou suivant que le sac est absolument vide. Cette dernière disposition est très commune, étant données la position horizontale et l'anesthésie complète au milieu de laquelle la hernie doit être opérée.

En règle générale, on peut dire que, lorsque le sac est plein, l'opération en est singulièrement facilitée, ce qui ne voudrait pas dire qu'il fallût aller jusqu'à souhaiter une hernie énorme et distendue. Mais il est certain que si, au moment de l'opération, les efforts de vomissements, la lutte du sujet pour le chloroforme ont amené un peu de tension de la hernie, il faut bien se garder de faire aucune manœuvre pour la réduire.

L'épreuve pour la recherche de la réductibilité de la hernie doit avoir été faite longtemps auparavant dans une autre séance, car cette réductibilité avait une véritable importance et il fallait nécessairement l'interroger. Il est bon, au contraire, d'avoir tenu le sujet debout un peu avant l'opération, pour tendre son sac et de le faire coucher sans tenter de manœuvre de réduction.

On remarquera que le volume de la tumeur que l'on a sous les yeux ne détermine pas fatalement un volume proportionnel du champ opératoire, comme il arrive pour les tumeurs que l'on extirpe. En effet, l'incision est une voie ouverte pour réduire ou pour extirper, par une sorte de morcellement, le contenu de la hernie. Le sac herniaire, même grand, se rétracte avec une grande facilité, et telle tumeur herniaire qui se présentait avec des apparences énormes, laisse une plaie d'étendue assez modérée. Il n'y avait donc aucune utilité à réduire la hernie d'avance, en vue d'avoir des surfaces moins larges à intéresser.

Il faut noter encore que la région opératoire n'est pas celle que l'on pouvait prévoir avec une connaissance imparfaite de la nécessité de l'opération. *Une seule région de la hernie doit servir d'objectif* à l'opérateur : c'est la région qui avoisine le *trajet herniaire intra-pariétal.* C'est, en effet, dans cette région que devra être effectué le travail de *destruction et de réparation.* C'est là où il faut avoir un champ opératoire largement découvert; c'est là où il faut pouvoir disséquer avec finesse sans destructions inutiles et sans déchirures brutales. La partie inférieure du sac, au contraire, peut être traitée avec quelque violence, peut être déplacée, peut être attirée à soi sans inconvénient. On pourrait, à la rigueur, presque la négliger sans nuire à un résultat définitif en ce qui concerne la hernie. Il est donc absolument inutile de faire, sur les bourses, de grandes incisions, qui n'ont d'autres résultats que de placer l'incision dans de mauvaises conditions de protection, sans assurer à l'opération le champ nécessaire. Aussi, la seule inspection de la cicatrice, après l'opération faite par certains chirurgiens, permet d'affirmer que la cure radicale n'a pas pu être faite dans de bonnes conditions.

Cette cicatrice sur les bourses est celle que l'on observe le plus communément.

Pour justifier cette incision trop basse, on peut dire qu'il y a nécessité d'assurer l'écoulement des liquides et qu'en plaçant ainsi la cicatrice juste en face de la région du sac, ou même au-dessous d'elle, on est assuré d'avoir une réparation plus régulière. Mais cela ne serait qu'un prétexte injustifié pour quiconque sait la pratique de la chirurgie antiseptique. Dans le cas d'une opération bien aseptique, non seulement une plaie élevée permet d'assurer l'écoulement des liquides, mais, dans cette plaie déjà élevée, on peut choisir, comme je le fais, la partie supérieure, c'est-à-dire l'extrémité la plus élevée de l'incision abdominale, pour placer le drain ; je n'ai aucun exemple d'incident fâcheux qui en soit résulté.

L'incision pour découvrir la hernie sera donc une incision oblique, dirigée de haut en bas, suivant la direction du canal inguinal, le cordon servant de point de repère, ainsi que l'orifice externe du canal inguinal, car le placement de l'incision n'est pas toujours indiqué par la forme de la hernie, et il y a toujours avantage, quelle que soit la forme de la masse herniaire, à placer son incision de telle façon que, la région de la hernie étant vidée, l'incision reste bien en face du champ où seront appliquées les sutures de soutènement.

Je reproduis ici les deux schémas mis en tête de ma première description, car on ne saurait insister d'une façon trop claire sur tous les points qui déterminent une opération précise et définitivement utile, qui établissent bien les données du problème (P. 184).

Notre schéma figure 30, qui montre les connexions du sac herniaire inguinal et de la paroi abdominale, est bien fait pour démontrer que c'est à la traversée de la paroi abdominale que doit porter l'effort de l'opération. En considérant la figure placée en face (Fig. 31), on verra précisément que c'est bien sur la paroi abdominale que la série des sutures qui défendront l'abdomen va s'étager.

Ainsi, pour la hernie inguinale en général, l'incision doit porter sur le trajet du canal inguinal. Elle remonte *beaucoup plus haut* que son orifice externe, de façon à découvrir le haut du *sac herniaire* et le *canal inguinal*. Dans la plupart des cas, celui-ci devra être ouvert largement.

Bien que j'aie déjà insisté sur l'ouverture de la paroi abdominale dans mes premiers chapitres, il y a lieu d'y revenir pour la description de l'opération propre à la hernie inguinale.

C'est un temps de l'opération à propos duquel j'ai donné des détails seulement dans mes conférences ou les discussions de la Société de Chirurgie plutôt que dans mes premières publications.

Cependant, plus j'ai opéré, plus je me suis attaché à perfectionner le temps de l'opération et j'ai montré tous les détails qui suivent aux médecins qui me font l'honneur de suivre mon service.

Le canal inguinal doit être *fendu à peu près dans toute sa hauteur*, ce qui est d'autant plus facile que ce canal est, chez les hernieux, plus court que chez les autres sujets. Il est en quelque sorte étalé et se raccourcit en même temps qu'il s'élargit. Il suffit alors d'un coup de ciseaux pour le parcourir dans presque toute sa hauteur. En tous cas, son élargissement est tel qu'après renversement des lèvres de cette incision il devient très facile d'atteindre la séreuse jusqu'à l'orifice interne et au delà.

On pouvait craindre que cette fente de la paroi abdominale laissât une cicatrice facile à effondrer et, par conséquent, une chance de récidive. J'ai eu cette crainte tout au début, et cela m'avait amené, lors de mes toutes premières opérations, à exagérer les tractions qui entraînent la séreuse pour la découvrir et la disséquer. J'ai vu bientôt que les parties réparées de la paroi étaient aussi solides que des parties intactes, quand leur réparation avait été faite avec minutie, en rapprochant des points de suture, en serrant une grande épaisseur de tissus.

J'ai observé le fait non seulement lorsque j'avais fendu le canal, mais lorsque, par nécessité, au-dessus

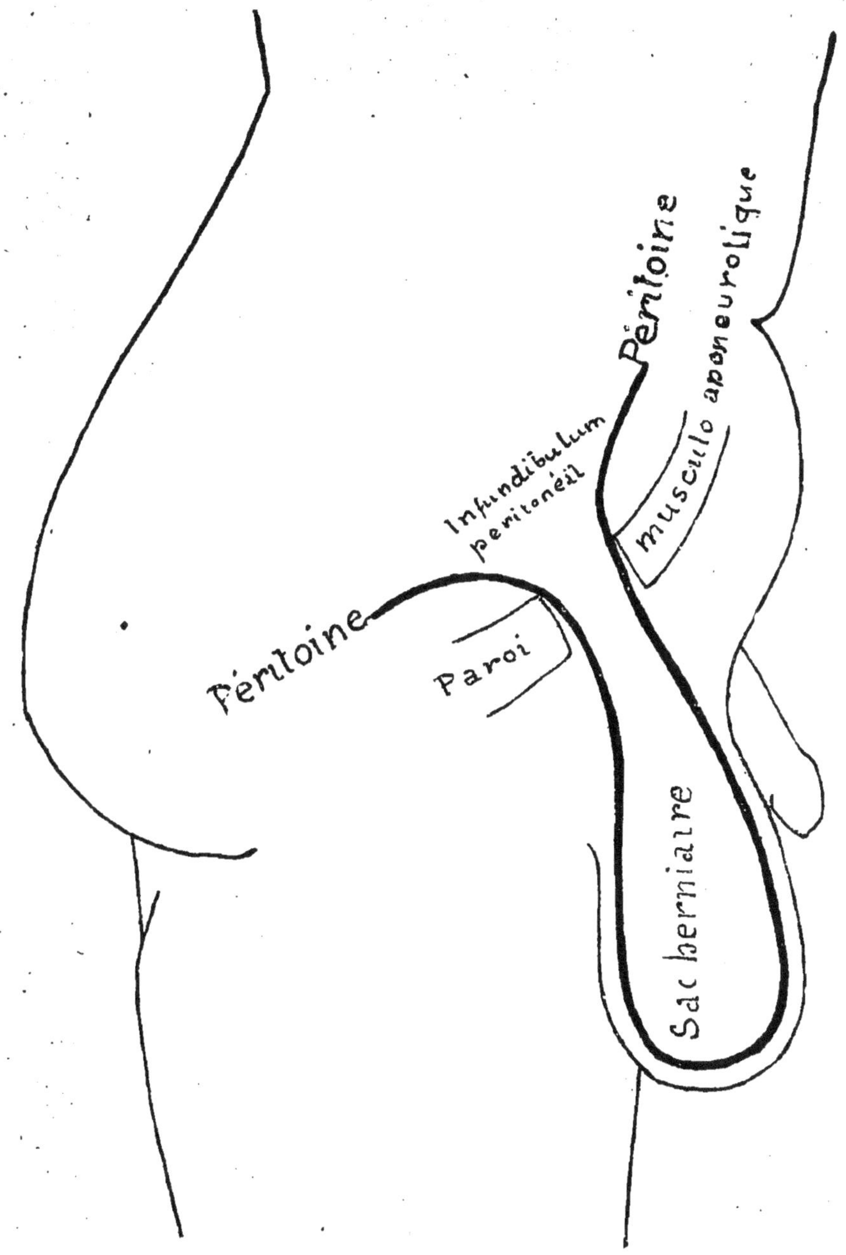

Fig. 30. — Schéma indiquant la poche péritonéale qui doit disparaître en glissant et la paroi qui doit être reconstituée.

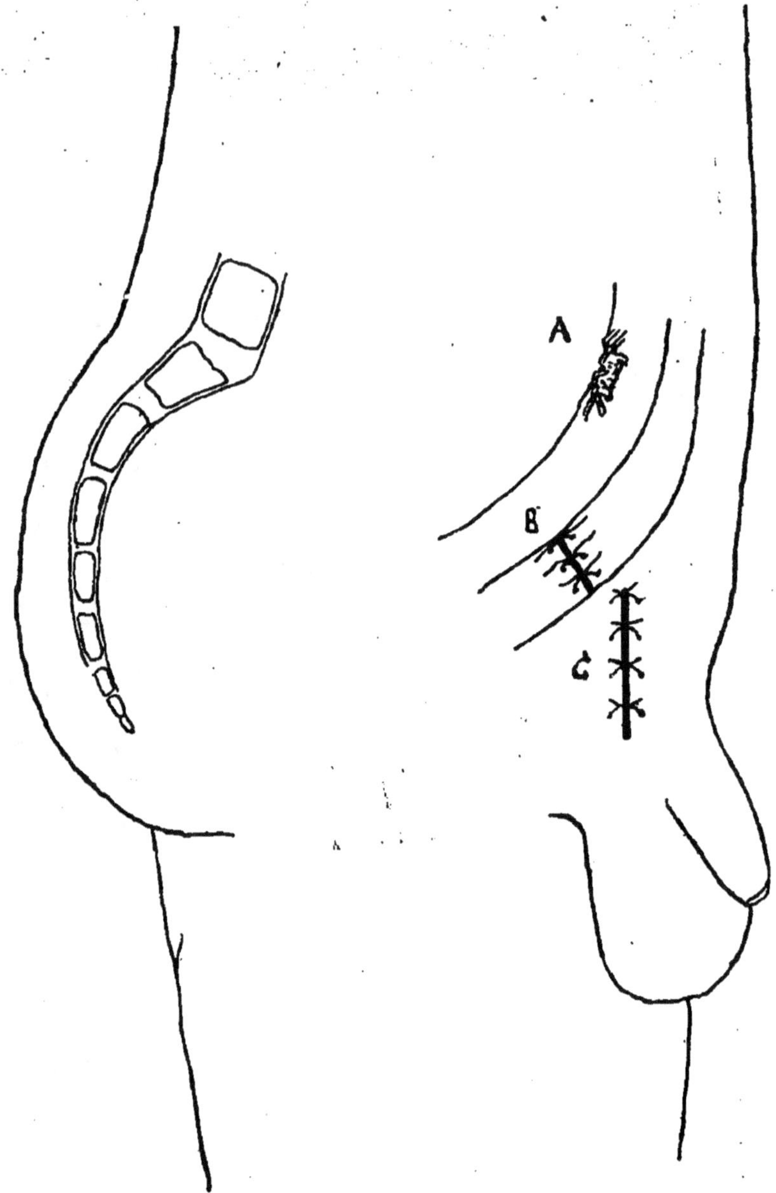

Fig. 31. — Schéma de la cure radicale, la poche supprimée. Ses fermetures operculaires à des niveaux différents. A, sérum; B, paroi musculo-aponérotique; C, peau.

du canal j'avais fendu une grande partie de la paroi abdominale.

Un des cas les plus démonstratifs fut (N° 93 des tableaux) celui d'un homme de cinquante-trois ans que m'avait adressé le Dᵣ Imbert et que j'ai opéré le 24 mai 1888. Chez cet homme, les difficultés extrêmes de la réduction m'amenèrent à fendre toute la paroi abdominale dans une étendue de plus de 10 centimètres. Or, dans la suite, la région où cette incision avait été faite resta d'une solidité remarquable, malgré les très mauvaises conditions dans lesquelles l'opération avait été faite.

Les succès dans les cas exceptionnels m'amenèrent rapidement à faire, dans la généralité des cas, cette incision large du canal qui facilite l'opération sans conséquences mauvaises pour la solidité de la réparation.

Lorsque l'incision des parties superficielles faite, assez élevée pour vous conduire juste au-dessus de l'anneau inguinal externe, se prolonge assez haut pour découvrir tout le canal, on aperçoit bien les fibres arciformes qui joignent les deux piliers. Il semble assez simple de donner un coup de ciseaux sur la paroi antérieure en protégeant le cordon et le sac avec le doigt.

Si l'on agit ainsi, les tissus cachés, appartenant à la paroi fibro-musculaire, beaucoup plus rétractiles que les tissus périphériques, fuient, disparaissent en quelque sorte, et il deviendra difficile de savoir, à l'inspection de la plaie, jusqu'à quel point on est parvenu.

En outre, lorsqu'il s'agira de reconstituer la paroi par une suture simple ou compliquée, la recherche de ces parties fibro-musculaires sera laborieuse; l'affrontement exact ne se fera pas et la réparation de la paroi pourra être assez insuffisante pour que cette fente du canal reste, dans l'avenir, une cause d'affaiblissement de la paroi.

J'ai donc cherché à repérer cette paroi musculaire, avant de la couper, avec autant de soin que je repère la paroi du sac, mais avec beaucoup plus de précision et avec un instrument qui ne fût pas susceptible de déraper pendant le cours des manœuvres opératoires, quelque longues ou quelque laborieuses qu'elles puissent être.

M. Collin m'a construit des pinces longues dont les mors sont légèrement cannelées, mais dont les extrémités sont terminées par des dents assez longues pour pénétrer solidement la paroi fibro-musculaire du canal inguinal, si épaisse ou si mince qu'elle soit.

Voici la figure de cette pince, que j'ai déjà signalée au chapitre où j'ai décrit les instruments que j'emploie, sans qu'il y ait peut-être grand mérite pour l'invention ; c'est un instrument parfaitement adapté au rôle que je lui destine.

Son mode d'emploi sera clairement démontré par les figures suivantes.

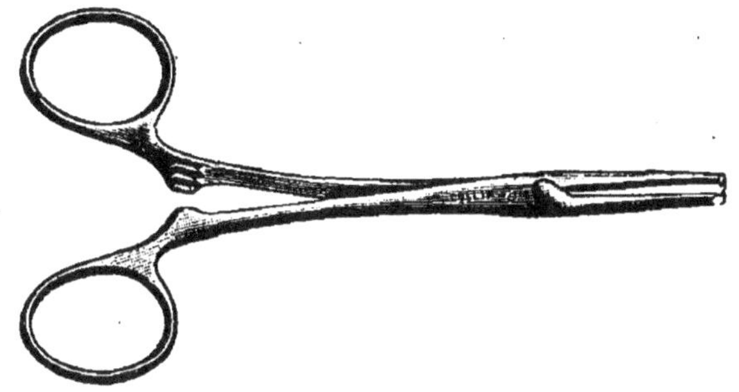

Fig. 32. — Pince longue à pointe.

Dans la première, les deux pinces, introduites sui-

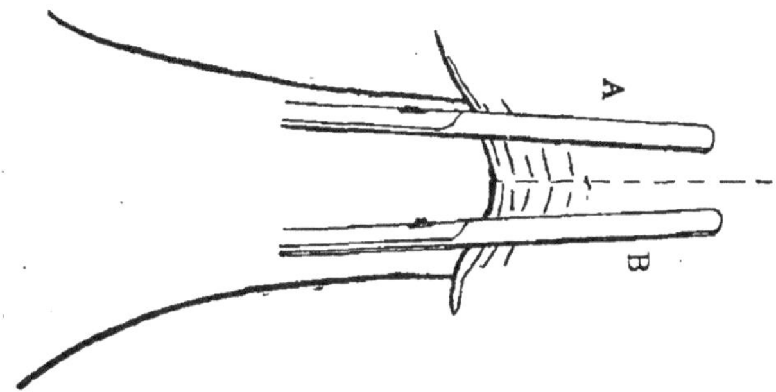

Fig. 33. — Pinces sur la paroi inguinale antérieure.

vant l'axe du canal inguinal et comprenant toute l'épaisseur de cette paroi au-devant du cordon, sont placées à peu près parallèlement, les extrémités terminales des pinces ou griffes fixées bien exactement à la même hauteur (Fig. 33).

Entre les deux pinces, toute l'épaisseur de la paroi est coupée à coups de ciseaux et le canal est largement ouvert, comme le démontre la figure 34.

En regardant attentivement cette dernière figure,

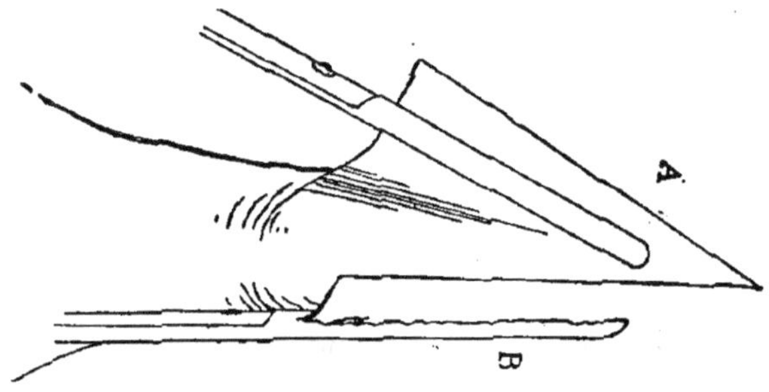

Fig. 34. — Pinces relevant les lambeaux après la section.

on conçoit comment ces pinces fixent solidement les lèvres du canal inguinal. En outre, elles marquent bien la hauteur de votre incision première. Si les nécessités opératoires vous amènent à conduire plus haut votre incision du canal et de la paroi abdominale, les pinces, qui ne bougent pas de place, serviront à bien mesurer la hauteur qu'il faut atteindre, les points qu'il ne faut pas dépasser.

Comme les pinces sont différentes de forme, on ne

risque pas de les confondre avec les autres qui encombrent le champ opératoire, et elles deviennent
un élément précieux de direction.

Cette incision de la paroi abdominale étant faite,
la région occupée par le sac herniaire est *préparée*.
On a tout découvert. On va donc rechercher le sac
par dissection, puis le préparer. Pour la recherche du
sac dans le cordon ou sur la partie latérale du cordon,
toutes les incisions doivent être faites parallèlement
à l'axe du canal inguinal, de façon à avoir moins de
chance de blesser les organes importants : vaisseaux
et canal déférents. Le sac trouvé, les incisions pour
le dégager seront faites, au contraire, perpendiculairement au sac, prudemment et toujours en
voyant ce que l'on fait.

La région où se trouve le sac sera pénétrée couche
par couche. Il est sage de ne jamais chercher à
entrer d'emblée dans le sac ; ceci serait beaucoup
plus brillant, mais fort peu sûr, et je crois que ceux
qui ont beaucoup ouvert de hernies et peuvent apprécier l'extraordinaire variété des surprises qui vous
attendent n'auront pas l'idée de procéder ainsi.

Le sac ouvert est repéré avec soin à l'aide de
pinces, puis vidé de son contenu. Il est alors réduit
à sa minceur la plus grande possible, puis disséqué
très haut. S'il est nécessaire, le canal est fendu plus
haut qu'au début, de façon à découvrir toute sa
hauteur.

Le sac, bien isolé du cordon, est détaché aussi haut que possible; *le pédicule est formé*, attiré, puis ligaturé, puis réséqué, et enfin le moignon est retourné dans le ventre. Il est encore refoulé avec le doigt, de façon à compléter le dégagement des adhérences. Puis les *sutures profondes et perdues* sont appliquées sur la paroi du canal et sur toutes les parties molles qui peuvent y être ramassées.

La précaution prise de ne pas enserrer les éléments du cordon dans les ligatures est le fait le plus important à signaler dans cette manœuvre.

C'est, en effet, un point de la plus haute importance; mais, avec un peu de délicatesse de main, on y arrive assez facilement. Il suffit, pour cela, de tenir constamment au bout du doigt plongé dans la plaie et dirigeant l'aiguille le cordon ou même le canal déférent toutes les fois que sa saillie est bien marquée.

Quant au mode suivant lequel la suture sera faite, il doit varier beaucoup suivant les cas. Au début de ma pratique, j'attachais moins d'importance aux sutures et je les multipliais moins. Depuis plusieurs années, j'ai modifié mon opinion à ce sujet. Sans faire de la suture une pratique primordiale, sans considérer la suture comme une pratique inévitable sans laquelle la cure radicale ne serait pas accomplie, je pense que de sutures soignées on peut tirer des perfectionnements très sensibles, une solidité de la paroi qui était irrégulière en les négligeant, et j'ai de plus en plus travaillé ces sutures.

Sur la région du canal inguinal, mes sutures sont disposées d'après les modes suivants : les unes sont de simples sutures à points passés, ramassant tout ce que je puis ramasser des parties molles dans la région où le canal inguinal a été ouvert, et cela jusqu'au bas de la fissure artificielle que j'ai faite et qui se combine avec la fissure naturelle de la hernie.

Si la paroi abdominale est épaisse et résistante, je reprends souvent les deux chefs du point passé, pour les repasser à leur tour au-dessous du nœud du premier point. Je double ainsi mon anneau de soutien d'un second anneau qui fait corps avec lui et donne au doigt la sensation d'une dureté remarquable, d'une sorte de corps étranger. Ces deux modes de sutures peuvent être placés à des distances diverses et se combiner de façon à faire une sorte de plan continu et dur.

Dans le cas où la paroi est très relâchée, où le canal était fortement distendu ou adhérent à une sorte de paroi flottante, on aurait beau réunir avec soin les bords du canal, il resterait un espace creux assez vaste dans la région. C'est là ce qui m'a amené à mettre en œuvre la série des sutures suivantes, que je pratique aujourd'hui presque constamment pour toutes les hernies inguinales. Ce qui est indispensable pour les cas difficiles complète encore très bien les cas simples. Je dispose les fils de façon à faire glisser l'une sur l'autre les deux lèvres de la fente du canal inguinal. Un ou plusieurs fils doubles en U, piqués dans une des parois, vont repiquer l'autre paroi par-dessous, pour être attachés ensuite au-devant de cette paroi. Cette petite manœuvre, assez simple, quoique difficile à décrire, combinée avec quelques points passés sur le bord des lèvres de l'incision,

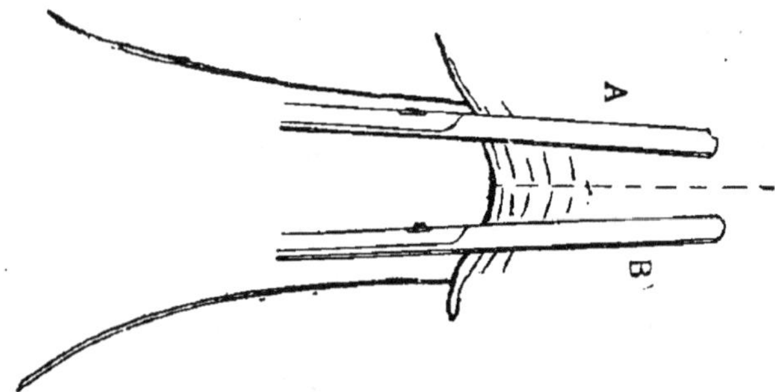

Fig. 35. — Pinces placées sur la paroi antérieure du canal inguinal.

me donne une sorte de mur constitué par les deux lèvres du canal inguinal dont la paroi était mince. Mais elle est aujourd'hui doublée par cet artifice et la présence des fils se croisant en tous sens assure la permanence de cette disposition.

En reprenant les figures, on arrivera sans peine à comprendre ce qu'il y a de compliqué en apparence dans la confection de ce point. J'y attache d'autant plus d'importance qu'il me paraît très propre à déter-

miner le glissement des lèvres de la paroi l'une sous
l'autre, à les fixer ensemble et à servir de centre en
quelque sorte pour la constitution de la cicatrice
solide en dessus et en dessous.

Si on considère les deux figures observées tout à
l'heure, on verra qu'un plan, une certaine épaisseur
de tissu, a été comprise entre les deux pinces de A.
en B.

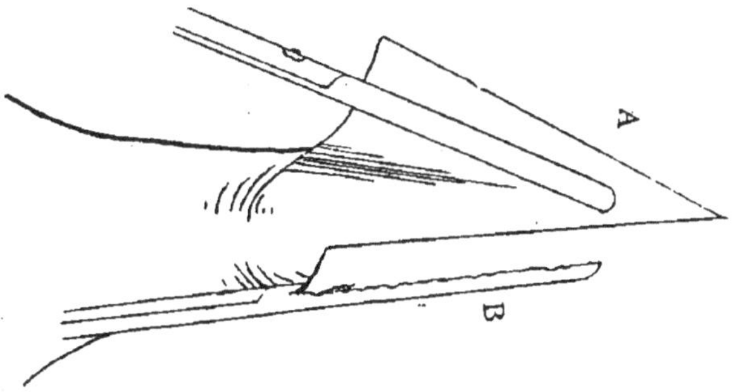

Fig. 36. — Paroi antérieure sectionnée.

La section ayant été faite, il y a, en A et en B, deux
lambeaux saisis et soulevés par les pinces.

Il s'agit non de les suturer simplement, mais de
les glisser l'un au-dessous de l'autre, de façon à
pouvoir les suturer en double plan superposé. Le
fil destiné à les entraîner l'un sous l'autre doit servir
aussi à les unir. Ces lambeaux ainsi mis en place
seront aidés par des fils complémentaires, placés en
suture ordinaire, à points passés dans les bords de ces

lambeaux. Voici le moyen que j'emploie. Soit, dans la figure 37, les deux lambeaux A et B.

Un fil en U est passé de A en B. Si les deux chefs du fil sont tirés ensemble, A glisse au-dessous de B et nous avons, après traction du fil, les lambeaux superposés.

Si nous lions alors les deux fils des points passés

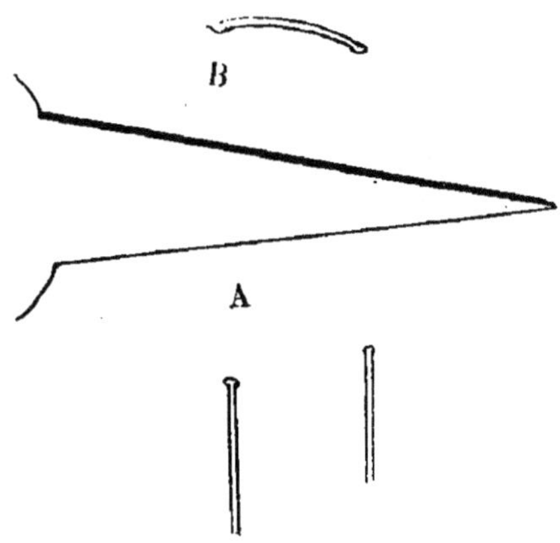

Fig. 37. — Fil en U de A en B, pour réunir les deux lambeaux.

placés au-dessus et au-dessous du fil, nous assurerons la solidité et l'union de nos deux plans (Fig. 38).

Suivant la laxité de la paroi, l'étendue de la fente du canal inguinal et l'écartement entre les piliers, l'étendue de nos lambeaux nous permettra de placer un, deux ou trois fils en U et un nombre plus ou moins considérable de points passés en dessus et en dessous des points en U.

Ce procédé nous permet même de faire davantage. Comme, chez l'homme surtout, la paroi correspondant à la partie inférieure de l'intervalle des piliers, au-dessous de l'ouverture du canal inguinal, est souvent

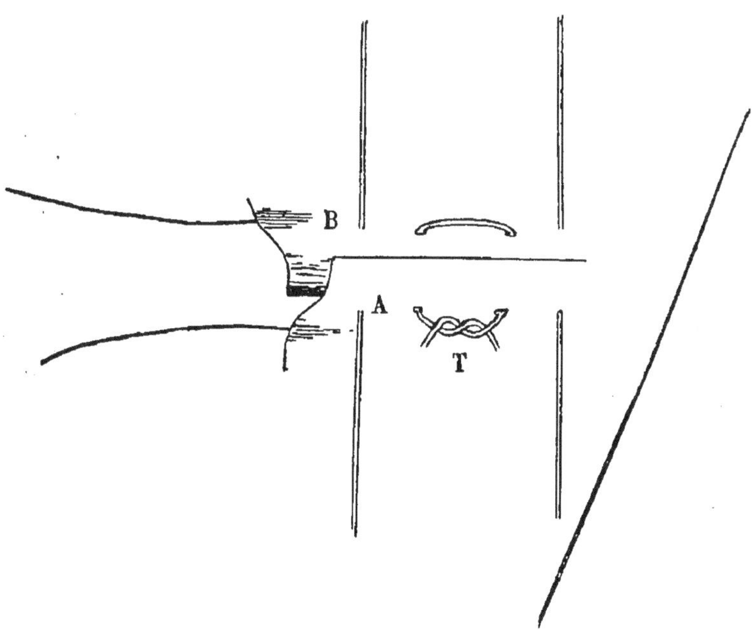

Fig. 38. — A glissé par-dessus B, fixé en T et serré, 2 points passés fixeront B sur A, les deux lambeaux réunis se recouvrent.

assez peu résistante, le mouvement de glissement du lambeau de paroi fibro-musculaire nous permet d'aller combler le vide qui pourrait se produire là.

En agissant ainsi, on risque bien de serrer un peu

le cordon ou plutôt de le comprimer. Mais cela ne
paraît avoir aucun inconvénient sérieux. Comme je
le disais plus haut, ce mode de fermeture du canal
inguinal me donne comme un centre solide sur lequel
viennent s'appuyer les sutures que je fais pour
compléter la défense de la paroi.

Les sutures perdues, toujours au catgut, sont
souvent au nombre de huit à dix et j'ai diverses
manières de les passer, en évitant cependant toujours
les surjets, qui ne m'ont jamais paru avoir assez de
solidité pour les cas où l'on réunit des parties
tiraillées ou difficiles à maintenir.

Aujourd'hui, toutefois, je considère que le passage
des fils en U me donne une solidité de suture supérieure à celle obtenue par les autres points et j'en
ai généralisé définitivement l'emploi.

Il y a plusieurs manières de passer les fils, de
les joindre ensemble, en un mot de combiner leur
action de façon à constituer dans la région la cicatrice dure dont j'ai indiqué la formation comme
indispensable.

Il n'y a pas de véritable difficulté dans le temps
de cette opération et la fantaisie de l'opérateur peut
même se donner libre cours pour arriver à plus ou
moins d'élégance dans cette partie de l'acte opératoire; le chirurgien ne doit pas craindre, pour donner
plus de force à la cicatrice, d'assurer par ses sutures
la cohésion des plans musculo-fibreux avec les masses

de tissu cellulaire plus ou moins graisseux qu'il pourra appliquer sur elles.

L'ensemble des fils et des parois suturées doit donner une masse dure, un véritable cordon, que le doigt sent au fond de la plaie; et, plus la résistance de ce cordon est parfaite, plus la solidité de la paroi doit être assurée. Cette manière de faire n'a qu'un inconvénient dont il faut être prévenu. La trop grande minutie dans le placement des sutures peut être cause de quelque imperfection.

Les sutures placées dans cette région ne doivent pas être par *trop serrées*, sans quoi elles coupent les tissus et surtout entravent leur nutrition. Elles sont, en effet, très rapprochées les unes des autres et leur constriction exagérée pourrait amener l'élimination de quelques-unes des fibres prises même avec de bon catgut et alors qu'il n'y a ni septicité ni complication importante.

Par-dessus, la peau est suturée au crin de Florence, comme j'en ai l'habitude pour toutes les sutures amovibles. Dans la plaie, je place constamment un drain qui doit venir au contact de ma suture sur le canal, mais *ne jamais pénétrer au-dessous*. Si les bourses ont été largement ouvertes, le drain doit descendre vers elles sur les côtés de la racine de la verge.

De cette façon, il empêchera toute tension au-devant de la suture et surtout il empêchera toute accumulation de liquide de se faire dans es bourses ou au moins à leur partie supérieure.

Le pansement *complète en quelque sorte l'opération*. Par la compression qu'il exerce, il assure le contact des parties qui viennent d'être disséquées. Je considère comme étant d'un grand intérêt non seulement la compression exercée immédiatement, mais la continuation de cette compression pendant plusieurs jours ; et j'ai l'habitude, aujourd'hui, de laisser toute une semaine mon premier pansement pour qu'après ce premier pansement il n'y ait plus de mouvement possible dans les parties accolées.

Du reste, ce fait de pratiquer un pansement relativement tardif ne peut qu'être favorable à la régularité des phénomènes de la réparation.

Tels sont, d'une manière générale, les principes à appliquer à la hernie inguinale. On verra combien, en conservant les mêmes principes, il faut varier les modes d'application du procédé pour les hernies crurales, ombilicales, épigastriques, etc.

Mais, même pour la hernie inguinale, bien des variétés doivent être étudiées séparément pour qu'on puisse se rendre compte des indications spéciales que fournissent certains états de la hernie.

Hernies inguinales très grosses.

En principe, les hernies très grosses sont de mauvais cas, et j'ai dit que, pour bien des raisons, le chirurgien doit plutôt prévenir l'accroissement de la hernie que chercher à la réparer une fois grosse. Ce n'est pas, comme on pourrait le croire, parce que la grosse hernie est plus difficile à opérer. L'opération, sauf certains cas spéciaux, est plutôt facilitée par un certain volume de la hernie. Mais la grosse hernie promet de médiocres résultats avec une paroi abdominale effondrée et des viscères qui se trouveront trop à l'étroit lorsqu'ils seront rentrés dans l'abdomen.

Il faut accumuler les précautions si l'on veut tirer quelque bénéfice de l'opération. Je commence donc par faire subir au sujet une assez longue préparation ; le repos au lit, les purgations répétées, les tentatives de réduction, pour me rendre compte de la facilité ou des difficultés à rencontrer au cours de l'opération.

Plus que pour les autres cas, j'insiste pour opérer en dehors de toutes complications pulmonaires. Beaucoup des porteurs de grosses hernies sont des emphysémateux, et je crois qu'il est de la plus haute importance de choisir un moment sans toux et, s'il est possible, une saison favorable.

Au cours de l'opération pour un gros sac, on pénètre presque toujours facilement dans celui-ci, et l'incision placée à la partie supérieure de la tumeur vous permet très aisément d'arriver très haut dans l'abdomen par un orifice très large et en pratiquant des tractions, même peu énergiques.

Ces grosses hernies contiennent quelquefois les plus grosses masses de l'épiploon. Ou bien il n'y a pas d'épiploon présent dans le sac au moment de l'opération et il est facile avec le doigt pénétrant par l'orifice d'attirer des masses épiploïques de l'abdomen. Ce sont les meilleurs cas. On peut alors avoir l'espoir de réintégrer les anses intestinales dans de bonnes conditions dans l'intérieur de l'abdomen.

Pour la dissection du sac, il ne faut pas se laisser aller à la facilité de décoller en masse toutes les couches qui le constituent. Ce procédé serait bien plus rapide, mais on serait bientôt arrêté par le feutrage des tissus, et la résection de la séreuse serait incomplète. Il faut bien dédoubler les couches et arriver sur l'enveloppe séreuse, puis la disséquer très haut. Si la dissection préalable a été bien faite, la séreuse se décolle facilement et très haut; il faut même alors mettre une certaine discrétion à ne pas aller trop haut, car on risquerait, en pénétrant dans l'abdomen, de dépasser les limites raisonnables et d'arriver sur des viscères qui doivent conserver leur séreuse.

Il m'est arrivé, au début de mes opérations, de laisser une partie inférieure d'un sac énorme et de l'enlever dans une seconde opération. Je n'ai plus recommencé. Je m'étais évidemment laissé impressionner par les auteurs qui font de la chirurgie septique et affirment que les grands décollements sont cause de gangrène.

J'ai aussi, dans mes premières opérations, placé sur les pédicules séreux très larges plusieurs fils de catgut en chaîne. Je trouve aujourd'hui plus d'avantages à placer deux fils entrecroisés seulement. Si la séreuse a été bien dédoublée des tissus fibreux sousjacents, on la fronce très bien, on la ramasse comme on le ferait avec les coulisses pour une bourse, et ces parties réunies ont plus de chance de donner une solidité complète à la cicatrice de la séreuse que la série des points de chaîne.

Les suites des opérations pour grosses hernies doivent être surveillées de très près. Le pansement est particulièrement difficile à faire et à maintenir bien serré. Souvent, l'abdomen est gros et il faut renouveler le pansement assez rapidement; le terme de huit jours pour le premier pansement serait trop long. Les troubles respiratoires sont plus communs pour ces hernies que pour toutes les autres.

Enfin, pour les résultats définitifs, il faut être prêt à

appliquer très rapidement un *bandage vrai* au moindre soupçon de récidive. Il faut, en effet, s'attendre à ce que celle-ci serait très facile ; et on aurait tort de la laisser s'établir sans mettre une barrière qui soutienne la région et conserve les bénéfices considérables acquis par l'opération.

Petites hernies inguinales.

Les très petites hernies méritent qu'on en dise un mot, parce qu'il faut les aborder carrément par l'incision directe du canal inguinal. Alors que je mettais une certaine discrétion dans l'usage de cette ouverture, je n'hésitais pas à la faire pour les petites hernies. Même si on craignait de l'employer pour des hernies qui peuvent être autrement abordées, on ne pourrait ici s'en passer.

On peut avoir à les opérer pour deux motifs assez différents. Il n'est pas rare de voir de très petites hernies être très douloureuses. Puis il arrive aussi que les porteurs de ces petites hernies cherchent à éviter le supplice du bandage, veulent se marier ou doivent adopter une profession incompatible avec l'existence d'une hernie.

Or, le sac de ces très petites hernies est souvent très difficile à trouver de dehors en dedans, en cherchant d'abord au-devant de l'orifice inguinal externe. Au contraire, si on fend largement le canal jusqu'en haut, on arrive aisément sur ce sac, la dissection est très facile et l'opération, qui m'a paru les premières fois difficile, a pris beaucoup plus de simplicité pour moi.

Sur les plaies de ces opérations de petites hernies, j'ai pensé qu'on pourrait abandonner le drainage et j'ai quelquefois essayé. Ayant trouvé précisément dans ces cas que la suppression du drainage ne me donnait aucun avantage sérieux et que les lignes de réunion étaient plutôt moins belles que celles des sujets drainés, je suis revenu au drainage, même pour ces petites hernies. Quoique la plaie fût petite, il m'a paru donner de bons résultats. On conçoit que plus la lésion paraît de médiocre importance et plus il est nécessaire que les suites en soient de régularité parfaite, sans inconvénient aucun.

Hernie du gros intestin.

La hernie du gros intestin mérite un chapitre à part dans l'histoire de la hernie inguinale. On voit le gros intestin glisser dans les hernies à trois états différents.

1° Il peut glisser avec son mésocôlon, de telle

sorte qu'au niveau du collet du sac une partie de la périphérie de ce collet soit occupée par le gros intestin, en arrière duquel il y a une absence de péritoine. On voit que, dans ces cas, le chirurgien qui poursuit la dissection assez haut rencontre fatalement ce gros intestin, et sa résection de la séreuse, ne pouvant porter au-dessus du gros intestin, laissera une lacune au voisinage de l'anneau. Si, dans ce cas, on met deux fils à ligature entrecroisés, il se peut qu'ils serrent une partie de ce gros intestin, et l'on s'expose à des accidents.

Pour remédier à cela, je place ordinairement plusieurs fils en chaîne, en ayant bien soin de porter la dernière anse le plus haut possible et de voir si elle ne serre pas l'intestin. Puis, pour faire perdre le moins de terrain possible à ma barrière, que je vais placer au-dessous, je refoule le gros intestin en le décollant le plus haut possible, et je place sur l'anneau musculaire fibreux, le plus haut possible, **la série de mes sutures profondes de catgut**, qui vont, en quelque sorte, porter l'effort des viscères qui ont une tendance à descendre dans le petit cul-de-sac qui restera du côté du gros intestin.

Ici, même remarque que pour les grosses hernies. Comme il y aura une tendance fatale à la récidive, il faut beaucoup la surveiller et ne pas craindre de placer le bandage si celle-ci paraissait devoir se produire.

2° Dans un second cas, le gros intestin est descendu de telle sorte que ce ne soit plus seulement le collet au voisinage duquel on le rencontre. Il descend sur une partie de la paroi du sac. Ici, l'opération sera fatalement incomplète ; les fils, placés à l'aide du même artifice que je viens d'indiquer, seront nécessairement placés très bas. Cette fois, il y a un véritable cul-de-sac qui subsiste au-dessus des fils qui ferment le péritoine et la seule correction qui puisse se faire consiste dans la manœuvre de décollement du gros intestin au-dessus de l'anneau de la paroi abdominale. Mais, en pratique, ce décollement n'est pas très facile à opérer, parce qu'il amène un écoulement de sang assez sérieux et parce qu'on sait qu'il est imprudent de déchirer trop haut les vaisseaux qui arrivent à un intestin.

3° Enfin, dans des cas très rares heureusement, mais plus graves encore, on trouve un gros intestin tellement descendu que c'est lui qui forme la partie la plus importante de la paroi du sac. Dans ces cas, on trouve un petit cul-de-sac séreux derrière une grosse anse de gros intestin. Une première difficulté se rencontrera dès l'ouverture du sac. Si celle-ci n'est pas faite avec de très grandes précautions, on entrera tout droit dans le gros intestin. C'est une des raisons pour lesquelles je recommande de n'entrer jamais d'un seul coup dans le sac. C'est un procédé brillant qui peut étonner le public et réussir dans un grand nombre de cas. Mais il suffit qu'on rencontre un cas de cette espèce pour assombrir singulièrement le pronostic par cette imprudence inutile. J'ai observé trois cas où cet accident serait arrivé fatalement si je n'avais eu la précaution d'inciser toujours couche par couche. Il faut bien faire remarquer que cette disposition est impossible à diagnostiquer ; je l'ai soupçonnée, mais, même après l'incision de la peau, la coloration et la vascularisation des parties sous-jacentes ont été les seuls éléments qui m'aient fait penser que je devais me défier de la forme de la hernie.

Dans ces cas, le refoulement du gros intestin ayant été fait vers l'abdomen le plus vigoureusemeut possible, on n'a qu'une ressource pour le maintenir ainsi relevé. Après avoir fermé la séreuse avec une série de fils en chaîne ou à points passés, il faut établir au-dessous de la fermeture du sac et de l'intestin soulevé un véritable grillage de fils de catgut, bien placés sur la paroi musculaire, et les serrer après s'être assuré qu'ils donnent le relèvement en question.

Mais, par exemple, chez les sujets porteurs de cette hernie, il n'y a pas lieu d'hésiter à appliquer un bandage le plus tôt possible. En procédant ainsi, on peut espérer maintenir ses résultats, et j'ai observé deux occasions dans lesquelles j'ai eu les meilleures nouvelles de mes opérés. Peut-être ne sont-ils pas assez anciens pour en tirer des conclusions définitives. Mais, en tout cas, on peut être satisfait d'avoir accompli l'opération sans accidents et d'avoir un bon résultat immédiat.

Hernies inguinales doubles.

J'ai dit à maintes reprises que les hernies doubles sont de mauvais terrains pour la cure radicale, ce qui ne veut pas dire qu'il ne faille pas les opérer, mais qu'il faut mettre une certaine circonspection dans l'intervention.

Dans mes tableaux, on trouvera 13 opérations faites des deux côtés et 8 opérations faites chez des sujets porteurs de hernie double, chez lesquels un seul côté a été opéré.

Les hernies inguinales doubles se présentent dans deux conditions bien différentes. Les unes sont accompagnées de défoncement de la paroi. Même si la hernie est petite, on voit la paroi fléchir sous le moindre effort. Ces sujets sont peu tentants et il faut qu'ils expriment un désir bien vif pour qu'on se décide à les opérer dans de si mauvaises conditions que les nécessités de soutenir la paroi ont toutes chances de se manifester.

Au contraire, des hernies doubles, quoique volu-

mineuses, peuvent avoir un aspect assez satisfaisant :
les hernies congénitales par exemple ; j'en ai opéré
deux doubles avec ectopie,

Cependant, d'une manière générale, si un sujet se
présente avec des hernies inguinales doubles largement développées, il faut qu'une *des indications* que
j'ai formulées au chapitre IV se présente : douleur,
irréductibilité, etc.

Les deux hernies sur un même sujet peuvent être
à un état de développement très différent. Si une
hernie est complète d'un côté, tandis que, de l'autre
côté, il n'y en a qu'une à l'état de pointe, il n'y a, en
réalité, qu'une opération à décider. Il peut arriver que
la deuxième hernie se développe peu ou point, et la
question de la deuxième opération peut ne se poser
que fort longtemps plus tard.

C'est ainsi qu'il m'est arrivé d'opérer les deux hernies à un assez long intervalle.

Ce fait est au moins un encouragement à intervenir,
car il montre que la tendance au développement herniaire est médiocre.

C'est ainsi que j'ai eu l'occasion d'opérer huit sujets
porteurs de deux hernies, que j'ai opérés d'un seul
côté seulement et chez lesquels la hernie du côté
opposé est encore si petite que je n'ai pas eu l'occasion de les opérer du deuxième côté.

Mais si la hernie double est assez développée de
chaque côté, l'opération devra être double. Ici se

14

fera une première question. Les deux côtés devront-ils être opérés le même jour ? Sans doute, il n'y a rien d'impossible à une semblable intervention. J'ai eu l'occasion de la faire plusieurs fois. Je considère cependant que c'est une mauvaise manière de faire.

Sans doute, le sujet étant vigoureux, si on pouvait être sûr que l'opération sera simple des deux côtés, en opérant le même jour, on épargnerait au sujet les ennuis de deux opérations successives. Mais rien ne peut nous donner une telle garantie et il peut arriver, comme cela m'est arrivé, d'avoir deux hernies difficiles. Sur un sujet, j'ai opéré de chaque côté une hernie contenant du gros intestin.

Il est certain que, dans ces cas, on se lasse, on se fatigue pour ces deux opérations minutieuses faites sans désemparer, et la seconde opération risque d'être moins parfaite, c'est-à-dire moins sûre pour le résultat.

En outre, le sujet soumis à une double intervention réellement longue et laborieuse court sensiblement plus de risques.

Il est donc sage d'éviter, autant que possible, l'intervention double le même jour. En les faisant à un intervalle minimum de deux à trois semaines, on n'aura guère plus d'un mois à cinq semaines de séjour au lit à imposer au malade, ce qui est encore supportable.

Quand on pourra conseiller deux opérations avec

u1 peu plus d'intervalle, cela vaudra encore mieux pour la santé générale.

L'opération, le pansement, ne présenteront rien de spécial.

Dans la suite du traitement, la question du bandage se posera d'une façon très sérieuse, pour deux raisons :

D'abord, le fait même de la hernie double montre déjà une faiblesse générale de la paroi.

En second lieu, bien des sujets atteints de hernie double exercent une profession pénible et, sitôt leur guérison obtenue, retournent à leurs occupations.

Pour ces deux raisons, les occasions d'appliquer un véritable bandage après les opérations seront plus communes que pour la hernie unilatérale ; et même, quand le sujet sera dans des conditions telles qu'il n'y ait pas lieu de lui faire porter de bandage, il faudra plus qu'aux autres lui recommander de se présenter souvent pour qu'il soit possible de lui conseiller un bandage devenu nécessaire à cause de l'imminence de la récidive.

J'ai cependant vu des sujets opérés de hernie double et se passant de bandage. L'un d'eux, après avoir été opéré des deux côtés, s'est présenté à l'autorité militaire et a été accepté comme engagé volontaire. J'ai tout lieu d'espérer que sa cure restera solide.

Parmi les opérés de deux hernies, j'ai revu récemment un homme opéré pour une hernie inguinale double avec ectopie inguinale. L'opération datait de 9 mois et j'ai constaté un résultat des plus solides sur le sujet, qui ne porte pas de bandage, avec résultats complets pour la descente du testicule gauche, moins complets dans le droit, remonté vers la verge (Observations 222 et 230).

Quant au bandage à adopter, il ne diffère du bandage nécessaire pour une hernie d'un seul côté que parce qu'il est double, et je renvoie au chapitre du bandage.

Dans le cas où il n'y a pas de bandages à conseiller, j'ai fait mettre avec avantage la ceinture Rainal, à deux pelotes, pendant les cinq ou six mois qui suivent l'opération, pour favoriser la consolidation de la cicatrice.

CHAPITRE XII

HERNIE INGUINALE CONGÉNITALE.

Le *nombre*, la *proportion* des hernies congénitales
sont considérables ; dans mes statistiques, on peut
relever, par exemple, 60 cas désignés sous le nom de
hernie congénitale. De fait, ce chiffre est très au-dessous de la vérité, car je n'ai désigné comme congénitales que les hernies dans lesquelles la vaginale et le
sac herniaire forment cavité commune. On voit par
mon exposé que j'admets comme congénitales beaucoup de hernies qui n'ont pas cette constitution. Malgré
cela, comme dans mes tableaux les caractères indiquant
la congénitalité de la *hernie non vaginale* n'avaient
pas toujours été marqués avec la même régularité, j'ai
pensé qu'il ne fallait pas relever de chiffres concernant
les hernies congénitales non vaginales, jusqu'à ce
que ceux-ci aient pu, pour un chiffre sérieux, être

relevés avec le soin et la régularité nécessaires.

En prenant toutes nos hernies congénitales, j'ai réuni 60 cas, qui se divisent de la façon suivante : 48 cas chez l'homme au-dessus de quinze ans, 12 cas chez l'enfant jusqu'à quinze ans.

De ces cas, 9 se présentaient avec ectopie testiculaire chez l'homme et 6 chez l'enfant. Sur ces 15 cas, 10 ont été traités par l'abaissement et la fixation du testicule et 5 par la castration chez l'adulte.

La hernie inguinale congénitale mérite une histoire assez complète, non seulement parce que l'opération de la cure radicale doit recevoir pour elle quelques modifications, mais parce que son étude nous fait connaître des détails importants pour les indications, pour le pronostic et, en définitive, pour le succès de la cure radicale.

Quelques auteurs avaient avancé que, de toutes les variétés, la variété congénitale était celle qui demandait le moins l'intervention. Il y a déjà longtemps que j'ai soutenu l'opinion contraire, à savoir : qu'à tous les points de vue, la hernie *inguinale congénitale était le meilleur champ opératoire.*

L'existence de la hernie congénitale résulte de la persistance du canal péritonéo-vaginal dont le docteur Ramonède a donné une si bonne description dans sa thèse, il y a quelques années (1). Celui-ci per-

---

(1) Le canal péritonéo-vaginal et la hernie péritonéo-vaginale étranglée chez l'adulte, par le Dr H. Ramonède ; thèse de Paris, 1883.

siste avec des irrégularités remarquables, tantôt avec
un trajet assez large, tantôt avec un trajet rétréci en
plusieurs points. Il peut persister dans toute son
étendue jusqu'à la vaginale, ou bien il existe seulement dans le cordon ; de là, la variété vaginale et la
variété funiculaire de la hernie congénitale. On a
surtout constaté que ce canal péritonéo-vaginal peut
exister d'une façon apparente ou bien avoir une
existence latente en quelque sorte. En d'autres
termes, il peut être habité par une hernie constituée
complète ou bien former une simple fissure passant
inaperçue et attendant qu'un effort vienne y provoquer la formation de la hernie. De là, la possibilité
de l'existence d'une hernie ayant tous les caractères
de la hernie congénitale chez un sujet qui accuse un
développement tardif de cette hernie.

En dehors de ces caractères connus de la hernie
congénitale, il y en a un autre sur lequel on n'a pas
appelé l'attention et qui cependant est d'une très
grande importance à notre point de vue. S'il est vrai
que, chez quelques sujets, la hernie congénitale soit
accompagnée d'une faiblesse réelle de la paroi abdominale, dans la majorité des cas la fissure traverse
des plans musculo-fibreux plutôt forts.

Du moins, si on compare les sujets qui la portent
avec les sujets qui ont acquis des hernies en arrivant
à l'âge d'homme et lorsqu'ils accomplissent des
efforts sérieux, on voit qu'ils en diffèrent très

notablement par l'aspect général et par la puissance des parois au voisinage de la hernie. En un mot, ce sont moins des sujets dont la paroi s'effondre en masse sous l'effort, que des sujets qui ont un trou ou plutôt un canal traversant une bonne paroi. On a donc le droit de prévoir que, lorsque ce trou, ce canal sera oblitéré, la cicatrice étant assez résistante au niveau du canal, il y a bien des chances pour qu'il ne se fasse pas de hernie par effondrement de la paroi abdominale au voisinage de la région opérée.

Cette observation est d'autant plus satisfaisante qu'en nous appuyant sur l'observation précédente et en étudiant les hernies par la dissection, nous constatons bientôt que les hernies d'origine congénitale sont infiniment plus communes qu'on ne le pense au premier abord, en se fondant seulement sur les renseignements que vous donnent malades et parents. Un très grand nombre de hernieux qui passent pour avoir vu la hernie se développer seulement lorsqu'ils sont arrivés à un âge plus ou moins avancé sont des sujets :

1° Guéris en apparence dans l'enfance et chez lesquels la hernie n'a fait que se renouveler. C'est un fait très commun après la prétendue guérison des jeunes sujets par le bandage ;

2° Sujets chez lesquels la fissure intra-pariétale et

le canal vaginal ont persisté sans être perméables au moins à une hernie ;

3° Des sujets chez lesquels la fissure, s'étant fermée dans les bourses, est restée ouverte dans le canal inguinal ;

4° Des sujets chez lesquels une hydrocèle congénitale a été observée d'une façon plus ou moins incomplète ;

5° Des sujets chez lesquels une hernie a été longtemps si petite que le sujet l'a méconnue. Quand on l'interroge, il n'est pas rare d'apprendre qu'il éprouvait du côté de l'aine un sentiment de gêne et de tension que la toux ou les efforts augmentaient. Ce n'est que tardivement et dans des circonstances diverses que la hernie s'est définitivement développée et s'est révélée au porteur, jusque-là parfaitement ingnorant de son infirmité.

Or, l'aspect de la plupart de ces sujets est assez remarquable par le développement des muscles, peu en rapport avec ce qui est accepté généralement comme le système musculaire des hernieux. Ces hernieux sont donc excellents pour la cure radicale, et j'ai pu assez souvent faire de ces cas congénitaux le diagnostic rétrospectif par l'examen de la musculature. En outre, les détails de l'opération révélaient certains caractères sur lesquels je reviendrai plus

loin, caractères qui sont propres aux hernies congénitales. Je dirai plus loin aussi que cette disposition assez peu étudiée, qui est commune chez
l'homme, est à peu près la règle pour la hernie
inguinale de la femme.

Bien qu'on en ait dit, les hernies congénitales sont
des difformités particulièrement redoutables. Il suffirait, du reste, de bien connaître *la disposition anatomique du sac* pour comprendre qu'il en doit être
ainsi. Le sac préexiste ; il est souvent inhabité ou, ce
qui est pire encore, habité seulement en partie. En
certains points, il présente des rétrécissements avec
des sortes d'éperons tranchants. Ces rétrécissements
très irréguliers peuvent être multiples et on peut
trouver là le type de hernie à plusieurs collets, ces
collets étant bien organisés.

Ces hernies, graves par leur *prédisposition à
l'étranglement*, sont particulièrement *douloureuses*.
Elles doivent ce caractère à la forme de leur sac
et à ses collets préformés qui sont peu extensibles ;
elles le doivent aussi à leurs rapports intimes avec
le testicule.

Toutes les complications de la hernie qui peuvent
s'y rencontrer peuvent *atteindre le testicule*, même
les adhérences épiploïques, dont on conçoit toute
l'importance.

Elles sont encore douloureuses indirectement
à cause de ces rapports avec le testicule ; car le

bandage qu'on applique, s'il est suffisamment puissant, a bien des chances de comprimer le cordon et surtout les veines qui émergent du testicule. C'est là une source d'ennuis. On sait, au reste, que, dans beaucoup de ces cas, même chez des sujets qui n'ont porté aucun bandage, les veines du testicule deviennent énormes et se gonflent par instant d'une façon pénible.

D'une façon plus directe en ce qui concerne le testicule, l'intervention chirurgicale est pleine de ressources. Si le testicule est anormalement disposé, l'opération, comme nous allons le voir plus loin, permet de lui rendre une place ou des rapports normaux. Elle permet de compléter une évolution qui n'aurait jamais été achevée. C'est le résultat que l'on pourra poursuivre et atteindre dans la majorité des cas. Il suffirait de parcourir mes tableaux en notant les cas de hernie congénitale pour comprendre combien est régulière la réparation de cette malformation. Mais, dans les cas les plus mauvais, l'opération permet encore de supprimer un testicule qui ne pouvait être que cause d'accident et qui, en attendant les complications menaçantes pour la vie, empoisonnait de douleurs l'existence du patient.

Ces considérations rapidement exposées démontrent que l'opération de la cure radicale devrait être appliquée d'une façon *à peu près constante à la hernie inguinale congénitale*. Comme on le verra, non seulement les principes généraux de la cure radicale seront appliqués à cette variété comme aux autres, mais l'opération faite ne diffère pas essentiellement pour la hernie congénitale de ce qu'elle est pour la hernie acquise. Cependant, d'une part, il y a quelques modifications à lui faire toujours subir, et, d'autre part, certaines formes de la hernie congénitale comportent des conditions si spéciales qu'il est besoin d'entrer dans le détail de tous ces cas pour guider efficacement dans l'accomplissement de ces opérations.

Hernie inguinale congénitale commune,
avec testicule au fond des bourses.

La hernie inguinale congénitale commune, celle **dont** nous avons le plus souvent à nous occuper, est celle dans laquelle la vaginale et le sac herniaire ne forment qu'une seule et même cavité. Les viscères herniés descendent au fond des bourses sur le testicule, dont ils ne sont pas séparés. Même ce contact des viscères avec le testicule forme en quelque sorte la caractéristique des hernies congénitales.

Cette disposition est bien commune, puisqu'en outre de mes 15 cas d'ectopie testiculaire j'ai eu l'occasion d'opérer 45 cas de ces *hernies congénitales vaginales.* Cette communauté de la vaginale et du sac herniaire peut quelquefois être constatée par le palper. Mais dans nombre de cas il échappe. Il n'est pas rare d'observer des sujets qui accusent la congénitalité de la hernie et pour lesquels ce caractère n'existe pas, tandis que d'autres, qui prétendent avoir une hernie toute récente, ont une hernie dans la vaginale. Ces faits ne contribuent pas à simplifier l'observation, et dans nombre de cas ce n'est que la dissection qui nous révèle les caractères véritables de la hernie.

On conçoit que cette disposition imprime un caractère particulier à l'opération. Cependant, elle ne diffère réellement de celle faite pour toutes les hernies inguinales que par un temps essentiel. On commence par *transformer la hernie congénitale en hernie simple*, et, pour ce faire, il suffit de sectionner en deux la séreuse commune à la hernie et au testicule. Cette séparation doit se faire au-dessus du testicule, de façon à laisser autour de celui-ci tout ce qui est nécessaire de séreuse pour l'envelopper et assurer son glissement.

Le procédé de découverte du sac ne diffère pas notablement de celui employé pour toutes les hernies inguinales. Cependant, il faut se rappeler que ces hernies congénitales ne se rencontrent pas sur la partie latérale du cordon, mais dans son centre. Pour arriver dans le sac, il faut donc couper franchement dans le cordon après avoir traversé un crémaster souvent très développé.

Une fois dans le sac, pour effectuer la formation de la vaginale, on peut, ou disséquer du testicule vers le canal, se rapprocher de l'orifice inguinal interne, ou descendre de l'orifice externe du canal vers les bourses. Or, il n'y a que le premier procédé de bon. En se rapprochant trop de l'épididyme et du testicule, on trouve des difficultés souvent insurmontables, tandis qu'en me dirigeant vers le canal je n'ai jamais éprouvé un échec. J'ai toujours réussi à effectuer cette séparation sans lésion du cordon et je n'ai jamais été obligé au sacrifice du testicule et encore moins à l'abandon de l'opération.

Au niveau où l'on effectue cette séparation, on repère avec des pinces les bords de la séreuse du côté du testicule et du côté de la communication avec l'abdomen. Pour ce qui concerne la cure de la hernie proprement dite, une fois cette séparation effectuée, l'opération ne diffère pas de celle que nous avons décrite antérieurement. Reste le traitement de la vaginale, qui peut être fait de façons différentes et que j'ai effectué de ces diverses façons, soit la fermeture du sac par des sutures méthodiques au catgut, soit la fermeture par une ligature en masse de l'orifice de la séreuse, soit aucune fermeture. J'en ai donné les détails à propos du traitement du testicule.

*Hernie inguinale congénitale ne communiquant
pas avec la vaginale.*

J'ai insisté à plusieurs reprises, dans le cours de ce livre, sur ce fait qu'une hernie peut être congénitale sans que la vaginale soit confondue avec le sac herniaire. L'observation nous apprend que le fait est parfaitement exact, et l'étude de l'évolution formatrice de la région nous apprend que cette disposition doit exister.

On constate quelquefois, chez des sujets chez lesquels la congénitalité de la difformité ne fait pas de doute, qu'il n'y a pas de communication du sac avec la vaginale; et ce ne sont pas, comme on l'a prétendu, des faits mal observés. On admet bien, du reste, les hernies congénitales funiculaires; et, dans l'excellente thèse de Ramonède, sur le canal péritonéo-vaginal, on constate la réalité de la persistance de la fissure péritonéale dans le cordon seul chez un certain nombre de sujets. Il admet donc la possibilité du développement de la hernie dans cette fissure péritonéale restée béante.

On conçoit que la hernie se présente avec tous les caractères de la hernie congénitale dans plusieurs circonstances différentes :

1° Hernie congénitale ouverte **au moment de la** naissance ayant subi un travail partiel de guérison spontanée se traduisant par une séparation plus ou moins complète du sac et de la vaginale;

2° Hernie ayant existé à la naissance, ayant subi la guérison spontanée et s'étant reproduite dans la même région avec les mêmes caractères;

3° Hernie s'étant produite tardivement dans un canal péritonéal, dans une fissure incomplète, ayant persisté lors de la formation de la région.

Dans ces cas divers, on rencontre une véritable hernie congénitale qui ne descend pas sur le testicule, mais qui possède tous les caractères objectifs de la hernie congénitale.

Avant toute intervention opératoire, elle ne diffère **pas** sensiblement des autres hernies. En l'examinant attentivement, certains des caractères que révélera la dissection peuvent être notés, et en particulier son siège dans le centre du cordon; toutefois, ces dispositions sont difficiles à vérifier à l'extérieur, à prouver en quelque sorte.

Mais voici les faits que l'on découvre lors de l'opération : D'abord, la hernie occupe le centre du cordon. Son adhérence avec l'épididyme et même au voisinage du testicule est souvent très intime. Il peut y avoir là une véritable difficulté de dissection. Au voisinage du testicule, on rencontre parfois de petits kystes qui sont manifestement les restes de l'extrémité du canal vagino-péritonéal qui a subi là seulement une fermeture partielle. Cela est tellement vrai, que d'autres fois on saisit la nature sur le fait et on observe des sacs au fond desquels de petits diverticules, non habités, sont formés par des sortes de lacunes séreuses, restes de ces débris du canal péritonéal communiquant encore avec le canal herniaire.

On voit encore une disposition dans laquelle la communication du sac avec la vaginale n'est établie que par une toute petite fistule ; et même le sac supérieur peut encore être coupé en deux, en quelque sorte, par un rétrécissement qui est une nouvelle marque de la tendance naturelle à la séparation de la cavité séreuse de cette région de la grande séreuse péritonéale.

Un certain nombre de ces cas appartiennent d'une façon non discutable aux faits où le sujet a subi la cure spontanée ou la cure par les bandages. Pendant l'enfance, il a paru guéri pendant un certain temps, puis il a vu sa hernie revenir à propos de quelque effort lorsqu'il est arrivé à l'état adulte. Il n'est pas rare que les parents vous fassent le récit de faits semblables et que vous rencontriez la disposition que j'indique.

Un autre fait à noter, à propos de cette forme de hernie congénitale, c'est que les caractères favorables que j'ai déjà signalés lui appartiennent comme à la forme la plus complète. En d'autres termes, on observe cette hernie sur des sujets qui peuvent être vigoureux, à bonne paroi musculaire et, par conséquent, susceptibles de fournir un terrain plus favorable pour la cure radicale que beaucoup de hernies manifestement acquises.

L'opération ne diffère pas ici des autres opérations pour la hernie inguinale, sauf sur un point. L'adhérence intime à l'épididyme et au voisinage du testicule, l'existence de trousseaux fibreux serrés dans cette région, le rapprochement plus exact du sac herniaire et des éléments du cordon, indiquent l'absolue nécessité d'insister, dans la dissection, sur la séparation préalable de la partie supérieure du sac et du cordon. Il faut plus que jamais accomplir tous les temps nécessaires de l'opération vers le canal inguinal et ne pas craindre de disséquer un peu lâchement vers le testicule, car tout le nécessaire a été fait en haut, et le cas où on laisserait en bas des débris du sac n'aurait aucune importance. Au contraire, trop d'ardeur mise à la dissection du sac depuis le bas jusqu'en haut aurait chance de mener à une lésion de l'épididyme ou du canal déférent.

Existence d'un cul-de-sac vaginal remontant
au niveau d'un sac herniaire.

C'est à la hernie congénitale que se rapporte une disposition plus curieuse que dangereuse. Dans ces cas, un diverticule de la vaginale remonte au voisinage du sac herniaire et peut même se présenter bien au-dessus du niveau de la partie inférieure du sac.

Dans ce cas, lorsque l'opérateur va pour ouvrir le sac, il se croit à une hauteur suffisante pour ouvrir hardiment le premier sac séreux qu'il rencontre. Il peut ouvrir la vaginale, qu'il reconnaît alors tout à fait indépendante de la hernie. Lorsque cet accident m'est arrivé pour la première fois, je l'ai attribué à l'imperfection de mon incision, à un accident, en un mot à une maladresse que j'avais commise ; mais j'ai vu, dans d'autres cas, qu'il était dû à une disposition anormale de la vaginale que je n'ai trouvée notée dans aucun auteur et qui m'a surpris.

Comme je l'ai dit, je cherche à faire très haut ma première ouverture du sac herniaire, et c'est vers le canal inguinal que je la porte. Si donc j'ai rencontré la partie supérieure de la vaginale dans cette région, c'est qu'anormalement développée elle y poussait un prolongement considérable. On peut expliquer cette présence en disant que la séparation de la vaginale et du péritoine s'est bien faite, mais que la partie supérieure de la vaginale qui devait se rétracter n'est pas revenue sur elle-même et a continué à occuper la région qu'elle occupait primitivement, tandis que la hernie formée postérieurement descendait au-dessous de son niveau.

Ce cul-de-sac vaginal se présente ordinairement en avant, tandis que le sac herniaire descend plus en arrière auprès du testicule. C'est là ce qui explique qu'il soit facile de faire cette incision. Celle-ci n'a, du reste, aucune gravité; elle trouble un peu l'opérateur inexpérimenté, mais sa réparation est très facile, car elle se fait d'elle-même si on l'abandonne. On peut ne faire aucune fermeture de la vaginale blessée, et il n'en résulte aucun inconvénient. Il m'est arrivé aussi de la fermer en bourse avec un seul catgut; il m'est arrivé également de la fermer avec une série de points de suture. Quel que fut le procédé adopté, je n'ai eu aucun accident ou aucun incident à noter; du reste, il n'y aurait probablement que des avantages à diminuer la vaginale trop grande. Les sutures, et même simplement la dissection qui détache ce sac vaginal des parties auxquelles il adhère, seront donc plutôt utiles.

De tous les sujets sur lesquels cet accident m'est arrivé, le plus curieux a été, sans contredit, celui chez lequel il m'est arrivé pour les deux côtés à quatre ans et demi d'intervalle.

Chez le malade qui porte le N° 22, âgé de vingt-deux ans, j'ai fait, le 13 janvier 1887, la cure radicale dans les conditions suivantes : il portait à droite une hernie inguinale volumineuse datant de naissance. La hernie descendait dans les bourses (*variété de hernie congénitale sans communication avec la vaginale*). Elle était habituellement contenue par un bandage, mais le franchissait à tout instant. En faisant mon incision tout à fait à la partie supérieure et disséquant couche par couche, j'ouvris une grande cavité que je pris pour le sac herniaire, dont les viscères étaient réduits. C'était la vaginale, bien distincte de tout sac herniaire.

Je remontai alors au-dessus et en dedans, espérant trouver facilement le sac. J'eus beaucoup de peine et j'ouvris alors largement le canal inguinal. Je pus alors le découvrir et vis qu'il descendait néanmoins fort bas en arrière du testicule, et sa dissection fut assez difficile.

Je traitai le pédicule formé par le sac comme j'en ai l'habitude et je laissai l'ouverture de la vaginale sans l'oblitérer. Je drainai et fis mes sutures superficielles comme de coutume. Il guérit sans incident, sans accident du côté du testicule, et je le revis en juin 1891.

Son état était des plus satisfaisants. Cet homme, qui exerçait, au moment de sa première opération, le métier de marchand des quatre saisons, était mouleur en fer et travaillait beaucoup sans peine aucune. Il avait porté un bandage pendant un peu moins d'un an et avait travaillé depuis quatre ans constamment sans bandage.

A gauche, une petite hernie avait augmenté depuis un an et le faisait souffrir, et, fort de l'expérience de sa première opération, il demandait à être débarrassé le plus tôt possible. J'opérai cette hernie inguinale gauche le 26 juin 1891. L'incision fut très élevée dans le canal inguinal, comme je le pratique toujours depuis longtemps. Je ne pensais plus aux particularités de l'ancienne opération et j'entrai tout droit dans le sac vaginal. Je trouvai assez aisément en arrière le sac herniaire, tout à fait distinct, dur et très adhérent à l'épididyme : il était vide ; le doigt, introduit dans l'abdomen, me permit d'attirer un paquet d'épiploon, et j'en réséquai 85 grammes avec cinq ligatures de catgut. La dissection du sac fut très laborieuse et très élevée ; huit sutures perdues sur la paroi.

Le malade guérit bien et sortit vingt-deux jours plus tard, partant pour Vincennes en très bon état. Il fut vu au retour. Les testicules avaient une apparence normale, sans gonflement aucun et on ne pouvait observer à l'extérieur aucune trace de la disposition qui avait engendré l'accident opératoire qui m'était arrivé. Dans ce cas, comme dans l'opération précédente, je n'avais rien fait sur l'ouverture de la vaginale.

Il est facile de conclure, de l'accident arrivé des deux côtés sur le même sujet, qu'il s'agit d'une disposition propre au sujet, disposition bilatérale, et la genèse d'une telle disposition est si facile à concevoir qu'il est superflu d'y insister.

CHAPITRE XIII

HERNIE INGUINALE CONGÉNITALE AVEC ECTOPIE TESTICU-
LAIRE. — ABAISSEMENT ET CONSERVATION DU TESTICULE.
— CASTRATION.

La hernie congénitale peut être compliquée d'une
difformité portant sur le testicule, qui occupe un siège
autre que la cavité des bourses et qui a plus ou
moins de tendance à rester dévié de sa situation
naturelle.

L'étude de cette disposition est complexe, d'abord
parce qu'elle imprime à la hernie une physionomie
spéciale et aussi parce que cette déviation de siège
du testicule peut se rencontrer sans hernie ou avec
une hernie qui en est séparée en quelque sorte.
Comme il est impossible de distraire complètement
ce qui concerne la descente du testicule de la hernie
congénitale avec ectopie, je fais une première mention
du mécanisme de l'arrêt du testicule et des opéra-

tions nécessaires à l'abaisser, sauf à y revenir dans un chapitre spécial.

La plus commune des ectopies testiculaires est celle qui se fait dans le canal inguinal. Lorsque celle-ci existe, on ne conçoit pas que l'opération soit retardée. S'il s'agit d'un sujet extrêmement jeune et s'il y a encore des chances sérieuses de voir s'effectuer la descente spontanée du testicule, il peut y avoir lieu de ne pas se presser d'opérer. Mais cela ne saurait être vrai que pour l'enfant, et, dès que le sujet a dépassé l'âge de douze ans, il faut être très prudent dans cette temporisation. La descente du testicule se fait, en effet, tardivement dans certains cas ; mais il ne faut pas oublier aussi que, dans ces cas, le développement de l'enfant souffre souvent, et la *descente artificielle du testicule* semble favoriser ce développement du corps comme la *descente naturelle*.

Aussi, la patience qui serait permise auprès d'un enfant vigoureux, se développant régulièrement, devrait être mise de côté pour un enfant restant chétif, surtout si cette descente manque pour les deux testicules.

J'ajoute que nous sommes encore fort mal instruits des causes qui retardent ou gênent la descente du testicule, et certaines de ces causes sont telles que l'intervention de bonne heure serait très heureuse.

En effet, quand on examine les cas, on les trouve de deux ordres assez différents.

Les moins graves sont caractérisés par un
certain retard dans la descente du testicule; puis
cette descente, faite un peu tard, donne un organe
restant un peu plus élevé que son congénère, mais
avec un cordon souple, extensible, sur lequel les
tractions déterminent sans peine l'abaissement de
l'organe. Ces cas comportent ou une certaine expectation ou une intervention opératoire de facile exécution, comme celle qu'a proposée le docteur Tuffier,
massage du cordon, suivi de fixation de l'organe au
fond du scrotum. Encore faut-il qu'ils ne soient pas
accompagnés de hernie très développée.

Dans ces cas, la théorie pourrait admettre que le
défaut de place dans le scrotum ou l'insuffisance
d'entraînement du testicule en bas jouent un rôle
dans le défaut de descente. L'opération qui consiste à creuser au scrotum la cavité artificielle et à
fixer le testicule au fond du scrotum par un point
de suture est de nature à remédier à la difformité et
à la corriger définitivement.

On peut sans doute se passer d'opérer ces cas-là,
quoiqu'il y ait certainement avantage à rétablir les
dispositions normales de bonne heure.

Mais il y a une seconde catégorie de faits beaucoup
plus graves, et qui, selon moi, ne comportent pas un
traitement aussi simple.

Dans ces cas, le testicule n'est pas descendu; il
n'a aucune tendance à descendre, et on peut annon-

cer qu'il ne descendra jamais, sauf peut-être à l'occasion de quelque poussée herniaire grave. Encore, si on examine avec soin les cas où le testicule, jusque-là retenu, descend avec une hernie, voit-on que, loin d'occuper alors la partie la plus déclive de la hernie, il occupe un de ses points les plus élevés.

Pour ces cas, le testicule a fixé définitivement son domicile en un point plus ou moins élevé de la paroi abdominale. Les tractions ne permettent pas de l'abaisser, ou si, avec quelque peine, on parvient à le faire, la tendance à remonter est telle qu'on se rend bien compte qu'aucune fixation en bas ne saurait le retenir.

En opérant ces cas, j'ai constaté une disposition que je n'ai vue décrite nulle part et qui me paraît déterminer le défaut de descente et empêcher le succès des interventions.

Le long du canal déférent et parallèlement aux vaisseaux du testicule, des trousseaux fibreux, extrêmement puissants, rattachent le testicule à la paroi, à la partie profonde du canal inguinal et jusque dans l'abdomen.

L'épaisseur et la puissance de ces tissus fibreux sont variables, mais on les étudie d'autant plus facilement que, tant qu'ils n'ont pas été coupés, l'abaissement du testicule ou bien est impossible ou bien reste imparfait.

Dans les cas les plus graves, on constate encore

que le canal déférent est maigre et court, comme s'il était atrophié.

De cette observation, je conclus, comme on le verra plus loin, à la nécessité première de couper tous ces liens fibreux pour abaisser le testicule ; j'y reviens à propos du manuel opératoire.

Mais, en outre, il faut bien admettre que c'est parce qu'il est fixé en haut par des tissus scléreux, en quelque sorte, que le testicule ne descend pas. Ces tissus gênent la descente, enserrent le canal déférent et les vaisseaux et, si l'on veut rendre à l'organe sa souplesse, sa mobilité et son développement normal, il faut le débarrasser de bonne heure de toutes ces entraves. Il n'est donc pas sage d'attendre, pour intervenir, l'époque où, le sujet étant trop âgé, le développement ne pourra plus se produire à la suite de l'opération, d'attendre l'époque où l'atrophie plus ou moins complète de l'organe est confirmée.

Il y a probablement un lien physiologique entre cette disposition de tissus scléreux périphériques, cette suspension d'un testicule entraînant son atrophie, et la constatation de la nullité fonctionnelle du testicule qui occupe une situation anormale.

En effet, bien qu'un testicule ait des apparences de volume suffisant, bien qu'il soit sensible à l'instar de l'organe occupant une situation normale, le *testicule* en *ectopie* quelconque est de *nulle valeur*.

Certains sujets ne payent pas de mine, mais

d'autres ont l'apparence de la virilité, y compris la faculté d'érection très satisfaisante. Mais, pour les uns et pour les autres, la situation est la même.

Le testicule hors sa place ne fonctionne pas en tant qu'organe reproducteur. Cette loi, que l'on avait appuyée sur de nombreuses observations, a reçu depuis quelques années quelques démentis. Mais, si de rares observations prouvent qu'elle comporte quelques exceptions, la loi reste générale, et il faut considérer comme nul, au point de vue de la génération, tout testicule en ectopie. Il est bien probable que remettre en place le testicule d'un sujet jeune, surtout en détruisant tous les tissus scléreux dont nous avons parlé, peut lui donner quelques chances d'un développement utile, tandis que, si cette mise en place normale se fait trop tardivement, elle ne présentera plus d'avantages de cet ordre-là.

Ces raisons militent donc en faveur d'une opération précoce, mais il en est d'autres encore. Le testicule en ectopie est constamment exposé à des traumatismes, il est douloureux, il est sujet à l'étranglement. Pour l'avenir, ce testicule est plus sujet à toutes les maladies qui peuvent affecter cet organe.

Joignons à cela les accidents qui sont propres à la hernie, qui l'accompagnent, les adhérences de l'épiploon, les étranglements éventuels, etc., et nous aurons beaucoup plus de raisons qu'il ne faut pour nous permettre d'affirmer que, pour la hernie congénitale avec ectopie testiculaire, la cure radicale s'impose. Si des raisons sérieuses de ne pas la faire vers l'âge de douze ans avaient pu se produire, il ne faudrait pas la différer au delà de celui de quinze. D'une manière théorique, on ne devrait donc avoir que de jeunes sujets à opérer ; mais, en pratique, il n'en est pas ainsi, et j'ai eu plusieurs occasions d'opérer des sujets sensiblement plus âgés, que l'on avait négligé d'opérer. Mais cette temporisation fàcheuse ne change rien aux indications.

Je dois faire remarquer que la hernie qui accompagne l'ectopie peut affecter des formes assez différentes. Elle peut être constituée par un large sac dans lequel les viscères descendent librement, avec ou sans adhérence. Le testicule lui-même se déplace plus ou moins complètement de haut en bas, pour remonter ensuite, et souvent, comme les viscères, entre et sort de l'abdomen.

Dans une autre variété, les viscères seuls descendent ; le testicule est fixé très haut et immobilisé dans le canal.

Dans une autre variété, il occupe une partie de sac inférieure, et la partie supérieure, séparée par un rétrécissement, est plus spécialement réservée aux viscères, à l'intestin ou à l'épiploon.

Enfin, chez quelques sujets, le testicule occupe une vaginale isolée ; dans ces cas, la vaginale et la hernie sont accolées sans communication. Si cette commu-

nication existe, elle est si petite qu'après avoir ouvert
la vaginale en ectopie on n'est pas conduit dans le
sac herniaire. On pourrait croire, à la dissection,
qu'il n'y a pas hernie, et je suis convaincu que, dans
bien des cas, les opérateurs l'ont cru. Cependant, la
hernie existe. Elle est placée directement au-dessus
du testicule. On pourrait parfaitement exciser ou
abaisser celui-ci sans en tenir compte. Mais la hernie
persisterait avec tous ses inconvénients, et cette opération ne donnerait qu'une partie du soulagement
auquel le malade a droit.

Comme je l'ai dit plus haut, le testicule sera traité
de manières diverses selon les cas, conservé et
abaissé ou supprimé par la castration, mais la hernie
devra *toujours subir une guérison complète*. Il suffirait de l'indication que je viens de donner sur les
variations de rapport du testicule et de la hernie
pour comprendre qu'on ne peut considérer, dans ces
cas, la castration comme une opération visant d'une
façon régulière et efficace la cure radicale. L'opération doit être beaucoup plus complexe et la *conservation du testicule* doit être un des buts que l'on poursuit. Cette conservation doit être efficace et ne pas
se faire en exposant à des accidents douloureux tels
qu'ils soient plus insupportables que ceux qui existaient auparavant, ou que le renouvellement de la
hernie vienne effacer le plus clair du bénéfice de cette
opération.

Pour accomplir cette œuvre délicate, il faut faire des dissections successives du testicule du cordon et de la hernie ; c'est la seule manière de procéder pour la conservation de ces organes ; c'est aussi la seule manière d'agir dans le cas où les organes devraient être supprimés ; aucune ligature en masse ne doit être faite. Les ligatures en masse du cordon du sac et des parties qui les unissent ne peuvent jamais permettre de remonter assez haut pour qu'il soit possible d'espérer un résultat complet. En outre, elles sont dangereuses, car, sur la partie supérieure du sac que l'on étreint grossièrement, il peut toujours y avoir des adhérences inaperçues, et l'on risque de comprendre dans cette ligature des organes importants. Ainsi, même dans le cas où l'on sacrifie le testicule, il faut procéder à une dissection minutieuse, la seule qui permette de pousser la destruction de la séreuse assez loin en toute sécurité.

Il y a même à cette utilité de la dissection minutieuse une autre raison. Comme il faut toujours éviter de sacrifier même un testicule notoirement mauvais, une dissection minutieuse préalable est toujours indispensable pour savoir si le testicule peut être abaissé, et ce n'est qu'après avoir détaché complètement testicule et cordon du sac herniaire que l'on peut se rendre compte de ce qu'on réussira à faire.

En effet, c'est après ce temps de l'opération que les tractions sur le testicule, tractions énergiques s'il est nécessaire, montreront jusqu'où peut descendre le testicule. Ces tractions peuvent être énergiques et finissent par amener le testicule en bonne situation. Au cours de ces tractions, on perfectionne la dissection du cordon, on détache le testicule de toute attache supérieure en le renversant plus ou moins. On lui fait alors sa place et on le fixe ou on ne le fixe pas, selon les circonstances. Mais il faut toujours, pour un bon résultat, que, descendu dans cette place nouvelle, il y reste facilement. On conçoit aisément que, s'il faut des tractions énergiques pour l'y maintenir, cet organe, auquel la rétraction cicatricielle normale va déjà causer une tendance à la réascension, arriverait en peu de temps contre l'anneau inguinal externe. On reconstituerait ainsi une infirmité pire que celle que l'on avait supprimée. Aussi, dans ce cas, vaut-il mieux faire le sacrifice de l'organe.

La *conservation* du testicule, qui est pour le très jeune sujet une *chance de régénération* de l'organe, n'a peut-être plus, chez l'adulte, qu'une valeur esthétique. Les patients attachent de l'importance à cette conservation, et il faut tenir compte de leur désir. Mais il ne faudrait pas en tenir un compte exagéré, comme on l'a fait quelquefois en donnant une valeur réelle à ce testicule. Pour ma part, j'ai eu plusieurs occasions notables de faire examiner des testicules en ectopie, et jamais on n'a pu y rencontrer de spermatozoïdes.

16

J'ai toujours conservé le souvenir d'un malade du service de Broca, à l'époque où j'étais interne. Il avait une double ectopie inguinale. Il avait toutes les apparences de la virilité, une barbe superbe. Il était père de trois enfants. Broca fit examiner son sperme, qui fut trouvé absolument privé de spermatozoïdes. Cet homme avait une trentaine d'années.

Pour *tous les testicules en ectopie* que j'ai enlevés, l'examen a été très probant : il n'y avait pas de spermatozoïdes. On ne peut donc pas dire que la suppression de l'organe supprime la faculté d'avoir des enfants.

Cela ne veut peut-être pas dire, toutefois, *que cette suppression soit sans inconvénient fonctionnel.* Un testicule, même privé de spermatozoïdes, peut *conserver son action sur les réflexes nécessaires à l'érection.*

D'après mes observations, cette action du testicule, sans valeur comme organe reproducteur, mais *agent excitateur de l'érection*, serait bien réelle. On a signalé entre les variétés d'eunuques cette différence essentielle que ceux qui ont été mutilés par l'ablation complète des testicules sont tout à fait incapables d'érection, tandis que ceux qui ont été castrés par écrasement, sans ablation de l'organe, sont souvent susceptibles d'un certain degré d'érection.

Le sujet auquel je faisais allusion tout à l'heure,

et dont les testicules étaient en ectopie inguinale, n'avait pas trace de spermatozoaires dans son sperme. Mais il était très net en ce qui concernait ses prouesses génésiques, et il ne supposait pas qu'il pût y avoir un doute sur sa valeur virile et la paternité de ses trois enfants.

A cet égard, la pathologie du testicule est très instructive. On a vu l'érection supprimée par la castration double, tandis qu'elle avait persisté avec des testicules depuis longtemps fort altérés par la maladie. La tuberculose testiculaire double donne cet exemple d'une façon très remarquable. Il y a long-temps qu'on a remarqué que, malgré une destruction totale de la glande séminale par la tuberculose, non seulement l'érection persiste, mais elle peut se pro-duire dans des conditions exagérées. Certains chi-rurgiens ont même fait de cette observation un caractère de tuberculose testiculaire. Cependant, si l'on vient, en pareil cas, à supprimer les deux testi-cules, on a les plus grandes chances aussi de suppri-mer toute possibilité d'érection. Il y en a des exem-ples célèbres. Une des raisons qui font reculer devant l'ablation d'un testicule tuberculeux, c'est qu'on arrive assez vite à voir l'autre testicule se prendre et à constater la nécessité pénible d'enlever les deux organes ; et on redoute les conséquences de cette double ablation des organes, bien qu'ils soient malades.

On peut ajouter encore que le testicule a une valeur morale, même pour ceux auxquels il n'est utile ni au point de vue de la procréation, ni au point de vue des satisfactions génésiques. Ce fait est si remarquable qu'il est impossible de n'en pas tenir compte. Aussi, me suis-je bien promis, dans le cas où je serais obligé de supprimer le testicule, de constituer par une greffe ou par un pelotonnement du tissu cellulaire une masse indurée dans les bourses, qui pût donner quelque illusion de consistance au sujet. Il suffirait certainement, à beaucoup de ces sujets, de fort peu de chose pour entretenir cette illusion, parce qu'il n'y avait eu dans la région, antérieurement, qu'un organe imparfait.

Tout en n'accordant guère de valeur procréatrice au testicule à conserver, je pense donc qu'il faut, en toutes circonstances, faire le possible pour le conserver. Cependant, je ne vais pas jusqu'à conseiller une conservation dangereuse et toutes les fois que j'estime que cette conservation peut laisser un organe qui sera fatalement la source de douleurs ou d'accidents pouvant compromettre la santé du sujet, j'estime qu'il ne faut pas hésiter devant une castration complétant la cure radicale de la hernie. J'ai eu quelques rares occasions de la pratiquer dans ces conditions.

On trouvera dans nos tableaux cinq cas où, ayant à opérer des sujets atteints d'ectopie, j'ai complété la cure radicale de la hernie par la castration.

Castration.

Il ne faut cependant pas considérer la castration *comme un procédé de cure radicale*, et la simple ligature en masse du cordon et du sac herniaire ne saurait être conseillée.

On l'a fait autrefois systématiquement, mais sans aucun des résultats que nous devons obtenir.

Quand le sacrifice du testicule est résolu, il permet de détacher du cordon une couche plus épaisse de la séreuse avec quelques parties adhérentes et de pousser très haut sa dissection. Mais, en agissant ainsi, je fais *séparément* mes ligatures perdues sur le moignon herniaire et sur les éléments du cordon. Puis les deux moignons sont refoulés dans l'abdomen. On évite ainsi une adhérence qui peut être douloureuse, tout en étant assuré de porter la dissection du sac très haut.

On verra plus loin que, chez la femme, dans la hernie congénitale, il faut appliquer un procédé tout différent, la séparation du sac et du ligament rond ne pouvant s'effectuer régulièrement. Heureusement, les inconvénients de cette ligature du ligament rond et

du sac sont beaucoup moins marqués que ceux de
la ligature du sac et du cordon.

Si l'on n'a pas fait cette castration au moment de la
cure radicale de la hernie, on peut être amené à la
faire plus tard. Chez un opéré, je connais un testicule
sensible, qu'il faudra certainement enlever, et j'ai eu
l'occasion d'en enlever un sur un malade opéré par
un de mes collègues.

Or, dans ce dernier cas, il était évident que la parcimonie opératoire avait été poussée beaucoup trop
loin, car le testicule avait été *conservé*, mais la *hernie*
aussi avait été également *conservée*. Il n'était résulté
de l'opération que la production de douleurs violentes
et l'impossibilité de marcher. Après l'opération que
j'ai faite, toute douleur disparut et la cure radicale
vraie fut obtenue.

Conservation et fixation du testicule.

La conservation du testicule chez les sujets atteints
d'ectopie est donc chose beaucoup plus complexe
qu'on ne le dit ordinairement, et il faut beaucoup se
défier des assertions qui ont cours dans la science.

Pour le maintien en place du testicule, on a fait la
suture au fond des bourses et beaucoup discuté sur
les formes de cette suture. M. Tuffier conseille de
traverser le testicule avec la suture.

Les observations de M. Tuffier sont intéressantes,
parce qu'il a, dans des expériences sur les animaux,
montré que le fait de traverser le testicule par des
sutures est sans inconvénient. Ce fait n'a pu sur-
prendre beaucoup les chirurgiens qui ont ouvert un
grand nombre de hernies. Pour ma part, je fixais le
testicule en passant les fils à côté de sa substance ou
en l'intéressant, sans tenir grand compte du traumatisme, dans son parenchyme.

Depuis, on a donné le conseil non seulement de
fixer le testicule solidement au fond des bourses, mais
de suturer le cordon aux parois latérales, pour lui
constituer une situation immuable. Je ne pense pas
que ce précepte ait beaucoup plus d'importance que les
précautions particulières pour la fixation du testicule.

Le testicule doit être amené au niveau qu'il occupera. Les bourses ne comprenant pas de domicile
préparé pour lui, je le creuse avec le doigt. J'ai soin
de faire mon trajet artificiel le plus près possible
de la base de la verge ; dans cette voie, la tendance du testicule à se cacher sous la branche
pubienne est plus facile a obtenir. Cette situation
préparée, le testicule est fixé doucement par des points
passant à côté de lui ou dans sa substance, sans que
je tienne beaucoup à un mode ou à l'autre.

Toutes différences de suture ne font pas grand'-
chose. Si le cordon a été bien dégagé, si le canal in-

guinal a été bien refermé, si l'abaissement du testicule *est devenu facile sans grand tiraillement*, les choses resteront en place. Dans le cas contraire, *aucune suture n'empêchera le testicule de remonter* vers la racine de la verge et d'aller s'appliquer vers l'anneau inguinal externe. La castration finira par s'imposer.

Cette castration secondaire a déjà dû être faite par plusieurs opérateurs qui avaient compté l'éviter, et, comme je l'ai montré le premier, elle résulte non de l'imperfection des sutures et du procédé de fixation, mais de la nature des parties anatomiques, cordon très court et rétractile, organes insuffisamment développés et incapables de conserver leur place en situation normale. Contre de pareilles rétractions, on conçoit que des sutures sur parties molles ne fassent rien ; des sutures sur plan solide seraient même incapables de résister.

Comme je le disais en commençant, les difficultés de l'intervention tiennent non pas à ce que le testicule ne trouve pas de place ou n'est pas attiré en bas, mais à ce qu'il est fermement fixé en haut. Et cette solidité de suspension par des tissus fibreux fera encore, lors de la réparation, la tendance de l'organe à remonter.

Tout l'effort de l'opérateur devra donc tendre à détruire tout ce qui peut constituer la fixation supérieure ; et, s'il échoue dans cette besogne, le mieux est de renoncer à une conservation qui mènera fatalement à des conséquences fâcheuses (1).

(1) J'ai revu, le 23 janvier 1892, le sujet des observations 222 et 230, cure radicale de hernie avec ectopie inguinale double. Après 9 mois, le testicule gauche est bien en place. A droite, il s'est un peu élevé ; la solidité de la cure est irréprochable. Parmi mes opérés, on trouverait plusieurs résultats tout aussi satisfaisants. Mais celui-ci présentant des particularités très intéressantes, j'ai rapporté son observation tout entière au chapitre où je traite des suites opératoires pour le testicule.

CHAPITRE XIV

OPÉRATION POUR CRYPTORCHIDIE
(ECTOPIE ABDOMINALE).

Tandis que l'ectopie testiculaire inguinale est chose encore assez commune, la cryptorchidie vraie, c'est-à-dire la persistance des deux testicules dans l'abdomen, est une difformité assez rare. Elle est si rare que, malgré l'examen de nombreux hernieux, je n'ai eu qu'une seule fois l'occasion d'observer et d'opérer un sujet porteur de cette lésion. J'en ai parlé au chapitre du traitement du testicule, mais j'y dois revenir à propos de l'ectopie.

On trouve dans les auteurs qui se sont occupés de cette question un certain nombre d'observations rassemblées et même de récits de tentatives opératoires; mais elles ont trait d'habitude à l'ectopie dans le canal inguinal, quoiqu'elles soient désignées sous le vocable « cryptorchidie ».

Il y a même des formes d'ectopie pariétale simulant l'ectopie abdominale. Il est facile de se tromper sur ces cas, et je suis convaincu que certains faits bizarres où la constitution de la paroi a donné lieu à des interprétations singulières n'étaient que des ectopies pariétales insuffisamment analysées.

Il n'y a, au fond, rien de bien surprenant dans cette confusion, car, si elle est dans l'anatomie, elle est aussi dans les mots, puisqu'on a été jusqu'à désigner comme cryptorchides tous les sujets chez lesquels le testicule est hors de la place normale. On a dû faire la même erreur de désignation pour les opérations destinées à remédier aux difformités.

Cela est si vrai que, dans leur monographie sur le testicule, MM. Monod et Terrillon nous disent que l'ectopie iliaque ne paraît pas pouvoir être justiciable d'une opération, et cependant M. Monod fit à la Société de Chirurgie une communication sur ce sujet pour relater les cas de cryptorchidie opérés avant celui que j'ai fait connaître. Il est facile de s'assurer, à propos de cette communication, qu'il n'a cité *aucun cas d'opération* faite pour cryptorchidie vraie antérieure à la mienne. Il ne s'agissait que d'ectopie dans le canal inguinal.

Le cryptorchide, c'est-à-dire le sujet atteint d'ectopie testiculaire double avec testicules cachés dans l'abdomen, est un sujet très rare et dans une situation particulièrement misérable. C'est, d'ordinaire, un hernieux porteur de hernies plus ou moins gênantes.

Son développement s'est arrêté comme celui de

tous les sujets dont les testicules n'ont pas accompli
leur descente ; et de ces testicules qui ne peuvent
être utiles à rien il souffre quelquefois. En effet, la
glande qui est située dans la fosse iliaque subit quelquefois un petit mouvement de descente vers le canal
inguinal, où elle s'engage à la partie supérieure, et
cet engagement est accompagné de phénomènes douloureux, ordinairement très pénibles. Dans ce cas, le
sujet qui se développe mal en vertu de sa difformité
est, en outre, constamment souffrant, ce qui n'est pas
fait pour lui donner de la vigueur et rendre à sa vitalité ce qui lui manque.

Dans les modifications que l'on peut faire subir à
un pareil sujet, il y a du connu et de l'inconnu. On
peut lui faire subir la *cure radicale de ses hernies*, et
il n'y a aucune raison pour qu'on ne réussisse pas.
De ce chef, on supprimera une partie de ses causes de
souffrances. Si l'on vient à déplacer son ou ses testicules en les rapprochant de leur situation normale, on
évitera leur engagement accidentel dans un canal ;
par conséquent, on peut compter encore faire passer
ses douleurs habituelles.

Est-il possible d'aller plus loin et d'admettre que,
le ou les testicules étant *mis en place* normale, le sujet
se *développera* comme les autres enfants chez lesquels
la descente du testicule s'est faite naturellement ?
C'est un problème encore à résoudre, car je suis le
premier qui ait eu réellement l'occasion de le poser

et d'exécuter une opération pouvant mener à une conclusion. Malheureusement, mon opération, si heureuse qu'elle ait été, n'est pas encore assez ancienne pour répondre à toutes les questions. Le sujet a bien vu disparaître *tous les inconvénients de ses hernies.* Il a vu disparaître *les douleurs* que faisaient naître les déplacements d'un testicule qui venait de temps à autre s'engager dans la partie supérieure du canal. *Quant au développement*, je n'ai pu revoir le sujet que très récemment. Comme tant d'autres, il a échappé à mes dernières recherches, bien que je l'aie déjà revu après un temps raisonnable. Il est certain que, chez ce sujet, chétif jusque-là, il s'est fait en tout près de trois ans (trente-quatre mois) un énorme développement physique et intellectuel depuis la descente artificielle des testicules. Mais il est impossible de dire jusqu'où elle ira.

C'est en 1887 que je vis pour la première fois l'enfant sur lequel j'ai fait cette double opération. On me l'amenait à cause de douleurs violentes, dont une hernie avait été le siège. C'était un enfant de dix ans, malingre, souffreteux, il avait l'air d'en avoir huit à peine. Il portait deux hernies inguinales datant de la naissance. Ces hernies ne se dilataient pas beaucoup. Même après une station debout prolongée, leur volume augmentait peu. L'enfant, du reste, était peu actif.

La hernie droite était le siège, de temps en temps, de douleurs vives qui prenaient par crises et que dissipait un repos assez prolongé. Au palper, on sentait les viscères qui s'engageaient dans le canal à droite, et, en pesant assez fort sur l'abdomen, on réussissait à sentir à la partie supérieure du canal inguinal le testicule, que l'on y refoulait un peu sans réussir à le faire descendre plus bas, à le faire saillir hors du canal.

Cette manœuvre était, du reste, fort douloureuse. A gauche, on sentait les viscères qui descendaient, mais il était impossible d'entraîner le testicule comme du côté opposé.

Le testicule siégeait des deux côtés dans la fosse iliaque. Il était évident néanmoins que, du côté droit, il jouissait d'une certaine mobilité, tandis que celui du côté gauche en était privé.

L'état général de l'enfant, constamment souffrant, était si mauvais que je le gardai dans mon service pendant quatre mois sans rien lui faire. Quand il me parut un peu remonté, je procédai successivement aux deux opérations suivantes, dont je décrirai la technique par le menu, car elle me paraît destinée à guider ceux qui voudront aborder la même opération.

OPÉRATION POUR CRYPTORCHIDIE DOUBLE
(ECTOPIE ABDOMINALE).

L'enfant T..., âgé de dix, ans fut opéré du côté droit, le 26 octobre 1887.

L'ouverture de la hernie ne différait pas sensiblement de celle à faire pour les opérations ordinaires. Mais il fallait s'attendre à rencontrer de la difficulté dans la recherche du testicule. J'avais pensé qu'il serait possible, une fois le sujet endormi, de le chasser dans le canal inguinal par des pressions sur le ventre avant de faire l'incision. Mon calcul fut déjoué. Je croyais y avoir réussi. Mais, soit que j'aie senti autre chose que le testicule dans la hernie, soit que celui-ci eût échappé à l'aide qui comprimait l'abdomen pendant l'incision, je ne trouvai rien du tout à l'ouverture du sac.

Heureusement, je reconnus bien vite une disposition qui me permit d'attirer aisément le testicule dans cette opération et dans la suivante. Sur la paroi interne et postérieure du canal inguinal, j'observai un petit soulèvement de la séreuse, qui est en rapport avec les tractus qui relient le testicule au voisinage du canal inguinal et, en plongeant une pince dans cette direction, j'eus bientôt fait d'amener dans le canal le testicule avec son épididyme allongé.

Des tractions très énergiques l'abaissèrent assez pour me permettre de l'entourer de la séreuse et de détacher de celle-ci de grands lambeaux pour en recouvrir le testicule. Je cherchai alors à isoler l'épididyme, puis le canal déférent au-dessus, à les détacher de toutes sortes de trousseaux fibreux, en ménageant le canal déférent et l'artère spermatique. A la suite de cette manœuvre, le testicule devint facile à abaisser. Au dessus de lui restait dans le canal inguinal la séreuse qui pouvait être détachée et ramassée en forme de pédicule herniaire, et qui fut traitée comme pour toutes les hernies congénitales.

Pour le testicule abaissé, il ne restait plus qu'à lui trouver une place dans le scrotum et à le fixer là. Dans le scrotum rudimentaire, je creusai une loge avec mon doigt. Le testicule y fut glissé avec les débris de séreuse l'enveloppant et ces débris de séreuse reliant l'épididyme au testicule servirent à le fixer au fond des bourses avec trois points de catgut.

La région fut refermée avec des points de suture profonds et superficiels.

Deuxième opération.

Quatre mois après, le 16 février 1888, la même opération fut répétée sur le côté gauche et les mêmes difficultés se reproduisirent. Même en ce qui concerne le testicule, les difficultés furent plus grandes : il fut plus difficile à rechercher, à isoler et à abaisser. Il ne fut forcé en bas qu'après des tractions vraiment violentes et, pour l'amener à s'y maintenir facilement sans tendance à remonter, je dus dénuder le canal déférent et réduire à bien peu de chose les éléments du cordon.

Les suites de ces deux opérations furent très simples. Elles guérirent sans suppuration aucune. Quand le patient sortit au bout de deux mois, l'état était satisfaisant, les hernies étaient parfaitement guéries. A droite, le testicule semblait avoir une tendance à remonter vers l'anneau inguinal externe. A gauche, le testicule, beaucoup plus petit et de misérable apparence, remontait vers la racine de la verge.

Au bout de quelques mois, ces dispositions s'étaient accentuées un peu, mais l'enfant était déjà beaucoup amélioré, ne souffrant plus de ses hernies et paraissant en voie de grandir.

Revu *près de trois ans plus tard*, le 6 juillet 1890, l'enfant s'était modifié au point d'être méconnaissable. Il avait grandi dans une énorme proportion. Il était infiniment plus intelligent et ne différait plus des enfants de son âge.

Le testicule droit était remonté un peu vers la racine des bourses et vers l'anneau correspondant ;

17

mais il était assez défendu par la branche montante du pubis pour qu'il ne pût être heurté par les chocs en avant. Il avait autant de développement que les testicules des enfants de cet âge. A gauche, au contraire, le testicule était resté atrophié, n'ayant, en quelque sorte, pas changé de volume depuis l'opération ; il ne causait plus aucune douleur. Même il ne paraissait pas assez sensible pour un testicule normal.

Pour les hernies, le succès était complet. Pas d'impulsion, pas de douleur et l'enfant avait passé par des périodes de toux qui auraient pu altérer les résultats de l'opération.

C'était donc bien un succès complet pour les hernies ; et, pour les testicules, un des côtés donnait pleine satisfaction. Du côté le moins favorisé, les résultats étaient encore appréciables, car les douleurs qui existaient autrefois avaient complètement disparu.

Il n'est certainement pas possible encore de dire l'avenir de cet enfant. Mais il est possible cependant d'en très bien augurer.

La vitalité de ses testicules remis en place sera-t-elle égale à celle des testicules descendus normalement? Il y a, pour le penser, de nombreuses raisons. Dès à présent, l'influence favorable de *la descente du testicule sur le développement* général du corps ne me paraît pas douteuse. L'avenir nous dira si ce déplacement amène aussi la *richesse en spermatozoïdes.*

Mais je mets les *choses au pire* et je suppose que tout cela ne soit pas, que le sujet n'ait dans la possession d'un testicule à l'extérieur qu'une satisfaction platonique; il resterait toujours ce fait indiscutable, que les *douleurs* sont disparues, que les *hernies* sont disparues et que le sujet est passé de son état *d'infirmité* redoutable, toujours pénible et croissante, à un état absolument identique à celui de ses contemporains plus heureux dans le développement des organes génitaux.

Je crois qu'il suffit de ces considérations et de cet exemple pour faire apprécier la valeur de mon opération et pour encourager les imitateurs.

CHAPITRE XV

J'ai observé et guéri deux cas de hernie rare et très dangereuse pour les opérateurs, puisque, parmi les cas peu nombreux qui ont été publiés, je connais deux cas de mort rapide après l'opération, l'un dû à M. Monod, dans la *Revue de Chirurgie*, et l'autre publié par Hedrich, dans la *Gazette de Strasbourg*, 1ᵉʳ juin 1890.

L'histoire de la cystocèle inguinale est loin d'être faite. Quelques rares cas rencontrés à l'autopsie ne me paraissent pas avoir été observés avec toute la sagacité désirable, et le nombre des observations rencontrées sur le vivant est fort peu considérable.

Dans les deux cas que j'ai observés, il y avait une petite tumeur du pli de l'aine, et cette tumeur était douloureuse. Une fois, les accidents avaient pu être considérés comme des accidents d'engouement menaçants.

Dans ces deux cas, la hernie était petite et constituée par un sac herniaire péritonéal, engagé dans le canal en même temps qu'une portion de la vessie. Celle-ci était rattachée à ce sac herniaire par de solides tractus fibreux, et dans leur voisinage même on trouvait de petits kystes, qui paraissaient être là *comme les restes d'une transformation* subie par la région. Une disposition analogue se rencontre au voisinage de certaines hernies inguinales congénitales.

Chez nos sujets, les hernies étaient anciennes, sans qu'il fût possible de préciser l'époque à laquelle elles s'étaient montrées.

La *douleur* avait, dans ces cas, une intensité assez vive. Les hernies petites, molles, non serrées, étaient d'une grande sensibilité à la pression.

Dans aucun des deux cas, il n'y avait eu de troubles vésicaux de nature à appeler l'attention d'une façon spéciale sur la tumeur du pli de l'aine. Cette remarque est intéressante à faire, car on a cherché à déterminer les conditions de ces hernies de vessie qui doivent engager à faire la cure radicale. Il n'y a, jusqu'à présent, qu'une condition qui doit amener à proposer la cure radicale sans que l'on connaisse, du reste, sa constitution spéciale : c'est la douleur insolite d'une petite hernie.

La consistance de ces hernies est pâteuse plutôt que dure. Mais c'est un caractère si commun dans les épiplocèles qu'il ne pourrait passer comme un signe de quelque valeur pour déterminer cette variété de hernie.

Il faudrait, pour faire cette détermination, observer quelque trouble du côté de la vessie. Or, dans les cas que j'ai opérés, les réactions de ce côté manquaient si parfaitement que cela me fait considérer ces signes au moins comme rares.

Peu importe, du reste, car, si l'on suit les indications que j'ai données dans mes généralités, on les opérera habituellement comme hernies douloureuses, même si on n'a rien reconnu de particulier avant l'opération.

Au *cours d'une opération de hernie*, y a-t-il quelque signe qui puisse faire reconnaître qu'on se trouve en présence d'une *hernie vésicale?* Ce serait un fait bien important, car, s'il est bien démontré par mes opérations qu'avec des précautions et une méthode opératoire judicieuses l'ouverture de la vessie n'a pas de conséquences bien graves, il serait néanmoins plus sage de l'éviter.

A l'encontre de ce qu'on pourrait s'imaginer, ce n'est pas très facile de reconnaître qu'on est en présence de la vessie. Dans mes deux opérations, je l'ai déchirée avec les doigts. Pourtant si, dans le premier cas, je n'avais pas soupçonné sa présence et fus un peu surpris par cette déchirure, dans le second cas, sans en être bien sûr, je l'avais soupçonnée et j'avais fait part de mes soupçons aux assistants. Si la vessie sortait de l'abdomen par le sac herniaire comme l'intestin, peut-être serait-il facile de la reconnaître. Mais je n'ai pas observé cette hernie que certains auteurs ont signalée et qui doit être au moins extraordinairement rare. Dans le cas que j'ai vu, la hernie vésicale se faisait bien par le canal inguinal, mais à côté du sac herniaire en quelque sorte.

La hernie vésicale rattachée au sac était constituée par une sorte de masse informe, remarquable seulement par du tissu graisseux jaunâtre.

Cela fait penser tout de suite au tissu jaunâtre que l'on rencontre juste au-devant de la vessie dans la taille suspubienne. Or, la petite masse jaunâtre que l'on observe là constitue le seul caractère de la hernie de vessie. Je l'avais bien remarqué lors de ma première opération peu avant le moment où j'avais été surpris par la déchirure de la vessie. Dans ma seconde opération, retrouvant sur une masse herniée cette graisse jaunâtre, j'avais dit à mes élèves qu'il y avait beaucoup de chance pour que la vessie fût au-dessous et se déchirât, et cette déchirure eut lieu peu après. Je l'aurais probablement évitée si j'avais voulu me contenter de faire une opération incomplète et fermer la plaie, dans laquelle j'avais observé quelque chose de suspect.

Aujourd'hui, si je me trouvais en présence d'un semblable caractère, je continuerais encore à poursuivre ma dissection ; mais j'agrandirais beaucoup la plaie de la paroi abdominale, de telle sorte que, plus à mon aise et distinguant mieux les parties, sans faire de trop grandes tractions j'aurais de bonnes chances de reconnaître, de contourner et de bien réduire la vessie sans la blesser.

Il ne faut pas se dissimuler toutefois que les dispositions générales de la vessie sont favorables à cette déchirure. En effet, la vessie est évidemment agrandie et très probablement amincie. J'ai été frappé, pour ma part, de cette facilité de déchirure de la vessie, que l'on ne peut comparer, par exemple, avec la résistance de la vessie quand on l'aborde par la taille sus-pubienne ou quand on la dissèque adhérente dans les opérations de kyste de l'ovaire ou de corps fibreux. Il est bien probable, en effet, que la hernie de la vessie n'est pas un simple déplacement de la vessie, mais une déformation de l'organe qui comporte un amincissement ou une friabilité spéciale de ses parois.

Dans le voisinage de la vessie, j'ai remarqué aussi la présence de petits kystes qui sont sans doute les restes d'une disposition congénitale. On trouve de semblables kystes au voisinage des hydrocèles congénitales et des hernies.

J'incline à penser que la hernie de la vessie est le résultat d'une malformation de la région et de l'organe. Ce ne serait du reste qu'une raison d'opérer de bonne heure, les opérations faites pour difformité de la région étant, comme je l'ai déjà dit, particulièrement favorables.

Il paraît bien certain que, si on pouvait éviter la blessure de la vessie, ce serait chose plus favorable. Mais, en cas de blessure facile à prévoir, puisque les conditions anatomiques sont de nature à la favoriser, il faut bien se dire que le remède n'est pas très compliqué. Dans les deux seuls cas que j'ai rencontrés, j'ai assez bien réussi pour pouvoir le bien déterminer.

Si la blessure de la vessie est faite, il faut l'oblitérer au plus vite, et le mieux est de faire cette oblitération assez complète pour pouvoir réduire la vessie, comme si sa paroi n'avait pas été altérée. Je crois, pour ma part, cette réunion plus facile à exécuter qu'on ne l'admet généralement, mais grâce à quelques conditions sur lesquelles je vais insister.

Les sutures de la vessie ne doivent pas être faites en bloc. Pour assurer une bonne réunion, il faut pouvoir faire une série de plans successifs se recouvrant les uns les autres. L'idéal serait de faire trois plans bien complets. Un premier plan comprend à peu près la muqueuse vésicale. Puis deux plans de suture seront faits sur la couche musculo-fibreuse; le premier de ces deux plans de suture pratiqués sur la couche musculo-fibreuse recouvre directement le plan fait sur la muqueuse, et le second recouvre à son tour le premier. On aura donc trois plans successifs, dont le premier seul sera en contact avec l'urine. Mais les deux autres n'auront aucun contact avec elle si la première suture ne cède pas. Si elle cède, le troisième plan est défendu par le second et il reste encore un plan bien à l'abri de l'urine. Malheureusement, en pratique, cette série des trois plans peut ne pas être possible; et cette imperfection peut être cause d'un échec partiel, c'est-à-dire de l'écoulement d'un peu d'urine. Mais cet écoulement assez tardif a été pour moi plutôt un petit inconvénient qu'un accident grave. Je l'ai observé, en effet, dans le second de mes cas. Je puis dire que, si je ne l'avais pas prévu absolument, je l'avais craint parce que je trouvais que la partie de vessie que j'avais entre les doigts était beaucoup plus petite que dans la même opération précédemment faite ; l'étoffe m'avait manqué. L'écoulement survenu au dixième jour dura quelques jours et se tarit spontanément.

Dans les deux cas, la suture de la vessie étant faite, j'avais réduit celle-ci et j'avais procédé à l'oblitération de la paroi comme je le fais d'ordinaire. Comme toujours, j'avais drainé entre la peau et ma suture de la paroi. C'est par cet orifice de drainage que, dans le second cas, se fit la décharge de l'urine.

En outre de la suture assez complexe de la vessie que je conseille, il y a une autre condition favorable à la réunion sur laquelle je dois insister. Je crois qu'il y a lieu de s'abstenir de tout *lavage et surtout de tout cathétérisme.*

Ceci, je le dis avec une expérience assez considé-rable. Il y a bien longtemps déjà que je n'ai plus fait de cathétérisme pour le traitement des fistules vésico-vaginales. Pour les fermetures de la vessie dans les conditions que j'indique, j'ai procédé de même. Depuis que j'ai fait ces deux opérations pour cystocèles inguinales, j'ai fait *deux tailles sus-pubiennes et pratiqué la réunion immédiate de la vessie*. Ces deux tailles étaient faites pour des corps étrangers de la vessie. Dans les deux cas, j'ai obtenu la réunion immédiate de la vessie. Pourtant, dans le second, j'ai eu un petit écoulement secondaire d'urine comme dans ma deuxième observation de cystocèle. Dans les deux cas, je n'ai pas fait de sondage. En effet, le premier malade a été sondé une fois seulement le jour même de son opération et a dû uriner autour de sa sonde. Dès le lendemain, il urinait seul sans difficulté. Le second opéré a été sondé deux fois et même avait uriné autour de sa sonde ; je crois ce point très important. L'abstention du cathétérisme me paraît devoir jouer un rôle considérable dans une bonne réparation (1).

L'historique et l'étude technique de cette hernie

(1) Je ferai remarquer à ce propos que j'ai préconisé la suture immédiate de la vessie après la taille sus-pubienne et l'ai pratiquée avec succès le premier, à ma connaissance, en France ; mes deux opérations de taille, toutes deux faites pour corps étrangers, ont été faites l'une le 29 mai 1888, l'autre le 11 décembre 1890 ; dès le lendemain, les malades urinaient seuls. Aucune sonde à demeure. Après vingt-quatre heures, aucun cathétérisme n'a été tenté.

ont été faites à plusieurs reprises, car la cystocèle inguinale est connue depuis longtemps pour avoir été rencontrée dans des autopsies et très rarement dans des kélotomies pour hernies étranglées. Mais, à une époque toute récente, elle a attiré l'attention à cause de son importance quand on l'observe au cours d'une cure radicale. MM. Monod et F. Delagénière ont publié, en septembre 1889, un travail sur la matière, dans la *Revue de Chirurgie*. Les éléments principaux de leur travail sont les deux cas qui m'appartiennent, et que M. Delagénière avait observés dans mon service, et un cas de M. Monod, suivi de mort avec autopsie très-complète.

Depuis, a paru dans la *Gazette médicale* de Strasbourg un travail de M. Hedrich, assistant de MM. Eugène et Jules Boeckel, qui a réuni dix cas de cette hernie et terminé sa publication en ajoutant un onzième cas très compliqué, suivi de mort dans une cure radicale pratiquée par lui.

Enfin, dans son excellent recueil de *Cliniques chirurgicales*, le docteur Thiriar, de Bruxelles, a publié récemment un travail et une observation de guérison qui lui sont propres (Bruxelles, 1891).

Il résulte de la lecture de ces travaux que l'étude générale de la cystocèle inguinale est assez mal faite ou assez incomplète. Cela peut tenir, d'une part, à la rareté de la lésion, mais cela tient aussi surtout à ce que les cas divers de la cystocèle ne sont pas du tout comparables. Quelques-uns paraissent à peine de la même famille.

La hernie vésicale qui se fait dans l'intérieur d'un sac herniaire séreux paraît être d'une extrême rareté, et, selon moi, elle n'a rien de comparable à la hernie de la vessie qui se fait à côté d'un sac séreux herniaire, dans le canal inguinal. C'est celle que j'ai observée, celle que M. Boeckel a observée ; c'est aussi celle des observations de MM. Monod, Thiriar, Hedrich.

Dans la plupart des cas, la hernie qui accompagne la cystocèle est petite et lui est rattachée par des connexions assez intimes. Au contraire, on peut la trouver rattachée à une grosse masse herniée ayant effondré la paroi, comme dans le cas de M. Thiriar.

Rien que la considération de ce dernier fait permet de concevoir que les opérateurs aient trouvé des conditions assez différentes, et l'on aurait tort de conclure que des lois générales concernant les cystocèles sont possibles à établir sur l'un ou l'autre de ces faits.

Rien que ce fait permet de comprendre, par exemple, pourquoi M. Thiriar n'admet pas l'importance de la masse jaunâtre prévésicale que j'ai signalée le premier comme indice de la hernie de la vessie et comme guide pouvant être suivi à l'occasion.

La hernie qu'il a vue n'avait pas la même forme

que celle que j'ai observée; peut-être même n'avait-
elle pas la même origine.

La masse jaunâtre que j'ai observée différait absolument du peloton graisseux que l'on rencontre assez
souvent au voisinage du sac et devant lui. Mon attention avait été vivement éveillée par cet aspect et,
dans ma seconde observation, j'avais eu occasion de
le comparer et de le bien indiquer. Je l'avais fait
remarquer à M. Delagénière, qui m'assistait dans
cette opération, et je n'ai aucun doute aujourd'hui
que, si je le rencontrais à nouveau, je ne manquerais
pas d'agir avec une véritable certitude.

A la dissection, du reste, ce peloton graisseux offre
un aspect particulier et ses connexions avec de petits
kystes que l'on rencontre serrés contre le sac séreux
ont un aspect spécial.

D'après l'histoire des malades, d'après la disposition
de la masse graisseuse, d'après la forme de la hernie
et d'après son amincissement qui en font plutôt
un diverticule qu'une partie ayant apparence normale
de vessie, je suis, pour ma part, convaincu que nous
sommes en présence d'une lésion congénitale et nous
devons, dans la suite de son observation, éclaircir ce
point obscur.

Il y a d'autant plus d'intérêt à cela que, sans une
notion très précise des dispositions de la vessie et
de la constitution de la partie que nous avons entre
les mains, il sera impossible de décider s'il faut,

poursuivant la simplification de l'opération, chercher
à ne pas ouvrir la vessie. On peut y arriver, sans
doute en ouvrant très largement la paroi abdominale et en serrant de près le sac séreux.

Ou bien, si l'on constate que la vessie a un véritable
diverticule, une partie amincie sans constitution musculaire puissante, il faut se décider carrément à en
faire l'incision et la suture comme mes opérations
m'ont amené à le faire. Je crois que ces manœuvres
bien faites n'exposent pas à de bien graves dangers,
puisque j'ai réussi dès mes premières opérations ; mais
j'avoue que, s'il m'était démontré qu'elles sont inutiles, je ferais mon possible pour ne pas m'exposer à
avoir à les pratiquer.

Comme, malgré les publications auxquelles j'ai
fait allusion, je crois la question tout à fait en litige,
comme je crois aussi que la rareté des occasions
qu'on a de se perfectionner dans l'étude de cette
difformité nous laissera encore longtemps sans
renseignements positifs, j'ai pensé bon de reproduire
ici, *in extenso*, les courtes observations de mes malades et la description des opérations qu'ils ont subies ;
c'est par là que je termine ce chapitre.

Hernie inguinale avec cystocèle. — Cure radicale. —
Suture de la vessie déchirée. — Réunion immé-
diate. — Guérison. (N° 40).

Le 29 juin 1887, vient se présenter à la consultation
de Saint-Louis le nommé C.... Pierre, âgé de qua-
rante-trois ans. Il présente une hernie très douloureuse, au pli de l'aine du côté gauche.

Cette hernie aurait apparu il y a trois mois et le
faisait souffrir, et, depuis la veille de son entrée, il
ressent dans la région du pli de l'aine une douleur
excessivement vive ; la marche est impossible et il
vomit beaucoup.

L'état actuel est le suivant : dans le pli de l'aine
gauche et un peu au-dessous de l'orifice externe du
canal inguinal, on sent une masse pâteuse qui ne
subit pas de grandes modifications par la toux. La
pression, au niveau de la hernie, est très douloureuse.
Malgré un peu d'amélioration, comme le malade
souffre assez vivement, M. Championnière l'opère le
30 juin 1887.

La peau est incisée sur le trajet du canal inguinal.
L'incision tombe sur une masse graisseuse indurée
plongeant dans l'anneau. Au-dessus, après quelques
recherches, on trouve un sac séreux vide, sac herniaire ne contenant pas de viscères.

Ce sac séreux est rattaché à la tumeur rencontrée

d'abord par une série de petites poches d'apparence kystique. Ce sac est disséqué et réséqué après pédiculisation, à l'aide d'une chaînette de trois catguts.

En dessous, la tumeur molle est attirée ; une partie est réséquée. Une portion en forme de sac est déchirée avec le doigt. Il s'écoule du liquide, M. Championnière pense avoir ouvert la vessie et place une sonde métallique dans l'urèthre. Il la sent aisément par la plaie vésicale ; l'urine contenue dans la vessie s'écoule au dehors.

La plaie de la vessie est fermée par trois plans de sutures avec du catgut.

Le premier plan rapproche les bords de la muqueuse ; le second double celui-ci de telle façon que la face externe de la vessie vient s'adosser à elle-même, doublant ainsi la paroi au niveau de la plaie. Trois fils de catgut forment un troisième plan, doublant celui-ci. Un drain est placé au-devant de la vessie. La peau est réunie par des crins de Florence.

Dans le cours de l'opération, un cordon dur a été ménagé, s'insérant sur la paroi vésicale ; il est peu probable qu'il puisse s'agir de l'uretère ; par prudence, il n'y a pas eu d'incision faite.

L'opération a duré une heure cinquante-cinq minutes et il a été employé 110 grammes de chloroforme Yvon.

Le soir de l'opération, la température est de 38°,2.

18

Le lendemain matin, le malade vomit un peu et présente une teinte subictérique.

La température n'a jamais dépassé 38°,2.

Le premier pansement est fait le 7 juin. On en profite pour diminuer le drain. Le 12 juin, deuxième pansement. Le 18 juin, troisième pansement ; les derniers fils sont enlevés. Lint boriqué.

Température régulièrement normale.

Le malade sort en parfait état le 13 août 1887.

Nous avons eu de ses nouvelles trois mois plus tard. Il n'avait eu aucun trouble urinaire ni douleurs vésicales, sa hernie n'avait pas bougé, la cure radicale était complète

Hernie inguinale gauche, avec cystocèle inguinale. — Cure radicale de la hernie. — Déchirure et suture de la vessie herniée. — Écoulement au dixième jour d'un peu d'urine. — Guérison.

Le nommé L..., Yves, âgé de quarante-quatre ans, entre à l'Isolement le 17 décembre 1887.

Il porte, depuis fort longtemps, une hernie inguinale gauche de petit volume, mais irréductible et *toujours douloureuse* (N° 67).

Le 5 janvier 1888, cure radicale de cette hernie.

La peau est incisée sur le trajet du canal inguinal.

La masse herniaire est surtout constituée par une

masse graisseuse. Après de longues recherches, M. Championnière découvre un sac vide à la partie supérieure de la tumeur graisseuse. Ce sac est disséqué le plus loin possible et réséqué après avoir été pédiculisé par deux catguts en chaîne, repassés.

Après avoir fermé cette hernie, M. Championnière revient à la masse graisseuse jaunâtre et fait remarquer combien cette masse jaunâtre ressemble à celle de la cystocèle précédemment observée. Malgré cela, voulant la détruire ou la réduire, il la dissèque, puis déchire avec le doigt une poche qui n'est autre que la vessie. La déchirure est assez large, quoique la poche soit bien moins vaste que dans la première opération.

Pour bien s'assurer de la lésion vésicale, le doigt touche une sonde métallique placée dans l'urèthre ; du reste, au moment de la blessure, l'urine s'est répandue au dehors.

Pour la suture au catgut de la vessie, trois plans sont superposés : le premier plan comprend onze fils ; le deuxième, neuf ; et le troisième, deux.

La peau est suturée par douze crins de Florence. Drainage en avant de la vessie.

Au moment du placement des points de suture de la peau, la hernie de la vessie restée au voisinage de la plaie se réduit complètement.

L'opération a duré une heure un quart et il a été employé 55 grammes de chloroforme Yvon.

Le soir, légère élévation de température, 37°,8. Quelques vomissements.

7 janvier. — 37°,4 et 38°,2. Lavage de la vessie.

10 janvier. — 37°,2 et 37°,4. Premier pansement. La plaie est en parfait état, mais il existe de l'érythème. Le drain est enlevé.

Des lavages de la vessie sont faits tous les jours (1).

14 janvier. — 37°,4 et 37°,6. Deuxième pansement. En pressant, on fait couler un peu de liquide roussâtre, sans odeur, par l'orifice du drain.

18 janvier. — L'orifice du drain donne passage à une petite quantité d'urine. En pressant, on fait sortir un petit caillot au centre duquel on trouve un fil de catgut. Lavage de la vessie et cathétérisme.

23 janvier. — Quatrième pansement qui contient un peu d'urine. La plaie est réunie, sauf en haut. Température normale. Lavage et cathétérisme.

A partir de ce jour, la température est absolument normale, l'état général est excellent. On cesse les lavages et les cathétérismes. Le pansement n'est plus mouillé.

Le malade sort le 17 mars en bon état.

Ce malade a été revu deux ans plus tard en passant à la consultation. Sa hernie était parfaitement réduite, mais il disait que la région était restée sensible et parfois douloureuse; il ne portait aucun bandage.

(1) Au contraire de ce qui a été fait pour les autres cas, ce malade avait été sondé et lavé, pratique défectueuse que je n'ai pas recommandée.

CHAPITRE XVI

Bien qu'on s'y soit fort peu arrêté, la cure radicale
de la hernie inguinale chez la femme est tout particulièrement intéressante.

La hernie inguinale diffère très notablement de la
hernie du même nom chez l'homme et, de plus, pour
ne pas être aussi fréquente que celle de l'homme, elle
n'en est pas moins assez commune.

Cette hernie a été étudiée surtout au point de vue
du développement de la variété congénitale. La
théorie de sa formation rattache intimement cette
formation à l'évolution des rgaanes génitaux internes
de la femme. La persistance du canal de Nuck serait
l'origine de ces hernies. Cette théorie me paraît
d'autant plus intéressante à considérer, que non
seulement je crois les hernies inguinales de la femme,
comme celles de l'homme, plus souvent congénitales

qu'on ne le pense, mais j'admets encore qu'elles sont presque toujours, sinon toujours, congénitales.

Comme je le disais plus haut, ces hernies inguinales sont assez fréquentes. Sur mon total actuel de cure radicale de hernie non étranglée (266), j'ai opéré dix-neuf hernies inguinales chez la femme. Or, si on juge de la congénitalité chez la femme comme chez l'homme, dix-sept de ces cas étaient des hernies congénitales. Pour les unes, les parents affirmaient que la hernie avait toujours existé ; pour les autres, les relations avec les organes génitaux, l'ovaire ou la trompe, étaient telles qu'il était bien difficile d'admettre que l'origine de ces hernies n'était pas comtemporaine du développement de ces organes. La présence de la trompe ou de l'ovaire fixés dans la hernie me semble avoir quelque analogie avec la présence du testicule en ectopie dans l'aine ou placé au fond des bourses, dans le sac herniaire, et j'ai compté comme congénitales les hernies qui présentaient ces caractères.

Mais, en outre, si on examine de près la constitution du sac herniaire, on constate que, dans les hernies dites non congénitales, il peut présenter aussi des caractères qui ne sauraient se rapporter qu'à la congénitalité. Ce caractère, c'est l'existence du ligament rond dans la paroi du sac. Le sac séreux le creuse en gouttière en quelque sorte. Le revêtement séreux du ligament rond est tellement fondu avec ses fibres qu'il en est absolument inséparable et le ligament prolonge en quelque sorte le sac jusque dans la grande lèvre. Il y a là, comme je le dirai plus loin, quelque chose de tout à fait différent de ce que l'on observe pour les connexions du sac et du cordon dans la hernie chez l'homme.

Dans le total de mes opérations, je n'en vois que deux où ces caractères n'avaient pas été assez marqués pour rendre les cas typiques. Mais, pour les autres, selon moi, il n'y avait pas de doute possible, le sac séreux n'était pas tout entier de formation récente. Il ne pouvait être dû à un sac séreux chassé devant lui par les viscères dans un trou quelconque de la paroi au voisinage du canal du ligament rond. Il n'y avait qu'une hypothèse possible : un canal séreux très étroit ayant le ligament rond pour paroi principale avait persisté dans la région par suite d'un développement incomplet ou plutôt par suite de la persistance d'une disposition congénitale. Cette disposition s'était maintenue longtemps sans se manifester, puis, sous l'influence de quelque cause occasionnelle, la hernie s'était produite, guidée par ce canal étroit et lui empruntant une partie de son étendue.

Comme preuve de cette théorie, on peut noter chez les sujets en question non seulement la fusion de la séreuse et des fibres du ligament, mais la présence de séries de petits kystes existant au-dessous de la cavité herniaire proprement dite et la prolongeant jusqu'à la grande lèvre. On observe un fait du même ordre dans les hernies congénitales de l'homme, guéries dans l'enfance et revenues plus tard. Je l'ai signalé bien des fois, en opérant, pour montrer que bien des hernies de l'homme, indiquées comme formées pendant l'adolescence, étaient vraiment des hernies congénitales avec tous leurs caractères.

Comme la hernie congénitale de l'homme, celle-ci comporte plutôt un trou dans la paroi qu'une paroi profondément défectueuse.

C'est là une bonne condition à connaître pour apprécier l'avenir de la cure radicale pour ces sujets. Il y a une ombre au tableau. De même que, chez l'homme, on voit certaines hernies congénitales coïncidant avec des développements incomplets des testicules, de même, chez la femme, on rencontre des cas de hernie inguinale avec un développement très imparfait des organes génitaux. Mais, pour la femme comme pour l'homme, ce sont des cas tout à fait exceptionnels et le plus souvent la femme présente un développement normal, soit que sa difformité soit unilatérale, soit qu'elle n'ait pas empêché le jeu régulier de ses fonctions.

Chez un certain nombre de sujets, le développement considérable de la hernie a coïncidé avec la suite des grossesses.

Dans la plupart des cas que j'ai observés, le volume de la hernie n'était pas très considérable. Cependant la hernie n° 2 de mes statistiques est une des plus volumineuses que j'aie eu occasion d'opérer, elle descendait presque sur le genou. Mais c'est là un fait très exceptionnel et cette hernie est pénible plutôt par d'autres caractères. Elle est souvent incommode, *douloureuse* et partiellement irréductible. Son irréductibilité peut tenir à des causes diverses. J'ai rencontré dans sa cavité l'épiploon adhérent ; j'ai trouvé tout ou partie des annexes adhérentes ou profondément modifiées. Je crois précisément que si cette hernie est si fréquemment douloureuse, cela tient, avant tout, aux relations qu'elle a avec les organes génitaux internes. La masse herniée constituée par l'ovaire est tout naturellement douloureuse ; mais, même dans les cas où il n'y a pas de hernie ovarienne, les tiraillements exercés sur l'ovaire et sur la trompe par le sac et par son contenu sont bien de nature à occasionner des douleurs. La constitution anatomique même de ces hernies permet de comprendre aisément comment beaucoup de sujets supportent peu ou point le bandage, comment même, quand elle est réductible, la hernie est douloureuse. Aussi, beaucoup de malades ne peuvent supporter le bandage ou, quand ils le supportent, ils en souffrent assez pour réclamer une intervention qui puisse les délivrer de ce supplice.

C'est l'opération de la cure radicale qui permet à la fois de constater ces dispositions et d'y remédier. Aussi, pour ne pas faire de redites, décrirai-je d'un seul coup l'opération, le procédé et la disposition anatomique de la hernie.

La hernie inguinale de la femme nous offre un aspect assez particulier. Elle peut se présenter, comme la plupart des hernies inguinales de l'homme, sous la forme d'une tumeur plus ou moins volumineuse, molle, réductible en tout ou en partie, occupant la partie inférieure et latérale de la paroi abdominale. Elle a une tendance à descendre vers la grande lèvre et, lorsqu'elle grandit, elle descend à la partie supérieure de ce repli et vient s'y étaler. Dans ces cas, la largeur de l'orifice du canal, le grand développement de la hernie, son augmentation par les efforts ou dans la station verticale, sont des caractéristiques qui laissent peu de chances pour les erreurs de diagnostic.

Mais bien souvent cette hernie prend une forme plus insidieuse pourrait-on dire. La tumeur est à peine marquée par un petit soulèvement de la région. Il faut la comparer avec celle du côté opposé. Il faut explorer avec le doigt l'orifice du canal inguinal pour trouver la hernie. Dans la position horizontale, toute trace de hernie disparaît et les efforts ne donnent qu'une médiocre impulsion. Cependant, certaines de ces malades souffrent beaucoup et

peuvent, sans avoir de hernie bien prononcée, être
dans la situation qui leur fait réclamer une opération.

Au premier abord, devant une aussi petite lésion, on
hésite et il faut un examen attentif et surtout l'expérience de ces hernies pour prendre un parti chirurgical. Il faut savoir toute l'importance de ces petites
lésions dans la genèse des douleurs et tout le succès
qui attend une opération radicale.

Mais, pour ces petites hernies, j'ai admis que le diagnostic hernie pouvait être déterminé. Il n'en est
pas toujours ainsi et, dans bien des cas, des tumeurs
de la région sans impulsion, sans caractère de hernies,
sont cependant des hernies vraies, même avec protrusion de tout ou partie des annexes.

J'ai eu l'occasion d'opérer des tumeurs douloureuses qui ne subissaient aucune impulsion, qui
avaient toute l'apparence de tumeurs solides ou demi-
molles, qui semblaient même appartenir à la région
de la grande lèvre ou paraissaient s'être développées
au long de la branche ascendante du pubis.

Ces tumeurs ont souvent une disposition fusiforme.
A cause de leur situation et suivant leur consistance,
on les diagnostique : abcès, kystes, lipome, périos-
tose, ostéosarcome. Un seul caractère, difficile à
constater quelquefois, permet de faire la détermination nécessaire : c'est la présence d'un petit pédicule
qui rattache cette tumeur à la partie profonde du

canal inguinal. J'ai tout récemment relevé ce caractère chez une malade qui m'avait été adressée pour une tumeur solide de la branche ascendante du pubis et qui est très probablement atteinte d'une hernie inguinale ovarienne.

Ce caractère est plus difficile à constater qu'on ne l'imaginerait au premier abord. Mais la recherche de l'orifice inguinal, la comparaison avec le côté sain, permettent de faire le diagnostic avec sûreté et, dans des cas douteux, j'ai pu constater facilement l'existence de la hernie.

Une cause de gêne pour le diagnostic et l'opération c'est la présence de graisse assez abondante dans la région. Aussi faut-il tâcher d'étudier celle-ci dans les situations les plus variées. Il est difficile de faire pour les femmes ce que je fais toujours pour les hommes, les examiner debout, montées sur une chaise ; mais il ne faut jamais manquer à les examiner alternativement couchées et debout. On observe alors des différences très marquées dans l'aspect, dans la protrusion de la tumeur, dans son volume et son contenu, et ces deux examens successifs permettront de faire la lumière sur bien des cas difficiles à reconnaître dans l'une des deux positions seule.

La préparation de la région faite avec les précautions recommandées pour les femmes, au chapitre spécial, on procède à l'opération.

Pour pratiquer la cure radicale de cette variété,

l'incision première est à peu près la même que pour la hernie inguinale de l'homme. Toutefois, je recommanderai de tenir l'incision le plus élevé possible, même si cela devait gêner un peu, pour ne pas rapprocher trop la plaie de la vulve. Si la hernie est grosse, la découverte du sac est assez simple. Si elle est petite, cette première recherche peut être assez difficile. Pour arriver sans trop tâtonner, il faut, comme je le pratique, aller droit au canal inguinal, l'ouvrir et rechercher le sac beaucoup plus de haut en bas que de bas en haut.

Même en cherchant ainsi, il ne faut pas compter trouver toujours un sac large en doigt de gant, facile à isoler. On trouve une masse irrégulière descendant de l'anneau inguinal externe vers la grande lèvre et dans cette masse un canal séreux très irrégulier. Celui-ci est confondu avec un cordon fibreux qui descend jusque dans la grande lèvre. Ce cordon fibreux est creusé d'une cavité plus ou moins profonde que j'ai vue divisée en vacuoles. Cette cavité, étroite en bas, communique avec une cavité plus profonde en haut, vers le canal inguinal, et c'est souvent dans la cavité supérieure seulement que pénètrent les viscères. Même en ce point, cette cavité est limitée par un sac dont les parois sont très inégales d'épaisseur. Une paroi est fort mince et l'autre est très épaisse. L'une est réduite à un feuillet séreux assez mince, l'autre n'est que la substance du ligament rond plus ou moins étalé que l'on reconnaît d'une façon incontestable quand le sac, ayant été bien déterminé, a été largement ouvert.

Dans cette hernie, la détermination et l'étude du ligament rond doivent jouer le rôle principal ; aussi y a-t-il lieu d'insister sur la connexion du sac et du ligament rond.

Quel est le rôle joué par le ligament rond dans la formation du sac herniaire? Il est assez difficile de le définir et cependant on voit immédiatement qu'il fait partie intégrante de ce sac. Cela est tellement vrai que, si l'on veut disséquer celui-ci avec soin, il est impossible de ne pas comprendre ce ligament rond. C'est là une différence fondamentale avec la hernie congénitale de l'homme pour laquelle la dissection du cordon et du sac est toujours possible.

Dans toutes les hernies congénitales que j'ai observées, je pourrais dire dans toutes les hernies inguinales de la femme, j'ai retrouvé une disposition analogue. Suivant le volume acquis par la hernie, l'importance du ligament rond dans la paroi est plus ou moins grande. Si la hernie est grosse, le ligament rond occupe seulement un des côtés de la poche herniaire. Si elle est petite, on a peine à trouver le sac, mais le ligament rond est immédiatement découvert et semble, dans la région, occuper la place principale.

Le cordon fibreux, qui descend jusque dans la grande lèvre, contracte à la face profonde de celle-ci une adhérence d'une extrême résistance, si bien que l'on peut dire que toutes ces hernies inguinales sont en connexion avec la face profonde de la grande lèvre. Du côté du sac, vers la partie supérieure du canal inguinal, la fusion de la paroi et du ligament rond est telle que, si l'on cherchait à détacher celui-ci du ligament, ce serait chose impossible.

Aussi, ai-je l'habitude, dans la cure radicale de ces hernies, de procéder tout autrement. C'est le ligament rond que j'attaque primitivement. Après l'avoir reconnu de haut en bas, je vais d'abord détacher le cordon fibreux du fond de la grande lèvre. Ce détachement fait, je dissèque de bas en haut en marchant vers l'orifice inguinal externe et je retrouve le sac en m'en rapprochant, s'il n'était pas assez grand pour descendre lui-même dans la grande lèvre. Il devient facile ici de distinguer le ligament rond à son passage dans le canal inguinal. Dans la dissection du sac qui sera faite, il faudra exercer simultanément des tractions sur la partie solide constituée par le ligament et sur la partie moins solide formée par le sac séreux lui-même.

Cette double dissection peut et doit être portée très loin. Pour cela, je dissèque le ligament avec le sac séreux jusque dans le ventre.

Cette dissection, très élevée, comporte évidemment certaines précautions tout indiquées par la nature des organes intéressés. Il faut, avant toute dissection, reconnaître les parois du sac jusqu'à une grande hauteur. Le doigt introduit dans le ventre permet seul de faire cette exploration. En ce faisant, on apprécie les connexions de la hernie avec les annexes, comme je vais le dire tout à l'heure. Mais on voit surtout jusqu'à quelle hauteur il est possible d'aller sans compromettre aucun organe utile. Ceci fait, la ligature en chaîne est exécutée et ligament rond et sac sont réséqués.

Je fais remarquer ici que, dans tous les cas que j'ai opérés, j'ai réséqué une étendue considérable du ligament rond que l'on raccourcit et réinsère avec tant de soin dans certaines opérations. Or, je n'ai jamais vu que cette résection entraînât aucun accident utérin, aucun inconvénient, et j'ai suivi très attentivement les sujets à ce point de vue. Il est probable que le ligament se réinsère sur la paroi abdominale à la face profonde et que cette insertion lui suffit pour jouer son rôle de soutien.

Quant à l'ovaire, ou bien il a été rencontré dans le sac, ou bien, en explorant la partie supérieure et en pénétrant dans le ventre, je l'ai trouvé au voisinage de l'orifice du sac. Or, l'examen de cet ovaire me l'a montré à des états très différents. Je l'ai trouvé normal. Mais je l'ai trouvé d'autres fois complètement dégénéré et, dans ces cas, je l'ai enlevé pour faire d'une pierre deux coups. Deux de ces ovaires étaient transformés en kystes au point d'être méconnaissables. Dans un cas, l'ovaire fusionné avec la trompe formait une masse kystique adhérente à l'épiploon et aux parties voisines. Naturellement, j'en ai pratiqué l'ablation.

Bien entendu, dans le cas d'ovaire normal, je n'ai pas pratiqué d'ablation, mais il m'est arrivé aussi de trouver un ovaire complètement atrophié. Dans ce cas encore, j'ai laissé en place un organe inutile, mais qui ne paraissait pas pouvoir causer de souffrances ni d'accidents.

Pour apprécier ces différents états, quoi de plus simple ? Déjà le doigt introduit dans l'orifice herniaire, en suivant le ligament, comme je l'ai dit, arrive sur l'ovaire et le touche assez facilement pour apprécier ses apparences. Mais, si le moindre doute existe sur ces apparences, rien n'est plus facile que d'attirer ces organes au dehors et de constater leur état par la vue. J'ai presque toujours pratiqué cet examen avant de prendre un parti.

Il est bien entendu que, s'il existait de sadhérences viscérales dans le sac, en particulier des adhérences épiploïques, il faudrait que toutes eussent été rompues et bien détachées avant que ces temps de l'opération fussent exécutés.

Lorsque tout ce qui concerne le contenu du sac et tout ce qui concerne ses connexions avec l'extérieur a été accompli, lorsque toutes les connexions extérieures du sac ont été détruites, lorsque son contenu a été méthodiquement traité, lorsque la séreuse a été réséquée et fermée, la défense par la cicatrice reste à préparer. Or, dans cette variété de hernie, on peut procéder d'une façon particulièrement complète.

J'ai commencé par ouvrir le canal inguinal assez largement. Comme je ne crains pas de prolonger cette ouverture, ma dissection du sac séreux est ainsi, comme toujours, portée très haut. Cela me laisse une surface cruentée très large et me permet de prendre, pour refermer le canal, les tissus très largement. Pour le canal inguinal de la femme, on peut procéder plus hardiment encore que pour l'homme. Il n'y a aucun ménagement à garder. On peut rapprocher les points de suture, leur faire enserrer toute la périphérie du canal et constituer une masse dure et solide dans la région, ne rappelant en rien les sutures que l'on a conseillé de faire sur les piliers. De six à dix de ces sutures perdues sont faites habituellement.

Après l'ablation du ligament rond, ces sutures perdues sont si faciles à appliquer, que, même en faisant simplement des points passés, on donne à la paroi toute la solidité désirable. Mais, si la hernie a quelque importance, si la paroi du canal est flasque, il y a tout avantage à employer le point piqué, sur la description duquel j'ai insisté à la page 188. On peut s'y reporter, car le mode de confection est absolument le même ; il est même plus facile à faire chez la femme, car on peut clore par quelques tractions toute la partie inférieure du trajet herniaire, et l'on obtient de ce fait une solidité d'autant plus parfaite que, chez la femme, cette région est plus épaisse et plus solide que chez l'homme.

Il m'est arrivé de terminer certaines de ces opérations sans drainage; mais, même pour de petites plaies, en principe je préfère drainer.

Les suites ont été très simples, et, comme je n'ai eu aucune occasion de supprimer les ovaires des deux côtés simultanément, je ne puis dire quelle influence cette opération peut avoir sur les règles.

Ce qui est facile à constater, par exemple, c'est l'excellente influence que l'opération a sur la hernie. Ce sont des sujets qui restent bien guéris; la paroi abdominale est bien défendue. Les femmes ayant du reste moins d'occasions d'efforts violents que les hommes, les chances de récidive sont toujours moindres que chez celui-ci.

Mais c'est au point de vue de *la douleur* que les suites de ces opérations sont surtout remarquables. Les sources de la douleur sont multiples pour ces hernies et l'opération doit porter remède à toutes. Le sac contient souvent des adhérences viscérales. Si l'ovaire descend dans le canal de la hernie, les douleurs s'expliquent tout naturellement et je l'ai trouvé formant une tumeur sur laquelle avaient porté tous les bandages intolérables qui avaient été essayés.

Enfin, même quand l'ovaire ne fait pas issue de l'abdomen, *il est voisin de l'orifice*, et *le sac distendu*
exerce une véritable traction sur lui et sur la trompe.
Toutes ces actions diverses ont été supprimées par
l'opération. Les malades vous disent du reste, une
fois délivrées, qu'elles étaient auparavant en proie à
une constante souffrance et qu'elles n'ont idée du
calme et du repos que depuis l'opération.

On peut craindre, pour la récidive de ces hernies,
l'évolution d'une grossesse. Cette circonstance présente, en effet, des chances de récidive. Mais il ne faut
pas se les exagérer. La plupart des hernies congénitales de la femme que j'ai eu l'occasion d'opérer
étaient petites et donnaient, par conséquent, des chances plus considérables pour la permanence des résultats. Mais une de mes opérations les plus anciennes,
faite il y a dix ans, est celle d'une femme atteinte d'une
énorme hernie inguinale. Or, malgré les conditions
très défavorables dans lesquelles elle s'est trouvée,
malgré un travail très dur, avec une misère intense,
elle a pu, depuis l'opération, franchir deux grossesses
sans que la hernie ait récidivé. On voit que j'ai le
droit de supposer que les hernies opérées dans des
conditions bien plus favorables ont encore de bonnes
chances de résister à l'action perturbante de la grossesse.

J'estime même, d'après les suites de mes opérations,
que, pour ces hernies des femmes, le port d'un bandage

est moins utile, moins obligatoire encore qu'après la cure radicale chez l'homme. Les conditions qui peuvent favoriser le creusement d'un nouveau trajet herniaire sont bien loin d'être aussi puissantes que chez l'homme. La *fissure intermusculaire* que représente le passage du cordon n'existe pas dans ces cas, puisque le *ligament rond* qui en joue le rôle a été supprimé.

A cet égard, on ne saurait trop insister sur la *suppression du ligament rond* dans le canal inguinal, telle que je l'ai, le premier recommandé dans une discussion récente à la Société de Chirurgie (juin 1891). J'ai montré comment la conservation du ligament rond, impossible avec une dissection suffisamment élevée, serait *inutile et mauvaise*, même si on pouvait la réaliser.

On a bien affirmé que cette séparation du sac séreux et du ligament rond était possible et qu'il fallait la faire, mais *j'ai montré* un grand nombre de faits aux personnes *assistant à mes opérations*, ce qui trompe à cet égard. La séparation du sac séreux et du ligament rond est *possible et facile* à la partie *inférieure* du canal inguinal. Mais, si on s'élève à la hauteur où il est nécessaire de s'élever pour faire vraiment une opération complète, on constate que cette séparation ne peut être continuée. Je considère que la divergence des opinions sur ce sujet avec mes propres observations s'explique tout simplement par ce fait que mes contradicteurs n'ont jamais cherché à disséquer le sac à la hauteur que je considère comme indispensable pour une bonne opération et n'ont enlevé que la partie exubérante de la hernie.

L'accolement des parois musculaires, pour constituer la cicatrice, est bien plus parfait. Sur la partie superficielle de la cicatrice du canal, on peut encore ramasser le tissu cellulaire sous-cutané assez épais, qui se trouve au voisinage du pubis.

Le sac, dont les parois ont été rapprochées pour constituer le moignon, est ordinairement très épais, de telle sorte que ce moignon est lui-même d'une grande densité, bon élément pour la formation d'une cicatrice péritonéale bien résistante à tous les efforts.

Si donc, on suppose un sujet jeune chez lequel la réparation se fait ordinairement le mieux, on conçoit bien qu'on pourra rapidement lui faire abandonner tout bandage. Or, cette observation mérite toute notre attention, car le désir de voir disparaître la sujétion du bandage mène très souvent les jeunes filles ou leurs parents à demander la cure radicale de ces hernies. Surtout dans le cas de hernie petite, je pense qu'on doit la leur promettre dans un déla très rapproché. Je dois dire que presque toutes mes opérées ont même rapidement supprimé, non le bandage, *car je n'en fais pas porter*, mais cette ceinture dont j'ai donné la description et qui est destinée à protéger la cicatrice pendant qu'elle achève de se former.

Or, pour toutes ces opérations, les suites ont été excellentes. Je n'ai observé aucune récidive et je n'ai rencontré aucun trouble quelconque de la région opérée. Aucune hernie ne mérite d'être opérée plus régulièrement.

CHAPITRE XVII

HERNIE CRURALE.

La hernie crurale se présente à nous dans des conditions assez différentes de la hernie inguinale. C'est une hernie rarement gênante par son volume. Les très grosses hernies crurales sont infiniment rares en comparaison avec les hernies inguinales. La consistance même de la hernie crurale est différente de celle des hernies inguinales ou même des hernies ombilicales. Au lieu d'une masse molle, fuyant sous le doigt et se réduisant avec plus ou moins de facilité, on trouve ordinairement dans le pli de l'aine une tumeur de consistance pâteuse, ne se réduisant pas ou ne se réduisant qu'en partie. Souvent, cette consistance est telle que des médecins même expérimentés ne songent pas à la hernie et croient à l'existence de quelque tumeur solide. En outre, la hernie crurale est presque toujours douloureuse primitivement, même petite ; ou bien, après sa formation, elle devient rapidement douloureuse. Avec les deux conditions précédentes, on conçoit que tout bandage soit souvent intolérable, et, de fait, beaucoup de hernieux de cette variété ne portent et ne peuvent porter aucun bandage.

Il n'est pas rare de trouver des porteurs de cette hernie qui n'ont pas une paroi abdominale vraiment mauvaise. Il y en a sans doute qui appartiennent à la famille des hernies de faiblesse ; on voit même des hernies crurales coexister avec des hernies ombilicales ou même avec des hernies inguinales. Mais les circonstances opposées sont plus communes, et on trouve la hernie crurale chez des sujets dont la constitution musculaire n'est vraiment pas mauvaise.

On sait que l'étranglement est particulièrement fréquent dans cette hernie et qu'il est particulièrement grave, si bien que, tandis que la hernie crurale est vraiment rare, relativement à la hernie inguinale, dans les statistiques d'ensemble des cas d'étranglement herniaire, les hernies crurales sont communes. Puis elles comptent parmi les hernies dont l'étranglement mène rapidement aux complications incurables (gangrène rapide de l'intestin).

Quand on ouvre cette hernie, on constate que les adhérences y sont extraordinairement communes, surtout les adhérences épiploïques. Ces adhérences existent soit dans la partie du sac qui est située en dehors du fascia crébriforme, soit dans la partie située en arrière de ce fascia, où elles sont, en quelque sorte, inaccessibles. La tumeur peut alors paraître réductible sans qu'il soit jamais possible de faire rentrer les viscères dans l'abdomen.

La dissection de cette hernie nous apprend encore que, s'il y a de véritables difficultés pour accomplir une destruction vraie et efficace de la hernie, au moins n'y a-t-il pas, comme pour la hernie inguinale, des organes essentiels qu'il est possible de compromettre par sa dissection. Avec les procédés sur lesquels je vais insister, on peut être assuré d'accomplir cette dissection jusqu'au bout si on y met la délicatesse de main suffisante. La lésion des gros vaisseaux cruraux me paraît un danger assez problématique pour un chirurgien d'expérience.

Cette énumération rapide permet d'affirmer déjà que la hernie crurale est un excellent terrain pour la cure radicale. J'irai volontiers plus loin et je dirai que, d'une manière générale, pour la hernie crurale, la cure radicale s'impose. J'estime que, tant qu'un sujet est à l'âge où la cure radicale de la hernie es sans danger, la *hernie crurale devrait toujours être opérée*, soit par exemple chez tout sujet jeune. Même chez un sujet ayant dépassé la quarantaine, je fais encore cette opération plus volontiers que chez ceux qui sont atteints de hernie inguinale. On comprend, du reste, que la solidité de l'opération est nécessairement très satisfaisante, et, vraiment, on ne voit pas bien quelles pourraient être les raisons qui feraient hésiter à la pratiquer.

D'une manière générale, on peut dire que l'opération est facile pour cette hernie ou du moins que l'on trouve des conditions de facilité opératoires plus communes que dans les autres variétés. Toutefois, il y a des conditions opératoires particulières sur lesquelles il est nécessaire d'avoir l'attention bien fixée.

Le sac herniaire est bien autrement irrégulier que dans toutes les variétés de la hernie inguinale. D'abord, au moins au point de vue opératoire, il est toujours constitué par deux portions également nécessaires à supprimer : la partie située en avant du fascia crébriforme et celle qui est située au-dessus. Le sac est ainsi constamment en forme de sablier toute opération faite *exclusivement* sur la partie et externe seule est une opération *insuffisante*.

Le sac est tantôt d'une minceur telle qu'on a peine à le reconnaître, tantôt constitué par une paroi si solide qu'on a peine à le distinguer de son contenu. Dans le premier cas, c'est une mince feuille séreuse qui le constitue. Dans le second, c'est une épaisse couche de tissu fibro-cellulaire, doublée d'un véritable sac de graisse. Si, dans un pareil cas, ce sac de graisse est encore adhérent à de l'épiploon contenu, ces parois deviennent presque impossibles à distinguer, sauf pour un œil exercé. Ce qui peut guider, c'est la face externe du sac, que la dissection devra toujours conduire jusqu'à l'orifice du fascia crébriforme sans abandonner le point de repère donné par l'orifice du fascia. C'est en ce point seulement qu'il est possible de distinguer ce qui appartient au sac ou bien ce qui appartient au tissu cellulaire périphérique. On voit alors distinctement tout ce qui se glisse dans l'orifice, et, quand il a été méthodiquement ouvert, il est possible de suivre la face externe du prolongement du sac vers le ventre et de continuer à attirer au dehors tout ce qui forme la partie supérieure de ce sac.

On n'a pas seulement à faire tantôt à un sac mince, tantôt à un sac épais. Le sac de cette hernie est essentiellement irrégulier. En certains points, on peut le trouver d'une grande épaisseur; en d'autres points, il est si mince qu'il ne supporte aucune traction.

On trouve en outre, dans ce sac irrégulier, des diverticules, des vacuoles qui ont moins d'ampleur, mais une irrégularité comparable à celle des vacuoles trouvées dans le sac de la hernie ombilicale. J'ai vu encore récemment, dans une opération faite le 2 décembre 1891, cette épaisseur du sac accompagnée de bosselures telles qu'il a fallu faire appel à toute mon attention pour bien m'assurer que je n'avais pas à faire à une anse intestinale herniée dans un sac très mince avec lequel elle serait

fondue dans une partie de son étendue. En effet, j'ai
eu l'occasion aussi d'observer cette disposition, et si
je n'ai pas en ce cas ouvert l'intestin, c'est à force
de prudence. Cette fois, un très petit fragment d'épiploon adhérent en un point du collet du sac m'a
guidé et m'a permis d'ouvrir encore assez rapidement.

La défiance est d'autant plus à recommander en
pareil cas que, généralement, avec des sacs aussi épais,
on rencontre le gros intestin dans le voisinage. Dans
le dernier cas auquel je fais allusion, j'ai pu constater, par le toucher intra-abdominal, que l'intestin
n'était pas loin. Cependant, j'ai pu encore fermer le
péritoine bien haut sans atteindre la région de cet
intestin.

J'ai dit que ces hernies sont particulièrement douloureuses, et une cause évidente de ces douleurs
est l'extrême fréquence des adhérences que l'on y
rencontre présentant des formes particulières.

Les adhérences appartiennent le plus souvent à
l'épiploon, mais quelquefois aussi à l'intestin. Ces
dernières méritent d'autant plus d'être signalées que
le sac de la hernie crurale peut être, comme je l'ai
dit, plus mince que celui des autres hernies. Même
avec l'épiploon, l'adhérence, la fusion du sac rendent
le détachement de ce sac difficile. Très souvent, l'adhérence de l'épiploon se continue jusqu'au niveau du
collet du sac et même jusqu'au-dessus de celui-ci

dans le ventre. Comme je ne me contente pas de la
résection de l'épiploon contenu dans le sac, il y a là
une difficulté qui ne peut être résolue que par un artifice opératoire. En pareil cas, il ne faut pas hésiter à
ouvrir l'anneau fibreux, de dehors en dedans, pour
tâcher de disséquer jusqu'au sac séreux exclusivement. Cette voie faite, le doigt dans le sac herniaire
peut pratiquer toutes les explorations abdominales
nécessaires et détacher toutes les parties adhérentes. Ce détachement exact est nécessaire, non
seulement pour assurer la persistance de la cure,
mais aussi parce que ces adhérences que laisse une
opération superficielle sont des causes de douleur
qui font perdre une partie du bénéfice de l'opération.

La dissection du sac qui n'est pas gênée par des
organes importants, comme le cordon et le testicule,
est peut-être un peu plus facile. Mais il arrive aussi
que le collet de la hernie est si profondément situé
que cette dissection du collet devient assez délicate.
De grosses veines compliquent aussi la situation.

On a, de tout temps, considéré le voisinage des
vaisseaux du pli de l'aine comme dangereux dans les
opérations faites pour cette hernie. En réalité, les
gros vaisseaux cruraux sont assez bien abrités; ils
sont enfoncés en dehors et en arrière, de telle sorte
qu'avec un peu de soin il y ait bien peu de chance
de les atteindre. Mais, si la blessure de la veine crurale n'est pas à redouter, il n'en est pas de même de

celle des grosses veines qui sont très rapprochées de leur abouchement avec elle. Il faut donc tâcher de les voir, être très prudent, et c'est une raison encore de toujours procéder par dissection plutôt que par déchirure. On est très tenté de disséquer avec les doigts, de décoller des parties qui n'ont pas de voisinage immédiat dangereux, et le décollement est ici plus facile que pour la hernie inguinale. Mais, à mesure que l'on se rapproche du collet du sac, il ne faut pas se fier à cette facilité. Dans cette région, il faut tâcher de suivre les vaisseaux, couper à côté des veines et, si on doit les couper, le faire assez méthodiquement pour pouvoir aussitôt saisir le vaisseau divisé et lier aussi bien s'il s'agit d'une veine que s'il s'agit d'une artère.

Il faut agir d'autant plus attentivement qu'on avance plus profondément. Ordinairement, la dissection est facile jusqu'au voisinage du fascia crébriforme. Il faut bien se garder d'arrêter là sa dissection, car on ferait fatalement une opération incomplète. Aussi, en disséquant avec soin en ce point, on découvre le fascia et on le fend directement en haut, puis on détache les adhérences autour du collet fibreux. On sent alors bien nettement la partie du sac qui s'étend dans l'anneau crural et on peut aisément, par des tractions, l'attirer dans le champ de l'opération.

Sur le pédicule formé, on place deux ligatures

entrecroisées en catgut. Et là, comme pour la hernie inguinale, si le sac a été disséqué suffisamment haut, après avoir réséqué le sac au-dessous de la ligature on voit le pédicule formé et coupé remonter brusquement dans le ventre. Le doigt introduit derrière suit le moignon formé, de façon à s'assurer de la situation qu'il va occuper en le repoussant et le détachant s'il conserve quelque adhérence.

Il faut alors établir la barrière résistante qui va assurer la conservation des résultats obtenus. On fera bien, en plaçant les sutures perdues, de passer les aiguilles de haut en bas ou de bas en haut, plutôt que de dehors en dedans et surtout de dedans en dehors, ce qui expose réellement trop à la blessure des vaisseaux. Du reste, il n'y a pas là, comme pour la hernie inguinale, l'obligation de fermer un long trajet, et ce ne serait pas le lieu de multiplier les sutures perdues. Si l'on en fait deux ou au plus trois, au point le plus rapproché du péritoine abdominal, on a lieu d'être satisfait.

La suture de la peau ne présente rien de particulier. Sa forme est naturellement subordonnée à celle de l'incision qui peut varier un peu avec la forme et le volume de la hernie. Certaines dispositions de la hernie rendent plus commode une incision verticale, tandis que, dans les cas de petite hernie, une incision oblique ou horizontale est plus satisfaisante.

La forme de la hernie, son petit volume, le très

petit espace laissé au-dessous de la suture qui ferme hermétiquement la paroi abdominale, rendent pour cette hernie la suppression du drainage plus satisfaisant que pour la hernie inguinale. Aussi m'est-il arrivé plusieurs fois de faire cette suppression. Mais je ne la recommande pas autrement, justement parce qu'il n'est pas rare que, des vaisseaux veineux d'une certaine importance ayant été ouverts, il se fasse une certaine tension dans l'espace où la dissection a été effectuée.

En ce qui regarde les résultats immédiats et définitifs, la hernie crurale est évidemment très favorable à l'obtention d'un résultat définitif. D'abord, pour ce qui concerne les douleurs, celles-ci disparaissent assurément ; puis le retour de la hernie a moins de chances de se produire que pour la hernie inguinale, la paroi est plus facile à consolider dans cette région et la hernie a rarement des proportions très considérables. En somme, on peut dire qu'ici les résultats sont encore meilleurs que pour la hernie inguinale. Je pense même que, pour la plupart des cas, le port d'un bandage est ici tout à fait inutile et l'emploi de la ceinture que je recommande peut être abandonné plus vite encore que pour toutes les autres hernies.

Marche de l'opération.

Ces divers points étant établis, on conçoit quelle
sera la marche de l'opération. La tumeur constituant
la hernie étant découverte, la région est nettoyée et
rasée comme pour toutes les autres hernies. On
incise la peau suivant une ligne oblique de haut en
bas et de dehors au dedans, de préférence, quoiqu'il
puisse y avoir des avantages à employer quelquefois
une incision verticale si on constate qu'elle sera facile
à cacher dans le pli de l'aine.

La découverte du sac est généralement facile et,
même chez un sujet gras, on peut aller assez hardiment. Mais il faut cependant se souvenir que le sac
est communément très mince et, si l'on n'est pas
assuré qu'il existe une couche importante d'épiploon
au-dessous, il faut aller avec précaution, de façon à
être assuré qu'il n'y a pas possibilité de pénétrer dans
le sac et de blesser quelque organe important.

Le sac ouvert est souvent doublé d'épiploon ou de
graisse facile à confondre avec de l'épiploon ; ou
bien l'épiploon est souvent adhérent à ce tissu graisseux, de telle sorte qu'il soit très difficile de l'en isoler.
De là, des erreurs faciles à commettre. Cependant, il
faut faire cette dissection avec soin, car, seule, elle
peut vous permettre de poursuivre l'épiploon et

d'établir sa continuité avec l'épiploon dans l'abdomen. Il n'y a pas d'autre procédé possible pour traiter efficacement l'épiploon adhérent.

L'épiploon isolé et le sac disséqué, on peut constater que ce sac est beaucoup plus irrégulier que ceux des hernies inguinales. Tantôt épais uniformément, il peut être attiré et pédiculisé très facilement ; d'autres fois, certaines parties supérieures sont si minces qu'il faut les plus grandes précautions pour le tirer intact et le pédiculiser. Or, ces déchirures de la partie supérieure du sac sont plus difficiles à compenser que pour la hernie inguinale et elles risquent de faire faire une opération incomplète.

La fermeture de la séreuse étant accomplie avec deux fils en chaîne, on procédera à la réfection de la paroi avec les précautions que j'ai indiquées pour les sutures perdues.

Les sutures superficielles n'offriront pas grand'chose de spécial et l'opération se terminera comme toutes les opérations de cure radicale.

Je ferai remarquer seulement, à propos du *pansement*, que la région opératoire est assez difficile à protéger chez la femme. Aussi, comme il est difficile de faire un pansement suffisamment large pour une bonne protection, il est sage de lui donner une grande épaisseur et de faire une compression aussi exacte que possible qui assure que le pansement ne subira pas de déplacement.

En ce qui concerne le traitement secondaire, on pourrait presque toujours se passer du bandage et même de la ceinture, que je recommande de porter jusqu'à la période où la cicatrice est absolument formée et définitivement puissante.

Parmi les petits accidents que l'on rencontre au cours de la cure radicale pour hernie crurale se trouvent la section et le détachement des ganglions. Cela doit paraître sans doute un bien petit incident. Mais, si l'on songe que le sac et l'épiploon peuvent être modifiés au point d'être méconnaissables, on conçoit le trouble qu'apporte la présence d'un ou deux ganglions plus ou moins fusionnés avec les parois du sac par une inflammation chronique. Il ne faut pas hésiter à s'en débarrasser, car on risquerait de laisser dans la plaie des éléments assez médiocres de réparation ; et, d'ailleurs, ces débris ganglionnaires gênent plutôt au moment où l'on doit faire les points de suture. Il est bon d'avoir une plaie bien nette pour exécuter correctement cette suture. En outre, si on laisse ces éléments ganglionnaires dans la plaie, celle-ci fermée, il semble que l'on a laissé en place une partie de la tumeur herniaire, ce qui ne manque pas d'amener des inconvénients à plusieurs points de vue.

Ma statistique fait connaître 17 cas de hernie crurale, dont 4 chez l'homme et 13 chez la femme. J'ai observé une récidive chez une femme chez laquelle, en vertu d'adhérences intestinales, l'opération avait été très incomplète. Cependant elle resta guérie malgré une grossesse et ne vit la hernie récidiver qu'après avoir contracté la coqueluche de son enfant. Même chez elle, la hernie, qui était antérieurement irréductible et douloureuse, restait réductible et parfaitement indolore.

Tous les autres cas sans exception ont donné de bons résultats et aucun cas de récidive n'est venu à ma connaissance.

CHAPITRÉ XVIII

HERNIE OMBILICALE.

La hernie ombilicale est une des infirmités les plus pénibles que l'on puisse rencontrer. Cependant, le médecin mis en présence de la lésion qui commence la traite ordinairement comme un accident de si peu de gravité, facile à pallier par un bandage, que l'homme et surtout la femme qui portent une petite hernie ombilicale au début ne peuvent se rendre compte de l'importance des accidents avec lesquels il faut compter dans l'avenir.

La hernie ombilicale, très commune chez l'enfant qui vient de naître, subit habituellement la guérison spontanée. Cette guérison, quel que soit le remède employé, peut être considérée comme la règle. Puis on retrouve la hernie ombilicale plus tard chez l'homme et beaucoup plus souvent chez la femme, à la suite de la grossesse, sans qu'il soit possible de bien déterminer s'il y a quelque relation avec une hernie de la première enfance.

La hernie de l'enfant qui persiste jusqu'à l'âge adulte est un fait plus rare. Aussi les occasions d'opérer des hernies ombilicales chez l'enfant seront nécessairement bien peu communes.

Au début, la hernie ombilicale peut passer inaperçue. Elle se forme lentement, et le sujet ne s'en aperçoit que par son développement en tumeur sensible.

Ce n'est pas le cas le plus commun, car la hernie ombilicale est essentiellement une hernie douloureuse, et douloureuse par des mécanismes divers.

Il n'est pas rare de la voir, dès le début de son développement, accompagnée d'un état névralgique de la paroi abdominale. On trouve, autour du noyau dur, de petites tumeurs ombilicales ou péri-ombilicales, des douleurs irradiées comme on en trouve quelquefois autour de certains lipomes ou de certains adénomes du sein ou d'autres régions. Ces douleurs, souvent presque continues, sont exaspérées au moindre choc. Dès cette période, le port d'un bandage est à peu près impossible, et, pour ces cas, rien ne pourra modérer l'accroissement de la hernie; les mouvements, les frottements, la marche, deviennent pénibles. L'immobilisation du sujet et l'accroissement de la hernie commencent dès ce moment.

Dans des cas plus favorables, la hernie est constituée d'abord simplement par une tumeur indolore
réductible pendant un certain temps et pouvant
permettre le port du bandage. Malheureusement,
quel que soit le bandage appliqué, une hernie ombilicale n'est pas maintenue. La facilité de sortie, la
mobilité de la paroi, le défaut de point d'appui en sont
les causes principales. Que doit-il donc se passer si,
comme dans l'immense majorité des cas, le sujet n'a
qu'un bandage mal construit, ou, en ayant un bon,
l'applique mal et irrégulièrement? Les premières
conséquences seront l'*accroissement* de la hernie, puis
ses adhérences.

L'*accroissement* de la hernie est un des faits les
plus remarquables de l'histoire des hernies ombilicales. Celles-ci peuvent venir à des volumes vraiment énormes, et l'on n'imagine guère les difformités extraordinaires que l'on peut observer parmi les
hernieux de cette variété. On trouve, chez eux, la
plupart des viscères abdominaux hors l'abdomen et,
chez des gens qui n'ont ni l'âge ni les autres conditions d'une dégénérescence grave, on trouve une
situation des plus pénibles et compromettant la vie
d'une façon sérieuse.

Chez la femme, chez laquelle elle est la plus commune, la hernie ombilicale est particulièrement
gênante et les vêtements à la ceinture l'irritent sans
cesse. En outre du bandage, il faut encore recourir à

toutes sortes d'artifices pour protéger la hernie contre les *pressions et les irritations*. Encore n'y réussit-on qu'imparfaitement. Les excoriations nombreuses que l'on observe sur ces sacs herniaires, l'eczéma, l'impétigo avec des sécrétions plus ou moins fétides, se développent plus aisément. J'ai vu des femmes absolument obsédées par cette malpropreté forcée que leur imposaient des hernies, avec altérations de la peau constituant pour elles un véritable supplice.

Ces altérations de la peau peuvent, à un moment donné, être l'origine des accidents terminaux. On a signalé, surtout chez les vieillards, des gangrènes partielles du sac, habituellement suivies de mort.

On pourrait encore signaler, comme conséquence de l'accroissement progressif de ces hernies, les *hernies secondaires*, accessoires qui se forment dans le sac ou autour du sac et deviennent un embarras bien grave lorsque surviennent les complications d'engouement ou d'étranglement.

Une autre conséquence du développement des hernies ombilicales, c'est la *formation des adhérences*. Tandis que les autres variétés de hernie peuvent longtemps persister sans faire d'adhérences, c'est un fait exceptionnel que celui d'une hernie ombilicale de quelque volume sans adhérences. On en voit immédiatement la conséquence au point de vue des douleurs et des accidents futurs. On voit aussi, au point de vue des indications que, même pour les

timides qui veulent à la cure radicale des indications
formelles, tirées des *complications* de la hernie, ces
indications formelles, adhérences et irréductibilité, se
trouveraient à peu près dans tous les cas qui viennent
à notre observation. Tous les points du sac herniaire
peuvent être le siège de ces adhérences et on les
rencontre aussi dans le ventre, à la périphérie du
collet, dans une zone quelquefois énorme.

Une conséquence des douleurs constantes de l'irritation de la tumeur herniaire par les vêtements, de
l'impossibilité d'accomplir des efforts réguliers, est
l'*obésité* du sujet. Presque tous les sujets atteints de
cette hernie deviennent obèses et l'avenir de leur
santé est singulièrement compromis par ce fait, qui,
du reste, aggravera assez rapidement leur situation
au point de vue des chances de guérison de la cure
radicale, fait qui vient s'ajouter aux raisons multiples que l'on a d'opérer de bonne heure.

A cette tendance naturelle de ces hernieux à
l'obésité, il faut ajouter une tendance non moins
naturelle à l'emphysème. On peut dire que, sans
exception, tous les sujets atteints de hernie ombilicale de quelque durée sont atteints d'emphysème pulmonaire. La difficulté de respiration et la toux sans
cesse renouvelées viennent encore s'ajouter aux causes
d'accroissement et de complications de ces hernies.
Les malades obèses et emphysémateuses se trouvent
enfermées dans un cercle vicieux : leur mal leur

interdit le mouvement, l'hygiène nécessaire pour guérir ou s'améliorer. Leur toux et leur obésité toujours croissantes augmentent les proportions de leur hernie et engendrent des accidents de plus en plus graves.

J'ai encore signalé pour les grosses hernies la survenue du diabète ou de l'albuminurie ; et la hernie ombilicale était visée par cette observation. J'ai eu l'occasion d'en observer plusieurs cas très remarquables, et on le comprend d'autant plus aisément qu'il est facile de se convaincre que la hernie ombilicale est une cause d'altération de la santé générale qui se concilie parfaitement bien avec une telle preuve de l'altération de la nutrition.

Ce qui ressort de cette revue rapide des accidents de la hernie ombilicale, c'est qu'elle constitue une infirmité des plus pénibles, qu'elle est sans cesse exposée aux complications et qu'elle peut même, avec une extrême rapidité, devenir incurable.

De là une conclusion bien naturelle pour la thérapeutique moderne de la hernie ombilicale. *En principe, la hernie ombilicale doit être opérée* ; et, si les prescriptions de la chirurgie étaient bien observées, il ne devrait subsister aucune hernie ombilicale ; aucune ne devrait grossir.

Précisément, du reste, la thérapeutique de cette hernie est facile, car le rôle des bandages dans la thérapeutique de cette hernie est *plus qu'illusoire*. Nous pouvons constater, si on veut, que bien des sujets ne peuvent rien faire sans bandage, par conséquent qu'ils en éprouvent quelque soulagement. Mais les services définitifs rendus par celui-ci sont vraiment illusoires. Quel que soit le bandage ombilical, le meilleur ne vaut rien. On n'a même pas ici, comme pour les hernies du pli de l'aine, l'illusion possible pour l'action du bandage.

On pourrait dire que le meilleur ne contient rien. Les bandages à ressort très pénibles glissent sans cesse et ne retiennent rien. Les ceintures à pelote soutiennent un peu l'effort exercé sur une grosse hernie, mais ne l'empêchent pas de sortir et de s'étrangler. On voit sur une même hernie les accidents d'engorgement et d'étranglement se renouveler sans cesse malgré des bandages sans cesse modifiés.

Ma conclusion est donc très nette. Si on peut laisser sans intervention les hernies des enfants qui sont susceptibles de la guérison spontanée, aidée plus ou moins par le bandage, il ne faut laisser subsister aucune hernie ombilicale dans toute autre condition. Le danger couru par un sujet jeune qui se soumet à la cure radicale d'une petite hernie est absolument insignifiant, tandis que la gravité de la maladie pour le présent et pour l'avenir est incontestable.

Chez les sujets qui ne sont plus jeunes, chez lesquels la lésion ancienne a pris des développements considérables, après avoir constaté que le malade n'est ni diabétique ni albuminurique, on peut encore intervenir. Mais il ne faut pas se dissimuler que la gravité de l'opération est plus grande.

J'ai surtout opéré ces cas ; et ce n'est pas une raison parce que je n'ai pas observé d'accidents mortels pour que je me dissimule qu'il s'agit alors d'une opération très sérieuse. Mais, dans ces conditions aussi fâcheuses, je n'avais opéré que des femmes dont l'état était assez mauvais pour mettre leur vie en danger dans une période de temps assez courte et de telle façon qu'il était légitime de les soumettre à une opération grave. On conçoit néanmoins comme il faut de la prudence pour agir sur ces malades.

C'est peut-être le cas où il est le plus légitime de répéter ce que j'ai avancé, c'est qu'il vaut mieux empêcher les hernies de devenir grosses que d'avoir à les opérer une fois devenues grosses. Cependant, il y en a de très grosses sur lesquelles on peut agir, témoin ce cas de hernie de 78 centimètres de tour, dont j'ai fait la cure radicale, et qui m'a donné un bon résultat immédiat, une disparition de tous les accidents, la possibilité pour la patiente de reprendre un travail très pénible. Un peu plus tard, une tendance à la récidive a pu être combattue assez facilement par une ceinture appropriée. Même avec un peu de tendance à la récidive, deux ans après l'opération, la situation de l'opérée était très tolérable.

La hernie ombilicale est une lésion assez commune mais qui se présente sous des apparences assez diverses. Tantôt, la hernie est pendante en quelque sorte, c'est-à-dire qu'elle ressort de la paroi abdominale sur laquelle elle fait une saillie avec une partie rétrécie à la base ; cette disposition est évidemment favorable à l'acte opératoire, quoiqu'il faille bien savoir que la hernie n'est jamais aussi superficielle qu'elle paraît et que l'incision devra aller toujours profondément pour permettre de circonscrire le pédicule de la hernie dans de bonnes conditions.

Avec cette forme de hernie, on peut observer tous les volumes et toutes les altérations de formes, toutes les lésions de la peau. La tumeur peut faire une petite saillie pendante ou elle peut constituer un énorme sac descendant jusque sur le pubis.

Dans la seconde forme, qui est la plus commune, la hernie comprise dans une paroi grasse et épaisse ne fait pas grande saillie, on la sent à la main sans trop la voir, quand elle n'est pas très volumineuse. Et, même volumineuse, elle peut encore être cachée dans la paroi. On la sent, soit en constatant le vide laissé par les viscères réduits, soit en constatant profondément la masse plus ou moins dure de la hernie non réduite.

Dans certains cas, la hernie s'étale vraiment en quelque sorte dans l'épaisseur de la paroi.

Dans tous ces cas, du reste, le volume de la hernie

est bien plus considérable que les apparences ne semblent l'indiquer, et, lors de la dissection, on est tout surpris de rencontrer un sac considérable et une masse de viscères, surtout d'épiploon, occupant des diverticules que l'on n'avait pas soupçonnés.

A la palpation, ces sacs sont remarquables par leur irrégularité. Minces en certains points, épais en d'autres, ils donnent déjà une idée de la difficulté qu'on rencontrera pour les bien vider des parties très adhérentes et pour en faire un tout régulier, lors de la pédiculisation de la séreuse.

Bien que j'aie déjà opéré un nombre très respectable de hernies ombilicales (12), ce chiffre n'est pas comparable avec celui des hernies d'autres variétés que j'ai eu l'occasion d'opérer. Cela tient sans doute à la terreur qu'inspirent aux malades et surtout aux médecins les opérations faites pour la hernie ombilicale. Les souvenirs du passé empêchent souvent de conseiller celle des cures radicales qui donne peut-être les résultats les plus satisfaisants et qui devrait être imposée en quelque sorte aux sujets de moins de quarante ans. On n'a pas oublié que Dionis, songeant à l'extrême gravité des étranglements de la hernie ombilicale, disait qu'un porteur de cette hernie devait se passer de chemise plutôt que de bandage. A une époque plus rapprochée de nous, les résultats de la kélotomie étaient si malheureux pour cette hernie que des chirurgiens ne craignaient pas

de conseiller au patient de courir plutôt les chances
de la terminaison spontanée par gangrène que les
chances de l'opération.

Mais tout cela doit passer à l'état de légende.
Aujourd'hui, la kélotomie ne doit pas donner de
moins bons résultats pour la hernie ombilicale que
pour les autres variétés. On peut dire qu'en dehors
des cas où les altérations de l'intestin dans l'intérieur
du sac aggravent le pronostic, la mortalité d'une
semblable intervention est insignifiante.

C'est une notion qui permet d'augurer bien de la
cure radicale de la hernie ombilicale. Or, mes résultats personnels sont là pour affirmer la justesse de
ces bonnes prévisions. J'ai opéré 12 hernies ombilicales, à peu près toutes de mauvais cas, hernies
énormes, très anciennes, avec des adhérences étendues et souvent des accidents très graves. Sans cela,
les sujets auraient été empêchés par leur médecin
de se soumettre à une opération pouvant encore être
reculée. *Toutes mes malades* ont guéri sans exception. Pour, toutes le bénéfice de l'opération a été considérable. Je puis dire même que, sans l'opération,
plusieurs étaient vouées à une mort prochaine. Chez
aucune je n'ai observé d'accidents graves. Je dois
dire cependant que, dans des cas de hernie monstre,
j'étais sur mes gardes et j'ai rapidement pris les
mesures nécessaires pour empêcher le développement des accidents que j'avais prévus. Je ferai remar-

quer, en outre, que les hernies épigastriques, au nombre de 5, moins volumineuses, mais présentant certaines conditions opératoires analogues, ont été également guéries sans accidents.

Les hernies ombilicales ou para-ombilicales, car il est inutile pour ce qui nous intéresse d'entrer dans la discussion théorique à laquelle l'anatomie pathologique pourrait nous faire arrêter, les hernies ombilicales ont une constitution qui les fait différer dans une certaine mesure de celles qui nous ont occupé jusqu'ici. Surtout lorsqu'elles sont très volumineuses, leur sac séreux est très irrégulier. A la périphérie, il n'est plus séparable des autres enveloppes de la hernie, il n'est plus guère représenté que par une couche épithéliale assez mince. A mesure que l'on se rapproche de la partie rétrécie, il double un sac fibreux souvent très résistant et qu'il y aura avantage à disséquer avec lui. Ce sac est souvent divisé en alvéoles plus ou moins nombreuses et profondes qui s'infiltrent en quelque sorte dans les couches de la paroi abdominale. En les disséquant, on se rend compte de cette disposition étalée qu'affectent quelques-unes de ces hernies qui contiennent une grande quantité de viscères, alors qu'à la palpation d'une paroi abdominale grasse et très épaisse il était impossible de se représenter l'importance des viscères herniés.

Ces vacuoles, ces diverticules donnent, au moment de l'opération, de véritables difficultés ; il peut arriver qu'on se perde et qu'il soit réellement difficile de se rendre compte de la direction suivie par les viscères. Si on ajoute à cela que presque toutes les hernies importantes contiennent des viscères très adhérents, on conçoit aisément que les opérations pour ce que je désigne sous le nom de cas difficiles aient compté parmi les opérations extrêmement laborieuses.

Pour ces hernies, les règles générales que j'ai tracées à l'opération restent les mêmes. Je ne crois pas qu'il reste à découvrir un procédé différent d'une façon fondamentale de ceux que j'ai employés pour toutes les hernies. Mais, comme je l'ai dit en commençant, il faut accommoder les grands principes de la méthode aux conditions anatomiques et physiologiques de ces hernies.

L'incision peut être placée un peu au choix de l'opérateur, à la condition toutefois qu'une de ses extrémités viennent découvrir largement le pédicule, c'est-à-dire l'orifice herniaire. L'incision elle-même peut être courbe ou droite, mais courbe elle pourra découvrir un espace plus considérable et permettra souvent une excision judicieuse des parties de peau distendues et exubérantes.

Dans beaucoup de cas, il faudra ne pénétrer qu'avec précaution dans le sac, parce que des adhérences intestinales sont communes et on pourrait pénétrer très aisément dans une anse d'intestin.

Dans le sac, la dissection des viscères doit se poursuivre avec prudence. On a surtout à faire à l'épiploon et celui-ci a des adhérences tellement intimes, il est tellement fusionné avec la paroi du sac, avec le collet fibreux de la hernie, qu'il faut recourir à toutes sortes d'artifices pour y parvenir.

Un de ces artifices que j'ai déjà signalé pour la hernie inguinale et pour le traitement de l'épiploon en général est le suivant. Pour pouvoir détacher l'épiploon de la partie libre vers la partie adhérente, on pénètre l'abdomen, on fend l'orifice herniaire largement et, on arrive sur l'épiploon libre dans le ventre ; et, descendant de celui-ci vers celui qui est contenu dans le sac, on parvient à détacher tout l'épiploon contenu, à entraîner au dehors une partie importante du tablier épiploïque qui n'était pas descendu dans le sac herniaire. On se trouve alors avoir réalisé le programme que je recommande ; on a devant soi l'épiploon de la hernie et celui qui était dans l'abdomen au voisinage. On l'étale alors sur des compresses préparées et on procède à son excision qui se fait pour cette hernie dans d'excellentes conditions, l'abdomen étant ouvert sous les yeux et permettant une observation particulièrement satisfaisante.

On peut, dans des cas exceptionnels, avoir à opérer comme dans les plus larges laparotomies. J'ai dit que, dans la hernie la plus monstrueuse que j'aie eu

occasion d'opérer, j'avais pu, dans ce temps de l'opération, placer 42 fils de catgut en 21 paires sur l'épiploon.

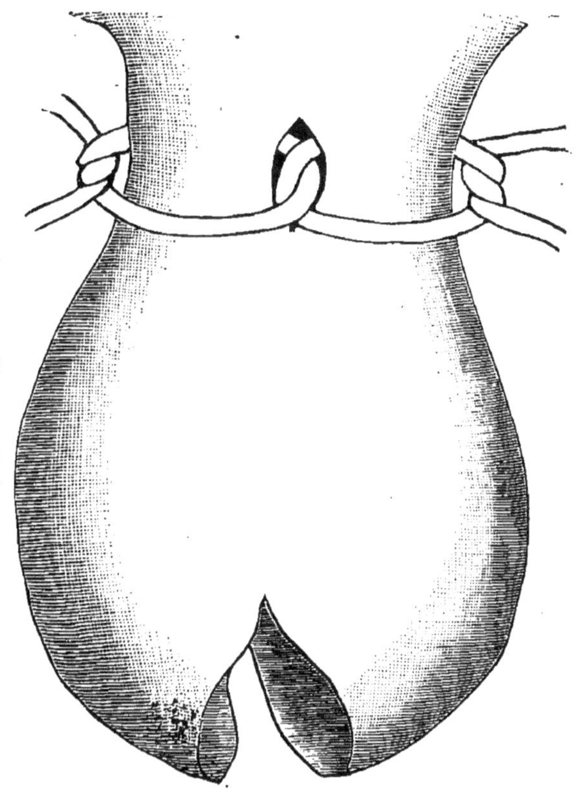

Fig. 39. — Pédicule de hernie ombilicale, fermé par deux anses
de catgut entrecroisés.

Un fait qui n'est pas particulier à cette hernie, mais
qui est plus commun pour elle que pour les autres,

c'est l'adhérence de l'épiploon et de l'intestin à l'anneau et à la paroi abdominale sur une large surface en arrière de la hernie. Or, si l'on veut être assuré d'un résultat satisfaisant au point de vue des douleurs que l'on est appelé à soulager, il faut détacher avec le plus grand soin toutes ces adhérences, il faut libérer tous ces viscères qui avaient pris la hernie en quelque sorte comme centre de leurs insertions vicieuses.

Tout ceci fait, on a en main un sac plus ou moins considérable; on le détache avec soin de la périphérie de l'anneau fibreux et on lui fait subir des tractions comme au sac de la hernie inguinale, de façon à effacer au-dessus de la fermeture qui va être faite, toute dépression, tout *infundibulum*.

Suivant les dispositions observées, j'ai fermé le sac de trois façons différentes :

1° Lorsque j'ai trouvé un sac de dimensions modérées donnant un pédicule qui pouvait être facilement enserré dans les deux fils que j'emploie le plus ordinairement, je forme le pédicule avec les deux fils entrecroisés, comme dans la figure 39.

2° Si deux fils me paraissent insuffisants pour enserrer assez vigoureusement le pédicule, je place sur lui trois fils, que j'associe. Ces trois fils placés en chaîne s'associeront pour faire ma fermeture et se rapprocheront pour former le pédicule. Comme on a l'occasion de placer les fils ainsi dans un bon nombre de cas, j'ai fait représenter la manière de procéder dans une figure schématique (Fig. 40).

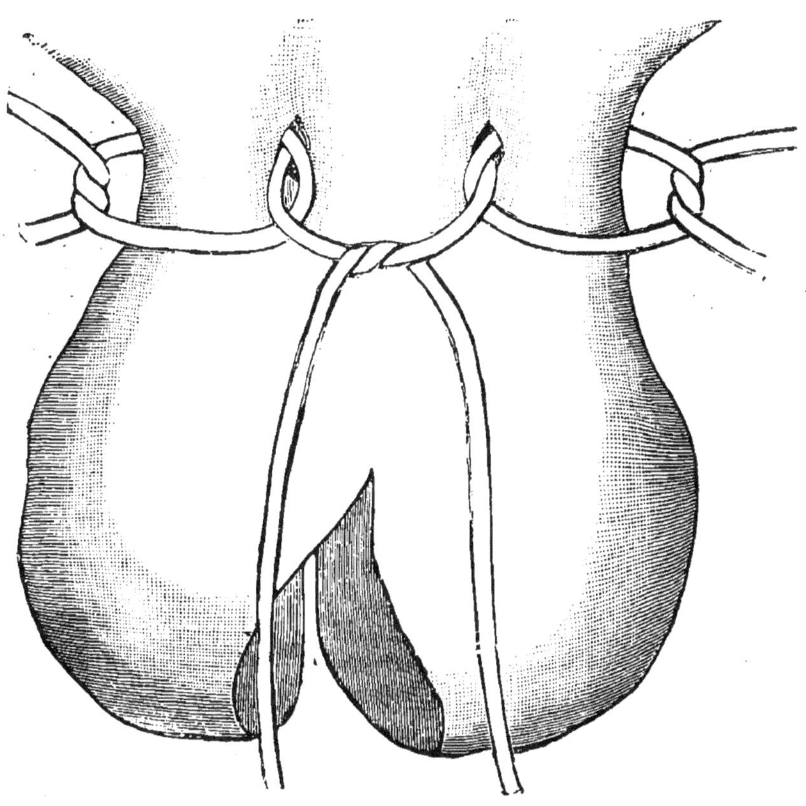

Fig. 40. — Pédicule de hernie ombilicale, fermé par trois fils de catgut associés.

Mais il y a des cas où les dimensions du sac sont telles qu'il serait impossible de ramasser dans un

seul paquet les parties qui constitueront le pédicule.
Les déchirures et les tiraillements subis par les par-

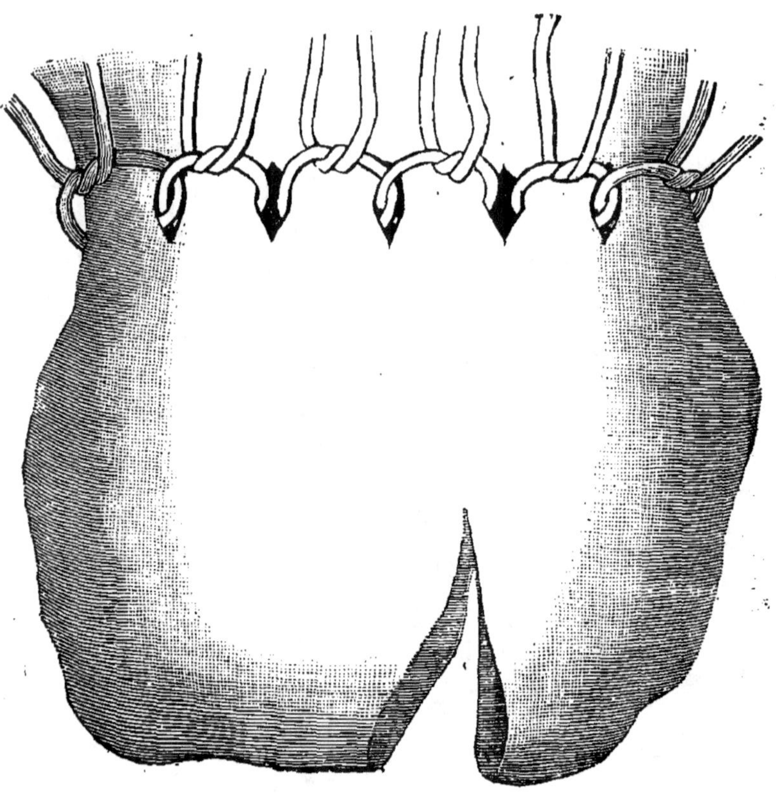

Fig. 41. — Pédicule de hernie ombilicale, fermé par six fils
de catgut enchaînés deux à deux.

ties du sac pris par les fils empêcheraient de terminer
heureusement l'opération. Dans deux de mes cas.

surtout, j'ai eu l'occasion d'appliquer l'artifice suivant. J'ai fermé le sac par une série de groupes de fils
séparés comme dans la ligature de l'épiploon. Si les
parois du sac sont très dures et résistantes, on peut
éloigner assez les groupes de ligatures, c'est-à-dire
que l'on peut enserrer des épaisseurs assez considérables de paroi de sac. Mais si ces parois sont minces,
il faut, au contraire, multiplier les groupes de ligatures doubles de catgut, de façon à ne pas risquer
de déchirer ces parois (Fig. 41).

Lorsque, par un de ces trois procédés, on a fermé
le pédicule séreux, on résèque toute la partie de
séreuse qui est au delà des fils. Dès lors, la hernie
est détruite et il s'agit de consolider la paroi abdominale qui va défendre la région herniaire en repoussant vers l'abdomen le pédicule séreux et ses ligatures.

Pour cela, il faut maintenant réunir les parties
fibreuses qui constituent la périphérie de l'anneau
qui enserrait la hernie et qui maintenant est agrandi.
Il y a là une surface cruentée étendue.

Si la masse épiploïque enlevée a été considérable,
ce rapprochement n'en est que plus facile. De bons
catguts bien solides passés avec une aiguille qui
traverse bien toute la paroi abdominale serviront à
cette réunion. Je conseille toujours la suture à points
séparés plutôt que la suture en surjet, qui est beaucoup moins solide. Les points passés permettent

aussi d'accoler les surfaces plus tendues des parties
qu'il faut réunir, et la cicatrice a chance ainsi d'être
plus solide.

Pour lui donner plus de solidité encore, je passe
habituellement quelques points de suture par-dessus
ceux qui sont déjà en place, points qui ne traversent
pas toute la paroi abdominale et qui servent à maintenir ceux qui sont en dessous d'eux.

Reste ensuite à faire la réunion de la peau. Celle-
ci sera réunie, comme j'en ai l'habitude, par des
points de suture superficiels et profonds, placés alternativement de façon à bien affronter les bords de la
peau et les parties profondes. On pourrait à la rigueur
se passer de drainage pour les plaies de ces hernies
parce qu'il n'y a pas tendance à la formation de culs-
de-sac, de diverticules, comme ceux que peut laisser
la plaie des opérations de hernie inguinale vers les
bourses ou celle de la hernie crurale vers la racine
de la cuisse. Mais ici se présente un autre phénomène.
Souvent les malades sont très obèses et la profondeur
de la plaie est vraiment considérable. On aurait donc,
entre la peau et la région de la paroi musculaire, la
région des sutures perdues, une cavité virtuelle qui
peut devenir cavité réelle par l'épanchement de sang
ou de sérosité. Je trouve donc plus prudent de
drainer. Je le fais d'ordinaire avec un seul drain de
moyen calibre. Je reviendrai sur ce genre de
manœuvre dans le chapitre spécial du drainage.

La compression que je considère comme partie nécessaire du traitement est beaucoup plus difficile à réaliser pour cette hernie que pour celles du pli de l'aine. Aussi, pour l'obtenir suffisante, faut-il, en appliquant les couches profondes du pansement, les disposer avec le plus grand soin, de façon à ce que le bandage de corps qui serre le ventre puisse leur transmettre une pression convenable.

Les soins consécutifs à l'opération ne diffèrent point, pour cette hernie, de ceux qui doivent être donnés après toutes les opérations. Il m'a semblé toutefois que les malades sont particulièrement sujettes à ces accès d'étouffement qui sont préoccupants et que la congestion pulmonaire est particulièrement commune chez elles. Il ne faut pas oublier que presque tous mes cas étaient de mauvais cas sur des sujets très obèses et ayant un emphysème assez marqué. On peut et on doit donner aux opérés la position assise ; mais pour cela il faut avoir soin de serrer le bandage de corps énergiquement et au besoin le resserrer, sans pour cela défaire le pansement.

Le traitement des suites immédiates ne diffère pas de ce que nous avons indiqué pour les autres variétés. Mais, aussitôt le lever, on se trouvera dans la nécessité de remarquer que ces femmes obèses ont un ventre très lourd et qu'il faut le soutenir si on ne veut pas se mettre dans des conditions trop favorables pour un retour de hernie. Aussi, sans avoir un ban-

dage à pelote, sans même faire mettre à une ceinture
une pelote, comme je le fais mettre pour les femmes
auxquelles je fais des laparotomies, je fais volontiers
porter une ceinture un peu serrée à mes opérées de
hernie ombilicale, ceinture légère et comparable à
celle que l'on fait porter à toutes les femmes qui ont
le ventre un peu fort.

L'opération, faite dans les conditions que je viens
d'indiquer, donne les résultats les plus satisfaisants
que l'on puisse souhaiter. Pour les hernies petites et
moyennes, la tendance à la récidive est plutôt
moindre que pour les hernies de la partie inférieure
de l'abdomen.

Les douleurs cessent comme par enchantement
parce qu'on a fait disparaître un bon nombre de
complications qui étaient cause de ces douleurs et
surtout les adhérences épiploïques. Il se faisait même
là des tiraillements directs sur l'estomac, se traduisant quelquefois par des vomissements ou des nausées continuelles. J'ai vu, dans un cas très compliqué,
une grande partie de l'estomac dans la hernie.

La hernie ombilicale offre des variétés de volumes
et de formes qui ne seraient pas sans intérêt à étudier. Comme je l'ai déjà dit, mes cas ne sont pas
nombreux comme ceux de la hernie inguinale, mais
ils ont été tous, sauf un peut-être, des cas graves dans
lesquels l'opération a pris des proportions considérables et souvent les caractères d'une des plus larges

laparotomies, ayant duré entre une heure et demie
et deux heures et demie.

Deux observations me paraissent mériter sinon
d'être publiées en entier, au moins d'être résumées
un peu complètement. La première a trait à une hernie monstrueuse. Je ne crois pas qu'on ait opéré
beaucoup de hernies plus grosses que celles-là.

*Hernie ombilicale énorme. — Cure radicale.
Guérison.*

Le 11 juillet 1887 est entrée à l'hôpital Saint-Louis,
dans le service de M. Championnière, la nommée
B... Augustine, âgée de cinquante et un ans, exerçant
la profession de marchande des quatre saisons (ven-
deuse au panier).

Cette malade entre pour une hernie ombilicale
énorme. Elle a eu huit enfants, mais ce n'est que
sept ans après son dernier accouchement qu'elle
remarqua l'augmentation de son ventre, après chaque
effort, au niveau de l'ombilic.

Cette tumeur augmentait de volume, mais, par
crainte d'opération, la malade n'osait se faire examiner ; plus tard, elle appliqua un bandage sur le
conseil d'un médecin, mais cet appareil ne pouvait
empêcher sa hernie, devenue irréductible, d'être la

cause de douleurs et de vomissements. Les douleurs augmentaient, surtout après chaque fatigue, état qui arrivait fréquemment, la malade vendant au panier sur la voie publique.

Le jour de l'entrée, l'abdomen, déjà considérablement distendu par de la graisse, est augmenté sur la ligne médiane d'une tumeur énorme, située à la partie supérieure de l'ombilic qui se trouve en faire partie. Cette tumeur mesure 78 centimètres de tour à la base ; sa hauteur est de 31 centimètres. La circonférence de la malade, en passant au sommet de la tumeur, est de 1 mètre 47 centimètres. Au niveau de l'ombilic, il existe de l'intertrigo, un peu au-dessus une ulcération sanieuse, causée sans doute par la pression du bandage.

La malade a un bon état général, quoique emphysémateuse, elle n'a pas eu ses règles depuis trois mois. Elle est petite et pèse 210 livres.

Le 12 juillet 1887, M. Championnière pratique la cure radicale. La peau et le sac sont incisés ; celui-ci est rempli de viscères de toutes sortes. L'orifice sus-ombical est très grand ; l'épiploon est épais et adhérent en plusieurs points. En détachant les adhérences, on reconnaît que le sac renferme encore une portion de l'estomac, presque tout le côlon transverse et des anses d'intestin grêle, environ 1 mètre. L'épiploon est réséqué avec vingt et une paires de fils de catgut ; quelques vaisseaux sont liés. Le sac est réséqué avec quatre paires de catgut et par-dessus on place huit sutures perdues au catgut, pour fermer l'orifice abdominal, et trois autres surajoutés, destinés à appliquer la paroi fibreuse contre elle-même pour défendre la fermeture séreuse.

La peau est suturée à l'aide de cinq crins de Florence profonds et dix-huit superficiels. Un gros drain est laissé dans la plaie au-dessous de la peau et au-devant de la cicatrice de la paroi abdominale fibro-musculaire.

Durée : deux heures et demie ; on a employé 125 grammes de chloroforme Yvon. La malade se relève bien. Elle sort en très bon état le 20 août 1887, avec une ceinture à pelote large et très plate. La cicatrice est solide et on ne sent aucune impulsion. Elle reprend son métier de marchande au panier.

Poids de l'épiploon enlevé : 573 grammes ; du sac : 190 grammes ; de la peau : 48 grammes.

Cette femme est revenue dans le service en 1890, pour se faire voir. Elle avait à la partie supérieure de la cicatrice un point faible où l'on sentait l'impulsion intestinale. Cette femme exerçait un métier manifestement trop violent pour elle. Elle restait cependant dans un état satisfaisant, au point de vue de la solidité des parois.

Les suites de cette observation ont été bonnes, car la malade a pu reprendre son métier de marchande au panier. Deux ans plus tard, elle avait une tendance à la récidive, mais son ventre, soutenu par une ceinture, ne la gênait pas trop. Je pense même que, si elle n'avait pas fait un métier si pénible, les résultats fussent restés plus complets; mais, tels qu'ils étaient, ils restaient satisfaisants.

La seconde observation que je citerai a trait à une hernie ombilicale dont je ne connais aucun exemple.

J'ai déjà eu, en 1875, l'occasion d'opérer une hernie ombilicale étranglée qui présentait la disposition singulière suivante : dans l'intérieur d'une grosse hernie ombilicale, une hernie s'était faite à travers un coin de la paroi et s'était étranglée. Il y avait donc là une hernie étranglée, contenue dans une hernie non étranglée. (Société de Chirurgie, 1875).

Dans le cas actuel, les choses étaient bien plus complexes encore. Une femme, dont la hernie était la cause de malaises nombreux, d'accidents devenant graves (vomissements), présentait une *petite hernie ombilicale* se continuant *avec un autre sac situé en dedans de l'abdomen*, où l'épiploon constituait un second sac beaucoup plus grand avec anses intestinales adhérentes sur sa paroi.

Hernie ombilicale de petit volume, continue avec un grand sac épiploïque intra-abdominal. — Cure radicale. — Destruction des deux sacs.

Le 4 septembre 1886, M. Championnière a opéré une femme à l'hôpital Tenon, quarante-cinq ans, atteinte de hernie ombilicale, présentant une disposition des plus singulières.

Cette femme souffrait beaucoup et constamment dans la région ombilicale, au point de ne pouvoir ni marcher ni travailler ; il y avait beaucoup de gonflement dans cette région ou, pour mieux dire, de l'empâtement.

Au milieu du tissu cellulaire graisseux, on reconnaît avec peine une petite hernie ombilicale au-dessous de laquelle s'étale une masse dure qui a l'air de se continuer dans la paroi. Il semble qu'il y ait là une sorte de hernie interstitielle.

La patiente souffre beaucoup de cette hernie.

Constipation, coliques. Elle n'a pas actuellement d'arrêt de matières, mais elle est souvent prise de vomissements.

Cette femme n'a jamais eu d'arrêt des règles et, pour la première fois, en arrivant à l'hôpital ses règles sont suspendues. Cela mène à retarder une opération. Puis, comme il devient constant qu'il ne s'agit que d'une coïncidence, que l'on assiste au début de la ménopause, l'opération est faite.

Le 4 septembre 1886, après quarante-cinq jours à l'hôpital, qui ont permis de l'examiner souvent, le diagnostic de la lésion précise paraît à peu près impossible. M. Championnière suppose une hernie interstitielle ayant glissé dans les parois de l'abdomen, probablement par plusieurs orifices, et adhérente en des points multiples.

Le repos a calmé ses douleurs ; mais, aussitôt qu'elle se remet à marcher, les douleurs reparaissent.

Pendant l'opération, il est facile de voir, au premier coup de bistouri (grande incision sur toute la hernie), qu'il y a une adhérence de l'épiploon fixé dans un sac ombilical. Mais ce premier sac est peu volumineux, de la grosseur d'une noix environ. L'épiploon, très adhérent à toute sa surface, est en quelque sorte fusionné avec la paroi ; il est détaché péniblement.

Au-dessous et dans le ventre même, M. Championnière trouve rattachée à cette petite hernie une masse épiploïque, intimement adhérente à la paroi. Cette masse forme une sorte de sac, dans l'intérieur duquel des anses intestinales sont intimement adhérentes. Outre les anses adhérentes, il y en a de mobiles qui pénètrent dans le sac. Ce sont ces anses qui, en y pénétrant et en s'y accumulant, déterminent les périodes de gonflement après la station debout et la fatigue.

Le détachement de ce sac épiploïque de la paroi et de son contenu est extrêmement laborieux. Sur certains points, la paroi des anses d'intestin grêle est sérieusement entamée ; la paroi saigne, et le sang n'est arrêté que par le placement de l'anse dans des compresses phéniquées.

L'épiploon est réséqué avec soin par de nombreux fragments séparés. Les anses intestinales sont nettoyées avec beaucoup de soin.

La paroi est refermée par une série de points profonds, comprenant le péritoine, avec le crin de Florence.

Autant de points superficiels sont placés pour empêcher le plissement de la peau. Tout le petit sac et une portion de la peau ont été réséqués. Pansement à l'iodoforme et benjoin, ouate et bande de flanelle, comme pour l'ovariotomie. Opération longue. Chloroforme assez difficile. Pansement après huit jours.

Les suites de l'opération ont été des plus simples. Cette personne, opérée le 4 septembre 1886, sortie en bon état le 29 octobre suivant, a été revue six mois plus tard ; l'état local était excellent et l'état général était profondément modifié ; c'était un retour complet à la santé, profondément altérée au moment de l'opération.

Si on devait signaler tous les sujets opérés de hernie ombilicale présentant des singularités, ce chapitre s'allongerait indéfiniment ; j'ai rapporté les deux observations précédentes parce qu'elles me paraissent se rapporter à des cas excessivement rares. Mais le propre de la hernie ombilicale est précisément un polymorphisme très remarquable. Dès que la hernie ombilicale a acquis un certain volume, il faut s'attendre à des surprises de tout ordre et se tenir toujours prêt à modifier son procédé suivant les nécessités de ces variétés.

J'ai eu l'occasion de faire la cure radicale pour 12 hernies ombilicales sans étranglement; le chiffre diffère de celui de mon total général, parce qu'il contient une opération faite depuis que mes premiers chapitres étaient écrits.

Si je voulais en donner le détail, ce serait surtout pour montrer combien les malades diffèrent les unes des autres

Mais on ne peut vraiment entreprendre de décrire chacun des détails qui peuvent être modifiés par le chirurgien. J'ai donné la méthode générale, et je n'y reviendrai point.

Ces 12 cas m'ont donné des résultats satisfaisants. Leur succession m'a montré que les ressources de la chirurgie seraient plus considérables encore que je : ne l'aurais cru au premier abord.

En abordant les grands effondrements de la paroi

abdominale, j'ai craint que, dans ces circonstances, il devînt bien difficile d'opposer une barrière suffisante aux récidives. L'expérience de mes opérations m'a appris qu'il était possible de boucher ces trous d'une façon complète ; j'ai réussi dès les premières opérations. Mais je suis assuré que mes dernières ont été faites dans des conditions bien plus satisfaisantes.

Le vide fait, par les résections épiploïques, l'enlèvement d'énormes surfaces, le rapprochement par des points de suture nombreux et surtout le système de couvrir les sutures les unes par les autres, *d'opérer par recouvrement*, seront les éléments principaux de ces grandes opérations.

Le temps ne doit pas être épargné. Pour les grosses hernies anciennes, ce sont des laparotomies considérables, mettant à nu d'énormes surfaces viscérales. Des durées d'une heure à une heure et demie seront habituellement nécessaires. J'ai été jusqu'à deux heures et demie.

On ne peut se dissimuler que, quand les opérations prennent des proportions pareilles, il serait déraisonnable de comparer les chances de mort avec celles courues par un opéré pour petite hernie inguinale. Mais, d'après mes propres observations, je crois que l'on peut intervenir chez des sujets avec un minimum de dangers assez faible pour des lésions qui rendent la vie insupportable et la compromettent à une échéance plus ou moins prochaine.

CHAPITRE XIX

HERNIE ÉPIGASTRIQUE OU SUS-OMBILICALE.

Par son petit volume, par la rareté des accidents
d'étranglement proprement dits, cette hernie ne
paraîtrait pas devoir occuper une place considérable
dans la pathologie. Cependant, la hernie épigastrique
est une des plus douloureuses et une de celles dont
les accidents font demander le plus souvent l'intervention. Ces accidents sont surtout des douleurs
permanentes ou revenant par crises et des vomissements. Leur intensité est tout à fait hors de proportion avec le volume de la hernie. Il arrive même
qu'elle soit si petite, qu'elle passe tout à fait inaperçue ; les accidents sont attribués à quelque maladie
médicale et le sujet est traité depuis longtemps et
sans succès pour ces accidents. On a beaucoup
discuté pour rechercher la pathogénie de cette hernie.
Il s'agit de savoir si le peloton graisseux qui se

trouve en avant du sac a entraîné le péritoine de l'abdomen du dehors ou si la hernie l'a simplement poussé devant elle comme dans toutes les autres régions. Cette notion avait autrefois une importance capitale. Dans une opération faite pour remédier à une telle hernie, il pourrait arriver que l'on n'eût pas à ouvrir le péritoine, si elle était à la période du bouchon graisseux. Cela n'a ni intérêt, ni importance pratique aujourd'hui. L'ouverture du péritoine ne change rien à la gravité d'une opération faite comme elle doit être faite, et les considérations qui sont relatives aux manières de l'éviter n'ont plus qu'un intérêt historique.

Ce qui est intéressant à savoir, c'est que ces hernies sont constituées par un peloton graisseux relativement volumineux, placé au-devant d'un petit sac séreux. Cette graisse me paraît jouer un rôle si important dans la genèse de ces hernies que j'ai consacré à ce sujet un chapitre spécial, que l'on trouvera plus loin. Le sac séreux contient peu de viscères, ordinairement un peu d'épiploon qui est souvent adhérent. Bien des hernies qui causent des vomissements fréquents ne contiennent pas d'intestin du tout.

J'ai deux fois observé un fait qui m'a paru avoir une importance véritable : deux fois, des hernies sur des sujets atteints de vomissements que l'on ne pouvait expliquer contenaient une partie importante du ligament suspenseur du foie. Dans ces deux cas, un temps important de l'opération a consisté à réséquer cette partie herniée du ligament suspenseur du foie. Non seulement cette résection n'a amené aucun trouble fonctionnel, mais les résultats pour la douleur et les vomissements ont été aussi satisfaisants que possible. Au premier abord, on peut penser que cette résection du ligament n'est pas bien nécessaire et qu'on pourrait se contenter de rejeter dans l'abdomen la portion herniée. Mais cela m'a paru chose tout à fait impossible dans les cas que j'ai eu à traiter. Cette hernie du ligament suspenseur du foie faisait une protrusion si nette que, pour obtenir cette réduction sans résection, il eût fallu faire une énorme incision de paroi, et encore on ne serait probablement arrivé à rien, et il n'y avait d'autre parti à prendre que de laisser les choses en l'état, ou d'enlever les parties extérieures. Il n'y a pas là, du reste, de difficulté sérieuse à accomplir cette excision si la dissection préalable a été complète.

En effet, on conseille assez souvent d'opérer la cure radicale des hernies sans ouvrir le sac, et, pour les hernies épigastriques, on a encore insisté sur les avantages de cette manière de faire. Je professe, pour ma part, *que cela ne doit jamais être fait*, le procédé étant alors *toujours dangereux et toujours imparfait*. Pour cette hernie, comme pour toute autre, il faut toujours ouvrir le sac et reconnaître aussi bien ses connexions périphériques que ses connexions internes. Qu'on n'oublie pas, du reste, que l'on trouve souvent dans ces hernies de l'épiploon adhérent et des anses intestinales entraînées et adhérentes de très près à cet épiploon. On dit même y avoir rencontré l'estomac. Pour ma part, je ne l'y ai jamais vu et je pense qu'il doit y être bien rare. Je l'ai vu, en effet, dans des hernies ombilicales et j'ai pu constater qu'à cause de sa consistance il lui faut un large orifice pour faire hernie ; et il a bien peu de chance d'être en protrusion à l'état permanent dans une hernie petite comme sont, le plus souvent, les hernies épigastriques. Cela ne veut pas dire qu'il soit sans connexions avec elle, car il en est très voisin et peut leur être plus ou moins directement attaché par l'intermédiaire de l'épiploon. Peut-être est-ce à ce voisinage et à l'irritation facile qui en résulte qu'il faut attribuer l'extrême tendance au vomissement que l'on observe dans cette hernie, en dehors de tout étranglement.

Quoi qu'il en soit, l'opération se présente ordinairement dans les conditions suivantes : la hernie de médiocre volume, située sur la ligne blanche au-dessus de l'ombilic, ramassée sous la forme d'une petite boule, rattachée à la paroi par un pédicule étroit, a toutes les apparences d'une tumeur facile pour l'extirpation ; et, de fait, on commence par une incision comme si l'on devait enlever une petite tumeur. On constate après l'incision que, dans cette tumeur, il existe une partie graisseuse périphérique dans laquelle il arrive que le sac herniaire soit très difficile à distinguer. Même quand ce sac est ouvert, il arrive encore que l'adhérence extrême de l'épiploon rend la dissection des parties profondes très difficile.

Pour simplifier cette recherche aussi bien que pour fermer ensuite plus parfaitement la paroi abdominale, j'ai l'habitude de disséquer d'abord à la périphérie de la hernie jusqu'à la rencontre des fibres du tissu fibreux de la ligne blanche. Puis, l'orifice herniaire de la paroi bien limité, je l'incise largement en le repérant avec des pinces hémostatiques de mon modèle à pointes, les mêmes que j'emploie pour repérer le canal inguinal lorsque je le fends (Fig. 24, p. 149). J'incise alors le sac que j'ai disséqué et j'en examine le contenu, puis j'attire celui-ci au dehors et je résèque l'épiploon s'il s'y trouve. C'est à ce moment que toutes les connexions qui peuvent exister avec l'anneau fibreux herniaire doivent être détruites.

Ceci fait, le sac doit être disséqué et attiré **vers** l'extérieur, de façon à entraîner la séreuse le plus loin possible. A ce moment, l'incision qui, au début, a été faite sur l'anneau fibreux est fort utile, car elle permet de porter *cette traction assez loin* pour assurer pour l'avenir une opération bien complète. Elle permet ainsi au doigt, pénétrant dans l'abdomen de reconnaître *s'il y a quelque adhérence du voisinage et* *de les détruire*. Dans ce cas, s'il y avait à la manœuvre de détachement d'adhérence quelque difficulté, il ne faudrait pas hésiter à agrandir l'orifice fibreux. Le sac étant pédiculisé, le pédicule est traité, comme pour les autres hernies, par le fil double en chaîne ; puis le moignon est repoussé dans le ventre.

Il reste alors à refermer la paroi. Une série de sutures perdues au catgut se fait alors dans de très bonnes conditions. Ces conditions sont d'autant meilleures que la paroi a été mieux incisée et que l'orifice à refermer, sans être trop agrandi, a une dimension assez grande pour que le passage des points de suture soit exécuté avec facilité.

Pour la pédiculisation du sac, il est rare qu'il soit nécessaire d'employer plus de deux fils croisés, comme cela se fait pour l'immense majorité des hernies.

Sur la paroi fibreuse, les sutures perdues ne seront pas bien nombreuses, trois ou quatre d'ordinaire.

Sur la peau, les sutures au crin de Florence ne seront guère qu'au nombre de cinq ou six.

Le drainage peut être abandonné d'ordinaire. Il n'y a pas ici de cul-de-sac disposé pour la fusée des liquides, comme au pli de l'aine. Il n'y a pas non plus de très grande cavité traumatique, comme pour certaines hernies ombilicales. J'ai donc opéré plusieurs de ces hernies épigastriques sans drainage. J'ai cependant vu une fois, dans ma dernière opération, un petit épanchement sanguin qui a quelque peu retardé la guérison, et j'ai depuis pensé qu'il valait mieux drainer régulièrement.

Opérée dans ces conditions la hernie épigastrique donne des résultats très satisfaisants et permanents. J'ai aujourd'hui cinq cas. J'ai eu l'occasion de revoir le plus grand nombre. Les résultats se maintiennent. Cependant, d'autres chirurgiens ne paraissent pas avoir obtenu les mêmes résultats. Je crois que cela peut tenir à ce que l'opération a été faite beaucoup trop superficiellement.

Voici les deux opérations très curieuses qui ont été faites avec résection du ligament suspenseur du foie.

Hernie épigastrique renfermant de l'épiploon et le ligament suspenseur du foie. — Cure radicale. — Disparition des douleurs et des vomissements (Obs. 41).

Le 15 juin 1887 est entré à l'hôpital Saint-Louis un homme âgé de vingt-neuf ans.

Le malade se plaint de douleurs et de vomissements continuels. Il porte à deux travers de doigt au-dessus de l'ombilic une petite tumeur arrondie, se réduisant en partie, qui constitue bien nettement une hernie épigastrique.

Le 5 juillet, M. Championnière pratique la cure radicale de cette hernie.

La peau est incisée et cette incision permet d'arriver sur un sac difficile à isoler. L'ouverture du sac montre une certaine quantité d'épiploon adhérent et le ligament suspenseur du foie pénétrant manifestement dans le sac par son extrémité antérieure. Il y forme une partie de la masse qui reste irréductible.

L'épiploon adhérent est réséqué en même temps que l'extrémité du ligament suspenseur qui plonge dans le sac herniaire.

On place sur le sac trois fils de catgut et cinq sur la paroi abdominale. La peau est suturée par six crins de Florence. Pas de drainage.

L'opération a duré une heure. Chloroforme : 75 grammes.

Le résultat immédiat a été très bon. Le malade sort parfaitement guéri, *n'ayant plus ni vomissements ni douleurs*. Il ne porte pas d'appareil spécial, seulement un bandage de corps.

Le 1ᵉʳ août, vingt-cinq jours après l'opération, le malade quitte l'hôpital.

Après qu'il eut quitté l'hôpital, cet homme alla très bien ; il ne s'est jamais ressenti de ses douleurs ; les vomissements ont complètement cessé ; la hernie n'est pas reparue. Huit mois après l'opération, il était en excellent état.

Hernie épigastrique renfermant le ligament suspenseur du foie. — Cure radicale. — Disparition des douleurs et des vomissements (Obs. 73).

Un homme, brasseur, âgé de trente-sept ans, souffre depuis trois mois de douleurs survenant une demi-heure après les repas ; ces *douleurs* sont suivies de *vomissements* et s'irradient à tout le corps. Les vomissements sont d'abord muqueux, puis alimentaires. Il entre à l'hôpital Saint-Louis le 1er février 1838.

Un médecin, appelé pour ces troubles gastriques, avait déjà constaté l'existence d'une petite hernie située à peu près à égale distance de l'appendice xyphoïde et de l'ombilic, offrant les dimensions d'une grosse amande et complètement réductible. Elle n'augmente pas notablement de volume dans les efforts ; elle était le siège de douleurs vives.

Le malade a porté pendant un mois un bandage qui ne l'a soulagé en rien ; il ne le quitte qu'au moment de son entrée.

Opération le 9 février 1888.

Incision de la peau sur une longueur de 0^m,05 ou 0^m,06. Il est alors facile de constater que la tumeur est constituée par un groupe de follicules graisseux, sans sac apparent au premier abord. Si l'on exerce des tractions, la masse augmente notablement. Elle traverse un orifice très étroit qui la serre si bien qu'il faut bien un peu débrider cet orifice pour la détacher. Ceci fait, sur la partie interne, un petit cul-de-sac péritonéal est ouvert et l'on aperçoit, au fond, la substance du foie au-dessous de laquelle s'engage le cordon gros qui constitue la hernie. Ce n'est autre chose que l'extrémité antérieure du ligament suspenseur du foie. M. Championnière détache et libère avec soin la portion attirée avec la hernie. Il repousse dans le ventre toute cette partie du ligament suspenseur que ne pénétrait pas la hernie et résèque toute la partie qui le pénétrait et toutes les masses graisseuses avec lesquelles elle fait corps. Il applique sur l'orifice six sutures perdues au catgut. Sutures de la peau au crin de Florence ; pas de drain.

Durée : 45 minutes.

Le soir, température 37°,6. Depuis, ce chiffre n'a pas été atteint. Le 22, premier pansement ; lint boriqué ; on enlève le fil ; le malade se lève. Le 28, guérison définitive ; aucun vomissement depuis l'opération. Il sort le 15 mars, sans que son bandage soit prêt.

Il est revu le 7 mai, trois mois après. Les douleurs et les vomissements ont disparu complètement. Le 15 février 1892 (quatre ans), il est revu avec guérison parfaite de la hernie.

CHAPITRE XX

Les hernies traumatiques ne sont pas très communes, mais les cures radicales pour ces cas sont plus rares encore. J'ai eu l'occasion d'opérer pour un cas très curieux et j'ai eu la bonne fortune d'avoir des nouvelles du sujet longtemps après l'opération. Je puis donc tirer des conclusions utiles de cette observation et indiquer avec certitude la voie à suivre.

L'opération que j'ai faite est assez caractéristique pour qu'il soit utile de donner l'observation en quelques mots :

Hernie traumatique au-dessus du pli de l'aine datant de deux ans.

Le 31 janvier 1887 est entré dans le service de M. Championnière, à l'hôpital Tenon, un homme âgé de vingt-huit ans. Celui-ci avait, deux ans auparavant, reçu sur la paroi abdominale antérieure un coup de pied de cheval qui lui avait littéralement ouvert le ventre et avait été suivi d'une longue suppuration. Il avait eu six mois de maladie, de suppuration, puis il s'était remis à travailler et la hernie s'était produite et accrue rapidement. Sur la paroi antérieure de l'abdomen du côté droit, à peu près à distance égale de l'arcade crurale et des fausses côtes, on sentait une tumeur faisant, pendant la station debout, une protrusion considérable. Cette tumeur, qui avait plus que le volume du poing, était douloureuse à la pression. Elle était réductible ou, pour mieux dire, on pouvait la chasser vers l'abdomen, la repousser en creux sans la détacher de la paroi. En ce faisant, on pénétrait avec tout le poing dans l'abdomen ; la paroi cicatricielle à la surface était très mince, la gène causée par cette difformité était considérable, au point de rendre tout travail impossible.

Le 3 février 1887, M. Championnière pratiqua l'opération suivante : incision verticale sur la cicatrice, qui ne pouvait du reste être disséquée des parties sous-jacentes. Il y avait au-dessous d'elle une sorte de fusion de la cicatrice de l'épiploon et de l'intestin situé au-dessous. Après un détachement laborieux de l'épiploon de l'intestin, celui-ci fut refoulé et l'épiploon fut réséqué après placement de six fils de catgut en trois groupes sur cet épiploon. L'épiploon bien détaché et refoulé, tout le pourtour de l'orifice fibreux fut avivé aux ciseaux. Puis dix sutures perdues de catgut furent placées sur cet orifice.

Par-dessus ce premier plan de sutures, un nouveau plan de trois sutures de catgut fut placé sur les parties fibreuses périphériques qui pouvaient être ramenées au-devant du premier. Une partie de la peau cicatricielle était exubérante et fut réséquée. Sur la peau, la suture fut pratiquée à l'aide de dix crins de Florence, puis un gros drain fut mis en place et le pansement habituel fut appliqué.

L'opération, très laborieuse, avait duré une heure cinq minutes. Les suites en furent très simples, sauf des vomissements abondants. L'opéré, sur lequel M. Championnière désirait beaucoup constater les résultats opératoires, resta deux mois à l'hôpital et sortit dans l'état le plus satisfaisant.

En avril 1891, soit plus de quatre ans après l'opération, M. Championnière eut l'occasion de revoir ce sujet; la guérison s'était parfaitement maintenue; et cependant il travaillait sans précaution et ne portait guère de ceinture. M. Championnière lui avait conseillé primitivement le port de cette ceinture parce qu'il paraissait raisonnable de soutenir une paroi qui avait subi un pareil effondrement, quelque satisfaisante que fût sa réparation. Mais l'événement avait prouvé que la solidité de la paroi était telle qu'elle pouvait se passer de ce soutien.

CHAPITRE XXI

ÉVENTRATION.

Les hernies consécutives à des traumatismes accidentels sont assez rares, mais les éventrations consécutives à des opérations sont assez communes. Au point de vue opératoire, celles-ci ne diffèrent pas beaucoup de celle que j'ai décrite tout à l'heure. Elles sont cependant dans des conditions plus favorables pour la réparation. Si la paroi abdominale, autour de l'orifice herniaire, conserve une certaine épaisseur, on en peut pratiquer le dédoublement. Deux plans de suture sont ensuite faciles à établir et assurent le dédoublement de la paroi. Si, comme dans le cas que je viens de citer, les bords de l'orifice sont trop minces pour permettre ce dédoublement, on peut replier la paroi fibreuse en avant de la suture, comme je l'ai fait, et l'on a de la sorte un soutien de la suture profonde et un épaississement de la partie de paroi qui pourrait être enfoncée.

Si, dans ce cas, on a l'occasion de réséquer une partie assez importante de l'épiploon, on aura encore une garantie de durée et de solidité de la réparation.

Bien que l'éventration ne soit pas très rare, je n'ai eu qu'une seule fois l'occasion de pratiquer cette opération, pour une éventration consécutive à une laparotomie. Je n'en voudrais pas conclure que l'éventration n'existe pas chez mes opérées de laparotomie. Cependant, je puis affirmer que les éventrations sont très rares dans ma pratique. J'attribue le fait à deux circonstances.

D'abord, je ne permets aux malades de se lever qu'après trois semaines écoulées depuis l'opération. Cela donne aux cicatrices le temps de se consolider. Par contre, parmi les éventrations que j'ai eu l'occasion d'observer en ville, j'en ai vu souvent, parmi les femmes, auxquelles leur chirurgien permet de se lever au bout de huit ou dix jours.

En outre, depuis plusieurs années, je fais une suture séparée du péritoine, de la peau, et une suture profonde comprenant toutes les couches de la paroi. Depuis un temps moins ancien, j'y joins un quatrième plan de suture sur les muscles, que j'avais réservé autrefois à certains cas spéciaux et que j'ai une tendance à employer d'une manière générale. Il m'a semblé que depuis que j'avais adopté la suture de la paroi en plusieurs plans distincts, non seulement je n'avais pas vu d'éventration, mais j'avais trouvé la réparation de la paroi plus régulière, et cette régularité me semble une garantie de sa solidité pour l'avenir.

ÉVENTRATION SOUS-OMBILICALE APRÈS UNE OPÉRATION.

Dans le cas d'éventration que j'ai opéré, il s'agissait d'une femme âgée de quarante ans que j'avais opérée deux ans auparavant. Je lui avais fait, le 14 janvier 1889, l'ablation des annexes pour des lésions ovariennes très graves. Le résultat était des plus satisfaisants, et les accidents avaient assez bien disparu pour lui permettre de travailler assez durement. Mais une éventration considérable s'était produite au bout d'un an, en un point situé un peu au-dessous de l'ombilic.

Cette éventration ne s'était faite qu'à propros d'un effort violent qu'elle avait fait pour soulever un cadavre. Mais l'éventration, une fois faite, avait été en augmentant assez rapidement et constituait chez elle une infirmité fort pénible. M. Championnière opéra le 3 décembre 1891. Il trouva une vaste poche tout à fait analogue, comme forme, à celle que l'on trouve pour la hernie ombilicale, avec un contenu présentant absolument les mêmes dispositions que celui de cette variété de hernie.

La poche de la hernie, assez vaste, avec de petites

poches secondaires, des diverticules, contenait de l'épiploon adhérent en des points multiples.

Au delà de l'orifice herniaire fort large, l'épiploon était encore adhérent dans l'abdomen et il fallut le détacher au pourtour de cet orifice. M. Championnière en réséqua la portion la plus importante qu'il put limiter en arrivant en marge de l'intestin, 42 grammes avec six fils de catgut.

Le sac séreux fut ensuite disséqué sans qu'il fût possible de le séparer d'une épaisse doublure fibreuse. Très heureusement du reste on pouvait réunir par une série de huit sutures les parties de ce sac au contact de la paroi abdominale, de façon à fermer bien hermétiquement la séreuse péritonéale.

Autour de ce collet de sac, le plan fibreux de la paroi abdominale formait un anneau irrégulier dont les bords furent réunis par des sutures ; et, par-dessus, des points éloignés de la paroi abdominale furent encore réunis par d'autres points de suture recouvrant les premiers.

Enfin, suture de la peau et drainage de la plaie. Durée de l'opération : une heure vingt minutes.

Les suites de l'opération, qui constituait une très large laparotomie et une très longue intervention, ont été des plus simples. J'espère que la solidité de cette réparation sera satisfaisante.

Je le pense d'autant plus volontiers que, dans le cas

de hernie traumatique que j'ai cité précédemment, les choses étaient au moins aussi difficiles à réparer et la persistance de la réparation a été aussi satisfaisante que possible.

Il faut remarquer toutefois qu'une semblable opération, qui mérite d'être jointe aux opérations de cure radicale de hernie, se présente dans de bien plus mauvaises conditions que la cure radicale de la hernie vraie. Dans celle-ci, il y a sac séreux distinct ; il y a partie rétrécie ; il y a anneau (canal) et, en tout cas, paroi ouverte régulièrement.

Dans cette lésion, on rencontre certaines dispositions identiques à celles des hernies les plus difficiles et quelques difficultés en plus.

Il m'a paru difficile de bien disséquer le sac séreux dans la profondeur. Comme il est fondu en quelque sorte avec le pourtour fibreux qui forme l'anneau herniaire, il ne faut pas craindre de jouer des ciseaux ou du bistouri pour l'isoler.

Le pédicule de la hernie ne doit pas être trop ramassé, car une paroi de sac semblable est assez friable pour se déchirer aisément par la constriction des sutures. Ce sera donc le cas de placer une série de sutures en chaîne si l'éventration est peu étendue, ou en points serrés deux à deux si l'éventration est de très grande dimension.

Un obstacle beaucoup plus grave à la réparation est

l'écartement des lèvres de l'anneau herniaire. Surtout si l'éventration est déjà de durée ancienne, les muscles de la paroi ont entraîné les bords de l'orifice fibreux de telle sorte qu'il semble qu'il sera impossible de les rapprocher, même dans une petite mesure.

Dans ce cas, que je relate, ce rapprochement, quoique difficile, fut fait complètement. Le plan de suture sur la paroi fibreuse étant terminé, on pouvait constater le recouvrement parfait de la suture qui avait fermé le sac. Peut-on dire cependant que cette suture mette la paroi à l'abri de tout nouvel écartement? Cette suture aurait certes assez de force pour résister. Cependant, les sujets étant exposés à des vomissements chloroformiques qui surviennent avant une grande solidarité de la paroi, il est sage de renforcer ce plan par un second. C'est pour cela que, par-dessus ce plan, je place autant de sutures que je puis en placer sur les muscles pris à une certaine distance en dehors de la première suture.

Cela me donne une seconde suture de recouvrement. Celle-ci n'amènera peut-être pas une réunion assez puissante pour maintenir l'une contre l'autre les parois abdominales entraînées. Mais, dans tous les cas, cette suture supportera les premiers grands efforts dus aux vomissements. Elle sera très solide pendant les premiers jours; la suture plus profonde sera ainsi ménagée à cette époque et pourra effectuer son organisation et se trouver bien solide quand le moment sera venu pour elle de supporter les efforts que sa situation lui impose.

Pour permettre une suture bien efficace, l'opération doit être faite très largement. Il suffit d'avoir vu l'irrégularité de la poche pour se rendre compte de cette nécessité. Il faut même ouvrir très largement l'abdomen, car les complications de cette hernie peuvent avoir leur origine dans les parties profondément situées, et, si on laissait par exemple subsister les adhérences qui existent à la partie profonde de la paroi abdominale autour du sac herniaire, il y aurait bien des chances pour que les douleurs subsistassent et pour que des complications survinssent dans la circulation intestinale.

Cette lésion augmentant assez rapidement une fois qu'elle s'est produite, il y aurait lieu de l'opérer de bonne heure. On aurait ainsi d'autres bonnes chances d'une guérison bien persistante et on pourrait répéter pour elle ce que j'ai dit si souvent des hernies : c'est qu'il est possible de prévenir leur développement ; mais, lorsque la hernie a atteint des dimensions énormes, il devient bien difficile d'assurer la solidité de la paroi.

Enfin, la guérison obtenue, je crois qu'il sera sage, comme pour la hernie ombilicale et même pour les suites de toutes les laparotomies, de faire porter une ceinture avec un petit coussin plat protégeant la cicatrice. Il est très important de soutenir le ventre dans la mesure du possible chez des sujets dont la paroi abdominale a déjà manifesté sa faiblesse sur une surface aussi étendue, et tout au moins d'éviter au poids des viscères d'entraîner cette protrusion en avant, si favorable à la production des hernies.

L'observation d'éventration réunie à l'observation de hernie traumatique du chapitre précédent m'ont paru mériter une description complète parce qu'elles montrent la possibilité d'opérer les hernies à sac irrégulier ou sans sac séreux complètement distinct par une méthode identique à celle appliquée à toutes les autres hernies. On peut, par un ensemble de mesures moins régulières, mais combinées méthodiquement, procéder à la suppression du plan séreux — à l'éviscération épiploïque — à la reconstitution de la paroi fibro-musculaire enfoncée.

CHAPITRE XXII

CURE RADICALE DE LA HERNIE CHEZ LA FEMME (1).

En étudiant les variétés de hernies propres à la femme, j'ai eu déjà l'occasion d'indiquer mes opinions sur la cure de la hernie chez la femme. Il m'a paru bon néanmoins de réunir en ce chapitre quelques considérations particulières à la cure des hernies chez elle, parce qu'elle se présente dans des conditions spécialement heureuses et avec des conditions d'urgence à elle propres.

La cure radicale de la hernie non étranglée pour la femme se présente dans des conditions assez différentes de celles que l'on observe chez l'homme. Elle offre des avantages et des facilités spéciales ; enfin, elle permet de remédier à une difformité plus pénible à supporter pour la femme que pour

(1) Cure radicale de la hernie sans étranglement chez la femme. Communication au Congrès pour l'avancement des sciences, septembre 1891.

l'homme et conduisant à des dangers propres que nous avons le devoir de prévenir.

Sur les 273 cas de cure radicale de hernie sans étranglement que j'ai pratiqués jusqu'ici, j'en ai opéré 46 chez la femme : 12 ombilicales, 19 inguinales, 14 crurales et 1 éventration.

Sans exception, ces opérations m'ont donné une satisfaction complète. Non seulement je n'ai eu aucune mortalité, mais je n'ai observé aucun incident fâcheux, bien que j'aie opéré des cas d'une extrême gravité. Pour les résultats définitifs, j'ai obtenu des succès encore plus complets que pour l'homme.

Quelle que soit la variété de hernie dont une femme est affligée, sa situation au point de vue du bandage, au moins pour la jeune fille et pour la jeune femme, est encore plus pénible que celle de l'homme. La tare est grave, si bien que, pour beaucoup de jeunes filles, les parents se refusent à faire porter aucun bandage. Je pourrais citer des cas où cette nécessité de porter un bandage a empêché le mariage.

Même accepté, ce port du bandage est plus difficile que pour l'homme. La femme, ordinairement plus grasse, avec une peau plus fine, est plus sujette aux excoriations ; les pressions sont plus pénibles chez elle, et le bandage, entraîné par le poids des jupes, se déplace sans cesse. Pour la hernie ombilicale, si commune chez la femme, la valeur du bandage est généralement nulle. On peut dire que, sur vingt bandages ombilicaux que l'on observe en place, il y en a dix-huit au moins qui n'ont aucune valeur effective, même quand ils paraissent soulager la patiente.

Même chez les jeunes sujets, quand le bandage semble avoir déterminé la guérison, il faut beaucoup se défier de cette apparence de guérison. Après l'abandon du bandage, aux premiers efforts, à la première grossesse, la hernie reviendra. La guérison spontanée ou par le bandage n'est souvent qu'apparente, et j'en ai donné une bonne preuve en montrant que l'immense majorité des hernies inguinales de la femme avaient tous les caractères de la hernie congénitale.

Les dangers créés par cette hernie sont de deux sortes : immédiats et secondaires.

Les dangers immédiats sont les accidents herniaires rendus possibles ou aggravés par la grossesse et l'accouchement. Il ne faudrait pas se les exagérer, car on observe peu de ces accidents, tout en en rencontrant de temps en temps quelques-uns. Mais la grossesse, si elle ne donne guère d'accidents d'étranglement, aggrave souvent les conditions générales de la hernie ; et, la grossesse terminée, vous êtes en présence d'une hernie infiniment plus difficile à supporter. Pour toutes les variétés de hernie, on observe le même fait, plus manifeste encore que pour la hernie ombilicale.

Mais ce sont les dangers secondaires qui sont surtout redoutables. La hernie, chez la femme, est le plus souvent douloureuse, irréductible et progressive, si bien que les femmes qui les portent s'immobilisent de plus en plus, deviennent obèses, emphysémateuses, et un nombre vraiment considérable deviennent diabétiques. Au moins, j'ai été frappé, ayant eu l'occasion d'examiner avec soin au point de vue de l'opération un grand nombre de hernieux, de rencontrer des femmes diabétiques en proportion élevée. La déchéance organique qui menace la femme est plus proche et plus rapide à venir et plus grave que chez l'homme. Il y a donc urgence à opérer sans hésiter tout sujet jeune pour assurer son avenir dans la mesure du possible.

Comme argument puissant pour décider à l'intervention dans la hernie chez la femme, on doit constater que l'immense majorité des hernies sont douloureuses. J'ai démontré pour la hernie inguinale de la femme que, probablement à cause de ses connexions avec les organes génitaux internes, les douleurs sont la règle, douleurs constantes, dues aux tiraillements réguliers, ou douleurs périodiques, dues aux congestions menstruelles. La hernie crurale contient très habituellement, dès le début, des adhérences épiploïques qui la rendent douloureuse et particulièrement dangereuse. Quant à la hernie ombilicale, il est à peine besoin d'insister pour rappeler qu'elle constitue un supplice de tous les instants.

Il paraît facile de démontrer la nécessité d'intervenir dans la hernie de la femme pour la supprimer le plus rapidement possible. Mais il ne faut pas oublier non plus que la hernie étant pour elle une cause de déchéance organique rapide, il faut se hâter et intervenir de préférence chez des sujets jeunes si on veut conserver à l'opération tous ses caractères de sécurité. Les malades sont exposées à des dangers inutiles par les atermoiements que l'on oppose le plus souvent à l'accomplissement de la cure radicale, et la valeur de l'opération en est singulièrement compromise.

Enfin, comme argument des plus satisfaisants pour le chirurgien, en outre de cette sécurité que peut assurer l'intervention sur des sujets qui n'ont pas subi trop d'usure organique, on peut obtenir des résultats définitifs plus solides encore que chez l'homme.

La sécurité, ma statistique la montre, puisque je présente quarante-six cas sans accidents.

Quant à la solidité des résultats, j'ai eu l'occasion de l'observer dans des circonstances même mauvaises, comme je l'ai dit à propos de chaque variété. Mais, théoriquement, on la conçoit aisément pour toutes ces variétés.

Pour la hernie inguinale, la destruction du ligament rond assure une réunion de paroi sans fissure
aucune où puisse se faire une amorce de hernie.

Pour la hernie crurale, si on a le soin de se porter
au-dessus du fascia crébriforme, en ouvrant largement
les tissus fibreux, on obtient aisément une destruction de séreuse sans infundibulum ; et la cure est
d'autant meilleure que, dans presque tous les cas, on
a l'occasion d'enlever une masse plus ou moins importante d'épiploon adhérent.

Pour la hernie ombilicale même volumineuse, les
chances sont encore excellentes, car on peut habituellement disséquer très haut, extirper de l'épiploon,
et la réunion de la paroi peut être faite d'une façon
comparable à celle que l'on obtient après les laparotomies qui sont si habituellement suivies de l'obtention d'une paroi solide. Même, on peut dire que les
chances de solidité sont plus grandes que dans un
grand nombre de laparotomies.

La persistance des résultats obtenus par le chirurgien est encore assurée par le mode des occupations
de la femme. Pour l'homme, les chances de rupture
de la paroi de défense sont dues non pas au travail
musculaire régulier, qui n'est pas si défavorable qu'on
le pense pour la paroi abdominale, mais par les à-
coups violents auxquels l'expose la nature de son
travail ou le désir d'affirmer sa force par des coups
d'éclat. J'ai vu deux bouchers, qui avaient travaillé

sans encombre assez longtemps, prendre une récidive de hernie en soulevant un demi-bœuf. J'ai vu un autre sujet qui était resté longtemps indemne de hernie et chez lequel la récidive se fit à l'occasion d'une rixe dans laquelle il fut piétiné par son adversaire. J'ai vu une femme opérée de laparotomie chez laquelle la paroi paraissait bien solide et qui se fit une éventration en voulant soulever et emporter un cadavre. Or, ces efforts violents par à-coups sont bien loin d'être aussi communs que chez l'homme, même dans la vie des femmes qui travaillent; et la paroi nouvelle a déjà des conditions de solidité plus satisfaisantes encore que celles des hommes.

Il resterait la grossesse, qui pourrait exposer à une distension fâcheuse de la paroi. Or, nous savons déjà, par l'expérience des laparotomies, que les parois abdominales, même cicatricielles, dans une grande étendue, résistent parfaitement à la distension de la grossesse. Mais j'ai, pour ma part, l'observation la plus complète et la plus curieuse en ce qui concerne une cure de hernie inguinale.

Chez ma seconde opérée, en 1881, j'ai guéri une des hernies inguinales les plus volumineuses que j'aie eu l'occasion d'observer. Chez cette femme debout, la hernie descendait jusqu'au genou. La plaie laissée par l'excision de la plus grande partie du sac cutané était fermée par trente et un points de suture superficiels.

Or, depuis son opération, cette femme a accouché deux fois ; sa paroi est restée parfaitement solide. On voit que j'ai bien le droit de penser que, dans des cas plus favorables, avec la longue expérience que j'ai acquise aujourd'hui et les perfectionnements que j'ai apportés nécessairement dans ma pratique, l'avenir de mes opérées est assuré en ce qui concerne la grossesse.

L'opération doit être faite chez la femme encore jeune. J'en ai pourtant quelques cas de très bons résultats obtenus après la ménopause. Mais il ne faut alors faire que des opérations nécessitées par certains accidents manifestes : douleurs violentes, accidents digestifs, altérations graves dans les fonctions, etc.

Chez la femme plus jeune, on évitera avec soin pour l'opération l'époque des règles. Ce n'est pas qu'on ne puisse agir en pareil cas, ni que la malade encoure de bien grands dangers. Mais, pour cette opération, la sécurité, le calme, doivent être absolus ; et l'époque des règles amène avec elle des douleurs qui s'aggravent de l'opération récente, une petite élévation de température qui peut préoccuper et tromper, de telle sorte que j'y prête, pour ma part, une très grande attention.

Je ne conseille pas plus les grands bains immédiatement avant ces opérations que je ne le fais pour toutes les autres laparotomies. Le nombre des

femmes qui sont passagèrement enrhumées à la suite
des bains est considérable et les hernieux ont souvent
une tendance spéciale au rhume.

L'emphysème est extrêmement commun chez les
femmes atteintes de hernie, et l'on est bien obligé de
passer sur cette tare pour opérer les femmes qui ont
besoin d'intervention.

Le plus grand danger qui puisse être couru par
l'opérée vient de la congestion pulmonaire. Il y a là
des raisons plus que suffisantes pour éviter le bain
préalable que tant de chirurgiens recommandent
comme indispensable.

CHAPITRE XXIII

CURE RADICALE DE LA HERNIE CHEZ LES ENFANTS.

La cure radicale de la hernie chez les enfants ne
diffère pas essentiellement de celle que l'on fait chez
les adultes. Mais ici se posent certaines questions
de pronostic et d'opportunité opératoire. Il y a aussi
quelques détails de la méthode à suivre qui méritent
d'être précisés.

A quel âge faut-il opérer les enfants? Posée de
cette façon, la question ne serait guère facile à
résoudre. Certaines causes peuvent déterminer à
opérer prématurément, et je ne voudrais pas criti-
quer en bloc toutes les opérations faites sur les très
jeunes enfants. Mais il est impossible de ne pas
faire remarquer les faits suivants.

L'opération, pour être valable, doit être large et
remonter très haut, ce qui la rend fatalement une
opération grave chez de tout petits enfants.

Elle est délicate, parce que, pour accomplir tous les temps nécessaires sur des parties aussi restreintes que les très petites parois abdominales, on éprouve une gêne véritable.

Les petits enfants supportent mal la véritable chirurgie antiseptique, et la sécurité ni la régularité de la réparation ne sauraient être assurées chez de très jeunes enfants.

Il ne faut pas oublier que, chez les enfants, on croit encore généralement à la valeur du bandage comme agent curatif et que, malgré l'exagération évidente de ceux qui le préconisent, il y a eu des succès réels du bandage aidant la tendance naturelle du jeune sujet à la réparation.

Pour toutes ces raisons, je ne conseille guère la cure radicale chez les très jeunes enfants. J'estime que, dans l'immense majorité des cas, elle est inefficace, dangereuse et peut être remplacée par quelque chose de plus simple.

Quand l'enfant a pris une certaine vigueur, quand il arrive vers l'âge de six à sept ans, la plupart de ces considérations tombent, et ce qui me paraissait une opération peu recommandable devient pour moi une excellente opération. Aussi, sur des sujets entre six et quinze ans, j'ai pratiqué 18 opérations pour 17 enfants dont je donne les observations.

On peut considérer ce chiffre comme élevé, parce que je n'ai point eu de service spécial et j'ai dû opérer mes jeunes sujets dans mon service d'adultes ou en ville. Mais là, comme pour l'adulte, j'ai été le premier à opérer ces jeunes sujets et à réunir le nombre de cas le plus respectable.

Voici le détail de mes 18 opérations chez l'enfant :

A six ans et demi, un enfant ;

A sept ans, trois enfants ;

A huit ans, deux enfants ;

A dix ans, double hernie, cryptorchidie ;

A douze ans, un ;

A treize ans, deux ;

A quatorze ans, deux ;

A quinze ans, cinq.

Plusieurs de ces opérés de quinze ans n'avaient pas quinze ans et avaient été inscrits comme tels par mesur eadministrative. Ils sont restés ainsi dans les statistiques.

Jusqu'à l'âge de six à sept ans, je pense qu'il ne faut intervenir qu'en cas d'accident et j'avoue que je ne le ferais qu'à contre-cœur pour la médiocre valeur de l'opération. Mais, après cet âge, l'opération donne des résultats aussi satisfaisants que possible. Ces résultats sont satisfaisants à tous les égards. La région est alors assez développée pour que le chirurgien ait dans la main une quantité de tissu suffisante pour faire une bonne et large opération.

On peut user des antiseptiques sans crainte sérieuse d'intoxication et les résultats que l'on obtient ont toutes chances de se perfectionner lors de l'accroissement de l'enfant.

C'est, en effet, une considération capitale à faire valoir pour encourager à l'opération chez l'enfant. On peut se demander si les sujets porteurs de hernies croissent mal, simplement parce qu'ils sont de constitution générale défectueuse, ou si le fait d'être porteur d'une hernie, et surtout d'une ectopie testiculaire, peut contribuer puissamment à enrayer le développement général. Or, pour moi, il n'y a pas de doute possible, après les observations que j'ai pu faire. La hernie et l'ectopie testiculaire sont la cause de phénomènes d'arrêt dans le développement général du sujet, et la cure radicale de la hernie ainsi que la correction de l'ectopie contribuent manifestement à favoriser le développement général du sujet.

En ce qui concerne l'ectopie testiculaire, j'ai cité des faits très probants, surtout à propos de la cryptorchidie. A propos de mon cas de cryptorchidie vraie, j'ai pu faire constater le développement du sujet s'effectuant régulièrement et rapidement à la suite de l'opération qui avait amené le testicule dans sa position normale. Dans ce cas, l'opération était tout particulièrement démonstrative parce que la lésion était bilatérale.

Mais avec les lésions unilatérales, les résultats sont encore très remarquables. Dans les cas où j'a eu l'occasion d'opérer des sujets jeunes pour des ectopies testiculaires, je les ai toujours vus dans un *état général* meilleur après l'opération.

Mais, même en dehors des cas d'ectopie testiculaire, il faut estimer que la hernie nuit au développement du sujet. L'existence d'une hernie est une cause de mauvais fonctionnement de l'organisme. Elle est certainement de nature à engendrer des vices de nutrition. J'ai dit, à propos des grosses hernies, comment celles-ci existent rarement sans coïncider avec des altérations graves de la nutrition. Aucun raisonnement ne permet de supposer que les enfants ne soient pas soumis aux mêmes inconvénients que les adultes. Mais, en outre, *j'ai toujours observé que les enfants que j'avais soumis à la cure radicale avaient, rapidement après l'opération, pris bonne mine, grandi et donné tous les signes d'une amélioration dans leur santé générale, très évidemment liée à l'opération.*

Si la hernie nuit directement à la nutrition du sujet, elle lui nuit aussi bien indirectement. En effet, l'enfant soumis à l'action du bandage ou empêché par sa hernie ne saurait prendre part à tous les exercices des enfants de son âge ni aux travaux qui peuvent aider à son développement musculaire. A ce *point de vue, l'opération de la cure radicale faite à l'âge où les enfants commencent à prendre une vie très active doit être considérée comme un grand bienfait.* De plus, si l'opération est faite vers cet âge de sept ans, qui paraît bien répondre à ces indications, il y a bien des chances pour que la paroi abdominale se développe pendant que l'enfant grandit et que les résultats opératoires aillent se consolidant jusqu'au développement complet du sujet. C'est bien certainement dans ces conditions que la tare de la hernie a chance de disparaître complètement.

L'opération m'a paru remarquablement bénigne chez ces jeunes sujets. Les complications pulmonaires, toujours menaçantes chez l'adulte, ont bien peu de chances de se produire chez un jeune sujet si on a la précaution de ne jamais intervenir chez un enfant en proie à quelques accidents pulmonaires ou simplement atteint de rhume.

J'ai observé cependant chez un enfant un accident étrange, que j'avais du reste observé chez l'adulte, mais qui pourrait être rencontré plus souvent chez l'enfant. Il s'agit d'un cas où des helminthes accumulés dans les voies digestives périrent et se putréfièrent, occasionnant des accidents graves.

Hernie inguinale à droite. — Congénitale (sans communication vaginale). — Cure radicale. — Expulsion d'ascarides putréfiés. — Septicémie intestinale. — Accidents graves. — Guérison (Obs. 96).

M. Championnière reçut dans son service, le 4 juin 1888, à l'hôpital Saint-Louis, le nommé C..., âgé de

six ans et demi. Cet enfant avait une *hernie depuis
la naissance.*

Il avait constamment porté bandage, mais la hernie sortait toujours. Il en souffrait constamment et ses parents demandaient instamment que l'on fît à l'enfant une opération pour le débarrasser de ses constantes misères, pour lesquelles ils l'avaient soigné sans relâche depuis l'enfance.

L'enfant paraissait, du reste, en bon état de santé et, pour le faire séjourner le moins possible à l'hôpital, il fut opéré promptement, soit le 7 juin suivant.

M. Championnière constata la présence d'un sac très adhérent à l'épididyme, mais *ne communiquant pas avec la tunique vaginale.*

Ce fait est fort intéressant, car les parents étaient absolument affirmatifs sur la présence de la hernie dès la naissance ; du reste, cette hernie était constituée par deux sacs réunis par un collet très étroit.

Le sac inférieur, où ne devait guère pénétrer les viscères, était celui qui était solidement adhérent à l'épididyme.

Au-dessus de lui, et communiquant avec celui-ci par un canal très étroit, était un sac fort large où les viscères pénétraient aisément.

Cette disposition en sablier est bien caractéristique des lésions congénitales, on les rencontre dans bien des circonstances où l'on est en droit de supposer la congénitalité, hydrocèle, ectopie ou hernie vaginale en voie de guérison. L'opération assez laborieuse peut être résumée ainsi :

Dissection élevée. — Deux catguts sur le pédicule. — Deux sutures perdues sur les parois. — Neuf sutures superficielles en crin de Florence. — Pas de drainage. — Durée de l'opération : 25 minutes.

L'enfant vomit un peu le premier jour; température : 37°,4.

Le deuxième jour, il vomit un lombric. Le troisième jour, la température monte à 38°,4 et le quatrième elle arrive à 40°.

A partir de ce jour, il commence à rendre des selles fétides contenant des lombrics putréfiés, d'odeur infecte : huit sont rendus ainsi, dont six sont très fétides, deux étaient vivants.

Diarrhée continuelle, état typhique, douleurs abdominales.

Le 17 juin, il se fait de la désunion de la plaie et un peu de suppuration.

Le 13 juillet, il se fait tardivement une collection purulente qui occupe la partie inférieure de l'abdomen, au-dessus du champ de la cure radicale. Dans ce pus, plusieurs débris allongés et fétides ont toutes les apparences de portions de lombrics pareilles à d'autres rendues dans les selles.

Le 24 juillet, le malade rend encore par une

selle un lombric putréfié long de 6 centimètres.

A partir de cette dernière évacuation, l'état général, resté grave jusque-là, s'améliore rapidement; l'enfant guérit bien et sort le 21 août, en très bon état. La cicatrice de la cure radicale est restée bien solide.

Il a été revu à plusieurs reprises depuis, dans un état de santé parfait.

On remarquera que cette observation est bien curieuse à plusieurs points de vue. Il n'est pas douteux, pour moi, que nous n'ayons eu à faire ici à une rétention dans l'intestin d'ascarides morts et putréfiés.

L'enfant avait été opéré rapidement après l'entrée et purgé une seule fois.

Les conditions de l'opération étaient simples et rien n'aurait dû en troubler les suites. Le début même de ces suites opératoires, ses trois premiers jours de calme parfait avec température basse, montrent qu'il n'y avait eu aucune intoxication prématurée, aucune inoculation de la plaie que l'on pût accuser.

La mort des ascarides empoisonnant l'intestin, déterminant des selles fétides, fut précisément constatée le jour de l'élévation première de la température.

Le séjour de ces ascarides dans le cœcum probablement et une perforation qui s'ensuivit peut-être déterminèrent un foyer de suppuration s'ouvrant au-dessus et en dehors de la plaie opératoire.

L'ouverture même de ce foyer ne marqua pas la fin des accidents.

Malgré les toniques, la quinine, les évacuants, l'état du malade resta grave jusqu'au 24 juillet (11 jours après cette ouverture). Ce jour-là, dans une selle, fut rendu un lombric entier, mais profondément altéré par la putréfaction et d'une fétidité extrême.

Ce fut le dernier. De ce jour, la guérison marcha rapidement, et l'enfant, qui avait jusque-là fort mauvaise figure, reprit bonne mine, et les fonctions digestives se rétablirent immédiatement.

Au cours de cette maladie, les hautes températures initiales, la rougeur et la sécheresse de la langue, les fuliginosités des lèvres, la teinte sub-ictérique du sujet et jusqu'à la douleur de la fosse iliaque droite donnaient aux accidents les plus grandes ressemblances avec ceux d'une fièvre typhoïde.

Je n'ai vu d'autre explication à donner de ce fait étrange que l'intoxication due aux helminthes morts au moment de l'opération, par l'action du chloroforme probablement, et restant putréfiés dans l'intestin pendant les jours suivants. J'ai observé des faits du même genre sur une femme en 1886. Je lui avais enlevé une tumeur épithéliale du cuir chevelu et elle succomba après avoir rendu, par vomissement, des masses d'ascarides. Son estomac en conte-

nait encore des quantités considérables et en pleine
putréfaction.

Il suffit d'être prévenu de la possibilité d'un pareil
accident pour qu'il soit facile de l'éviter. Je suis bien
assuré aujourd'hui qu'il ne se renouvellera pas pour
moi. Les enfants présentant souvent des helminthes
intestinaux, je me suis fait une règle de ne plus les
opérer sans m'être assuré, par une série de purgatifs,
que je ne rencontrerai pas cette complication.

L'opération en elle-même ne présente pas de différence fondamentale avec celle que je pratique chez
l'adulte. Le peu d'étendue des parties, la moindre
résistance des tissus, constituent les différences ou les
difficultés particulières à l'opération.

L'indication qui en découle est la suivante : il faut
agir avec plus de douceur et prendre grand soin de
détacher les parties très méthodiquement. La tâche
est, du reste, facilitée chez l'enfant, parce que le décollement des séreuses est bien plus facile que chez
l'adulte. On pourrait croire, par exemple, que la cure
radicale d'une hernie congénitale présente des difficultés particulières. Il n'en est rien, parce que, bien
que le testicule ne soit pas éloigné du canal inguinal
à disséquer, on peut facilement détacher la pellicule
séreuse, disséquer en dessus et en dessous du point
sectionné, si on a le soin de la fixer assez doucement
pour ne pas la déchirer. Toute violence est ici nui-

sible encore plus que pour la hernie de l'adulte.

La petitesse du canal déférent rend assez délicate la dissection de celui-ci ; et il faut beaucoup de soin pour l'éviter dans les cas accompagnés d'ectopie testiculaire.

Chez l'enfant, il ne saurait être question que de la cure radicale de la hernie inguinale. La hernie crurale n'existe pas, et, pour la hernie ombilicale, on ne la propose guère. On a peut-être tort dans certaines circonstances. En effet, chez les très jeunes enfants, on a noté depuis longtemps la tendance de la hernie ombilicale à la guérison spontanée. De fait, cette hernie, si commune chez les très jeunes enfants, est très rare dans la seconde enfance ; et l'on peut estimer qu'elle a guéri spontanément, l'efficacité des bandages étant douteuse dans une énorme proportion de cas. Il serait bon aussi d'ajouter que les enfants porteurs de très grosses hernies ombilicales meurent assez vite en général dans la première enfance.

Mais, dans les cas où la hernie persiste après l'âge de six ou sept ans, je crois qu'il serait de bonne pratique chirurgicale d'opérer une difformité qui est appelée à se maintenir et dont la guérison est plus facile encore que celle des autres variétés de hernies.

Dans la hernie inguinale congénitale, on observe certaines variétés beaucoup plus rares chez l'adulte, ce qui est dû à ce qu'on a sous les yeux des hernies en voie de modifications, qui tendent à la guérison spontanée de quelques-unes de leurs dispositions. On trouve, par exemple, un sac testiculaire contenant du liquide, une véritable hydrocèle. Il peut arriver que l'orifice du sac d'hydrocèle soit assez large pour laisser pénétrer des anses intestinales. Dans ce cas, le sac a la forme d'un sablier, et quelquefois, outre le collet qui se trouve au milieu, il y a déjà un second collet en voie de formation à la partie supérieure.

Dans d'autres cas, le liquide passe du sac dans le péritoine et du péritoine dans le sac. Mais les anses ne franchissent pas l'orifice, et un chirurgien inattentif peut admettre qu'il n'y a là qu'une hydrocèle congénitale. Mais, en y regardant bien, on constate qu'au-dessus du point rétréci où passe le liquide il y a un infundibulum séreux, véritable sac herniaire en voie d'évolution, et si, lors de la cure de l'hydrocèle congénitale, il est négligé, la hernie de l'avenir est assurée.

Il peut même arriver qu'entre l'hydrocèle et le cul-de-sac herniaire, il n'y ait pas seulement un orifice, mais un trajet assez tortueux et difficile à suivre. Pourtant, ce trajet et le cul-de-sac qui le surmonte méritent bien d'être traités comme de véritables hernies, car ils constituent des voies ouvertes pour la descente des intestins.

On trouve chez l'enfant une disposition analogue dans un autre cas de lésion congénitale, dans l'ectopie testiculaire. Dans ces cas, il semble que le testicule soit suspendu dans sa vaginale, le sujet étant d'ailleurs indemne de hernie. Mais, si l'on regarde attentivement, on voit qu'au-dessus du testicule ectopié il y a encore un cul-de-sac péritonéal qu'il est sage de détruire le plus tôt possible, parce qu'il y a là une hernie en formation. On en trouve la preuve, du reste, dans ce dire, très commun des parents. On vous raconte, en vous présentant des sujets, qu'ils ont eu longtemps un testicule retenu à l'anneau, mais qu'ils n'avaient aucune espèce de hernie. Puis, après la descente du testicule, la hernie n'a pas tardé à se manifester. La cause en est évidemment dans le cul-de-sac que j'ai signalé.

La délicatesse des parties à traiter, le peu d'étendue de la séreuse, peuvent être cause qu'il ne reste pas toujours assez d'étoffe pour bien envelopper le testicule et lui former, à nouveau, une séreuse bien close. Chez l'adulte, chez lequel le sac herniaire est ordinairement très grand, on observe le contraire. Au premier abord, on peut se préoccuper de cette insuffisance. Ce serait à tort. Même un testicule à peu près privé de séreuse enveloppante se comporte très régulièrement et continue à se développer comme si rien ne s'était passé. Que la séreuse suffisante ait été ramassée en une vaginale neuve et bien close, ou que les débris aient été abandonnés à eux-mêmes entourant encore bien le testicule, ou que des lambeaux de séreuse seulement restent attachés au testicule, les suites diffèrent assez peu.

Dans l'opération exécutée chez l'enfant, on est tenu de respecter le testicule le plus possible, puisqu'on ne sait pas absolument quel avenir lui est réservé. On doit donc insister sur les tractions qui doivent l'amener en sa région normale. On sera, du reste, très satisfait de constater que cet abaissement du testicule est plus facile chez l'enfant que chez l'adulte porteur d'une hernie congénitale, chez lequel le testicule s'est évidemment créé une situation définitive.

En somme, chez l'enfant entre six et quinze ans, l'opération se fait dans de très bonnes conditions de sécurité et de résultats définitifs, et elle peut être proposée habituellement.

L'argument opposé à la cure radicale chez l'enfant est tiré de la facilité et de l'efficacité de l'application du bandage. Or, sur ces points, il faut bien s'entendre. L'efficacité est loin d'être démontrée, comme l'affirment sans preuves bien des auteurs. L'insuccès absolu du bandage est chose commune. Son insuccès secondaire est chose commune aussi, car les cas de hernie qu'on a cru guéries et qui reviennent se rencontrent souvent.

Mais, en outre, l'application exacte des bandages est entourée de difficultés. Les partisans les plus résolus du bandage le veulent d'une construction irréprochable. Puis, chez l'enfant, il doit être renouvelé très fréquemment, car l'enfant grandit et use souvent le bandage même avant le grandissement. L'application du bandage est donc chose difficile. Mais, en outre, elle est chose très coûteuse, et les pauvres gens n'ont guère d'espoir d'en tirer un bon parti. Enfin, dans certains milieux, le bandage est très difficile à porter au vu et au su des camarades.

On le voit, les arguments ne manquent pas pour amener les parents à accepter une opération contre laquelle il y avait tant de répugnance. Je dirai plus : une fois informés, les parents ne comprennent plus qu'on les laisse dans l'embarras.

J'ai toujours présentes à la mémoire les observations du père d'un des jeunes sujets que j'ai opéré après l'avoir traité par les bandages pendant trois ans ; il était absolument irrité contre moi et ne comprenait pas comment, disposant d'une opération si simple, si satisfaisante, je lui avais imposé des frais, des ennuis, avec contrainte pénible pour un enfant que je pouvais délivrer de tous soucis en un mois de temps ; et j'avoue que je me faisais intérieurement les reproches qu'il me faisait à haute voix.

CHAPITRE XXIV

SUITES OPÉRATOIRES ET COMPLICATIONS APRÈS LA CURE RADICALE.

Les suites opératoires de la cure radicale ne méritent peut-être pas une histoire à part, parce qu'elles ne diffèrent pas essentiellement des suites que l'on observe dans bien d'autres opérations. Cependant, il est impossible de ne pas établir certains points qui doivent préoccuper les opérateurs qui la font, les médecins qui la conseillent ou les malades qui la subissent.

On peut dire que, d'une manière générale, ces suites doivent être fort simples et que la période la plus désagréable est celle qui suit immédiatement l'opération, soit celle des premières vingt-quatre heures. Le réveil chloroformique est souvent très nauséeux. Les malades, après les laparotomies de toutes sortes, ont plus de tendance à vomir que les malades qui ont subi

d'autres opérations. Avec l'expérience des laparotomies, on arrive à diminuer cette période, à la rendre
plus supportable ; mais c'est à force de soins, car ces
malades doivent toujours compter sur quelques
heures de mal de mer ; et c'est la comparaison que
j'emploie le plus souvent pour donner une idée du
malaise à subir pendant un certain temps. Ce n'est, en
effet, que pendant quelques heures, en général, que se
ressent ce malaise, auquel échappent pourtant certains privilégiés. Les nausées, la lourdeur de tête, la
griserie du chloroforme, disparaissent avec le premier
jour.

On peut dire qu'en général les suites opératoires
sont caractérisées par une absence de fièvre complète
et une absence de douleur très remarquable. L'absence de fièvre proprement dite est tellement la règle
que, lorsqu'une élévation de température se produit,
la chose me préoccupe toujours, et j'en recherche la
cause jusqu'à ce qu'on y ait pu remédier. Ces opérations n'échappent pas sans doute à la loi que j'ai
défendue dans ma thèse de concours sur la fièvre traumatique (1). Mais cette fièvre traumatique, représentée
par une élévation de quelques dixièmes de degré, est
tellement insignifiante dans ses manifestations extérieures que l'on peut dire que le sujet n'a aucune des
apparences ni des sensations pénibles de la fièvre.

---

(1) *De la fièvre traumatique*, par le Dr Lucas-Championnière, 1872.

La douleur est, en général, si peu marquée que les sujets, dès les premières vingt-quatre heures passées, se plaignent beaucoup du repos absolu qu'on leur impose, et on a souvent bien de la peine à leur faire atteindre le terme normal nécessaire pour leur délivrance avec une consolidation bien solide.

Pour la même raison, et dès les premiers jours qui suivent l'opération, les malades réclament de la nourriture et se plaignent de la faim. Cependant, j'estime qu'une diète assez sévère doit leur être imposée. Comme je l'ai dit déjà, je ne leur rends la nourriture solide que le plus tard possible. Aussi des sujets, d'ailleurs jeunes et bien portants, se plaignent quelquefois des privations, d'autant que leur séjour au lit sans occupations les y fait songer.

Cependant, si les suites opératoires de la cure radicale sont si régulièrement d'une bénignité telle qu'aucune grande opération ne peut lui être comparée, c'est un résultat artificiel en quelque sorte, car cette opération appartient bien à la grande chirurgie et les complications que l'on prévient par expérience, celles auxquelles on remédie, celles dont on arrête les conséquences qui deviendraient fâcheuses, si on ne les étudiait et si on ne les prévenait avec soin, méritent d'être étudiées avec quelque détail, et cette étude doit être faite en n'oubliant jamais que la cure radicale n'est une opération sans danger que par le fait des précautions minuticuses auxquelles le chi-

rurgien bien au courant de cette opération soumettra
son patient.

Entre le moment où l'opération est faite et celui où
le premier pansement dont j'ai indiqué l'époque
marque en quelque sorte la première étape de la guérison, on peut assister à des accidents divers, dont les
uns compromettent la vie, dont les autres ne sont que
des incidents pénibles, désagréables ou bizarres.

Commençons par les accidents les plus graves, par
ceux qui peuvent entraîner la mort. Nous passerons
ensuite en revue les accidents de moindre importance.

PÉRITONITE SEPTIQUE.

Tous les auteurs signalent des cas de mort par
péritonite septique avec le cortège bien connu des
accidents qui l'accompagnent et mènent à la mort.

Cette complication mérite à peine d'être signalée,
et, comme je me suis fait une règle dans ce livre de
ne parler que des choses que j'ai vues, je n'y insisterai
pas. Dans une chirurgie semblable, la péritonite septique ne peut être que le résultat de l'ignorance ou de
l'incurie du chirurgien. *On n'a pas le droit* d'aborder
une semblable opération qui met en jeu la vie du
sujet, sans avoir étudié l'opération, de telle sorte que
la complication la plus banale, la plus évitable ne

puisse avoir lieu. La péritonite septique ne doit pas être étudiée ici. Le premier devoir du chirurgien qui veut faire la cure radicale, c'est de s'assurer qu'il lui est *impossible d'occasionner une péritonite septique*. S'il n'est pas sûr de lui-même, il n'a pas le droit d'entreprendre cette opération.

CONGESTION PULMONAIRE.

Comme je l'ai dit, j'ai perdu un malade de congestion pulmonaire. Ces accidents que j'ai vus une fois suivis de mort, je les ai vus fréquemment menacer et se renouveler, et j'en suis venu à bout dans nombre de cas. C'est là la première, la plus grave de toutes les complications qu'il faille étudier. On peut rencontrer cet accident surtout chez les gens prédisposés, mais on l'observe chez eux sans que l'on ait commis aucune faute opératoire. C'est un accident consécutif à l'opération et qu'il faut toujours redouter chez certains sujets. Heureusement, si on le connaît bien, si on l'attend, on peut éviter certains mauvais cas, et surtout on peut en arrêter le développement, en enrayer les accidents, et même, dans de mauvaises circonstances, on reste maître de la situation et l'on conserve à l'opération son caractère de bénignité.

La congestion pulmonaire se manifeste, chez les

sujets opérés de cure radicale, de deux façons différentes, également redoutables. Dans le premier cas,
le plus commun, on l'observe peu d'heures après le
réveil du chloroforme. Soit qu'il y ait des vomissements chloroformiques, soit qu'il n'y en ait pas, le
sujet accuse un sentiment d'anxiété respiratoire très
prononcé, associé à quelques quintes de toux assez
pénibles, vu l'état de sensibilité de tout l'abdomen.
La toux qui accompagne ce sentiment d'anxiété est
suivie souvent de crachements assez abondants, et les
crachats finissent par être teintés de sang.

Cet état est assez effrayant : la face est bleuâtre, les
sujets accusent une fatigue assez grande. Surtout *chez
les sujets obèses*, il faut souvent plusieurs heures pour
les faire sortir de cette situation pénible. Pour cela,
il faut placer le patient dans une bonne situation,
renoncer au décubitus horizontal, ordinairement
recommandé. Le malade doit être assis dans son lit ;
s'il ne vomit pas, on lui fera absorber de l'alcool, on
le couvrira de ventouses sèches. Même, en cas de
vomissements violents, le lavement et le purgatif
sont rapidement administrés. Chez les sujets qui
rejettent tous les remèdes, je n'hésite pas à faire faire
des injections sous-cutanées d'éther et à faire respirer
largement de l'oxygène.

Dans une autre forme, les premières vingt-quatre
heures sont calmes. Le sujet ne sent ni gêne ni douleur ; puis, au bout de vingt-quatre ou trente-six

heures, les accès de suffocation se présentent. L'aspect du malade est à peu près le même. Cependant, il s'y ajoute quelquefois un symptôme. La température s'élève un peu, soit vers 38° 5 très rarement 39°. Dans ce cas, l'expectoration est fréquemment sanglante. Les moyens à employer sont les mêmes que ceux que j'ai précédemment indiqués et sur lesquels je reviendrai. Cependant, ils sont déjà d'une application plus facile, parce que le patient est sorti de la période d'intolérance chloroformique et prendra mieux les excitants ou les purgatifs.

Je fais remarquer immédiatement que l'élévation de température ne signifie ni septicémie ni inflammation pulmonaire définitive, puisque, dès le lendemain, le malade, bien évacué, bien ventousé et bien calmé, est revenu à la normale. C'est donc bien là un fait de congestion passagère, probablement de nature réflexe, mais qui n'en est pas moins dangereuse. Il ne faut pas oublier que, dans le seul cas de mort que j'ai observé, le sujet, après une opération des plus graves et des plus longues (plus de deux heures), avait passé une journée tout entière *dans un calme parfait*. Ce ne fut que trente-six heures après l'opération, que, brusquement, il fut pris des phénomènes d'étouffement et très rapidement de l'expectoration sanglante.

J'ai l'expérience, aujourd'hui, que cela ne caractérise pas du tout un mal inguérissable, mais une

complication qu'il faut connaître et combattre rapidement. Pour un chirurgien expérimenté, cette lutte
est assurément suivie de succès.

Il est bien difficile de dire quelles sont les raisons
pour lesquelles ces opérés sont pris de congestion
pulmonaire assez rapidement après l'opération. Mais
le fait est observé souvent chez des sujets qui,
d'ailleurs, ont des suites très simples.

Toutefois, il est manifeste que certaines prédispo-
sitions du sujet peuvent être constatées à l'avance.

On peut dire que cet accident est plus commun
chez les sujets porteurs de grosses hernies, mais
surtout plus commun à mesure que les sujets avan-
cent en âge. C'est là une des raisons qui font qu'on
doit être très réservé dans la pratique de cette opération chez tous les gens qui ne sont plus jeunes. Aussi,
chez tout sujet ayant dépassé la quarantaine et
demandant l'opération, faut-il d'abord voir s'il n'y
a pas d'emphysème pulmonaire très marqué. Cet
emphysème ne doit pas être une contre-indication
absolue à l'opération, mais il faut savoir qu'il donne
un pronostic plus grave pour l'opération, si bénigne
de sa nature. J'ai opéré des sujets précisément parce
qu'ils étaient emphysémateux et parce que la hernie
devenait intolérable; mais je ne me dissimulais pas
que mon malade était exposé à de réels dangers.

Il faut donc prendre toutes les précautions possibles contre cette congestion pulmonaire, et pour cela surveiller le sujet au point de vue du refroidissement au cours de l'opération et dans les heures qui suivent l'opération. Aux premiers troubles respiratoires, on doit le redresser, lui appliquer des ventouses et lui donner quelque boisson excitante. Les évacuants doivent aussi être administrés le plus tôt possible.

Avec ces précautions, j'ai toujours réussi à éviter les inconvénients de cette congestion, sauf chez le sujet dont j'ai parlé et qui, opéré dans un autre service, n'a pu être surveillé comme j'ai l'habitude de le faire. Et je suis d'autant plus convaincu qu'on doit y bien réussir que j'ai vu cette congestion nombre de fois, et fort grave, suivie de guérison du sujet.

J'évite avec soin tout sujet enrhumé qui aurait encore l'inconvénient de tousser et de déplacer la région qui a besoin du repos le plus complet possible.

Pour terminer ce qui touche à la prophylaxie de cet accident, je dirai que je redouble de précautions quand j'opère un sujet en hiver et je trouve que l'opération est faite dans de meilleures conditions, en dehors de la période des grands froids.

ÉTRANGLEMENT INTERNE

C'est là sans doute un des accidents les plus graves qu'il soit donné d'observer après la laparotomie. On aurait peut-être tort de le considérer comme une complication proprement dite de la cure radicale. Cependant, comme les circonstances dans lesquelles on fait cette cure radicale vous exposent à observer concurremment ou consécutivement l'étranglement interne, il faut prévoir l'accident et savoir y remédier. On ne l'observerait probablement jamais, si les hernies soumises à la cure radicale étaient neuves en quelque sorte. Mais le plus souvent elles sont anciennes, elles ont été l'objet de manœuvres diverses ou elles ont été le siège d'inflammations plus ou moins manifestes et sont dans des conditions où l'étranglement menace. Le fait, si fréquent, des hernies dont certaines portions sont restées au dehors, puis ont été réduites, plus ou moins brutalement, suffirait à expliquer comment des brides de toutes sortes, des adhérences, sont préparées à produire l'étranglement interne.

Le second cas de mort que j'ai observé fut dû à un étranglement interne consécutif à l'opération. Chez un jeune homme de vingt-trois ans (Observation 153), dont la hernie douloureuse avait subi des réductions pénibles, un étranglement se fit sur une bride fibreuse très étroite, située au voisinage du cœcum, et la mort survint sans que l'aide chargé de le surveiller m'eût prévenu des accidents. Je puis dire sans doute qu'il s'agit là d'un accident très évitable, dont ni l'opération ni le chirurgien n'étaient en réalité responsables, car il eût suffi d'être prévenu pour remédier aux accidents Mais le fait n'en subsiste pas moins et reste très instructif, et cela d'autant plus, qu'en d'autres circonstances plus compliquées j'ai encore observé l'étranglement interne et j'y ai remédié avec un plein succès, comme en témoigne l'histoire des laparotomies que je rapporte plus loin.

L'étranglement interne se présente dans les suites opératoires dans deux circonstances différentes, qui rendent l'observation des faits assez compliquée ou bien un peu moins difficile.

Le cas le plus difficile à éclaircir est, sans contredit, celui dans lequel nous avons observé une mort. L'étranglement se fait au cours de l'opération ou immédiatement après. Si l'on songe que beaucoup d'opérés ont des vomissements chloroformiques, que chez beaucoup il y a temporairement, non seulement défaut d'évacuation de matières solides, mais même défaut d'évacuation de gaz, on concevra que l'on ait lieu d'être fort embarrassé. La faute à commettre serait de temporiser. Au bout de quarante-huit heures, il ne faut pas qu'il persiste une incertitude. L'usage des purgatifs, des évacuants, usage immédiat, est un devoir auquel il ne faut jamais faillir. Dans tous les cas où les évacuations ne se font pas, surtout dans les cas où il y a vomissements et à plus forte raison lorsque ces vomissements sont accompagnés de douleur abdominale, il faut obtenir des évacuations. Il faut bien se garder de se fier à un peu de calme obtenu par une injection de morphine. Il y a urgence à ce que le diagnostic soit fait ou à ce que le malade soit soulagé.

On a bien dit, en pareil cas, que le purgatif était nuisible, parce que, si la laparotomie devait être faite ensuite, elle était rendue beaucoup plus difficile par la distension des anses intestinales. Mais c'est un point de vue auquel je me suis laissé aller comme d'autres, lorsque l'expérience me manquait. En réalité, j'ai été assez heureux pour réussir dans *tous les cas d'étranglement post-opératoire* dans lesquels je suis intervenu, pour quatre après la cure radicale, pour un après la hernie étranglée, pour un après l'ovariotomie; et, dans tous ces cas, j'avais administré les purgatifs et épuisé tous les éléments de soulagement ou d'étude sur les sujets. Je fais remarquer, en passant, que peu de laparotomistes ont été aussi heureux, puisque, pour six opérations pour étranglement post-opératoire, j'ai eu six succès.

Ainsi donc, après l'opération, la survenue ou la persistance des vomissements avec douleur plus ou

moins marquée dans l'abdomen et assez fixe, peu
ou point d'élévation de température, même la tendance au refroidissement, sont les symptômes qui
doivent disparaître promptement. Sans doute, il
est dur, deux ou trois jours après une laparotomie,
de se décider à une nouvelle laparotomie ; mais
time qu'il n'y a pas d'atermoiements possibles avec
de pareils symptômes. On aura beau arguer de j'es-
l'extrême rareté de ces sortes d'accidents, de la
fréquence et de la bénignité des embarras d'évacuation que l'on observe tous les jours, la menace est
si grave qu'il n'y a pas lieu d'hésiter. Du reste, mon
expérience est assez longue aujourd'hui pour que
je puisse affirmer que les accidents d'obstruction
bénins, engendrés par la parésie passagère de l'intestin, ne résistent jamais longtemps et gravement aux
moyens d'évacuation bien dirigés.

Dans une seconde catégorie de faits, l'étranglement se présente un peu plus tardivement. Ce sont
les cas où j'ai eu l'occasion d'intervenir : quatre cas
sur trois sujets, auxquels je puis ajouter un cinquième
sur un sujet opéré de hernie étranglée par un autre
chirurgien et chez lequel j'ai fait également une
large laparotomie pour un étranglement qui avait
son siège au niveau de l'anse intestinale réduite en
mauvais état.

Dans ces cas, les accidents ont généralement un
caractère insidieux. L'étranglement proprement dit

est précédé de phénomènes d'embarras intestinal plus ou moins prolongés. La température s'est maintenue élevée pendant quelques jours. Les vomissements ne se sont pas franchement installés. Ils ont été précédés de nausées, de difficultés de digestion, puis les vomissements sont venus. Puis, après avoir été de simples régurgitations, ils ont été bilieux et enfin les vomissements fécaloïdes sont survenus.

Le cas peut vraiment être fort embarrassant parce que, jusqu'aux vomissements bien accentués, on peut toujours admettre qu'on a à faire à quelque complication inflammatoire plus ou moins voisine de la plaie opératoire. C'est là précisément que les purgatifs et les lavements sagement administrés font juger vivement la question.

Il ne faut pas oublier, dans ces difficiles circonstances, que l'étranglement peut être causé par des lésions très différentes. Il suffira de se référer aux quatre cas que je cite, pour voir combien ces causes peuvent être variées, puisque ces quatre cas sont d'ordre parfaitement différent.

Dans le premier cas, un abcès épiploïque, développé probablement à cause d'une désinfection insuffisante d'un épiploon altéré. Or, l'abcès épiploïque pourrait encore se développer dans des circonstances différentes, se référant à des insuffisances opératoires, comme la septicité des fils. C'est un accident qui ne doit pas se présenter entre les mains d'un opérateur expert. Mais il y a toujours lieu de le prévoir.

Dans un autre cas, l'obstruction intestinale eut pour origine un épanchement sanguin survenu chez un sujet qui, plus d'une semaine après une opération très compliquée, se livra à une gymnastique extraordinaire.

Dans le troisième cas, il s'agissait d'un sujet chez lequel un pincement herniaire se produisit à l'anneau inguinal profond *du côté opposé* et fut suivi de gangrène de l'intestin, de suppuration pelvienne et d'accidents d'étranglements. On verra plus loin comment le sujet fut laparotomisé à deux reprises différentes, à quelques semaines d'intervalle, et guérit bien de l'intervention.

Enfin, le quatrième cas, qui appartient plutôt à l'histoire des hernies étranglées, est celui d'un homme qui, deux mois auparavant, opéré par un autre chirurgien, avait subi la kélotomie, pour étranglement, avec réduction d'une anse intestinale altérée et suturée. Les adhérences contractées par celle-ci furent cause de l'obstruction intestinale qui fut guérie par une opération assez compliquée pendant une large laparotomie.

Par ces exemples, auxquels l'expérience en joindra certainement d'autres, on peut juger que cette complication d'étranglement n'appartient pas en propre à l'opération de la cure radicale, mais plutôt à certaines circonstances spéciales qui se présentent dans

des cas très compliqués méritant une étude à part.
Mais quand on entreprend de faire la cure radicale de
la hernie sur une échelle un peu vaste, ces cas spéciaux, compliqués, difficiles, se présentent en assez
grand nombre, et le chirurgien qui ne les aurait pas
prévus et qui ne serait pas en mesure d'y remédier
ferait une bien mauvaise besogne et verrait la mortalité de sa pratique monter singulièrement.

Non seulement il est impossible d'écarter constamment certains cas pour la seule raison qu'ils sont
mauvais et que l'on ne se soucie de faire aucun effort
pour eux ; mais il arrivera certainement que des cas,
bons en apparence, soient, en réalité, des cas où la
complication est latente et dans lesquels on aura
de cruelles surprises.

Nous vivons et nous *raisonnons sur une fiction*, qui
fait de la hernie une difformité gênante, humiliante,
mais non un accident grave par lui-même et mettant
la vie en danger.

Mais, pour ceux qui étudient sérieusement la
question et qui ne se contentent pas de prescrire
un bandage et d'affirmer que le patient doit être
content, il est facile de constater que bien des hernies, en apparence inoffensives, réservent au porteur des accidents plus ou moins proches. Or, toutes
les fois qu'en cherchant la cure radicale on aura la
mauvaise chance de tomber sur ces mauvais cas, on
sera exposé à rencontrer une de ces complications

qui guettaient le sujet, et cette coïncidence imprévue pourrait donner les plus mauvaises apparences à une intervention d'ailleurs sans dangers. Ce qui se passe pour ces faits-d'étranglement donne justement la preuve qu'un chirurgien hardi, bien préparé à toutes les éventualités, ne trouve pas dans ces contre-temps un obstacle, et que la gravité définitive des opérations qu'il fait n'en est pas augmentée. C'est pour aider à cette démonstration que j'ai tenu à donner, sans aucune exception, la totalité de mes interventions pour hernie sans étranglement. C'est pour cela qu'après ce chapitre, je place l'histoire complète des cas que je viens de signaler et la description des opérations qu'ils ont dû subir.

La grande difficulté pratique ici consistera dans la détermination du moment de l'intervention et dans la direction à lui donner. Pour le moment de l'intervention, il faut savoir ne pas trop le retarder. Il faut, en effet, intervenir avec de bonnes chances de succès sur un sujet ayant encore de la force de résistance. Il faut craindre aussi le moment où les anses intestinales, altérées, auraient cédé sous la pression au niveau des étranglements.

Les deux faits qui doivent vous guider sont les vomissements et le défaut d'évacuation bien démontré, surtout le défaut d'évacuations gazeuses.

Même avec des vomissements, tant qu'il passe quelques gaz, les choses peuvent encore aller longtemps sans grand inconvénient ; mais la suppression absolue des gaz est un indice qui vous permet d'affirmer que la tolérance des accidents ne sera pas de longue durée.

Pour les vomissements, il faut noter leur marche progressive. On se défiera toutefois d'un phénomène grave. Chez des malades très épuisés, chez ceux qui, à force d'énergie, résistent à la soif, il semble que les vomissements s'apaisent alors que la situation s'aggrave. On aurait tort de retarder l'intervention ; il faut, au contraire, la hâter le plus possible.

Quant au mode suivant lequel l'intervention sera faite, il n'y a qu'une méthode opératoire à recommander. Il faut agir par la voie la plus large possible. Il y a à cela des raisons multiples. D'abord, on ne doit pas oublier que toutes les fois qu'on ouvre un abdomen pour la seconde fois, si l'on veut être garanti contre toutes les surprises qui vous attendent, il faut avoir une voie très large, il faut voir clair partout. Si cela est vrai des laparotomies faites dans les circonstances plus simples, à plus forte raison, dans ces cas où on va rencontrer le résultat d'inflammations et d'irritations graves, on trouvera des adhérences de toutes formes. Non seulement le siège de l'étranglement sera profondément caché, mais on devra trouver des points d'étranglement multiples. Puis, toutes ces découvertes faites, il faudra détruire les agents de l'étranglement et il faudra agir sur des adhérences qui ne cèdent qu'à l'instrument tranchant.

Dans les cas où j'ai dû intervenir contre l'étranglement interne, j'ai trouvé des lésions énormes, et certainement, si je n'avais agi très hardiment, j'aurais échoué dans mon intervention.

Non seulement, j'ai abordé la région de l'étranglement par une grande incision, mais, dans l'un de ces cas, ayant jugé qu'une incision ne me permettait pas de bien apprécier l'étendue du mal ni d'être assuré de nettoyer tout le foyer du mal, je n'ai pas craint de faire *deux ouvertures* assez distantes l'une de l'autre.

Bien entendu, pour procéder à ces opérations, j'ai suivi la méthode que je suis pour toutes mes laparotomies ou, pour mieux dire, pour toute ma chirurgie, puisque je ne fais aucune différence pour le traitement des plaies des masses musculaires et pour celui des plaies péritonéales. Mais j'ai toujours apporté la même sévérité dans le traitement antiseptique de ces opérations.

Plus encore que tous les autres, ces sujets doivent être garantis de toutes les causes de refroidissement. L'emploi des excitants, des alcooliques, sera de très grande ressource.

Si l'opération a été bien dirigée, si l'intervention a été large, les résultats doivent être rapidement satisfaisants : arrêt des vomissements, amélioration de l'état général, disparition des malaises, évacuations de gaz, puis évacuations alvines. Si ces résultats

n'étaient pas obtenus rapidement, c'est que l'intervention n'aurait pas été suffisante. Alors, il pourrait
y avoir place pour une nouvelle intervention, car j'ai
eu l'occasion, à quatre jours d'intervalle, de faire la
troisième laparotomie et de voir mes efforts couron-
nés de succès, le sujet amélioré la première fois ayant
été, cette fois, débarrassé définitivement de tous les
accidents qui s'étaient renouvelés très rapidement
dans des circonstances assez complexes (Voir chapitre des laparotomies).

RÉTENTION D'URINE.

Ce n'est pas là sans doute une complication bien
grave, mais c'est une complication très commune
des cures radicales de hernie. On l'observe presque
exclusivement dans la hernie du pli de l'aine, et
guère pour la hernie ombilicale ou épigastrique.
Elle est si commune qu'un chirurgien ne doit pas
plus aborder un opéré sans s'informer s'il a uriné
que l'accoucheur ne peut le faire pour une accou-
chée. On l'observe chez la femme comme chez
l'homme, peut-être chez elle avec un peu moins de
fréquence et de persistance que chez celui-ci.

Ses causes sont assez difficiles à déterminer. On ne
peut guère invoquer la douleur, la sensibilité de la

région; la douleur est vraiment rare chez les opérés de cure radicale.

On peut sans doute accuser la gêne mécanique du pansement et la difficulté d'uriner dans le décubitus dorsal. Tout cela peut agir secondairement et venir s'ajouter à une influence plus décisive. On le voit bien en modifiant les pansements ou la position peu commode du sujet; on abrège alors peut-être un peu la durée de la complication, mais on ne la supprime pas. Il est bien probable que la rétention d'urine se présente dans ces conditions comme elle se présente après certains traumatismes, comme elle se présente avec les fractures du bassin et surtout avec les fractures du fémur, sans qu'il y ait à donner d'autre explication que d'invoquer les réflexes qui nous servent si souvent à dissimuler notre ignorance. Nous constatons, en effet, qu'il y a relation évidente entre les phénomènes, sans connaître exactement les voies ou les causes de cette relation.

Quoi qu'il en soit de l'explication, le fait existe et la rétention d'urine est un ennui assez sérieux de la cure radicale. D'abord, elle est pénible aux malades qui ont à subir le cathétérisme. Puis, si la rétention se prolonge, pour éviter toute infection uréthro-vésicale par le cathétérisme, il faut prêter une attention soutenue et obtenir qu'on ne cède pas intempestivement aux sollicitations du patient. Enfin, j'ai vu chez plusieurs sujets le cathétérisme, même fait

avec toute la pureté désirable, rappeler des blennor-
rhagies mal éteintes, et j'ai eu l'occasion d'observer
des cystites légères qui ont gêné les patients et ont
exigé quelques jours de repos au lit. Tout cela ne
représente pas, sans doute, des choses bien redoutables. Mais, à propos de ce petit ennui, nous trouvons
la preuve de ce que nous avons avancé bien des fois :
c'est que la cure radicale n'est pas une opération
insignifiante ; c'est que les conditions de succès, de
sécurité et de guérison sont multiples et demandent
une expérience consommée, sous peine de soumettre
le patient à bien des inconvénients qui ne sont même
pas prévus par ceux qui ont traité l'opération trop
légèrement.

Le plus ordinairement, c'est aussitôt après l'opération que la rétention d'urine se fait sentir ; dès la
soirée du jour de l'opération, il faut sonder le ou la
malade. L'accident peut manquer. Dans les cas les
plus communs, au bout de vingt-quatre heures, il
est à peu près disparu et les malades urinent seuls,
plus ou moins facilement.

Cependant, il est loin d'en être toujours ainsi et
l'on voit encore assez fréquemment la complication
persister pendant plusieurs jours. Elle constitue
alors un ennui assez sérieux pour qu'on ait à s'en
préoccuper.

Je l'ai vue encore se présenter d'une autre manière.
Les premières mictions avaient été sinon faciles, du

moins possibles ; puis, vers le deuxième ou troisième jour, la rétention avait commencé. Lorsqu'elle prend ainsi tardivement, sa durée est ordinairement beaucoup plus longue.

Lorsque la rétention se prolonge, on doit mettre en œuvre tous les moyens qui peuvent favoriser la miction jusqu'à permettre les mouvements que l'on défend d'ordinaire, car on réussit quelquefois, en déplaçant le malade, à obtenir l'évacuation spontanée de la vessie. On donnera en boisson l'eau d'Évian, de Vittel, de Saint-Simon ou toute eau similaire qui dilue les urines et favorise l'émission. On fera le cathétérisme à des intervalles réguliers, pas trop rapprochés, en le faisant toujours précéder d'un essai de miction.

Enfin, je prescris volontiers le borax à l'intérieur pour ces malades. J'estime, en effet, que si le borate de soude à haute dose a la propriété d'empêcher les fermentations de l'urine dans une vessie en mauvais état, comme mon collègue et ami Terrier l'a démontré, il sera très précieux pour s'opposer au développement des accidents chez les sujets qui en sont menacés.

Heureusement, du reste, dans la grande majorité des cas, la rétention d'urine est si passagère qu'elle ne laisse aucune trace chez le sujet. J'ajouterai même que, dans le cas plus désagréable où le cathétérisme avait réveillé les douleurs de quelque blennorrhagie ou plutôt de quelque cystite récente, l'accident avait également été passager et n'avait pas impressionné le sujet d'une façon pénible.

On a accusé notre mode de pansement de produire cette rétention ; mais, chez la femme qui est pansée d'une tout autre façon, les accidents se présentent aussi souvent. On sait, du reste, que, dans les suites des opérations abdominales, les rétentions d'urine sont chose fréquente chez la femme, et il n'y a aucune raison pour que la laparotomie très importante que représente ma méthode de cure radicale ne soit sujette à des suites du même ordre.

ACCIDENTS TESTICULAIRES. —ACCIDENTS DU COTÉ DU TESTI-CULE ET DU CORDON. — ORCHITE. — DOULEUR TESTICU-LAIRE. — CICATRICE DOULOUREUSE. — NÉCROSE DU TES-TICULE.

En pratiquant les opérations les plus ordinaires de cure radicale de la hernie inguinale, on est effrayé tout d'abord des conséquences probables des traite-ments que l'on fait subir au testicule et au cordon. Il semble, en effet, que cet organe, qui s'enflamme pour des chocs souvent insignifiants, donnant une orchite traumatique pénible ou grave, devra supporter ma-laisément les dénudations complètes auxquelles il est soumis, les tiraillements qui portent sur le testicule lui-même ou sur le cordon, les contusions mêmes dont

l'organe est l'objet dans les dissections minutieuses.
L'expérience, au contraire, nous apprend que le testicule *supporte merveilleusement* tous ces traumatismes. Il ne réagit en aucune façon. Dans les hernies
ordinaires, dans les plus communes, on ne soupçonne
même pas s'il a été dérangé. Dans la hernie congénitale, avec sac vagino-péritonéal, il n'y a pas plus
de réaction que dans la hernie vulgaire. Enfin, dans
les opérations faites dans les cas d'ectopie testiculaire, le testicule donne la mesure de sa tolérance,
car ce n'est que dans des cas exceptionnels que l'on
observe les petits accidents sur lesquels je vais insister.

Dans tous les cas de hernie, sans presque d'exception, le cordon est assez malmené, puisqu'il faut
le disséquer souvent dans une grande hauteur, et
plus l'on se rapproche de l'épididyme plus on trouve
d'adhérences solides à disséquer. Après l'opération
faite, si on palpe la région du traumatisme, on trouve,
aux lieu et place de la hernie, un cordon dur, volumineux, qui descend dans les bourses et remonte dans
le canal inguinal. Cependant, ce cordon est à peine
sensible, très rarement il est un peu douloureux;
même sur des sujets à tempérament nerveux, comme
on en trouve tant parmi les hernieux.

Je n'ai jamais vu l'orchite proprement dite.
Dans deux ou trois cas, le testicule était gros, un
peu sensible, mais sans aucun accompagnement de

fièvre. Je n'ai même pas vu l'orchite se reproduire chez des sujets qui avaient été atteints d'orchite blennorrhagique peu de temps avant leur opération. On trouve chez quelques sujets un gonflement de la région testiculaire, mais seulement lorsqu'il existait là un vaste sac herniaire qui a été disséqué et qui a laissé dans les bourses une vaste cavité. Il se fait alors secondairement un certain épanchement de sérosité, comme dans les grandes cavités cellulaires, et il persiste dans la région un peu d'induration. Il est même arrivé que des observateurs superficiels aient pris ces gonflements pour des récidives de la hernie. Mais cela passe vite, en somme, et l'on est bien frappé, en étudiant les sujets après plusieurs mois, de voir que de vastes cavités des bourses ont disparu sans qu'il en existe de traces notables.

A la suite du retrait de ces indurations constituées par des suffusions séreuses du tissu cellulaire, la peau se rétracte si bien que la forme du scrotum redevient parfaite. C'est le fait le plus commun, et l'on est surpris, non seulement du peu de persistance des indurations cellulaires, mais de ce retour d'une peau distendue à l'excès souvent pendant des années.

Dans d'autres cas, la peau reste un peu lâche, et je dirai plus loin comment, avec un varicocèle concomitant, l'opération de la cure radicale m'a amené à courte échéance à faire la cure du varicocèle qui était de plus en plus gênant.

On peut donc affirmer que, de la manière la plus générale, la cure radicale de la hernie *est absolument inoffensive pour le testicule*. Après l'opération, il reprend sa situation normale ; sa sensibilité reste intacte, et tout permet d'affirmer que ses fonctions se remplissent régulièrement.

J'ai observé dans des cas très rares un fait de *sensibilité douloureuse* qui m'a paru se rattacher plutôt à l'état antérieur du sujet qu'à l'opération à proprement parler. J'ai vu, chez deux ou trois sujets qui avaient demandé à être opérés parce que le bandage avait toujours été intolérable, le testicule rester un peu sensible. Dans un cas même, il resta longtemps une induration du cordon assez étendue. Il s'agissait d'un sujet très nerveux, très pusillanime, chez lequel la hernie était énorme et non contenue. Ce sujet avait fréquemment présenté des névralgies dans diverses régions, il était quelque peu alcoolique et fort adonné à la bonne chère. Toutefois, même dans ce cas assez mauvais, la sensibilité disparut et le sujet, revu plus d'une année après son opération, conservait des résultats parfaits, et l'on ne voyait pas trace de la sensibilité testiculaire, qui avait disparu depuis longtemps.

Après les opérations faites pour le testicule ectopié, cet organe, qui a subi des tractions violentes, dont on a souvent disséqué tous les vaisseaux et les nerfs, puisque j'ai conseillé de détruire tout, dans le cordon, sauf le canal déférent ; cet organe reste sensible, bien vivant. On doit même être frappé d'une chose : c'est de la mobilité qu'il conserve, quel qu'ait été le procédé de réparation de la séreuse. Même lorsque celle-ci a été réduite à de petits lambeaux qui ont été rassemblés autour du testicule, celui-ci reste bien mobile ; quant à la séreuse elle-même, quel qu'ait été son traitement, qu'elle ait été bien close par des séries de sutures, qu'elle ait été fermée en bourse par une seule ligature ou que sa fermeture soit incomplètement terminée par un nombre insuffisant de points de sutures, elle reprend ses fonctions avec une parfaite régularité.

Ces résultats encouragent sans doute à tenter le plus possible la conservation du testicule, ainsi que nous l'avons décrit dans le chapitre spécial.

L'observation suivante me paraît donner une bonne idée des traumatismes que subit le testicule, des douleurs que cela peut provoquer et des suites excellentes que l'on observe malgré tout.

Chez le patient qui en fait l'objet, les testicules et leurs vaisseaux furent altérés aussi profondément que possible. Malgré cela, le résultat fut bon. Comme l'observation qu'on lira plus loin, celle-ci montrera que je fais des essais de conservation des testicules ectopiés jusqu'à l'extrême limite du possible.

Double hernie inguinale congénitale. — Ectopes testiculaires intra-inguinales. — Cure radicale des deux hernies. — Fixation des testicules au fond du scrotum. — Bons résultats de la cure radicale. — Guérison. — Maintien de l'abaissement parfait pour un testicule, moins complet pour l'autre.

En mars 1891, est entré dans le service de M. Championnière, à l'hôpital Saint-Louis, un homme âgé de vingt-trois ans.

On constate chez ce malade une hernie inguinale double.

Il était atteint de double hernie inguinale ; aucun des deux testicules n'était descendu dans les bourses. Dans le sac herniaire du côté gauche occupant la région du canal inguinal, on sentait distinctement le testicule, que des pressions pouvaient faire glisser encore jusqu'à la base de la verge.

Dans la hernie droite, à la partie moyenne, on sentait le testicule plus petit que celui du côté opposé, plus haut et plus solidement fixé ; il ne subissait aucun mouvement d'abaissement.

Ces deux hernies étaient progressives et le siège de douleurs extrêmement vives rendant la vie insupportable. Ces douleurs allaient en augmentant et le malade nous dit plus tard que, s'il n'avait trouvé le moyen de se guérir, il se serait suicidé.

Sur ses deux hernies irréductibles, il n'avait jamais porté de bandage.

M. Championnière lui fit comprendre que la cure radicale de la hernie pourrait être obtenue, mais qu'il ne pouvait affirmer qu'il lui serait possible de conserver les deux testicules. L'un des deux au moins lui paraissait très compromis.

Ne voulant pas autoriser à enlever les testicules en cas de besoin, le malade quitta l'hôpital. Mais le mois suivant, le 9 avril, souffrant beaucoup, il rentrait.

M. Championnière commença par l'opération du côté gauche, le 24 avril 1891.

La peau est incisée sur le trajet du canal inguinal, dont la paroi antérieure est ouverte largement.

Le sac, très vaste, renferme de l'épiploon adhérent, qui est pédiculisé à l'aide de deux paires de catguts et réséqué (115 grammes).

Le testicule fut libéré de toutes parts, ses attaches supérieures furent détruites très laborieusement, puis il fut abaissé, puis fixé, à l'aide de catguts, au fond d'une dépression scrotale en forme de doigt de gant, que M. Championnière fora avec le doigt.

La vaginale nouvelle fut fermée à l'aide de quatre catguts.

La paroi antérieure du canal inguinal, les parties cruentées, sont fermées par dix catguts perdus. La peau est suturée à l'aide de sept crins de Florence, un drain.

Pansement à l'aristol ; durée de l'opération : 1 heure 10.

Le 25 et le 26 avril, rétention d'urine ; quelques vomissements ; ne souffre pas.

Le 30, premier pansement ; suppression du drain et des points de suture ; pansement à l'iodoforme.

Le 8 mai, deuxième pansement à la vaseline boriquée.

Le 2 juin 1891, opération du côté droit.

La peau est incisée, le sac ouvert ; on trouve la cavité herniaire occupée par une masse épiploïque adhérente. Le testicule est très haut, logé dans le canal inguinal, il est petit et fixé avec une solidité qui devait défier tout déplacement.

M. Championnière résèque 127 grammes d'épiploon, après l'avoir pédiculisé à l'aide de six catguts en chaîne.

Le testicule est abaissé avec la vaginale. Cette partie de l'opération est extrêmement laborieuse. Les attaches du testicule sont en quelque sorte réduites au canal déférent. Malgré cela, l'abaissement est difficile. A l'aide de catguts, on le fixe dans sa position ; la nouvelle vaginale est fermée au catgut.

La paroi est reconstituée à l'aide de neuf catguts perdus ; la peau est suturée par six crins de Florence ; un drain ; durée de l'opération : 1 heure 9.

Le 3 juin, rétention d'urine et dyspnée ; vomissements abondants ; *douleurs testiculaires très vives qui nécessitent trois ou quatre injections de morphine.*

Le 4 juin, quelques vomissements ; les douleurs ont beaucoup diminué, mais le malade est abattu ; il peut uriner seul.

Le 5 juin, les douleurs ont complètement disparu ; il ne reste qu'un peu d'abattement.

Le 9 juin, premier pansement ; la plaie a bon aspect ; on enlève le drain et quelques points de suture.

Le 10 juin, le malade a un peu souffert au niveau du testicule ; quelques coliques ; on lui donne un lavement.

Le 11 juin, douleurs et coliques complètement disparues.

Le 17 juin, deuxième pansement. La plaie est à peu près complètement réunie ; on enlève les derniers points de suture.

Le 22 juin, on enlève le dernier pansement ; la plaie est complètement cicatrisée ; le malade se lève.

Le 27 juin, le malade rentre chez lui.

Le malade revient le 23 janvier 1892, neuf mois après la première opération (gauche) et huit mois et demi après la seconde (droite).

Le testicule gauche reste bien abaissé dans la cavité du petit scrotum qui avait été artificiellement formée.

Le droit tend à remonter vers la racine de la verge.

Dans la région herniaire; masse dure bien solide ; aucune impulsion.

Il ne subsiste *aucune douleur*, le sujet est tout à fait vigoureux et tout semblable à un sujet qui n'aurait eu aucune hernie.

C'est là sans doute une des observations les plus complètes et les plus satisfaisantes qu'on puisse souhaiter.

Il ne faut pas se dissimuler cependant qu'en faisant des essais exagérés de conservation du testicule, dans les cas d'ectopie testiculaire, on s'expose à quelques complications. La plus commune sans doute est constituée par la douleur que cause le testicule attiré et remontant vers l'anneau inguinal externe. Le fait peut se présenter sans prendre un caractère définitif. A la longue, cette sensibilité du testicule disparaît et tout rentre dans l'ordre. Le testicule qui n'occupe pas tout à fait sa situation normale finit par s'accoutumer aux chocs et aux pressions, ou plutôt les cicatrices qui le tiraillaient s'étendent et l'état d'irritation du testicule cesse.

A force de vouloir conserver des testicules mal développés et mal placés, il peut cependant arriver des accidents plus sérieux. J'ai eu l'occasion d'observer ce fait sur un jeune sujet. J'avais réussi à isoler le testicule ectopié dans la région inguinale. Je ne l'avais fait qu'au prix de dénudations énormes et sans me dissimuler que la vitalité du testicule pourrait bien être singulièrement compromise. Les premiers jours qui suivirent l'opération ne firent observer aucune anomalie : suites régulières et sans fièvre. Puis, peu à peu, une certaine sensibilité se montra dans la région du testicule, la peau rougit sans élévation notable de température. Puis celle-ci, s'étant ulcérée, le testicule s'engagea dans la plaie, se mortifia et nous assistâmes à tous les phénomènes qui ont été décrits autrefois dans la formation du fongus bénin du testicule, sans inflammation toutefois et sans suppuration. Je puis affirmer que, dans la circonstance, il n'y avait eu ni suppuration ni symptômes infectieux ayant pu provoquer cette nécrose du testicule. La mort de l'organe, fort misérable d'ailleurs, s'était produite en conséquence de la suppression de ses vaisseaux et de ses nerfs pendant la dissection et les tractions consécutives nécessaires pour amener le testicule dans une situation extérieure à la paroi abdominale.

J'ai donné en entier cette curieuse observation non seulement parce qu'elle est d'une grande rareté, mais parce que, mise à côté de la précédente, elle donne une juste idée de ce que l'on peut tenter dans les essais de conservation du testicule et de l'innocuité des destructions considérables quand les opérations sont exemptes de toute septicité opératoire.

Hernie inguinale congénitale droite, avec ectopie pariétale. — Cure radicale de la hernie. — Abaissement laborieux du testicule et fixation dans les bourses. — Nécrose du testicule. — Élimination sans suppuration ni fièvre.

Le 10 juin 1891 entre dans le service de M. Championnière, à l'hôpital Saint-Louis, un garçon de quinze ans, atteint d'une hernie inguinale congénitale droite, assez volumineuse. Le testicule, retenu dans le canal inguinal, y était absolument immobilisé et de volume médiocre, mais très sensible au toucher. Il occupait la partie moyenne de ce canal. Le sujet n'avait jamais porté de bandage. Malgré cela, sa hernie était très douloureuse. Ses douleurs étaient devenues intolérables depuis six mois.

M. Championnière l'opéra le 25 juin 1891 ; le canal inguinal ayant été fendu dans toute sa hauteur, il découvrit le testicule petit et très solidement fixé tout en haut de ce canal.

Une portion d'épiploon très maigre fut attirée et réséquée avec deux fils de catgut (20 grammes).

Le canal péritonéal herniaire fut disséqué très haut dans le ventre et fermé par une ligature double.

La séreuse péri-testiculaire fut fermée avec trois fils ; le testicule ne put être abaissé dans les bourses qu'après une dissection minutieuse réduisant le cordon à peu près au canal déférent. Même alors, il fallut encore exercer des tractions assez violentes pour fixer le testicule au fond des bourses sur le scrotum.

Il était encore évident qu'il y avait des tendances de l'organe à remonter. Si M. Championnière ne pratiqua pas immédiatement la castration, ce fut qu'il voulut laisser à l'enfant toutes les chances de conservation de l'organe. Il se réservait de l'enlever, si cet essai de conservation causait quelques douleurs ou laissait subsister quelque chose des douleurs anciennes.

Paroi musculo-aponévrotique fermée par onze sutures perdues; six crins de Florence sur la peau; un drain.

Les suites de cette opération ont été aussi simples que l'on puisse imaginer. Le maximum de la température observée le lendemain de l'opération a été 37°,8. Depuis ce jour, il n'a pas dépassé, le soir, 37°,6. Jamais le malade n'a souffert, ce qui fut d'autant plus remarquable qu'il souffrait avant son opération.

Voici les points principaux de l'observation :

26 juin, légères douleurs à droite ; quatre vomissements.

2 juillet, premier pansement; bon aspect de la plaie malgré de grands mouvements du malade, car le

drain est sorti de la plaie ; section de quelques points de suture.

9 juillet, deuxième pansement ; état parfait de la plaie ; ablation des derniers points de suture.

15 juillet, cicatrisation complète ; le malade se lève.

20 juillet, il apparaît à la partie inférieure de la cicatrice une sorte d'eschare noire qui écarte en ce point les lèvres de la plaie en soulevant la cicatrice ; on touche ce point au chlorure de zinc.

24 juillet, cette eschare a doublé de volume, elle a les dimensions d'une pièce de 1 franc.

31 juillet, examen ; toute l'eschare a été éliminée : c'était bien le testicule. Il a été enlevé en totalité de la plaie ; autour de lui, pas de suppuration à proprement parler ; sérosité louche humectant très légèrement les pansements.

Après l'élimination de cette eschare, la réparation de la petite plaie se fait avec une grande rapidité, car l'enfant sort guéri le 31 juillet.

Le sujet n'a, durant tout ce temps, accusé aucune douleur, car il n'a cessé de se lever tous les jours pendant l'élimination de son testicule.

Il a été revu au mois de janvier 1892, avec une région bien solide et sans douleur.

DYSPNÉE. — SENSATION DOULOUREUSE PRÉCORDIALE. POINT ABDOMINAL.

On observe, chez un certain nombre de sujets, un accident peu grave qui n'est pas en relation avec la congestion pulmonaire et qui cependant se traduit aussi par une dyspnée assez intense avec anxiété précordiale. Ce phénomène paraît appartenir à la catégorie des accidents nerveux. On le trouve chez les sujets très impressionnés par l'opération. On le rencontre surtout chez ceux qui ont subi de grandes résections épiploïques, chez les sujets obèses.

La dyspnée, le sentiment d'anxiété précordiale, s'accompagnent aussi d'un point douloureux qui occupe la région antérieure du ventre ou prend la forme d'un point de côté. Quelquefois, elle s'irradie dans une épaule ou jusque dans le bras. Cette douleur persiste souvent plusieurs jours en diminuant de vivacité, mais sans disparaître tout à fait. Ordinairement, elle cède bien à une injection de morphine. Mais celle-ci doit être renouvelée et ce n'est qu'après quelques jours qu'elle est tout à fait disparue pour ne plus revenir. Cette douleur doit être remarquée d'autant plus que, comme nous l'avons déjà dit, la cure radicale est une opération dont les suites sont généralement indolores. Les sujets ont une véritable surprise de souffrir aussi peu. Les nausées chloroformiques constituent le plus grave inconvénient de l'intervention.

On pourrait discuter beaucoup sur les causes de ce point douloureux, le rapporter à la constriction des nerfs, à l'irritation de grandes surfaces péritonéales, à des difficultés de la circulation intestinale. Il est même possible que toutes ces actions se réunissent pour l'engendrer. Elle est peu commune, surtout dans une forme intense. La morphine la calme très bien. Les évacuations intestinales contribuent aussi beaucoup à sa rapide disparition.

BALLONNEMENT INTESTINAL ET ARRÊT DES MATIÈRES. CONSTIPATION ET RÉTENTION FÉCALE.

On peut rapprocher du phénomène précédent le ballonnement qui survient quelquefois avec défaut d'évacuation des gaz et arrêt d'évacuation des matières. C'est un accident de peu de durée, dans lequel une sorte de parésie intestinale joue un rôle. On peut même être surpris que cet accident soit si rare relativement au nombre considérable des cas où l'intestin a été malmené et où des ligatures ont été apposées à une courte distance de l'intestin. Si l'on prend toutes ses précautions, si l'on fait rapidement évacuer le sujet, si on le tonifie au besoin avec un peu d'alcool, ces accidents s'effacent rapidement et, dès le lendemain, il n'est plus question, ni de ces difficultés, ni des embarras respiratoires qu'elles engendraient.

Cependant, si les accidents primitifs d'extrême ballonnement se dissipent d'ordinaire, on ne saurait se dissimuler que la question de la constipation et de la rétention fécale sont des choses importantes.

La *constipation* ou, pour parler plus exactement, *l'absence des évacuations intestinales* constitue un des ennuis immédiats des suites de la cure radicale. Il n'est pas rare, en effet, d'éprouver de véritables difficultés pour ces évacuations, difficultés qui tiennent à la position du sujet, à son immobilité, à l'absence d'alimentation, mais certainement aussi à la nature de l'opération, qui irrite la grande séreuse péritonéale, qui tiraille l'épiploon et qui irrite souvent directement l'intestin lui-même.

Il y a bien longtemps que les auteurs connaissent cette question-là pour les suites de la hernie étranglée, où elle se complique de l'état d'altération profonde dans lequel peut se trouver l'anse intestinale. Or, dans ce cas, beaucoup d'auteurs se sont, avec juste raison, prononcés hardiment pour l'évacuation artificielle et rapide par les purgatifs. On trouvera donc tout naturel que, pour ma part, je fasse évacuer immédiatement tous les sujets opérés. Le lavement et le purgatif immédiat, donnés peu d'heures après l'opération, sont depuis longtemps un terme de ma pratique journalière. Ils nettoient la place, ils enlèvent toute gêne, ils suppriment toutes ces tensions gazeuses qui sont si pénibles pour les opérés. Le bien-être du sujet qui a été purgé de la sorte (le purgatif étant souvent combiné à un ou à plusieurs lavements pour faciliter ces évacuations), son bien-être, dis-je, est incontestable.

Il y a loin, comme on le voit, de là à la pratique de ceux qui donnent encore l'opium dans les suites des laparotomies, dans l'espoir singulier de paralyser l'intestin pour le tranquilliser. La gêne des malades est alors considérable, et les suites un peu éloignées sont sans cesse troublées.

Dans le choix du purgatif, je suis assez éclectique. Cependant, en dehors de l'huile de ricin, qui reste toujours un moyen très précieux, je n'emploie guère que les purgatifs salins, ne trouvant pas utile d'irriter inutilement l'intestin et de m'exposer aux constipations secondaires. Mais j'insiste sur ce fait qu'il ne faut pas, après l'opération, se contenter du purgatif des premiers jours, puis se désintéresser de cette question. Le purgatif doit être repris méthodiquement et souvent jusqu'à ce que la régularité soit rétablie dans les fonctions intestinales.

L'état de parésie de l'intestin qui se manifeste

quelquefois tardivement après les opérations abdominales et la cure radicale, état peu grave de courte durée, coïncide souvent avec un retour de rétention d'urine.

On ne saurait trop insister sur l'importance de ces remarques, car je professe, pour ma part, que pour cette laparotomie-là, comme pour toutes les autres, les rétentions fécales sont communément causes de fièvre. Avec les théories des empoisonnements par la plaie, seules causes de fièvres, avec les idées de septicémie, toujours dues au traumatisme, on a beaucoup oublié les faits de cet ordre que connaissaient très bien les anciens, et l'observation de ceux qui pratiquent largement la chirurgie nous y ramène et nous fait adopter des pratiques conformes.

ÉPANCHEMENTS SANGUINS.

Il peut arriver que l'on observe dans la région opératoire quelques épanchements sanguins. Je dois dire que, dans ma pratique, ce sont des faits très rares, pour plusieurs raisons. La première, c'est que je fais l'hémostase avec un soin extrême et que, dans ces cas, l'épanchement de sang est peu à redouter. La seconde, c'est que je draine avec soin la plaie. En effet, les rares cas de petits épanchements sanguins,

je les ai observés pour des hernies très petites où
j'avais voulu abréger le traitement consécutif en sup-
primant tout drainage. Certains cas ont évolué sans
encombre, mais d'autres, parmi lesquels je puis citer
une petite hernie épigastrique, m'ont donné de petits
épanchements sanguins, que, du reste, j'ai évacués
avec quelques douces pressions, et il n'a pas longtemps été question de ce petit incident. Je suis donc
revenu au drainage, même pour la hernie épigastrique et pour la hernie crurale.

Il est fort remarquable que, grâce au drainage
que j'ai toujours fait, les grands décollements des
bourses, pratiqués comme je le fais, avec une extrême
libéralité, n'aient jamais été le siège de semblable
complication.

J'ai montré, à propos du traitement de l'épiploon,
les soins de toutes sortes qu'il faut prendre pour
éviter les hémorragies de cette origine. On peut
rencontrer des hémorragies même secondaires qui
tiennent à des mouvements désordonnés des sujets;
j'en ai observé un cas remarquable qui a provoqué
des accidents d'étranglement (Voir chapitre des
laparotomies pour étranglement).

Il ne faut pas oublier à ce propos que les vaisseaux
des parties herniées et même des parties voisines de
la hernie sont souvent hypertrophiés, à parois minces,
faciles à déchirer. Les parties herniées ne doivent
donc jamais être réduites qu'avec une grande circons-

pection après un examen minutieux des ligatures en
étudiant bien la manière dont elles fonctionnent.

Cette réduction doit être faite sans violence, et,
après la réduction, on doit, avec une éponge montée,
étudier la région de la séreuse où la réduction a été
faite, pour reconnaître s'il s'y produit quelque écoulement sanguin important. Si le fait était constaté,
il y aurait lieu de prendre des mesures immédiates
pour retrouver le vaisseau blessé et assurer sa fermeture.

PHLEGMONS DES BOURSES. — SUPPPURATIONS. — GANGRÈNES.

Si je mentionne ces complications, ce n'est pas pour
les avoir observées, car mes sujets ont été exempts de
ces complications, qui, pour beaucoup de chirurgiens,
sont l'apanage inévitable des grands décollements
qui accompagnent les cures radicales largement faites.
Je crois, au contraire, *que jamais ces décollements ne*
peuvent produire de semblables accidents. Ceux-ci
ne sont pas le fruit du traumatisme, mais la conséquence d'accidents septiques ; et, comme jamais, dans
la pratique de la cure radicale, la septicité ne doit
trouver place, on ne doit pas davantage observer la
suppuration d'une origine quelconque.

On peut donc être assuré que les chirurgiens dont

les opérations ont occasionné des accidents semblables ne sont pas dans les conditions requises pour
pratiquer la cure radicale. On peut être assuré,
d'ailleurs, que ces accidents ne resteraient pas seuls
et qu'à côté des accidents septiques locaux du tissu
cellulaire se montreraient les accidents septiques
du péritoine et les complications mortelles des accidents des plaies.

Il n'y a qu'une seule circonstance dans laquelle la
suppuration des bourses soit légitime en quelque
sorte : c'est le cas où la plaie a été infectée secondairement par le malade, par quelque manœuvre de
pansement, par quelque acte d'indocilité. C'est un
fait plus rare qu'on ne pourrait le craindre. Cependant, j'ai vu des sujets se gratter sous leur pansement. J'en ai vu d'autres arracher une pièce dont
l'odeur les gênait. J'en ai même vu, dès les premiers
jours, se déplacer, se lever et enlever leur pansement
tout entier. J'en ai vu un qui, les mains pleines de
matière fécale, fouillait sous son pansement.

Dans ces cas, quelque protection qu'on ait assurée au
sujet, la plaie est infectée ; et j'ai eu occasion d'observer quelques suppurations peu étendues, un peu de
décollement des lèvres de la plaie. Dans ces cas, rares
du reste, j'ai eu la satisfaction de constater que l'infection qui se produit a peu de chance de s'étendre ;
elle ne dépasse guère les régions superficielles, et je
crois que, dans ce cas, une semblable inoculation sep-

tique n'aurait guère chance d'agir sur les parties profondes, et par conséquent ne pourrait compromettre la vie du sujet. Elle compromet tout au plus la netteté des phénomènes de réparation, la régularité de la cicatrisation primitive.

Cette bénignité de complications qui ont évolué par la faute du patient ne saurait cependant être réelle qu'à une condition : c'est qu'on porte remède rapidement et largement à ces accidents. L'ouverture avec évacuation du foyer, si petit qu'il soit, doit être immédiate. Elle ne doit être accompagnée ni suivie de grands lavages qui infiltreraient et détruiraient la jeune cicatrice ; mais on doit le faire suivre d'une purification énergique avec un agent puissant. Pour remplir ce rôle, je ne trouve pas le sublimé à la dose du millième suffisant, et je conseille l'emploi de la solution phéniquée au vingtième, ou mieux de la solution de chlorure de zinc au dixième. Quelques gouttes de cette dernière suffisent, dans la plupart des cas, à arrêter tous les phénomènes septiques locaux. Si donc la fièvre ou la douleur vous ont amené à découvrir la plaie, ou bien si l'aspect de celle-ci, lors d'un pansement à son heure régulière, vous amène à faire cette purification, il faut la faire avec soin. Il est rare qu'on ait l'occasion de renouveler l'action du chlorure de zinc plusieurs fois de suite, car, s'il a été employé d'une façon suffisamment énergique, on se trouve à peu près dans le cas d'une plaie pure. Il y

a bien des années que Lister a appelé l'attention sur
la faculté que possède le chlorure de zinc de transformer une plaie suppurante, même une plaie ancienne
et organisée, en une surface pure et apte à subir la
réunion par première intention.

Dans ces cas de septicité secondaire, le pansement
n'a pas besoin d'être modifié, mais il y a lieu de le faire
plus fréquemment. Il faut s'assurer, en effet, que la
purification a été complète, que son action est persistante, et remédier immédiatement à ses petites imper-
fections.

En ce qui concerne la *gangrène* de vastes surfaces
de peau, il faudrait une bien grosse faute opératoire
pour la provoquer. J'ai eu l'occasion de décoller des
surfaces considérables, de sectionner de nombreux
vaisseaux et je n'ai même pas eu un instant la crainte
de cet accident. Il est bien évident que, pour qu'il se
produise, il faut que l'inflammation ait singulièrement
atténué la résistance des tissus. Comme les grands
phlegmons des bourses, cet accident appartient non
pas à l'opération, mais à l'ignorance des conditions
dans lesquelles l'opération doit être achevée ; et il serait
injuste, dans un livre qui a la prétention d'établir les
règles véritables de la cure radicale, de donner place
à la description d'une complication qui ne doit pas se
présenter et qui n'est pas le propre de l'opération.

ACCIDENTS CUTANÉS. — ROUGEURS. — ECZÉMA ARTIFICIEL. ACCIDENTS IODOFORMIQUES.

Même lorsque l'on emploie des pansements ou des lavages irritants, on a, en somme, peu de réaction de la peau et les accidents proprement dits sont choses assez rares dans ma pratique. Je dois dire toutefois que, sans me priver de purifier sans réserve la région opératoire, je cherche à ménager les points trop sensibles sur lesquels il est inutile de porter mon action. La verge est protégée par la pommade boriquée, la peau des bourses n'est pas relavée inutilement. Malgré cela, on observe, de temps en temps, un sujet dont la peau est sans tolérance. On trouve bien de ces sujets chez lesquels le seul fait de renfermer la peau dans un pansement un peu large détermine de l'impétigo.

Dans des cas fort rares, j'ai observé la susceptibilité à l'iodoforme. En pareil cas, il faut se hâter de prendre des dispositions pour pallier à l'accident. Si l'on supprime rapidement le pansement, pour le remplacer par un pansement moins irritant, il n'y a guère de mal. Mais, si l'on tardait, il pourrait arriver que la peau irritée suppurât et que, l'inflammation s'étendant, il y eut quelques décollements, quelques suppurations gagnant secondairement la plaie opératoire.

On est averti d'ordinaire de cet accident, d'abord par les démangeaisons insupportables dont se plaint l'opéré, mais aussi par un écoulement de sérosité assez abondant, qui provient d'une véritable vésication le la région. En intervenant à temps avec un pansement doux, avec un topique différent et peu irritant, ces phénomènes, assez sérieux en apparence seulement, se dissipent vite.

Heureusement, du reste, l'accident est assez rare. On peut dire qu'il est surprenant que la région de l'aine supporte aussi bien, d'une part, les topiques irritants que je lui applique et, d'autre part, la pression assez énergique que je maintiens pendant une longue période. Je crois que cette tolérance résulte pour beaucoup de l'intervalle considérable que je mets entre les pansements et de l'absence de tous lavages, lorsque j'exécute ces pansements. Je suis convaincu que, pour beaucoup de chirurgiens qui accusent la pratique antiseptique de ces irritations cutanées, primitives ou secondaires, il y a faute commise, abus de lavages de plaie et abus des soins dits antiseptiques de la plaie.

DOULEUR DES TALONS.

Bien qu'il ne présente aucune gravité, cet accident est si bizarre qu'on ne peut le passer sous silence.

Chez certains sujets, qui ne paraissent pas autrement prédisposés par des accidents nerveux antérieurs, se développe, pendant les jours qui suivent l'opération, une douleur des talons en tout semblable à celle que l'on observe sur les gens renfermés dans les appareils inamovibles. Celle-ci n'est pas aussi insupportable, puisqu'ils peuvent mouvoir leurs jambes et les déplacer, mais elle est encore assez pénible pour que les gens vous la signalent comme le seul ennui qu'ils aient éprouvé à l'occasion de leur opération.

On sait que M. Charcot a signalé cette douleur des talons chez des sujets atteints de blennorrhagie. Or, je l'ai observée chez des sujets qui disaient n'avoir jamais eu de blennorrhagie. Tout récemment, j'ai opéré un homme de quarante-six ans qui avait bien eu une blennorrhagie, mais plus de vingt ans auparavant.

Je l'ai également observée sur un sujet âgé de trente ans, qui n'avait jamais eu de blennorrhagie et qui n'avait jamais vu de femmes.

Il est probable que cette douleur est le fruit du décubitus dorsal. Cependant, elle ne doit se produire qu'en vertu d'une prédisposition; car, dans un service hospitalier comme le mien, où la cure radicale est constamment pratiquée, où il y a toujours plusieurs opérés simultanément dans les salles, tous les sujets n'en sont pas atteints, le fait est relevé seulement plusieurs fois chaque année.

Le dernier sujet observé était un homme de quarante-six ans, assez gros, lourd, ayant quelques difficultés à se mouvoir dans son lit. J'ai observé également cette douleur chez une femme très obèse, opérée de hernie ombilicale, de telle sorte que je suis assez disposé à admettre que le gros volume du sujet, les pressions supportées par les talons et celles supportées par les filets nerveux de la face postérieure du membre sont l'origine de ces accidents. Mais ma conviction est si peu faite que je ne donne là qu'une supposition, tout prêt à me rallier à une théorie quelconque fondée sur une meilleure et plus longue observation de ces faits singuliers.

J'ai même été jusqu'à supposer que le pansement était la seule cause de l'accident, parce que le spica peut comprimer assez énergiquement la fesse et la partie postérieure de la cuisse. Mais je n'ai pu constater une relation entre la constriction et le développement de cette douleur, et je pense encore que, si telle était la cause, cette douleur du talon serait infiniment plus commune, la constriction étant la règle.

Comme thérapeutique, pour soulager ces sujets, il faut déplacer les membres, les soutenir, leur permettre quelques évolutions sur le côté et même, comme je l'ai fait depuis longtemps pour les gens atteints de fractures qui se plaignent de la douleur du talon, leur administrer un peu de bromure de potassium. Cela est d'autant plus légitime que c'est la nuit surtout que leur

douleur leur paraît désagréable, et qu'à ce moment
ils n'ont pas la ressource des mouvements qui les
soustraient à ce sentiment assez fatigant de la douleur du talon.

CURE RADICALE ET VARICOCÈLE.

L'opération faite chez un hernieux en possession
d'un varicocèle peut avoir des conséquences sur
lesquelles il est bon d'attirer l'attention. Il n'est pas
rare de voir chez les hernieux, surtout chez ceux
qui portent bandage, un *varicocèle artificiel* en quelque sorte, provoqué par la pression constante du
bandage. J'ai même remarqué que cette complication
est plus commune avec une certaine variété de bandage dont la pince prend son point d'appui sur le
côté opposé du bassin et vient appuyer directement
sur le cordon. Dans ce cas, la cure radicale est l'au-
rore d'une délivrance particulièrement appréciée des
sujets. Les veines, qui ne sont plus comprimées,
cessent de se tuméfier, et le cordon, qui n'est plus
irrité, cesse d'être douloureux. Le *faux varicocèle*
disparaît et il n'y a rien de plus à faire que la cure
radicale pour guérir le sujet.

Mais il y a des cas où existe avec une hernie un
véritable varicocèle dont les douleurs se combinent

avec celles de la hernie, pour tenir le patient en constante sujétion. Dans ces cas, la cure radicale ne remédie qu'à une partie des douleurs. Même il arrive qu'elle mette en relief, en quelque sorte, l'influence du varicocèle. Le sujet, qui n'a plus à s'occuper de sa hernie, s'occupe de son varicocèle. Celui-ci même est devenu plus pénible, par suite d'un phénomène facile à comprendre. La hernie qui distendait les bourses forçait la peau en quelque sorte à soutenir un peu le testicule alourdi et ses veines. Mais, après la diminution du contenu des bourses, celles-ci sont devenues plus pendantes que jamais. Il y a un véritable *racossis artificiel* et la douleur testiculaire en est plus insupportable. Aussi, est-il arrivé que la cure radicale de la hernie a hâté la nécessité de la guérison opératoire du varicocèle et j'ai eu l'occasion plusieurs fois d'opérer de varicocèle des sujets que j'avais opérés peu auparavant pour leur hernie.

En prévision de cette nécessité, on pourrait, il est vrai, opérer le varicocèle en même temps que l'on pratique la cure radicale. Mais je suis, pour ma part, peu partisan des actions opératoires multiples à exercer simultanément, surtout en ce qui concerne la cure radicale. Je trouve qu'une complication gênerait tant la marche de la guérison pour l'opération de la cure radicale qu'il n'est pas sage de s'y exposer. J'ai déjà dit, dans un autre chapitre, que je n'aime pas pratiquer simultanément l'opération de la cure radicale des deux côtés, même quand elle se présente comme assez simple. Je ne tiens pas davantage, pour la même raison, à greffer une seconde opération de nature différente sur la première. Si l'on ajoute à cela qu'au moment de l'opération de cure radicale de hernie rien ne démontre que le varicocèle aura besoin d'être opéré, on conçoit que je repousse les deux opérations faites le même jour.

Lorsque le malade aura expérimenté la station debout, après deux mois, trois mois au plus, selon la douleur éprouvée et selon les circonstances, je l'opérerai volontiers. Et l'opération applicable dans ces cas est, plus encore que pour les autres, celle que je préconise par-dessus tout : *la résection pure et simple du scrotum.*

Non seulement, on a toutes les raisons ordinairement invoquées en faveur de cette opération. L'expérience la plus complète prouve qu'elle supprime mieux la douleur que les autres et que, malgré la persistance de la dilatation veineuse à laquelle on ne touche pas, on voit les douleurs disparaître et même les veines s'effacer peu à peu. Mais, en outre, on sait, par l'observation précédente, que le sujet avait manifestement un scrotum exubérant; il est donc de toute nécessité de le réduire, de suspendre effectivement le testicule, et la résection du scrotum devient incontestablement l'opération de choix.

INFLUENCE DE LA CURE RADICALE SUR LES HERNIES
EXISTANT DANS D'AUTRES RÉGIONS. — AUGMENTATION
DE VOLUME DE CES HERNIES. — DÉVELOPPEMENT DE
HERNIES NOUVELLES. — ÉTRANGLEMENT DE HERNIES
PRÉEXISTANTES.

On est en droit de se demander, quand on fait une
cure radicale chez un sujet affecté de plusieurs hernies, ce que deviendront les autres hernies auxquelles
on ne touche pas. Il pourrait arriver, en effet, qu'on
fît, en ce qui les concerne, un mal qui ne serait pas
compensé par le bien qu'obtient la cure radicale.
Cette question reste pour beaucoup dans le domaine
de la théorie, car une des contre-indications de l'opération est précisément la multiplicité des hernies.
Les occasions d'opérer des sujets à hernies multiples
ne sont donc pas très communes. Il peut arriver cependant que, pour des raisons diverses, on intervienne,
malgré cette mauvaise condition de la multiplicité des
hernies. Il est alors intéressant de savoir ce que deviennent les hernies non touchées.

J'ai cité, par exemple, un sujet porteur de deux hernies inguinales dont j'opérai une hernie épigastrique
à cause de douleurs et de vomissements extrêmement
pénibles. Mon intervention pour la hernie épigastrique
n'avait eu aucune influence défavorable sur les autres
hernies.

Parmi les hernies inguinales doubles que j'ai opérées, j'ai d'ordinaire opéré des deux côtés à de courts intervalles, ou bien j'ai fait les deux opérations le jour même. Mais il m'est arrivé aussi pour plusieurs sujets de trouver des hernies très inégalement développées et d'opérer seulement celle qui avait un sérieux développement, remettant l'opération, pour le second côté, à une époque ultérieure, alors que le développement de la hernie aurait donné de la gêne ou quelque inconvénient marqué.

Dans aucun de ces cas je n'ai remarqué un développement extraordinairement rapide de la hernie. Cependant, il est logique d'admettre que ce développement a dû être favorisé, dans une certaine mesure, par la suppression de la hernie du côté opposé.

Je dois faire remarquer toutefois que cet accroissement de la hernie par la suppression de celle du côté opposé n'est probablement pas aussi marqué que la théorie permet de le supposer. Chez bien des sujets qui portent bandage, une hernie est bien maintenue d'un côté, tandis que, de l'autre, il n'y a qu'une pointe non contenue ; cependant on voit, dans ces cas, la pointe se conserver sans augmentation, souvent pendant des périodes considérables. On ne pourrait non plus démontrer pour beaucoup de cas que le port d'un bandage fait naître une hernie du côté opposé.

Dans un cas unique, chez un homme très obèse, après la cure radicale d'une hernie inguinale considérable, j'ai vu se développer une hernie ombilicale de petit volume. La première hernie, l'inguinale, était très douloureuse ; la seconde, l'ombilicale, était à peine sentie. Chez ce dernier sujet, ce développement ne m'a pas surpris. Sans les douleurs et les accidents qui compromettaient gravement la santé de ce sujet, je n'aurais pas fait l'opération de la hernie inguinale : c'était un homme à très mauvaise paroi. Malgré l'ennui de sa petite hernie ombilicale, il avait beaucoup gagné à l'intervention ; les suites de l'opération restaient encore fort heureuses pour lui.

J'ai observé deux fois l'*étranglement* dans des hernies siégeant du côté opposé. Je ne puis m'empêcher de considérer ces faits comme tenant à une simple coïncidence et ne puis voir dans la cure radicale une cause de l'étranglement.

Un homme de trente et un ans, opéré de cure radicale de hernie inguinale du côté droit, le 28 février 1889 (N°s 131 et 136), était resté dans mon service pour subir la cure radicale d'une hernie inguinale du côté opposé. Il se promenait, allait et venait dans le service, sans aucune douleur ; il ne portait pas de bandage sur la hernie qui attendait l'opération ; il fut pris d'étranglement de cette hernie, après un effort violent, à trois heures de l'après-midi, le 25 mars ; je le trouvai, à sept heures du soir, dans cette situation. Je l'opérai immédiatement et fis du même coup la cure radicale.

Il présenta cette particularité, que la première hernie, qu'il disait être ancienne, n'avait pas de caractère de congénitalité bien marqué, du moins elle ne descendait en aucune façon dans la tunique vaginale, tandis que la hernie gauche, dont il s'occupait peu, qu'il prétendait être récente et qui s'étrangla, était un type de hernie congénitale intra-vaginale.

Il guérit bien, et cette circonstance très particulière m'engagea à placer son cas de cure radicale, malgré l'étranglement, dans mes tableaux. C'est le seul cas qui figure dans ceux-ci. On trouvera ces deux opérations sous les numéros 131 et 136 de la statistique. Chez cet homme, du reste, les hernies étaient à un état de moyen développement et les résultats furent immédiatement des plus satisfaisants. Dans ce cas, je crois que l'étranglement survenant aussi tard après l'opération ne peut guère être mis à la charge de l'opération et qu'il s'agit d'une pure coïncidence.

Dans le second cas (N° 178), sur lequel je reviendrai plus loin, il n'y avait que quatorze jours d'écoulés lorsque je fis une opération sur une hernie étranglée du côté opposé. Mais, en étudiant le sujet avec soin, nous avons pu reconnaître que, chez cet homme, qui avait simplement un pincement d'intestin, les accidents étaient infiniment plus anciens et avaient débuté probablement avant la cure radicale, faite du côté opposé. Même les douleurs existant de ce côté, et tout d'abord fort mal décrites par le malade, avaient beaucoup contribué à nous tromper sur son état. La vue d'une hernie non contenue chez un homme qui accusait des douleurs abdominales, qui ne présentait aucun signe appréciable du côté opposé, nous avait fait admettre que les douleurs tenaient bien à la hernie irréductible bien apparente à gauche. En réalité, ces douleurs ne furent pas calmées par l'opération de la cure radicale, quelle que fut la perfection de la guérison ; et nous assistâmes à l'évolution des accidents du pincement de l'intestin du côté droit ; ce pincement se faisait à la partie profonde du canal inguinal sans tumeur apparente et la laparotomie vint nous éclairer sur la nature des accidents auxquels je pus remédier (Voir le chapitre suivant).

On ne peut donc voir ici qu'une coïncidence, et, comme je l'ai dit déjà, quiconque s'occupera des hernies sans choisir les cas simples, mais en cherchant à remédier même aux plus mauvais, rencontrera sur son chemin de ces cas compliqués. Fort heureusement, on pourra conclure de l'observation des cas que je rapporte que, même dans ces circonstances si graves, il est possible de réussir, et c'est pour cela que j'ai dit, dès le début, qu'avec des soins, avec une méthode irréprochable, il était possible de faire sans mortalité sérieuse des opérations, dont un certain nombre sont si compliquées chez des sujets dont les antécédents pathologiques sont souvent détestables et qui se croient porteurs d'une infirmité bénigne, alors qu'ils sont en imminence d'accidents graves qui devaient compromettre leur vie à courte échéance.

SUPPURATIONS ASEPTIQUES. — NÉCROSES DES TISSUS TROP SERRÉS.

On peut rencontrer, dans les suites de ces opérations, ce qu'on a appelé des suppurations aseptiques. Pour ma part, je ne voudrais pas qu'on donnât à ces faits une trop grande extension qui pourrait permettre de cacher les accidents septiques de suppuration. Cependant, il est impossible de ne pas admettre quelques circonstances où se produit ce processus d'élimination. Au premier rang de ces cas, il faut citer ceux où des épanchements de sang se sont accumulés derrière des sutures et se font jour avec un aspect puriforme. A propos des épanchements sanguins, j'ai noté ces cas, et je n'y reviens pas. J'ai également noté ce qui m'était arrivé pour un testicule dont les dissections avaient compromis la vascularisation. Il subit des phénomènes de nécrose et s'élimina sans accidents inflammatoires, sans suppuration vraie et sans élévation sensible de température.

On trouve des cas dans lesquels, sans élévation de température, il y a eu quelque écoulement de liquide, sans l'aspect de la suppuration proprement dite, mais avec des phénomènes de tension appréciables et quelquefois un peu de douleur. Au milieu du liquide qui s'écoule, liquide fort peu abondant du reste, on trouve une sorte de petit bourbillon.

Ce sont des cas dans lesquels des ligatures de catgut perdues dans la profondeur des tissus ont été trop serrées, ont été appliquées sur des épaisseurs de tissu cellulaire trop peu considérables et surtout lorsque les fils ont été ramenés sur eux-mêmes pour former deux anses unies entre elles.

J'ai eu l'occasion d'observer de ces faits lorsque j'étudiais les procédés à employer pour la reconstitution du canal inguinal et des parois abdominales. Je dois dire que ces phénomènes étaient bien peu marqués, bien peu apparents et que, si je n'avais eu l'habitude d'une régularité irréprochable dans les phénomènes de réparation, ils m'auraient échappé absolument.

Je ne confonds pas ces cas avec ceux où des fils septiques peuvent infecter les plaies. Il ne s'agit alors que de septicité plus ou moins marquée et imputable aux accidents ordinaires des plaies.

Au contraire, l'accident auquel je fais allusion ne pourrait dépendre que de l'imperfection d'un temps de l'opération et, après l'avoir observé en quelques cas, je l'ai fait disparaître en modifiant ma manière de faire et en tâchant de mieux respecter la vitalité des parties les plus délicates du champ opératoire.

CHAPITRE XXV

CAS DE LAPAROTOMIES FAITES AVEC SUCCÈS POUR ÉTRAN-
GLEMENT CHEZ DES OPÉRÉS DE CURE RADICALE. —
QUATRE OPÉRATIONS SUR TROIS SUJETS. — CINQUIÈME
OPÉRATION CHEZ UN OPÉRÉ DE HERNIE ÉTRANGLÉE. —
SIXIÈME OPÉRATION APRÈS UNE OVARIOTOMIE. — GUÉ-
RISON DANS TOUS LES CAS.

J'ai insisté sur les complications qui peuvent être
rencontrées après les opérations de cure radicale de
hernie; j'ai montré que bien des sujets qui viennent
en nos mains sont en assez mauvais état pour nous
préparer des surprises. Aussi comprendra-t-on l'importance qu'il est légitime d'attacher aux opérations
faites pour étranglement secondaire post-opératoire
pour des sujets opérés de cure radicale sans étranglement et même avec étranglement.

Or, j'ai une série d'opérations faites dans ces conditions, telle que bien peu de chirurgiens peuvent en
présenter de semblables, et il me paraît utile de faire
connaître les points principaux que j'ai observés.

Un premier fait doit frapper : c'est que chez *tous les sujets* de cet ordre que j'ai rencontrés je n'ai jamais eu l'occasion de me tromper, *j'ai pu faire le diagnostic* de l'obstruction et déterminer *l'opération à faire.*

On doit remarquer encore que *toutes* ces opérations, soit cinq opérations sur quatre sujets, *ont été heureuses.* Je pourrais, dans l'espèce, joindre à ces cinq cas un sixième cas d'étranglement post-opératoire, observé après une ovariotomie, que j'ai également opéré et guéri. Bien que l'on s'éloigne un peu de la cure radicale, c'est là sans doute un fait très rassurant, puisqu'il montre qu'avec une étude attentive et avec une pratique résolue, ces étranglements post-opératoires sont loin d'avoir la gravité définitive qu'on serait tenté de leur attribuer théoriquement.

Je ferai encore cette remarque générale sur ces cas d'étranglement ou d'obstruction post-opératoires qu'il ne faut pas, si l'on veut arriver à une bonne thérapeutique, les considérer comme des *étranglements de petite surface.* L'oblitération est, dans ces cas, communément due à une constriction de grande étendue et les obstacles *portent sur plusieurs points.* Par conséquent, les opérations économiques ne sont pas de mise.

On verra enfin que les faits que je relate se rapportent à des cas *très complexes* qui sont heureusement très loin de se présenter fréquemment dans la pratique de la cure radicale. L'expérience nous permet bien d'affirmer à un sujet déterminé et bien étudié qu'il a toutes chances de n'être, en aucun cas, exposé à de pareilles éventualités, et qu'on n'a pas le droit de considérer ces éventualités comme faisant partie des chances que doit courir le hernieux qui se soumet à la cure radicale. Mais le chirurgien qui s'adonne à la pratique de la cure radicale ne doit pas avoir le droit de refuser des cas *beaucoup plus mauvais*. Il est donc exposé à rencontrer ces complications et il serait impardonnable de ne pas être prêt à en avoir raison. C'est une des nombreuses causes qui font que la cure radicale de la hernie n'est pas destinée à être sérieusement faite par le premier chirurgien venu qui sait même très bien la chirurgie générale. Mais elle demande sinon une spécialisation complète au sens absolu du mot, au moins une application particulière. Elle ne devrait aussi être adoptée que par les chirurgiens rompus à la chirurgie abdominale, dont il serait déraisonnable de la séparer le moins du monde.

Il suffira de lire les descriptions suivantes pour concevoir les difficultés qui peuvent surgir, les hésitations à intervenir, et l'intervention décidée, le labeur des opérations à faire.

Voici l'histoire abrégée des cinq malades et des six opérations que j'ai faites avec succès sur eux.

CURE RADICALE D'UNE HERNIE ÉPIPLOÏQUE SPHACÉLÉE. — ACCIDENTS SECONDAIRES D'ÉTRANGLEMENT. — LAPARO-TOMIE. — OUVERTURE D'ABCÈS ÉPIPLOÏQUES. — GUÉRISON
(Obs. n° 21.)

Un homme âgé de vingt ans, garçon marchand de vins, se présenta, le 26 novembre 1886, à l'hôpital Tenon. Il portait une hernie inguinale droite depuis sa première enfance (signalée à dix-huit mois). Sa hernie se réduisait habituellement et il portait bandage. Le 25 décembre, elle devint irréductible; le 26, elle était très douloureuse et il se présenta à la consultation. Il avait bien quelques nausées, mais aucun signe d'étranglement; il mangeait et avait des selles régulières.

Le 27 novembre, je lui fis la cure radicale à cause des douleurs. Le sac contenait une quantité notable de liquide rougeâtre, de l'épiploon de teinte très sombre, qui descendait jusque sur le testicule. C'était bien une hernie congénitale. L'épiploon serré était manifestement sphacélé. Le nettoyage fut fait avec soin, l'épiploon fut attiré en bas et la résection, faite très haut sur le tablier à l'aide de quatre fils, en emporta 100 grammes.

La ligature du pédicule herniaire fut faite avec deux catguts, et quatre points de suture perdus furent placés sur la paroi abdominale. Gros drain descendant dans la vaginale.

Les suites de l'opération furent régulières jusqu'au 11 décembre. La plaie opératoire était guérie, lorsque le patient accusa de violentes douleurs abdominales. Le 13, aux douleurs s'ajoutèrent quelques vomissements. Avec quelques alternatives de mieux, la température, qui s'était élevée à 39°, monte, le 15, à 39°,4 ; puis, le 18, il survint des vomissements fécaloïdes et la température s'abaisse à 37°,4. La face était grippée, le ventre était ballonné. On sentait au-dessus de l'ombilic une région assez dure.

Le malade ayant été chloroformisé le 18 janvier, une longue incision fut faite *au-dessus de l'ombilic*. Une anse adhérente ayant été détachée et repoussée en haut, le doigt reconnut la substance de l'épiploon et, en détachant des parties épiploïques, pénétra peu à peu dans un large foyer, d'où s'écoula une quantité considérable de pus. Ce foyer fut drainé et la paroi abdominale fut refermée.

Dès le réveil, les accidents d'étranglement disparurent, les douleurs cessèrent et la température ne se releva plus. J'ai conservé ce malade à l'hôpital le plus longtemps possible, pour m'assurer de ce qu'il deviendrait. Il avait guéri rapidement et, lorsqu'il sortit le 13 avril 1887, il ne présentait aucune trace de cet accident ; je l'ai revu à l'hôpital Saint-Louis trois ans plus tard, toujours bien guéri de sa hernie et sans aucune suite fàcheuse du côté de l'abdomen.

Dans ce cas, l'abcès était développé évidemment au niveau du moignon de l'épiploon, qui avait été infecté probablement par la partie sphacélée qui avait été extirpée. Quelque contact avait eu lieu, malgré toute l'attention portée de ce côté.

HERNIE INGUINALE GAUCHE. — CURE RADICALE A GAUCHE. — PENDANT LA CONVALESCENCE, PINCEMENT D'UNE ANSE INTESTINALE AU NIVEAU DE L'ANNEAU INGUINAL PROFOND DU COTÉ DROIT. — ACCIDENTS D'ÉTRANGLEMENT. — LAPAROTOMIE A DOUBLE OUVERTURE. — OUVERTURE D'UN FOYER DE GANGRÈNE. — GUÉRISON. — NOUVEAUX ACCIDENTS. — DEUXIÈME LAPAROTOMIE. — QUELQUES JOURS PLUS TARD, TROISIÈME INTERVENTION. — OUVERTURE D'UNE ANSE INTESTINALE. — GUÉRISON.

Un homme âgé de trente-huit ans se présente à l'hôpital Saint-Louis, le 29 janvier 1890. Il présente à gauche une hernie irréductible. A droite, on ne sent aucune impulsion. Il raconte qu'à droite il a eu une hernie qui s'est montrée, mais ne sort plus. Il se plaint de souffrir constamment dans le ventre. Il accuse des douleurs à droite. Comme il porte une hernie irréductible à gauche, il semble que tout son mal vient de là, et le 13 février 1890 il subit la cure radicale.

M. Championnière trouva un sac d'aspect bizarre,

avec masse fibro-graisseuse, adhérente au testicule, qui est laborieusement disséqué; deux fils sur le pédicule; quatre sutures perdues sur la paroi abdominale.

Les suites sont très simples, la guérison est rapide, le malade ne se plaint que de sensations de brûlures à droite.

Cette douleur augmente, la figure s'altère, la température reste basse, les selles sont suspendues, le malade vomit; dans la région iliaque droite, il y a une douleur vive avec tuméfaction mal limitée.

Le 27 février, après quatorze jours, l'état général devenant mauvais, M. Championnière procède à la laparotomie. Une première incision est faite verticalement au-dessus de l'arcade crurale droite, sur la tuméfaction. Les anses intestinales sont agglutinées de ce côté en un point; un peu de liquide ascitique s'écoule.

Par cette voie un peu étroite, M. Championnière ne trouve pas qu'il soit possible de reconnaître et de manœuvrer, et fait une large incision nouvelle sur la ligne médiane. Par cette nouvelle voie, M. Championnière parvient sur la tumeur constituée par une anse intestinale, pincée dans une masse dure au voisinage de l'orifice profond du canal inguinal droit.

Cette masse détachée avec le doigt, on parvient dans un large foyer purulent, qui est nettoyé avec soin. L'anse intestinale est ouverte au point où elle est pincée.

Nettoyage et drainage par la plaie latérale droite ; tampon de gaze iodoformé autour du drain. La plaie médiane est refermée sans drainage. Durée de l'opération : une heure trois quarts.

Les suites sont simples, le sujet guérit bien, les douleurs disparaissent, les selles restent difficiles ; départ le 3 mai pour Vincennes.

Le 14 mai, ce malade revient de Vincennes, où il a été pris de ballonnement du ventre, d'arrêt des selles et de vomissements. M. Championnière l'opère à nouveau le 14 mai au soir, deux mois et demi après la première laparotomie.

M. Championnière fait cette laparotomie verticale directement sur l'orifice profond du canal inguinal. Série d'anses d'intestin grêle accolées à la paroi ; deux anses soudées ensemble sont détachées avec des ciseaux. Bride très vasculaire sectionnée. Une portion d'intestin très indurée est rétrécie. Nettoyage, sutures à trois plans, sans drainage.

Selles le lendemain, mais peu de gaz ; ballonnement. M. Championnière coupe les sutures ; l'intestin a tendance à faire hernie.

Le troisième jour, le ballonnement continue, M. Championnière ouvre l'intestin. A partir de ce moment, la distension diminue ; les selles continuent à se faire par la voie normale, avec issue de quelques matières par la fistule. Le malade sort le 24 décembre 1890, en très bon état ; il a une fistule stercorale qui donne d'une façon irrégulière.

Le côté gauche, opéré de cure radicale, continue à être parfaitement solide sans bandage.

Il paraissait prématuré de tenter la fermeture de son anus artificiel en voie de guérison. Mais il était trop impatient pour s'accommoder des lenteurs que M. Championnière croyait utiles.

L'histoire de ce sujet est tout à fait extraordinaire. En remontant dans le passé, on pouvait cependant s'assurer que, depuis longtemps, il avait dans le côté droit des douleurs inexpliquées, et, certainement, une partie des douleurs attribuées à la hernie gauche, que l'on voyait, appartenaient à la hernie droite interstitielle, que l'on ne voyait pas, et qui finit par être la source de tous ces accidents.

Ma troisième laparotomie fut faite sur un homme que j'avais opéré d'une hernie inguinale droite et qui fut bien le malade le plus indocile que j'aie vu de ma vie, une sorte d'aliéné. Pour en donner une faible idée, je rappellerai que, le lendemain de son opération, cet homme, trouvant qu'on le privait de boisson, se mit à boire tout le contenu de son urinoir. De même il s'agitait sans cesse, malgré nos objurgations.

HERNIE INGUINALE GAUCHE (CONGÉNITALE). — CURE RADI-
CALE, RÉSECTION D'ÉPIPLOON. — ÉPANCHEMENT SANGUIN
SECONDAIRE DANS LE VENTRE DU COTÉ DROIT. — ACCI-
DENTS D'ÉTRANGLEMENT. — LAPAROTOMIE A DROITE. —
ÉVACUATION D'UN ÉNORME FOYER SANGUIN. — GUÉRISON.

Un homme âgé de vingt-quatre ans (Obs. n° 211)
entra le 17 janvier 1891 à l'hôpital Saint-Louis.
Il avait une hernie depuis l'enfance (âge de huit
ans). Bandage intolérable ; depuis quelque temps, la
hernie augmentait.

Cure radicale le 5 février 1891. Sac dans le cordon,
adhérence extrême à l'épididyme. Épiploon réséqué
en deux fois (80 grammes) ; six catguts ; six sutures
perdues sur la paroi abdominale ; drainage.

Suites de l'opération très simples, malgré l'extrême
indocilité du malade.

Le matin du neuvième jour, premier pansement ;
la température, dont le maximum a été 38°,2, est
redescendue depuis trois jours et marque ce matin
36°,8.

Le malade se retourne dans son lit, se met sur le
ventre et descend de son lit après le pansement, malgré la défense et la surveillance. La température
s'élève à 38°,8. A partir de ce jour, fièvre, malaise,
puis arrêt des selles, vomissements ; la température
reste élevée, de 38° à 38°, 8.

L'état général devient très mauvais; pouls petit, vomissements. Tuméfaction avec douleur dans la fosse iliaque droite.

Le dix-neuvième jour, le malade étant chloroformé, M. Championnière fait une grande incision parallèle à l'arcade crurale et trouve les anses intestinales repoussées et comprimées par un immense épanchement sanguin. Nettoyage, drainage. Évacuation d'une énorme masse de sang assez fétide. Guérison rapide; le malade, qui a subi sa deuxième opération le 24 février, part le 18 avril pour Vincennes. Il a été revu un an après sa première opération, le 5 janvier 1892, en état aussi satisfaisant que possible.

HERNIE ÉTRANGLÉE. — KÉLOTOMIE. — SUTURE INTESTINALE SUR UN POINT SPHACÉLÉ. — RÉDUCTION. — OBSTRUCTION INTESTINALE. — LAPAROTOMIE PRÈS DE TROIS MOIS APRÈS LA PREMIÈRE OPÉRATION. — DISSECTION D'UNE ANSE INTESTINALE REJETÉE DANS LE VENTRE. — GUÉRISON.

Ma cinquième opération a été faite à beaucoup plus longue échéance après une opération, mais n'en est pas moins instructive. Elle appartient à un sujet qui ne figure pas dans mes tableaux, car il s'agissait d'un homme de cinquante-six ans qui avait été opéré le 22 octobre 1890, pour une hernie inguinale gauche étranglée, par mon interne, M. Delagénière. Une anse intestinale présentant une petite perforation avait reçu un ou deux points de suture en catgut fin et avait été réduite. Le malade subit, en outre, la cure radicale.

Malgré des conditions générales et locales fort mauvaises, il guérit très bien ; mais il conserva des douleurs assez marquées dans le ventre. Il put se lever et marcher, mais fut pris de troubles intestinaux assez graves, d'arrêts des gaz, avec coliques violentes ; son état général devint très mauvais ; il ne pouvait plus s'alimenter et, sans qu'il eût une obstruction intestinale complète, sa situation s'aggrava tous les jours ; les vomissements et les douleurs, le ballonnement des anses intestinales, qui, lors des coliques, se dessinaient sur la paroi abdominale, me déterminèrent à intervenir. Je pensais trouver au-dessus de la région herniaire un rétrécissement ou une adhérence intestinale. Je fis au-dessus du pli de l'aine une large laparotomie, qui me permit de constater que l'anse intestinale, qui avait été trouvée altérée, s'était accolée à la paroi abdominale et, en ce faisant, s'était coudée. Il existait donc là un rétrécissement et les gaz ne passaient guère ; les matières solides et les liquides ne le franchissaient qu'en quantité très insuffisante et malgré des contractions horriblement douloureuses.

Pour supprimer la région intestinale altérée, il eût fallu faire une résection intestinale très étendue et faire courir à ce sujet âgé tous les risques d'une entérorhaphie. Je préférai tenter un autre moyen, après l'échec duquel, s'il était survenu, il eût été temps de recourir à cette entérorhaphie.

Je disséquai l'anse intestinale avec toute la portion de paroi abdominale à laquelle elle était adhérente, comme on dissèque quelquefois les anses intestinales adhérentes aux kystes ovariens, en laissant à leur surface la paroi du kyste, pour ne pas altérer la surface de l'anse. Après un long travail, je pus rejeter dans le ventre l'anse entièrement libérée et pouvant parfaitement se redresser, malgré le revêtement de tissu de la paroi qui la recouvrait, puis je reconstituai la paroi abdominale au-devant par une série de douze sutures de catgut perdues.

L'opération, très laborieuse, avait duré une heure un quart.

Le malade guérit avec une très grande rapidité. Aussitôt après l'opération, le cours des matières devint régulier et les douleurs abdominales cessèrent immédiatement. Depuis son opération, c'est-à-dire depuis un an, il a été revu bien souvent à l'hôpital et les accidents dont il souffrait cruellement n'ont jamais reparu.

L'éventualité des étranglements post-opératoires peut sembler quelque peu effrayante pour ceux qui ne sont pas rompus à la chirurgie abdominale, etje reconnais qu'au premier abord on aurait quelque raison d'être effrayé en songeant qu'ils peuvent survenir. Mais, si l'on réfléchit, on reconnaîtra qu'il vaut mieux être préparé qu'être effrayé par cette éventualité. Elle est inséparable, *non de la hernie en elle-même, non de la cure radicale*, mais de certains mauvais cas, comme elle est inséparable de l'*ovariotomie faite dans certaines circonstances*. Pour l'ovariotomie, je l'ai observée une fois.

Je rapporte le cas suivant, le seul que j'aie observé; j'ai encore ici fait une laparotomie pour étranglement post-opératoire et j'ai guéri la malade.

J'ai pensé devoir rapporter cette observation, bien qu'il ne s'agisse pas de hernie, parce que les circonstances de l'étranglement, le mode de l'opération et les suites ont tellement d'analogie que j'ai estimé qu'il était impossible de traiter à fond cette question sans y joindre un document de cette importance.

OVARIOTOMIE CHEZ UNE FEMME PRÉSENTANT UNE POUSSÉE DE PÉRITONITE. — ÉTRANGLEMENT SECONDAIRE. — LAPAROTOMIE AU BOUT DE DIX JOURS. — OPÉRATION LABORIEUSE DE PLUS DE DEUX HEURES, DÉTACHEMENT DE PLUSIEURS ANSES. — GUÉRISON RAPIDE. — EXCELLENTES NOUVELLES APRÈS QUATRE ANS.

M. Championnière opéra, le 5 décembre 1887, à l'hôpital Saint-Louis, une femme de trente-cinq ans,

atteinte de kyste de l'ovaire droit. Beaucoup d'adhérences, large résection épiploïque, pédicule très
large, un peu de liquide ascitique, rougeur généralisée,
signe manifeste d'un peu d'inflammation péritonéale,
due sans doute à un voyage récent.

Le petit bassin a été nettoyé avec le plus grand soin,
après la confection du pédicule. Sutures profondes
en argent, 6 ; crins de Florence, superficiels, 10.

L'opération, très laborieuse, a duré cinquante-cinq
minutes.

Les suites en sont d'une simplicité extrême. La
malade, qui souffrait avant l'opération, a cessé de
souffrir. Aucun vomissement. La température ne
s'élève pas au-dessus de 37°,8, et ce chiffre a été
atteint seulement le premier et le troisième jour. Les
selles sont bonnes d'abord. Le premier vomissement
a lieu le 10 (au bout de cinq jours). à la suite de
l'ingestion de quelques huîtres.

Le sixième jour, pendant quelques heures, coliques
violentes. Le soir, accalmie complète. Le septième et
le huitième jour, peu de douleurs ; le huitième, elle a
une selle abondante. A partir de ce moment, ni
selle ni gaz.

Dans la nuit du 13 au 14, huitième au neuvième
jour, douleurs violentes, avec un vomissement peu
abondant. Calme le matin.

La journée du neuvième, cinq vomissements abondants, jaunâtres.

A onze heures du soir, peu de douleurs, vomissé-
ments rares, faciès très altéré ; la paroi abdominale,
que l'on examine avec soin, est réunie ; un peu d'empâtement profond. Morphine pour la nuit.

Le jeudi 15, dix jours après l'opération, état général
mauvais, pouls petit, hoquet, ballonnement. M. Championnière fait la laparotomie à neuf heures du
matin.

Longue incision, abdomen largement ouvert. A
gauche de la ligne médiane, volumineuse adhérence
épiploïque contenant encore des fils de catgut.

En ce point, trois groupes d'anses intestinales (intestin grêle) sont adhérentes, s'enmêlant dans un inex-
tricable enchevêtrement.

L'une d'elles, tordue deux fois sur elle-même,
forme un anneau véritable, enlaçant une des deux
anses adhérentes. Ces deux anses sont vides ; au-
dessus d'elles, la troisième anse adhérente est très
dilatée par les gaz.

La première anse est détachée à coups de ciseaux
avec quelque traction. La deuxième anse, ou plutôt
la seconde partie de la première anse, est détachée
très laborieusement et par sections successives. Les
tractions la déchireraient certainement, car la solidité
de l'adhérence est extrême. La troisième est détachée de la même façon, en laissant à sa surface quelques débris d'épiploon, de peur d'une rupture. Ces
trois anses sont vides, aplaties.

Celle que j'ai appelée au début la troisième anse, c'est-à-dire la quatrième partie d'intestin que j'attaque, est beaucoup moins tenue; fixée seulement par une petite surface, elle est distendue par les gaz.

Au-dessus, les restes du tablier épiploïque adhérent fixent encore le côlon transverse.

Ils sont détachés et séparés par six fils en trois groupes du grand tablier épiploïque.

L'abdomen est nettoyé. La plaie abdominale est refermée par trois plans de suture.

La durée de l'opération a été fort longue, deux heures environ. La malade est très déprimée.

Deux heures après l'opération, évacuations alvines très abondantes; plus de deux bassins de liquide jaunâtre, très analogue à celui des matières vomies avant l'opération, sont rendus par les selles.

Depuis la *laparotomie, pas un seul vomissement;* évacuations régulières de gaz. La température ne s'est pas élevée au-dessus de 37°,6 et la malade est repartie, le 15 février, dans un état excellent.

Depuis, elle a donné de ses nouvelles, et *quatre ans* après cette opération elle est dans un état excellent, sans jamais avoir donné un accident quelconque.

La lecture de cette courte observation montre bien les relations qui la rattachent aux précédentes et qui me l'ont fait rapporter avec elles.

Cet accident d'étranglement est bien le résultat

non de l'operation, mais d'une situation antérieure,
péritonite préexistante.

Son développement s'est fait d'une façon absolument insidieuse, sans réaction aucune.

Malgré cela, les lésions étaient énormes et, si la laparotomie n'avait été faite largement avec des moyens puissants, son échec était certain.

Pour avoir, dans ces cas d'étranglement post-opératoire, de bonnes chances de succès, il y a plusieurs difficultés à vaincre :

Il faut reconnaître la nature des accidents ;

Il faut intervenir à temps ;

Il faut intervenir utilement.

La nature des accidents est, comme je l'ai déjà dit, fort difficile à déterminer. Au chapitre des complications, traitant de l'étranglement interne, j'ai indiqué les difficultés que les phases des suites opératoires comportaient. J'ai montré que le défaut de netteté dans les accidents d'étranglement rendait le diagnostic difficile au milieu des vomissements post-opératoires, ou simplement au milieu des accidents intestinaux qui suivent si fréquemment ce genre d'opération.

J'ai dit aussi comment la pratique que j'ai adoptée depuis longtemps de purger immédiatement mes opérés coupe court à toutes les incertitudes. J'ai beaucoup de raisons pour adopter cette pratique. Mais celle-ci est une des raisons péremptoires : il faut, dès le début, que la perméabilité de l'intestin ait été constatée.

Toutes les affirmations re'atives au danger de la purgation, à l'irritation de l'intestin ou du péritoine, même toutes celles relatives aux inconvénients de la distension intestinale pour les laparotomies à venir, sont plutôt des suppositions théoriques. J'ai donné, comme meilleure preuve, six opérations faites dans ces conditions avec succès.

En ce qui concerne la valeur séméiologique des évacuations de l'intestin, il faut tenir grand compte de l'évacuation des gaz. Le passage de matières liquides ou même solides n'implique pas toujours la perméabilité suffisante de l'intestin. Il faut que les gaz passent. L'observation N⁰ˢ 2 et 3 de ce chapitre est bien curieuse à cet égard, puisqu'il n'a pas suffi de donner passage aux liquides et aux solides. Le rétrécissement des intestins avait été supprimé dans une large mesure, puisque les évacuations de liquide et de solide se faisaient abondantes ; mais il y avait encore un obstacle au passage des gaz qui nous a amené à ouvrir l'intestin et à créer une fistule intestinale.

Comme on observe assez souvent des troubles intestinaux qui peuvent vous embarrasser, il peut être assez délicat d'intervenir à temps. L'abaissement de la température ne doit pas être trop attendu. La persistance de vomissements et le défaut de passage des gaz comptent parmi les indications de premier ordre.

Le double jeu des purgatifs et des lavements irritants devra guider efficacement.

Pour le troisième point, l'intervention utile, il faut attacher un grand prix aux interventions larges, à ces interventions qui ne coûtent pas à ceux qui sont rompus à la chirurgie abdominale. Il faut avoir passé par les difficultés qu'offrent toutes ces opérations pour se rendre compte de la nécessité de résolutions vigoureuses et d'opérations hardies. Les demi-mesures conduisent à de tels embarras qu'il ne saurait en résulter de thérapeutique habituellement efficace.

L'opération doit être d'autant plus large qu'on trouvera les obstructions, résultant de lésions multiples et étendues, et que les adhérences constituées, même tout récemment, seront souvent d'une dureté qui demande des manœuvres longues de dissection laborieuse.

Dans le dernier cas que j'ai cité (*ovariotomie*), des adhérences, qui ne dataient que de dix jours, ont dû être détachées aux ciseaux pendant une opération fort longue.

Dans la troisième observation, lors de la seconde opération, une anse repliée sur elle-même formait deux tubes accolés en canon de fusil et réunis avec une telle solidité que j'ai douté fort longtemps s'ils

seraient séparables, même par une dissection attentive, et toute cette dissection a dû être faite avec
l'instrument tranchant.

La nécessité de voir dans ces cas et d'empêcher
une protrusion violente de la masse intestinale par
un orifice étroit doit donc vous mener à faire de très
larges incisions.

Dans l'observation troisième, j'ai fait mieux encore.
Je pensai qu'avec un orifice pas très considérable, à
parois épaisses et conduisant à une sorte de puits profond, je serais dans de mauvaises conditions de
recherche du mal et de destruction de l'obstacle. Je
songeai immédiatement à faire une seconde ouverture
qui me permît de pénétrer plus avant, de bien voir et
de détacher l'anse intestinale lésée, sans trop inonder
de pus et de matières le péritoine environnant. Je
recommande donc, à l'occasion, cette manière de
procéder.

Dans le cas d'adhérence d'une anse intestinale
altérée, le procédé que j'ai employé, reintégrer l'anse
doublée de la portion de paroi à laquelle elle est
adhérente, me paraît plus pratique et plus sûr que
n'importe quel procédé d'entérorhaphie, d'autant
mieux que, si l'entérorhaphie devenait nécessaire,
on aurait toujours la possibilité d'y avoir recours.

Toutes ces opérations, je les fais dans les mêmes
conditions que toutes mes laparotomies, soit suivant
le même mode que toutes mes opérations, puisque je

ne fais aucune différence entre le péritoine et les autres régions. Le nettoyage de la plaie opératoire doit être fait avec un antiseptique puissant, l'eau phéniquée forte. Comme on peut avoir à faire ici à des accidents susceptibles d'infecter le voisinage, on a une raison plus sérieuse encore d'agir ainsi. Or, j'ai bien réussi à préserver les parties voisines dans tous ces cas.

J'attribue aux minuties extrèmes de mes opérations, au détachement parfait des adhérences et à l'action immédiate des purgatifs les résultats que j'ai obtenus immédiatement et secondairement. Non seulement, dans ces cas complexes, les étranglements ont été levés ; mais, longtemps après, il ne persistait ni douleurs, ni troubles quelconques de la circulation intestinale.

CHAPITRE XXVI

MÉTHODE ANTISEPTIQUE ET PANSEMENT
DANS LA CURE RADICALE.

En dehors de la méthode antiseptique, la cure radicale doit être proscrite. Peu de chirurgiens sans doute oseraient la faire sans prétendre pratiquer très exactement la chirurgie antiseptique; et cependant il en est encore qui ont donné quelques cas traités sans toutes les précautions que je considère comme indispensables.

Sans doute, avec une extrême propreté, de la rapidité d'action, avec beaucoup d'habitude de la chirurgie abdominale, on pourrait obtenir un certain nombre de cas de succès ; et cette opération, sans antisepsie proprement dite, exposerait à moins de dangers que la chirurgie osseuse par exemple. Mais elle perdrait tellement de sa sécurité que, selon moi, elle ne serait plus permise. Je vais même plus loin : en ce qui la concerne, il ne suffit pas d'être plein de

bonne volonté à l'endroit de la chirurgie antiseptique, mais il faut en avoir une expérience complète,
de manière à être assuré contre tout échec. Le
chirurgien qui veut faire la cure radicale d'une façon
courante doit y être préparé de deux façons différentes : il doit avoir étudié avec soin la technique de
la cure radicale, il doit avoir opéré assez souvent
des hernies étranglées pour ne pas apporter à son
opération sur la hernie non étranglée un danger dû à
son inexpérience des hernies. Mais, en outre, il doit
avoir une expérience consommée de la chirurgie
antiseptique.

Sans décrire donc, à propos de cette opération,
toutes les manœuvres de la chirurgie antiseptique,
j'insisterai sur les principales qui doivent attirer
tout particulièrement l'attention.

Tout d'abord, le *nettoyage de la région*. Celle-ci,
surtout celle du pli de l'aine, est tout particulièrement
infectée et difficile à purifier. Le bain préalable,
avantageux dans bien des cas, doit souvent être
évité, surtout quand on opère des sujets à l'hôpital
et en hiver. Un nettoyage de la région suffit du reste
quand il est bien fait. Il est bon de le pratiquer en
plusieurs temps.

Je commence d'ordinaire par un lavage préalable
avec l'eau de panama, c'est-à-dire avec **la décoction
de *quillaya saponaria*, avec laquelle on dégraisse les
étoffes**. Celui-ci doit être fait la veille ou l'avant-

veille, puis repris un peu avant l'opération. A ce moment, je fais alors laver à nouveau la région avec du savon et de l'eau phéniquée forte, soit au vingtième. On rase alors le sujet, si la veille il n'a déjà été rasé au moment du premier lavage. La région est alors lavée à nouveau avec de l'eau phéniquée forte (1/20), pure cette fois. Puis, des compresses imbibées d'eau phéniquée faible, au quarantième, sont laissées sur la région jusqu'au moment de l'opération, c'est-à-dire, en général, pendant qu'on chloroformise le malade.

Avant l'opération, nouveau lavage à l'eau phéniquée forte (1/20). Le champ opératoire est entouré avec des compresses imbibées d'eau phéniquée faible et l'opération est pratiquée avec toutes les conditions ordinaires des opérations antiseptiques.

Pour la durée de cette opération, j'emploie la *pulvérisation* que j'ai conservée pour les opérations que je pratique sur les grandes séreuses, le péritoine et pour les opérations craniennes.

J'ai pulvérisé de l'eau phéniquée et, actuellement, je pulvérise de l'eau chargée d'essence d'eucalyptus.

Je n'oserais pas affirmer que cette pulvérisation est absolument indispensable, et je n'en fais pas une condition nécessaire de l'intervention. Cependant, il me semble, après divers essais, que les opérations que j'ai pratiquées sans la pulvérisation ont habituellement été suivies de plus d'élévation de température que mes opérations ordinairement parfaitement apyrétiques. Je crois que le nuage médiocrement antiseptique agit surtout comme une pluie fine qui débarrasse le champ opératoire de certaines poussières en suspension dans l'air de la salle.

Je ferai remarquer, du reste, qu'à l'encontre de bien des chirurgiens, j'opère toujours à l'hôpital, *au milieu d'un grand nombre de spectateurs*, auxquels je n'impose ni *préparation* ni *serment*, qui conservent leurs vêtements et qui s'approchent de moi aussi près qu'ils veulent, sans toutefois toucher au champ opératoire, aux instruments ni aux solutions. Mais leur proximité, leur nombre souvent très grand peuvent être considérés comme menaçants ; et je crois que l'exagération des précautions est bien indiquée pour se défendre de tout ce qu'ils pourraient apporter. Ma manière de procéder me paraît constituer une défense suffisante, car je n'ai jamais observé d'accidents qui puissent être imputés à leur présence. Et j'ai cet avantage que j'estime beaucoup de rendre absolument *public* chacun de mes *actes opératoires* et de permettre à tous, sans exception, de *suivre les résultats des opérations* dont un régistre, que tout le monde peut consulter, donne le résumé.

J'emploie cette pulvérisation tant que la grande cavité séreuse est ouverte, parce qu'alors la cavité de ma plaie est en quelque sorte indéfinie et je ne puis espérer par mes lavages en atteindre tous les recoins. Quand le péritoine est fermé, je la fais suspendre, car la plaie qui reste sera lavée dans tous ses recoins.

Pour que cette pulvérisation ne soit pas gênante, tout en étant très efficace, il faut employer un appareil déterminé. Je continue à recourir au pulvérisateur à vapeur que M. Collin a construit pour moi, d'après les préceptes autrefois donnés par Lister. On a copié bien des fois ce pulvérisateur, et ceux de même forme sont innombrables. Il faut faire attention, toutefois, que les pièces principales doivent être disposées de telle sorte que la pulvérisation soit extrêmement fine, sans quoi, pour le malade comme pour le chirurgien, l'extrême humidité apportée par le jet peut être très mauvaise.

Il faut aussi que le jet soit assez puissant pour que l'appareil reste éloigné de l'opérateur et que tout danger d'explosion soit évité. Le jet du pulvérisateur ne doit ni refroidir, ni gêner.

La figure 42 ci-contre représente mon appareil, susceptible de marcher deux heures et dont le fonctionnement a toujours été d'une grande régularité.

Au cours de l'opération, la plaie n'est pas traitée autrement que toutes les plaies opératoires. Toutefois, après l'ouverture du sac, le contenu doit être

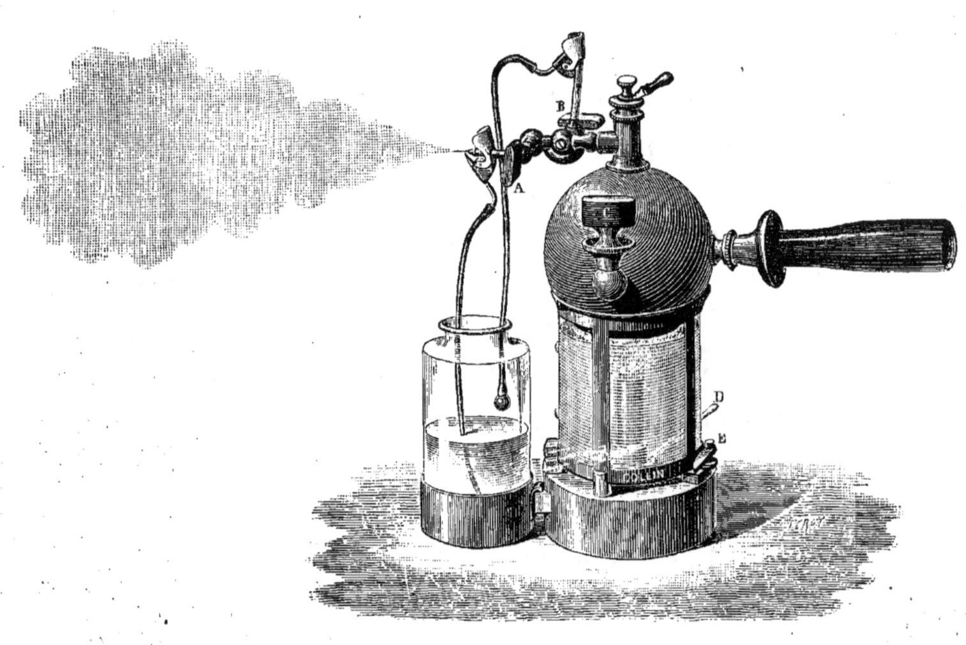

Fig. 42. — Pulvérisateur du Dr Championnière.

examiné avec soin, et il est souvent prudent de le laver immédiatement avec une solution phéniquée forte.

Si l'épiploon est attiré au dehors, les ligatures ayant été faites, on doit tirer au dehors tout ce qui peut être retiré, pour toucher avec l'eau phéniquée forte la partie de l'épiploon qui va remonter dans le ventre et qui pourrait avoir été contaminée. Si on attend que l'excision ait été faite pour pratiquer ce lavage, il peut arriver qu'on n'ait plus assez de prise pour faire exécuter cette descente à l'épiploon tiraillé et que la purification soit incomplète, sans compter que le tiraillement sur les fils les expose à glisser et peut vous conduire aux hémorragies.

Après l'excision, le moignon épiploïque est de nouveau touché avec l'eau forte.

Par prudence, l'éponge montée, placée dans le sac et dans le ventre pendant les manœuvres de dissection, doit être imprégnée de solution forte.

Après la ligature du pédicule, le péritoine étant clos, le pulvérisateur est supprimé. L'hémostase est faite avec beaucoup de soin, et le lavage de la plaie est effectué, comme j'en ai l'habitude, successivement avec une solution d'acide phénique à 5 pour 100 et une solution de sublimé à 1 pour 1000, en terminant toujours par la solution phéniquée. J'ai expliqué ailleurs pourquoi cette association de deux antiseptiques me paraissait toujours très heureuse.

Puis je termine les sutures, *je place un drain* et j'applique le pansement proprement dit.

PANSEMENT.

Pour la cure radicale, ma technique a toujours été la même. Je suis très exactement les préceptes de Lister, mais avec une technique assez personnelle. La base du pansement est l'iodoforme, en en employant la plus petite quantité possible et surtout en en mettant aussi peu que possible en contact direct avec la plaie et avec la peau.

Une très petite quantité de *gaze iodoformée* très chargée, *fabriquée dans mon service*, est mise en contact avec la plaie et par-dessus *des sachets* fabriqués avec une poudre composée dans laquelle entre une très petite proportion d'iodoforme :

Iodoforme.. ⎫
Poudre de benjoin............................ ⎬ Parties
Poudre de quinquina........................ ⎬ égales en
Carbonate de magnésie saturé d'essence ⎬ poids.
   d'eucalyptus................................ ⎭

Comme de ces poudres l'iodoforme seul est lourd, sa proportion reste très petite par rapport à la masse de la poudre.

Le sachet est constitué par un fragment de gaze ordinaire, très commune, bouillie dans de l'eau phéniquée au quarantième, pour la débarrasser de l'apprêt et pour la purifier. On remplit ce fragment d'étoffe d'une petite quantité de poudre alors que l'étoffe est encore humide et on maintient les sachets renfermés en boîte close, de façon à les conserver humides.

Trois ou quatre sachets ayant été placés par-dessus la gaze iodoformée, je recouvre le tout d'*un imperméable*. J'emploie l'étoffe dite Mackintosh, coton recouvert de caoutchouc ; j'ai employé également d'autres étoffes imperméables et moins chères. On empêche ainsi le pansement d'être par trop sec, et, bien qu'on en ait dit, les pansements qui sèchent et collent aux lèvres de la plaie ne permettent jamais des réunions aussi satisfaisantes que les pansements qui restent légèrement humides dans leur profondeur et qui se détachent des lèvres de la plaie réunies sans tirailler et sans laisser de petites croûtes. L'imperméable aura encore cet avantage d'empêcher l'urine, si elle vient à couler, de pénétrer les sachets, ce qui obligerait à changer le pansement prématurément.

Par-dessus l'imperméable, j'ajoute une couche épaisse de l'*ouate de tourbe* du Dr Redon. Depuis plusieurs années, ce produit est devenu pour moi un élément précieux de mes pansements. Cette ouate de tourbe est tout particulièrement précieuse pour la cure radicale. L'écoulement de liquides n'est pas habituellement très abondant; mais, s'il se produit, il est absorbé et neutralisé en quelque sorte par l'ouate de tourbe qui l'absorbe et ne permet aucune putréfaction ni aucune infection secondaire de la plaie qu'elle protège.

En outre, l'ouate de tourbe est bien plus élastique que l'ouate de coton ; elle est donc précieuse pour exercer une compression régulière sur la région. C'est qu'en effet le pansement doit être antiseptique, mais il doit aussi avoir une action compressive très marquée. Et cette action compressive doit se maintenir bien régulière jusqu'à la fin du traitement.

Par-dessus la masse d'ouate de tourbe qui protège la région opérée, les bourses, le bassin et même le tour de l'abdomen, un double spica, prenant les deux aines et même le périné, est appliqué pour la plus commune des opérations de hernie, celle qui se pratique pour la hernie du pli de l'aine, de la région inguino-crurale. Ce spica est fait avec une bande de tarlatane apprêtée, large de 15 à 18 centimètres ; et, dans la région de l'aine opérée, je place encore un paquet de compresses ou une serviette pliée, de façon à assurer dans cette région, en particulier, une compression énergique. Si la bande employée est faite de gaze apprêtée et mouillée, elle sèche et se durcit après le pansement et maintient celui-ci très bien en place. Il devient même assez dur pour constituer une sorte de bandage inamovible.

Ce premier bandage doit rester en place en général pendant huit jours. Il ne présente guère que l'inconvénient d'être aisément souillé par l'urine, ce qui me fait habituellement prendre la précaution de placer mon imperméable sur la verge en l'ouvrant d'un large trou où passera la verge. L'imperméable tient le pansement humide et empêche la plaie d'être souillée par l'urine.

Premier pansement.

En principe, si le pansement était taché trop largement, il faudrait craindre de le maintenir trop longuement en place. Mais, depuis que j'emploie l'ouate de tourbe, je n'ai plus jamais eu ce souci et je ne refais prématurément les bandages qu'en cas d'accident ou lorsqu'il s'agit de quelque malade indocile qui a défait son pansement. Dans l'immense majorité des cas, je n'enlève ce premier pansement qu'au bout de huit jours au moins.

Dans le cas de malades très obèses ou dans le cas d'une irritabilité spéciale de la peau, il pourrait y avoir avantage à faire un peu plus vite le pansement. Dans ces cas, il y a nécessité de sectionner les fils qui ont une tendance à couper les tissus gras et irrités, et à remplacer, au moins en partie, le pansement iodoformé qui peut être mal supporté.

Il y a, du reste, pour ce premier pansement un tâtonnement à faire, une véritable expérience à prendre, dont dépend beaucoup la netteté des phénomènes de la réparation.

A ce premier pansement, le drainage est assez régulièrement supprimé. Si le pansement est fait seulement au bout de huit jours, il n'est que temps de faire cette suppression. Il y aurait même sans doute quelques avantages à la faire un peu plus vite. Mais comme il y a d'autres avantages à retarder ce premier pansement, je passe par-dessus ce petit inconvénient et le drainage est supprimé ainsi au bout de huit jours.

Je coupe au moins les fils les plus profonds et en général tous ceux qui tirent. Il est bon, toutefois, de laisser quelques-uns des plus superficiels, si l'on ne veut pas voir la plaie bâiller dans les points qui ont subi un léger enroulement.

Je couvre alors la partie de la plaie qui est la plus éloignée de l'orifice du drain avec un lint imprégné de pommade boriquée (acide borique, 20 grammes ; vaseline pure, 100 grammes) et je recouvre l'orifice du trou où existait le drain avec un petit fragment de gaze iodoformée. Par-dessus, je place à nouveau mes sachets de poudre composée, puis l'ouate de tourbe, les compresses et le spica identique à celui qui avait été appliqué après l'opération.

Ce pansement n'est accompagné *d'aucun lavage ;*

et, s'il me semble que quelque impureté soit dans le champ de la plaie, je me contente de passer une compresse mouillée dans le point correspondant.

Deuxième pansement.

Ordinairement, ce nouveau pansement est laissé aussi huit jours environ, puis il est ouvert dans les mêmes conditions. Les fils qui restaient sont coupés et enlevés, et le pansement est remplacé par un lint imprégné de pommade boriquée. Par-dessus, ouate de tourbe, compresses et spica, toujours serré.

En effet, si le pansement n'a plus pour mission de *protéger une plaie* qui est fermée et dont il n'y a plus à s'occuper, il faut qu'il continue à *exercer une compression efficace* et à assurer la solidité de toute la région contre les efforts, contre la toux et contre tous les accidents qui, dans les temps qui suivent immédiatement l'opération, pourraient venir gâter les effets obtenus. Aussi, ce dernier pansement doit être solide et ne sera abandonné que lorsque le sujet, en se levant, pourra porter la ceinture que je conseille de porter dans les premiers temps qui suivent l'opération.

Je tiens beaucoup à l'application très exacte de ce pansement compressif, dont l'action vient se joindre au repos que j'impose pour assurer la formation d'une cicatrice solide. J'estime, en effet, que trois semaines sont un minimum de séjour au lit qu'il ne faut pas négliger. Je pense même que, s'il était possible de faire durer ce séjour davantage, cela vaudrait mieux encore.

J'en ai eu la preuve bien nette dans certains cas où des nécessités diverses avaient maintenu les sujets au lit beaucoup plus longtemps. Or, cela avait toujours été au grand bénéfice de l'opéré ; et les résultats de la cure n'en étaient que plus parfaits. Mais je reconnais, après expérience faite, que cette durée de trois semaines est déjà difficile à obtenir et, pour ne pas exiger l'impossible, j'insiste au moins pour que ces trois semaines ne soient pas écourtées.

J'ai indiqué assez complètement ma technique de pansement, pour qu'il n'y ait aucun doute sur ma manière de faire, et je tiens, en ce qui me concerne, à l'exécution des moindres détails dont l'expérience m'a appris l'utilité. Mais je conçois fort bien que d'autres réussissent en employant une technique de pansement différente. Toutefois, j'insiste sur ce fait : quelle que soit la technique employée, il faut *qu'elle soit parfaite, irréprochable et toujours régulière*. Sans cela, l'opération, dont le mérite principal est la régularité, la sécurité, l'efficacité constante, perdrait une grande partie de sa valeur.

Que l'on n'oublie pas, par exemple, qu'aussitôt que l'opération aboutit à une *suppuration, même légère*, non seulement elle *compromet la sécurité* du sujet, mais elle compromet tout autant *la solidité des résultats*. Immédiatement, ce sont les complications péritonéales qui sont menaçantes ; plus tard, ce sont les cicatrices de suppuration qui ont une tendance à céder. Aussi, non seulement il faut que le commencement ait été irréprochable, mais il faut que, jusqu'à la fin, la surveillance du pansement jusqu'à guérison parfaite assure qu'aucune suppuration, même en apparence insignifiante, ne viendra contrarier la fin du traitement.

Si, dans l'immense majorité des cas, j'ai employé cette technique antiseptique que j'ai décrite minutieusement, j'ai cependant eu des occasions d'essais divers assez différents. Mais je n'ai jamais fait ces essais que lorsque l'expérience d'autres opérations me les avait révélés pleins de sécurité, parce que la cure radicale ne permet aucune sorte d'essais proprement dits : il faut pour elle marcher à coup sûr.

Si je n'entre pas dans la description de ces essais, c'est qu'ils ne me paraissent pas devoir faire partie d'un livre consacré à la cure radicale. C'est seulement en entrant dans les détails de la chirurgie générale qu'on peut en apprécier la valeur. Le fait le plus important à retenir, c'est que, tout en ayant une technique facile à appliquer, peu offensive, de résultats bien constants, il arrive que l'on soit obligé de s'en écarter, des sujets rares ont besoin de topiques exceptionnels. Dans ces cas, il faudra donc varier et appliquer les topiques différents avec l'esprit de protection constante, suffisante, exagérée même, qui doit animer celui qui pratique la véritable chirurgie antiseptique.

Sans entrer dans tous les détails de la chirurgi antiseptique, je rappelle, en terminant ce chapitre, qu'au cas où des complications inflammatoires, c'est-à-dire septiques, viennent troubler la réparation plus ou moins tardive, c'est à l'emploi d'une très petite quantité d'un modificateur très puissant que j'ai recours. La solution aqueuse de chlorure de zinc au douzième ou au dixième est l'agent antiseptique puissant qui m'a toujours rendu service, en dépit des affirmations de certains expérimentateurs qui nient sa valeur microbicide.

CHAPITRE XXVII

Beaucoup d'opérateurs ont renoncé au drainage des plaies dans le pansement de la cure radicale. J'estime que c'est là une faute, et je me suis attaché à faire ce drainage dans les conditions les plus simples ; mais je conseille de toujours le pratiquer. Il semble, au premier abord, que ces plaies avec incisions peu étendues soient assez analogues aux plaies pariétales de la laparotomie, pour mériter la réunion immédiate et sans drainage qu'on établit dans ces cas. Pourtant, cette comparaison ne serait pas exacte. Surtout pour la hernie inguinale, la surface de décollement laissée par la dissection du sac est considérable et très susceptible d'épanchements secondaires (1). Il est de la plus grande importance

(1) Ceci est vrai de la cure radicale telle que je la comprends. L'opération parcimonieuse et incompète que l'on fait souvent peut

qu'entre les surfaces cruentées ne se fasse aucune accumulation de sérosité et surtout de sang. L'expérience nous apprend que ces épanchements ont été très communs pour beaucoup d'opérateurs et ils peuvent donner lieu à des inconvénients graves de deux sortes.

Le premier inconvénient, c'est l'écartement par l'épanchement des parois que l'opération doit rapprocher ; c'est l'ecchymose s'étendant au loin, surtout vers les bourses, avec un gonflement douloureux, difficile et long à dissiper. Tous les auteurs ont cité de ces faits-là.

En second lieu, ces foyers d'épanchements sont devenus aisément des foyers infectés, et les suppurations, les décollements, les grands phlegmons et enfin les gangrènes, surtout dans les bourses, ont été observés si fréquemment qu'on les a présentés comme un des grands inconvénients de la cure radicale.

Je crois que l'absence de drainage ou un drainage mal fait a joué un rôle capital dans la genèse de ces complications. Je puis dire, en ce qui me concerne, que je ne les ai jamais observées. Car, dans les cas absolument insignifiants où j'ai observé de la suppuration, il ne s'est agi que d'accidents très tardifs, dus

se passer de drainage; mais, selon moi, elle n'a que l'apparence de la cure radicale.

à des défectuosités évidentes dans les pansemenis secondaires.

J'ai fait quelques opérations sans drainage et j'ai observé que les phénomènes immédiats de la réparation ne sont plus aussi réguliers. Un peu de tension, un peu de douleur même. S'il y a eu la moindre anicroche dans l'hémostase, il se fait un épanchement sanguin. Si cet épanchement est peu abondant, il a chance de se résorber. Mais, s'il est abondant, il se ramollit et il peut y avoir nécessité de l'évacuer. Pour la hernie inguinale, où il y a des chances de voir l'épanchement fuser dans la direction des bourses, je me suis fait une loi depuis longtemps de ne jamais manquer au drainage. Pour la hernie épigastrique ou pour la hernie crurale, j'ai souvent fait la réunion sans drain. Même pour la première, je n'ai pas toujours eu lieu de m'en féliciter. C'est ainsi que, tout récemment encore, après avoir opéré une hernie épigastrique, j'ai eu un petit épanchement sanguin que j'ai dû évacuer un peu tardivement, le quatorzième jour, ce qui a retardé un peu ma cicatrisation complète. Je crois donc que, désormais, même pour ces petites hernies, je drainerai comme pour les grosses.

Ce n'est pas le lieu de discuter cette question du drainage des plaies en général. Mais je puis dire qu'ici, comme pour beaucoup de plaies, la suppression du drainage est un avantage beaucoup plus apparent que réel ; c'est un trompe-l'œil et le traite-

ment n'en est pas abrégé d'une minute. Aussi, je re-
nonce sans regret aucun à ce prétendu progrès, très
satisfait de la sécurité que donne le drainage,
même dans les cas les plus graves, avec les décollements les plus considérables.

Au début, j'ai cherché à pratiquer ce drainage dans
des conditions spéciales que j'ai abandonnées depuis
longtemps. J'ai essayé de drains de diverses matières,
puis je suis revenu au drain de caoutchouc ordinaire,
surtout depuis que nous avons constamment à notre
disposition des drains de caoutchouc de qualité irréprochable. Les drains rouges que nous avons aujour-
d'hui, à parois épaisses, n'étant pas susceptibles de
fléchir et ne s'infectant pas, je les emploie constamment.

Je ne mets ordinairement qu'un drain debout, de
médiocre calibre, disposé, surtout pour la hernie
inguinale, de bas en haut. Au lieu d'occuper la partie
la plus déclive de la plaie, comme on le recommande
constamment, il occupe la partie la plus élevée. Ceci
est utile pour éloigner l'orifice d'écoulement le plus
possible des organes génitaux, vers lesquels le
liquide aurait chance de contamination. Or, cela n'a
aucun inconvénient pour la liberté de cet écoulement,
car le liquide à venir par ce drain est très fluide
comme la sérosité du sang et, dans une plaie com-
primée surtout, il coule parfaitement en remontant
le trajet du drain. Cette ascension est, du reste, d'au-

tant plus facile que, le sujet étant couché, la pente à remonter est bien peu marquée. Quoi qu'il en soit, cet écoulement se fait fort bien. Sauf pour les très grosses hernies, il est, en général, peu abondant. Pour certains cas cependant, il traverse le pansement.

Le drain que l'on place ne doit être ni volumineux ni bien long. Il ne doit non plus être profondément situé. On doit toujours se rappeler qu'il n'est pas là pour évacuer des masses de liquide, mais pour servir comme une soupape de sûreté contre les excès de tension qui peuvent se produire.

Le drain ne doit en aucune circonstance aller profondément jusqu'au péritoine, comme on l'a dit souvent; il gênerait la réunion des parties profondes; le drain placé de la sorte ne serait, en réalité, qu'un obstacle à l'accomplissement vrai de la cure radicale. Il ne doit même pas entraver en quoi que ce soit la réparation de la paroi abdominale musculo-fibreuse et il est placé en avant de la suture perdue qui est destinée à la reconstituer.

En bas, il est inutile d'ordinaire de le faire plonger dans les bourses; il doit seulement affleurer à la partie supérieure de celles-ci, au voisinage de la racine de la verge. Il suffit ainsi d'ordinaire à évacuer les liquides qui ont tendance à s'accumuler et à distendre les bourses. Dans les cas très exceptionnels d'énormes tumeurs des bourses, il peut devenir utile de faire un drainage d'une partie de la cavité laissée dans les bourses. Dans ces cas très rares, j'ai drainé avec deux drains, dont l'un descendait dans les bourses, mais assez peu cependant et sans aller au fond. Il est, en effet, bien inutile pour drainer une cavité, même très grande, de la drainer jusqu'au fond, et cela aurait l'inconvénient d'empêcher dans une certaine mesure la rapidité de la réunion.

Il est inutile d'employer des drains très volumineux, et, pour beaucoup de gens, il semble que le drain que j'emploie soit hors de proportion avec le rôle important que je lui reconnais. C'est que, de même qu'il n'est pas nécessaire pour le drain d'occuper la partie déclive quand il n'y a que de la sérosité à évacuer, de même il n'y a pas besoin de gros calibre pour évacuer seulement cette sérosité.

J'emploie d'ordinaire un caoutchouc assez dur, quoique j'aie renoncé au caouchouc durci, que j'ai employé autrefois. Cependant, quand il m'arrive de manquer de caoutchouc de petit calibre ou quand je trouve mes tubes trop durs, je les fends volontiers dans toute leur longueur, pour les rendre moins résistants lors des pressions du pansement. Le type de caoutchouc dessiné ici est un tube perforé, dur comme celui des sondes uréthrales ou œsophagiennes et dont les orifices sont polis avec soin ; M. Galante les a fabriqués pour moi (Fig. 43).

Le drain doit, en somme, être placé sous la peau

et emporter les liquides qui font excès de tension au-dessus et au-dessous de lui. Il faut avoir grand soin de ne pas le mettre au-dessous de la ligne de suture, car on risquerait alors de gêner la réunion.

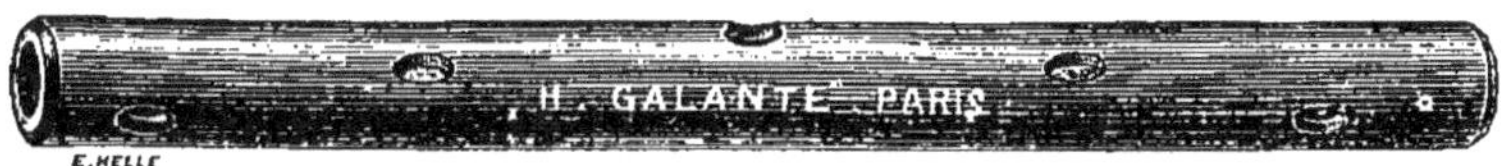

Fig. 43. — Drain de caoutchouc dur à bout et à orifices polis.

J'ai vu de ces cas après les pansements très serrés. Il ne faut pas oublier, en effet, que le pansement exerce une pression énergique sur la région ; et le tube ne saurait être appuyé sur une partie de peau qui ne serait pas solide.

Le tube n'a pas besoin de rester en place longtemps. On peut estimer que, vers le quatrième jour, l'action utile du drain est terminée. Non seulement il est inutile de le remettre en place, comme nous le faisions autrefois, mais il y aurait avantage à le retirer dès le quatrième jour. J'agis ainsi lorsqu'une raison quelconque me force à défaire mon pansement ce jour-là. Mais je dois dire que, dans l'immense majorité des cas, comme je désire avant tout laisser en place le plus longtemps possible le pansement, je ne le retire guère que le huitième jour et je n'enlève le drain que ce jour-là.

On voit, ce jour-là, qu'il était inutile depuis quelque

temps et qu'il ne fonctionnait plus, et on ne doit rouver dans son intérieur que du sang en caillot et non altéré. Si l'on trouve du pus, c'est que la plaie est infectée et il faut remédier au plus tôt à cet accident, s'il en est temps encore. *Le trajet du drain ne doit pas suppurer*, comme le disent encore quelques personnes peu au courant de la chirurgie antiseptique. Tout l'écoulement doit être constitué par un peu de sérosité louche ou par quelques gouttes de sérosité sanglante, accumulée derrière le drain.

Quand il en est ainsi, le drainage n'entrave en aucune façon la rapidité de la réparation. Les plaies non drainées ne permettront pas de supprimer le pansement une heure plus tôt et ne donneront pas une cicatrice plus tôt solide. Au contraire, d'après mon observation, il serait facile de remarquer que ces plaies non drainées, *plus tendues et plus sensibles, ont une consolidation plus lente*, avec un aspect moins satisfaisant.

CHAPITRE XXVIII

Si la cure radicale est pratiquée largement, de façon à être efficace, c'est une opération sérieuse pour laquelle rien ne doit être négligé, et j'attache, pour ma part, beaucoup d'importance à la préparation du sujet et aux soins consécutifs à l'opération.

Il ne faut, sous aucun prétexte, opérer un sujet enrhumé. Le plus grand danger viendrait de là, et, tout naturellement, si un sujet avait quelque maladie en puissance, on remettrait à une autre époque cette opération, qui permet toujours d'attendre le moment le plus favorable.

La préparation de la région à opérer est souvent nécessaire non seulement pour les nettoyages, mais pour faire disparaître toute trace d'accidents cutanés, eczéma, intertrigo, furoncles ou blessures dues aux bandages et à la malpropreté.

J'ai l'habitude de purger une ou plusieurs fois les sujets à opérer ; je le fais toujours d'ailleurs pour toutes les opérations abdominales et même pour la plupart de mes opérations. Pour les hernieux, cette pratique me paraît plus utile encore. On vide ainsi l'intestin, qui, chez beaucoup de sujets, se vide assez mal ; on s'assure de sa perméabilité.

Chez les enfants, cette purgation est plus nécessaire encore, et il faut prêter grande attention à la présence possible des helminthes chez eux. J'ai observé des accidents de haute gravité se rapportant à cette cause, et la fréquence de ces helminthes chez les enfants justifie cette précaution.

La purgation, si utile avant l'opération, est bien plus utile encore après celle-ci. Aussitôt après l'opération, je fais purger le sujet. J'agis ainsi, du reste, pour tous les cas de chirurgie abdominale. Mais, pour la hernie, l'utilité de cette mesure est tout particulièrement manifeste. Comme pour les autres cas, on simplifie les suites du chloroforme, les malades n'ont ni ballonnement ni douleur et les vomissements sont beaucoup plus rares et plus courts. Mais, en outre, on s'assure ainsi immédiatement de la perméabilité de l'intestin. Or, j'ai appris par expérience que cette perméabilité pouvait être altérée dans des circonstances diverses et il est très important d'en être assuré le plus tôt possible. Il ne faut pas oublier, en effet, que le hernieux porte souvent, avec les lésions que l'on voit, des lésions anciennes qui peuvent être à peu près dissimulées ; le succès et surtout la sécurité du patient pourraient être compromis par la négligence de ces complications.

Il ne faut pas, du reste, que le chirurgien s'exagère le danger effectif de ces mauvais cas. Toutes les fois que je les ai observés, j'ai pu intervenir et guérir les sujets; et le seul cas malheureux que j'aie observé est un cas où je n'ai pas été prévenu du tout de la situation.

Dans le traitement consécutif, j'attache également une très grande importance *à la diète*. Quelque heureuses que soient les suites opératoires, je crois que l'alimentation du sujet ne doit pas être faite rapidement. On n'y gagne rien et on peut faire naître des accidents; aussi, ai-je l'habitude non seulement de purger les sujets, mais de leur refuser une nourriture solide, au moins pendant huit jours.

Sans avoir observé d'accidents graves, j'ai vu souvent l'alimentation prématurée faire monter sensiblement la température. Or, l'ascension de celle-ci doit toujours être insignifiante. Elle ne doit pas dépasser quelques dixièmes de degré qui marquent cette fièvre traumatique vraie, commune à tous les malades opérés, non infectés, sur laquelle j'ai depuis si longtemps attiré l'attention (*De la fièvre traumatique*, 1872).

En règle générale, en effet, cette opération ne doit causer *ni fièvre, ni douleur, ni aucun accident*. En

dehors des vomissements chloroformiques, l'opération
ne doit causer aucun incident fâcheux ou pénible. On
peut dire *que les opérés ne souffrent pas.* Aussi,
l'emploi des remèdes pour eux doit être bien rare.
Je n'utilise l'opium ou la morphine que dans des cas
très rares. Il est bien exceptionnel qu'on fasse au sujet
une piqûre de morphine plus tard que le premier jour,
comme on le fait, du reste, pour calmer beaucoup
d'opérés et leur donner rapidement un peu de som-
meil.

Le seul accident qu'on observe assez communément
et qui mérite tous les soins, c'est la rétention
d'urine. Elle est assez difficile à expliquer, mais elle
est commune et il y a lieu d'en être prévenu pour
prendre ses mesures en vue d'un cathétérisme proprement fait, et, chez la plupart des sujets, elle dure
peu; mais je l'ai vue se prolonger pendant plusieurs
jours.

J'ai dit, à propos des complications, que celle que je
redoute le plus est la congestion pulmonaire. On
doit donc se préparer à la combattre. Or, ce que j'ai
vu de plus efficace avec la purgation immédiate, c'est
l'application d'un très grand nombre de ventouses
sèches, répétées souvent. C'est avec leur aide que nous
avons combattu les accidents les plus graves que
nous ayons observés, et toujours avec succès.

Les accidents de suffocation que l'on observe alors
ont une forme assez particulière. Ils s'accompagnent

souvent d'un point douloureux dans le côté ou à l'épigastre. La position assise, les ventouses, la piqûre de morphine, sont les principaux moyens à opposer à ces accidents.

Je les ai observés prenant, chez quelques sujets, la forme de crises, comme dans l'asthme vrai, et les malades étaient aisément calmés avec un peu d'éther et une piqûre de morphine. Il m'a paru que ces accidents étaient plus communs avec les grandes résections épiploïques.

En somme, aucun de ces accidents n'a pris un caractère sérieux chez les sujets jeunes, atteints de hernies peu volumineuses dans les conditions qu'on peut dire moyennes et qui sont les véritables conditions de choix pour la cure radicale de la hernie. Mais il est sage de connaître toutes les précautions à prendre et d'être prêt à les prendre même pour ces cas, parce qu'on voit clairement que la possibilité de ces accidents existe, et certainement, même dans ces cas bénins, l'action rapide de la thérapeutique est efficace.

Mais, pour les sujets âgés, pour les obèses, pour les hernies très volumineuses, pour les emphysémateux, la menace de ces accidents est constante, on peut le dire, et, si l'on veut dans ces cas obtenir la sécurité à laquelle je suis arrivé, les précautions doivent être de tous les instants. Que l'on songe à ces énormes hernies ombilicales que j'ai opérées et qui, dans la statistique, se trouvent mélangées avec toutes les hernies. Elles appartiennent à la catégorie des plus graves laparotomies et, si on les abandonnait à elles-mêmes après l'opération, la survie ne serait pas longue pour beaucoup d'entre elles. Ce n'est qu'à force de soins et de surveillance qu'on arrive à les guérir régulièrement et sans complication inflammatoire sérieuse.

Chez ces sujets atteints de hernie grave, la surveillance du régime alimentaire est tout particulièrement importante. Ces malades ne diffèrent pas, à cet égard, des femmes opérées de laparotomie pour des cas graves. Non seulement je leur fais subir la première semaine de diète à peu près complète, mais je les maintiens le plus longtemps possible au régime des aliments liquides, au lait, s'il est possible.

C'est pour ces sujets également qu'il faut être particulièrement sévère en ce qui concerne le lever. Comme je l'ai dit plus haut, afin d'assurer la solidité de la cicatrice, j'impose régulièrement trois semaines de séjour au lit, ne dissimulant pas, du reste, que cette durée doit être insuffisante pour les cas graves. D'un autre côté, cette période est déjà longue pour les sujets obèses et emphysémateux qui supportent mal le lit. Aussi, la troisième semaine écoulée, on ne les maintiendra pas au lit plus que de raison. Mais on peut les faire lever sans marcher beaucoup et leur faire garder un repos relatif dans la position assise.

En leur donnant une alimentation peu abondante, en les purgeant fréquemment, on leur rend le repos plus facile à supporter et on leur fait gagner tout doucement le moment où leur cicatrice bien solide supportera les efforts de la marche ou les petits à-coups qui peuvent survenir.

En ce qui concerne le traitement de ces opérés, on peut considérer qu'au bout d'un mois le sujet rentre dans la vie commune. Il n'exige plus de soins spéciaux. La cicatrice, généralement petite, n'est pas exubérante. Le cordon cicatriciel profond dans la hernie inguinale peut conserver quelque temps une certaine sensibilité. Il n'y a pas lieu de s'en préoccuper autrement. Toutefois, quand la cicatrice est grosse et un peu sensible, il est sage de la protéger de façon à ce qu'aucun frottement ne vienne l'irriter. Pour tout sujet que l'on opère pour une difformité, il est d'importance capitale de prendre toutes les précautions du début pour avoir des cicatrices parfaites, insensibles et sans irritation locale, pouvant donner lieu aux plus minimes ulcérations.

Cette surveillance de la cicatrice, après les premiers temps de sa constitution, ces petits soins, sont, en général, assez négligés ; cependant, en continuant à suivre des sujets porteurs d'une cicatrice récente, on peut réussir à leur éviter bien des ennuis. Il serait impossible ici d'entrer dans le détail de ces petits soins, qui ne diffèrent pas de ceux qu'on donne pour les plaies d'autres régions. Je conseille, pour ma part, de les poursuivre aussi minutieusement qu'on le fait, par exemple pour les cicatrices de la peau de la face ou du cou, dont la réparation est surveillée avec tant de soin.

Il sera donc utile de surveiller des sujets, de les préserver des frottements, de leur faire placer sur la cicatrice un lint boriqué ou un peu d'ouate.

Les sujets vous demandent fréquemment, quand ils peuvent *prendre un bain*. On fera sagement de les engager à tarder et à se contenter de soins de propreté. L'action du bain n'est pas favorable pour une cicatrice jeune.

En outre, ce premier bain enrhume souvent les sujets, ce qui causera des secousses pour la cicatrice. A tous égards, il y a lieu de reculer ce bain autant que faire se peut raisonnablement.

CHAPITRE XXIX

**L'ANESTHÉSIE CHLOROFORMIQUE PENDANT LES OPÉRATIONS
DE CURE RADICALE.**

Sans avoir un caractère particulier, l'anesthésie
faite pour les malades qui subissent cette opération
mérite certaines précautions indispensables, utiles à
connaître. Il faut qu'elle soit faite à fond et il faut
aussi, autant que possible, qu'on n'use pas une telle
masse de chloroforme que le sujet reste longtemps
dans ces états de demi-asphyxie qui sont si communs
et les prédisposent aux complications pulmonaires si
redoutables dans le cas qui nous occupe.

L'anesthésie doit être absolue. Il ne faut être gêné
ni par les efforts du sujet ni par les vomissements ou
les menaces de vomissements ; le mouvement des
intestins en avant peut être très gênant. Lorsque la
hernie est volumineuse, il peut être impossible de les
réduire une fois sortis. Tout le travail de résection
de l'épiploon, qui joue un si grand rôle dans mes

opérations, doit être fait en un calme parfait. On ne doit donc commencer cette opération que lorsque la résolution complète est obtenue, et il faut que cette résolution complète soit maintenue pendant tout le cours de l'opération.

Pour que l'anesthésie chloroformique donne le moins possible de congestion pulmonaire, pour qu'elle provoque peu de cette sécrétion de la trachée et des bronches, si gênante, il faut la conduire très doucement. Le procédé recommandé avec tant de clarté par le docteur Boncour, dans son excellent mémoire sur la chloroformisation lente et à petite dose, est ici le meilleur. Je recommande toujours à mes aides de tâter doucement la sensibilité du sujet, puis de lui donner le chloroforme lentement et d'une façon ininterrompue. On ne devra ensuite jamais laisser se faire de réveil, car c'est une occasion certaine de faire absorber au sujet qu'on rendort une proportion exagérée de chloroforme. Je donne, en outre, pendant l'anesthésie un ou plusieurs ballons d'oxygène à respirer. Cet oxygène empêche bien les phénomènes d'asphyxie et rend le réveil chloroformique plus facile, avec moins de tendance au vomissement. Il paraît aussi diminuer la dépression qui peut suivre les opérations de longue durée.

Enfin, l'anesthésie doit, avec le plus grand soin, *être prolongée jusqu'à ce que le pansement soit complètement achevé.* Si les efforts et les vomissements du réveil survenaient avant que la protection de la région ne fût bien assurée, il est de toute évidence que cela compromettrait la régularité et la solidité de la cicatrice. Une fois le pansement bien fait, au contraire, ces efforts peuvent se produire sans inconvénients et les vomissements ne m'ont jamais préoccupé pour l'avenir de mes opérations.

J'ai eu l'occasion, au cours d'un bon nombre de mes opérations, de constater l'influence pernicieuse de la mauvaise qualité du chloroforme. Je suis heureusement arrivé depuis longtemps à la solution du problème en n'opérant qu'avec du chloroforme purifié par moi. Je pense que les longues opérations de cure radicale de hernie avec tendance à la congestion pulmonaire sont de celles dans lesquelles la mauvaise qualité du chloroforme a les plus graves inconvénients.

Le très grand nombre d'opérations de cure radicale que j'ai faites, en même temps que de nombreuses laparotomies, m'avait conduit à me préoccuper de la mauvaise qualité du chloroforme hospitalier à une époque où la plupart de mes collègues ne lui prêtaient aucune attention.

En cas d'accidents, pour cette opération comme pour toutes, la respiration artificielle avec pressions sur le thorax, la langue étant fixée avec ma pince, est ma pratique habituelle.

CHAPITRE XXX

PORT DU BANDAGE APRÈS L'OPÉRATION. — VARIÉTÉS
DES BANDAGES. — SUPPRESSION DU BANDAGE.

A une époque où la cure radicale de la hernie
était médiocrement faite, on a conseillé, d'une manière générale, aux opérés de porter après l'opération
des bandages semblables à ceux qu'ils portaient
auparavant. Même avec les chirurgiens qui re-
poussent l'emploi des bandages, quelques opérés de
cure radicale de hernie ayant été dans la nécessité
de porter à nouveau des bandages, on dit volontiers
que le bandage est une nécessité *pour tous les opérés ;*
et on conclut qu'ils ne diffèrent en rien de ce qu'ils
étaient auparavant, puisqu'ils portent des bandages.

Cette assertion ne peut résulter que d'une connaissance très imparfaite de la question ou de la volonté
de la mal juger. Je sais bien que des chirurgiens qui
ont écrit sur la cure radicale des hernies ont dit de

leur manière de faire que, l'opération terminée, ils faisaient porter ou ne faisaient pas porter de bandage ; et ceux qui font la critique scientifique ont relevé ce résultat en leur faveur ou contre eux.

En réalité, quand la méthode de cure radicale mérite ce nom, *le bandage qui porte sur la région cicatricielle* est dangereux plutôt qu'utile ; et, pour ma part, je puis dire que *je ne fais pas porter de bandage*. Mais, ceci établi, l'expérience nous apprend que quelques mauvais cas peuvent tirer du port de certains bandages de sressources sérieuses, et il y a lieu de les bien déterminer.

Comme je l'ai montré à plusieurs reprises dans le cours de ce livre, on doit distinguer avec soin les cas dans lesquels on opère et les modes suivant lesquels il a été possible d'exécuter tous les temps de l'opération. On peut alors ranger les opérés de hernie dans trois classes bien distinctes :

1° *Le plus grand nombre* des sujets opérés sont ceux chez lesquels on a pu accomplir complètement tous les temps de l'opération. Le chirurgien a pu remonter très haut, réséquer la séreuse très haut, enlever de l'épiploon, constituer une cicatrice puissante. Dans ce cas, le bandage *est absolument inutile* pour le présent et pour l'avenir ; et le sujet est dans la situation de tout individu qui n'a pas été opéré ; il peut, plus tard, lui survenir une hernie ; mais il n'a pas beaucoup plus de chances qu'un autre sujet quelconque de voir cet événement se produire, et il attendra, pour porter un bandage, que cette éventualité menace.

2° Dans un *certain nombre de cas*, les choses n'ont pas été si bien faites, la dissection a été arrêtée avant que toute la hauteur voulue fût atteinte. Le plus souvent, c'est la proximité de l'intestin, et surtout du gros intestin, qui en a été cause. D'autres fois, c'est la paroi qui est faible dans toute son épaisseur. Dans ces cas, le retour de la hernie menace et nous devons surveiller le sujet. J'ai alors l'habitude de recommander au patient de revenir se montrer de temps en temps, soit tous les deux ou trois mois ; et, sitôt que je vois quelque chose qui menace, je lui fais porter un bandage d'une forme particulière sur laquelle je vais revenir.

3° Enfin, *les conditions* que je viens d'énumérer tout à l'heure sont *plus mauvaises* encore. Il y avait un gros intestin très près de l'orifice, et il a été impossible de remonter suffisamment haut. Ou bien on trouve une paroi exceptionnellement mince et derrière laquelle l'impulsion des intestins menace sans cesse, ou bien la hernie opérée est très grosse et la résistance de la cicatrice obtenue ne saurait défendre l'énorme trou béant. Dans ces cas, il est évident que la défense contre la hernie restera faible. Il n'y a qu'un parti à prendre d'emblée : faire porter au sujet un bon bandage qui lui permette de conserver les résultats acquis par l'opération.

On voit que je ne conseille pas uniformément le bandage après l'opération. Mais je fais plus : en principe, *je défends d'en porter*. En effet, si le bandage doit être employé comme dernière ressource, lorsque la hernie menace de revenir, c'est un *mauvais agent à appliquer sur une cicatrice solide*. Il ne peut avoir qu'une action délétère sur la cicatrice par les pressions qu'il lui fait sans cesse éprouver, et il faut les lui éviter, tant que faire se peut.

Quel est donc l'appareil que je prescris à tous les opérés, et que ceux qui me lisent et me citent *transforment* en un bandage herniaire? C'est une ceinture *sans ressorts* qui porte une pelote destinée à appuyer sur la paroi du ventre, *au-dessus de la cicatrice*.

Voici l'origine de son emploi : j'ai remarqué qu'en appuyant sur le ventre avec le poing, au-dessus de la cicatrice des opérés de cure radicale, on faisait manifestement porter au poing tout l'effort des quintes de toux, de l'éternuement, de tous les chocs abdominaux brusques. J'ai donc pensé qu'on pouvait utiliser cette observation *pendant la consolidation de la cicatrice.*

En effet, après les trois semaines écoulées pendant lesquelles nous avons beaucoup de peine à maintenir nos opérés au lit, la cicatrice jeune, à peine formée, va supporter tous les efforts. Or, l'observation attentive des faits montre qu'il faut plusieurs mois pour la constitution définitive d'une cicatrice vigoureuse. J'estime, arbitrairement peut-être, à six mois le délai nécessaire pour que la cicatrice ait une puissance efficace.

J'ai donc fait construire par MM. Rainal un appareil qui m'a paru pouvoir protéger cette cicatrice pendant ces six mois. Que l'on remarque bien qu'il ne peut s'agir d'un bandage au sens propre du mot, puisque mon appareil *ne doit pas porter sur la région herniaire*. Il ne doit même pas venir au contact avec elle, puisque j'admets que ses frottements nuiraient à la cicatrice.

Une pelote, fixée sur une ceinture simple, sans ressort, est placée de façon à appuyer sur le ventre au-dessus du niveau de la cicatrice ; cette ceinture est maintenue en place par des sous-cuisses et elle doit appuyer assez énergiquement sur l'abdomen pour être efficace. Un semblable appareil, qui n'appuie sur aucune région douloureuse ou irritée, doit être aussi facile à supporter qu'une paire de bretelles. Et, de fait, les opérés le supportent si bien que, quand ils en demandent la suppression, c'est beaucoup plus pour faire disparaître toute apparence de bandage que parce qu'ils veulent éviter une cause de gêne.

On pourrait dire qu'il est peu utile et qu'il vaut mieux l'épargner au patient. Ce n'est pas mon avis. J'ai toujours vu que, quand il est bien placé, il rend

des services véritables ; et j'engage les opérés à le
conserver avec patience pendant la période de temps
nécessaire à la consolidation de leur cicatrice. Je

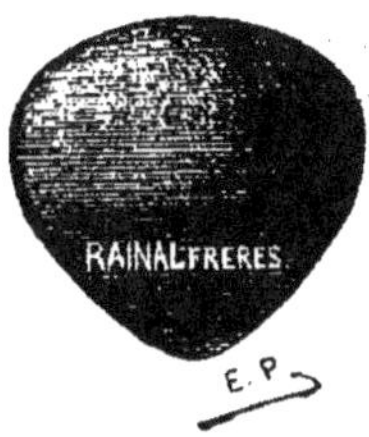

Fig. 44. — Pelote large portée par la ceinture.

leur impose ordinairement six mois et demande à les
revoir après ce laps de temps pour me rendre compte
du résultat obtenu et voir s'il n'y aurait pas lieu de

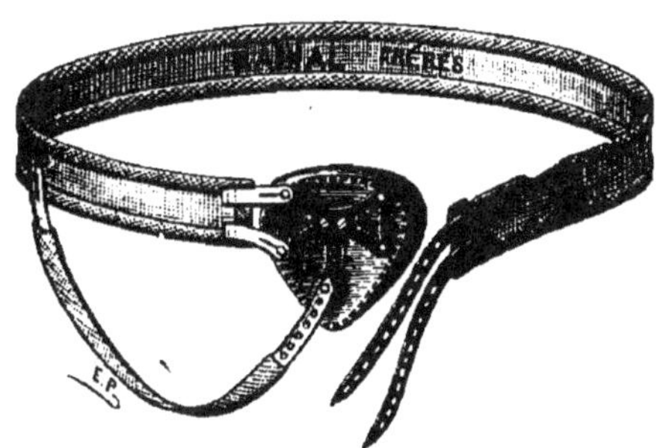

Fig. 45. — Ceinture avec la pelote montée
et son sous-cuisse.

recourir à quelque moyen de contention, ou bien si,
la région étant bien défendue, on peut hardiment
permettre au sujet tous les efforts sans précaution
spéciale. Je dois dire que, dans le plus grand nombre
de cas, l'appareil est supprimé bien avant cette date ;

et, bien avant encore, les sujets, qui appartiennent
pour la plupart au monde où l'on travaille très fort,
ont repris leurs différents métiers et fait subir à leurs
cicatrices de dures épreuves.

Supposons, au contraire, le cas d'un sujet maître
de lui-même et ayant la bonne volonté de suivre

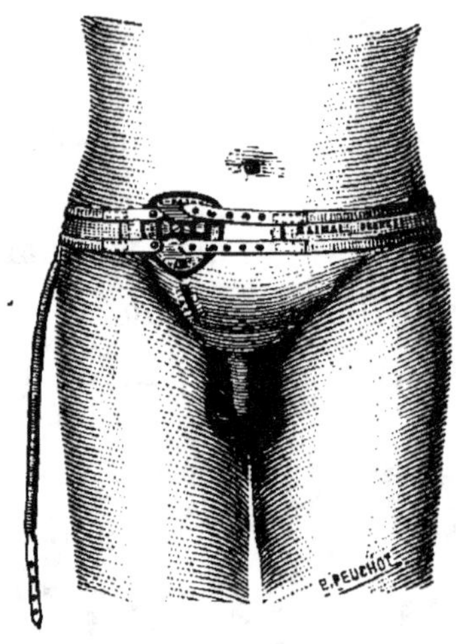

Fig. 46. — Ceinture et pelote mises en place pour un opéré
de hernie inguinale droite (le sous-cuisse est détaché pour
que l'on puisse voir que la pelote est au-dessus du niveau
de la cicatrice).

nos avis. Voici la conduite que je lui conseille : les
six premiers mois doivent se passer en évitant les
très grands efforts. On peut même recommander au
sujet de tâcher de prendre des précautions pour ne
pas s'enrhumer, car la toux qui survient à cette période
est particulièrement mauvaise. S'il est adonné aux
exercices du corps, je lui recommande de les éviter

et de les remplacer, si possible, par la **marche**, qui est incapable de nuire et de déterminer à nouveau la hernie. S'il s'agit d'un cavalier, je lui recommande d'éviter le cheval pendant six mois au moins, puis de reprendre ses habitudes de cheval très progressivement.

Enfin, je leur recommande d'éviter avec soin la constipation, qui engendre des efforts particulièrement pernicieux pour les patients.

La ceinture que m'a construite M. Rainal pour remplir ce but de défense de la cicatrice est très simple, très propre, très facile à supporter. C'est par centaines que je compte les opérés qui l'ont portée avec constance et sans s'en plaindre, tandis que tous considéraient le bandage herniaire comme un supplice. A cause de cette facilité même du port de la ceinture, je ne me fais aucun scrupule d'en prolonger l'emploi. J'ai vu des cas où il fallait lui faire succéder le port du bandage, et j'en verrai moins aujourd'hui parce que je puis beaucoup mieux qu'autrefois distinguer à l'avance les sujets qui sont susceptibles de tendances à la récidive de ceux qui sont assurés d'en être exempts.

Quant au bandage proprement dit que doivent porter certains opérés, faut-il se contenter de prescrire un bandage crural ou inguinal, et même, comme je l'ai vu faire, engager le malade à reprendre un bandage qu'il avait porté auparavant, quand il avait encore sa hernie? Ceci est une grosse erreur de la part de ceux qui n'ont pas assez étudié les conditions de la cure radicale de la hernie avant de se livrer à cette pratique.

Il suffit de réfléchir un instant pour comprendre que le bandage à placer après une cure radicale ne doit pas du tout remplir le même rôle que celui que l'on place ordinairement sur une hernie. Ce dernier est destiné à produire en un point une pression énergique pour supporter tout l'effort de l'intestin qui descend. Il ferme une porte ouverte; il forme lui-même la barrière sur une surface étroite; il bouche un trou. C'est par une sorte de bec qu'il appuie sur le point le plus défectueux de la région. Ce bec, sur lequel se concentre toute la puissance du ressort, est maintenu en place par le sous-cuisse qui l'empêche de quitter, dans les mouvements, une région très étroite.

Si vous mettez un bandage de cette sorte après la cure radicale, — et c'est ce que l'on fait le plus souvent, — vous n'appuierez que sur un point de la large cicatrice constituée si péniblement. Les viscères viennent battre celle-ci au-dessus sur une grande surface. Non seulement vous ne défendez qu'un point très étroit, mais vous appuyez sur lui, de telle sorte que certainement vous pouvez aider à en déterminer l'atrophie.

Aussi, même dans les cas où la région herniaire

paraît peu large, le bandage, quand on en fait porter un, doit être un bandage à large pelote. Celle-ci doit recouvrir non seulement toute la région de la cicatrice, mais une bonne région autour.

Il faut en quelque sorte que cette pelote puisse disséminer la résistance sur une grande surface autour de la cicatrice· Il faut qu'elle puisse appuyer à plat et non pointer. Elle doit protéger toute la région qui entoure la cicatrice. Or, l'expérience apprend bien vite que ces pelotes, même très larges, ne sont pas difficiles à supporter. Cela tient précisément à ce que le bandage ainsi constitué n'a pas de point d'appui étroit et n'a pas, d'autre part, d'effort considérable à assurer. *L'effort à faire par un bandage de protection* est tout différent de celui que doit accomplir un *bandage de contention*, même sur une petite hernie. J'ai fait faire de ces bandages, soit par MM. Rainal, soit par M. Collin, et je donne ci-contre le dessin des bandages que j'ai fait porter.

Le bandage de la figure 47 est formé par une pelote très large et triangulaire, ressemblant à celle que j'emploie pour la ceinture et destinée à couvrir la région herniaire ancienne et une partie périphérique considérable. Il défendra donc la cicatrice de tous les efforts qui se concentrent sur elle et à la périphérie de celle-ci.

Les figures 48 et 49 représentent deux bandages

beaucoup plus puissants dont la pelote est encore fort large et qui couvrent une région considérable ; un sous-cuisse très fort et ne pouvant bouger de

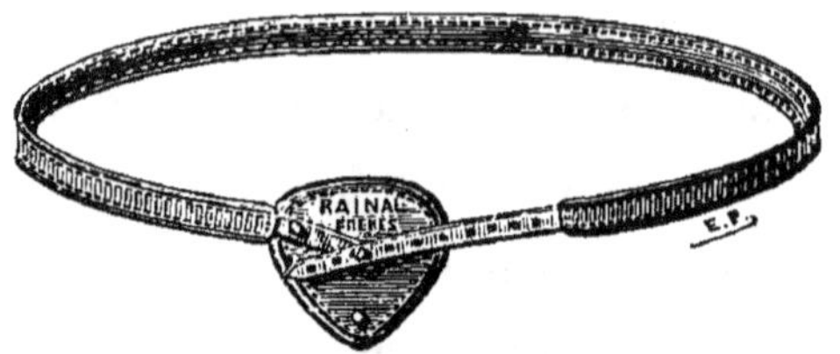

Fig. 47. — Bandage à très large pelote.

place complète cet appareil, de façon à fournir un appui solide, une défense puissante.

Lorsque la tendance au retour de la hernie n'est pas très marquée, c'est bien le bandage qu'il faut

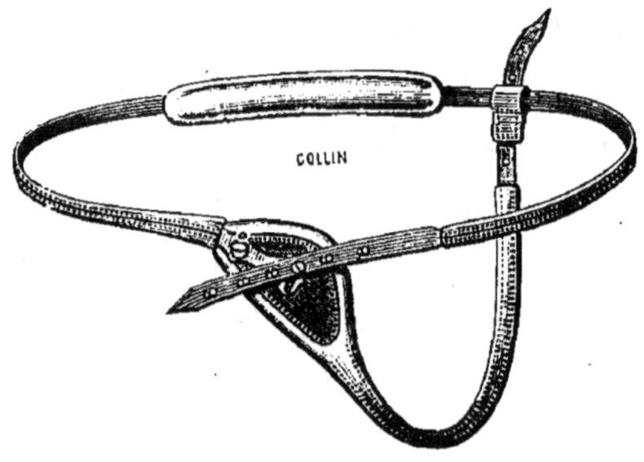

Fig. 48. — Bandage à très large pelote triangulaire.

faire porter. Même dans le cas d'une récidive peu avancée, ce sera celui qui sera le plus profitable. Mais, si cette récidive était faite, il se pourrait que la hernie revenue fût absolument dans les mêmes conditions qu'une hernie ordinaire. Dans ce cas, le bandage à mettre ne diffère pas de ceux que l'on applique ordinairement. Toutefois, si le sujet ne s'est pas par trop attardé, on a une hernie facile à contenir et un bandage facile à supporter. C'est ce que j'ai eu l'occasion d'observer pour des hernies qui, avant l'opération,

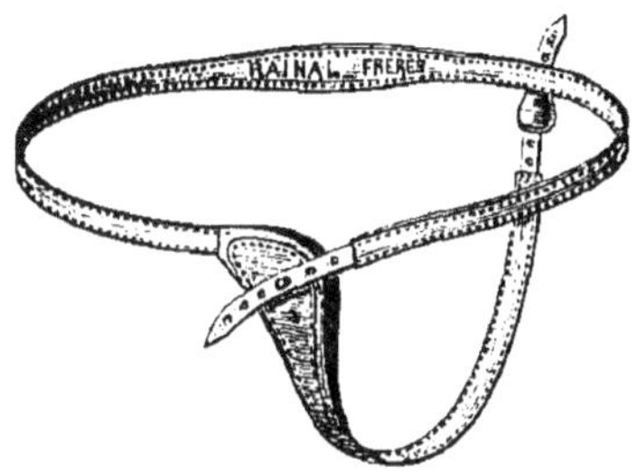

Fig. 49. — Bandage à large pelote triangulaire.

étaient incoercibles et qui, après l'opération, étaient très faciles à contenir.

En ce qui concerne certaines variétés de hernies, certains bandages s'imposent. C'est ainsi que, pour la hernie crurale, l'appareil que je conseille sera absolument le même que pour la hernie inguinale. Il n'y a pas de raison pour le modifier, puisque le bandage ne porte même pas sur la région herniaire.

Mais, pour la hernie ombilicale, il y a un appareil qui s'impose : c'est une ceinture de soutien pour le ventre. Les femmes que l'on opère sont habituellement obèses, et, si le ventre n'est pas soutenu, elles se retrouvent dans de bonnes conditions pour faire à nouveau des hernies ombilicales.

J'ai l'habitude de faire garnir la partie médiane de la ceinture avec un petit coussinet peu épais, mais donnant à la courbe antérieure de la ceinture une forme différente de celle qu'elle aurait sans cela. En effet, si la ceinture est exactement concave, comme toutes les ceintures, elle forme en avant une sorte de godet dans lequel vient se loger la cicatrice et qui prépare, en quelque sorte, un creux pour faciliter le logement de la hernie qui pourra se faire. Si la surface rencontrée est convexe, elle soutient plutôt la cicatrice et reçoit le choc des viscères.

Peut-être me dira-t-on que cette pelote va faire, pour la hernie ombilicale, ce que je veux éviter pour la pelote de la hernie du pli de l'aine. Mais il ne faut pas oublier qu'il n'y a pas de comparaison à établir entre la constriction d'un bandage du pli de l'aine et la pression exercée par une ceinture abdominale.

Du reste, j'ai une longue expérience de l'action de cette ceinture à pelote sur les cicatrices, puisque j'emploie constamment cette ceinture, ou du moins une ceinture analogue pour toutes les femmes auxquelles je viens de faire une laparotomie. Or, cette ceinture, doublée d'une pelote peu épaisse, m'a toujours paru rendre de véritables services aux opérées.

Dans le cas de hernie traumatique, j'ai employé une ceinture analogue, que le sujet du reste ne portait guère. Quand je l'ai revu, il ne portait rien du tout.

CHAPITRE XXXI

INFLUENCE DES HERNIES SUR LA SANTÉ GÉNÉRALE ET LE DÉVELOPPEMENT. — DÉCHÉANCES ORGANIQUES DUES AUX HERNIES ANCIENNES ET AUX HERNIES VOLUMINEUSES. — ALBUMINURIE. — DIABÈTE. — LA CURE RADICALE RELÈVE LA SANTÉ GÉNÉRALE ET AMÉLIORE LA CONSTITUTION.

Les chirurgiens affectent de considérer la hernie comme une lésion sans importance toutes les fois que le sujet ne souffre pas ou toutes les fois qu'un bandage peut lui rendre la vie à peu près supportable. Cette opinion est née certainement du besoin de trouver une raison plausible pour rejeter une opération dangereuse. Quand on y regarde de près, comme je l'ai fait remarquer dans mes préliminaires, on constate bien vite que la hernie est la source de nombreux inconvénients et expose à des accidents plus ou moins graves. Certaines compagnies d'assurances ont formellement refusé d'assurer les hernieux au même taux que les sujets jugés sains. Cette appréciation serait bien mieux justifiée encore si l'on tenait compte de quelques-unes de mes observations.

La présence de la hernie chez les jeunes sujets paraît entraver le développement de ces sujets. On aurait tort, comme on l'a fait quelquefois, d'estimer que, si le sujet ne se développe pas, ce n'est pas parce qu'il est hernieux, mais précisément que, se développant mal, il est plus disposé à être hernieux. Si l'on vient à opérer un jeune sujet de quelque hernie importante, on voit qu'il prend rapidement du développement après l'opération. J'ai vu, par exemple, un jeune sujet atteint de hernie congénitale, resté assez petit et chétif jusqu'à sept ans, remarquablement grandi et fort depuis sa guérison. Quatre ans se sont écoulés et je l'ai revu récemment. Je puis même dire d'une façon générale que j'ai été frappé de la métamorphose de tous les jeunes sujets que j'ai opérés, puis revus quelques années plus tard.

Je puis dire plus encore : *tous les sujets opérés* ont bénéficié dans leur santé générale, *quel que fût leur âge*. C'est une remarque curieuse que j'ai faite et qu'ont faite sans aucun doute tous les chirurgiens qui ont opéré beaucoup de hernies : c'est que les sujets que l'on revoit un certain temps après la cure radicale semblent tout rajeunis, semblent régénérés. Il est bien manifeste que chez eux, sous l'influence de la disparition des douleurs de toutes sortes, de la gêne constante, les phénomènes de nutrition se modifient. Si les sujets ne sont pas trop avancés en âge, la vie se modifie complètement et l'influence secondaire sur l'état général, influence que l'on n'avait guère visée, est au moins aussi considérable que l'influence sur l'état local.

J'ai observé d'une façon très directe les effets de la présence des grosses hernies, de hernies anciennes sur l'état de la nutrition.

En examinant les sujets qui m'étaient adressés pour les opérer de grosses hernies ou de hernies anciennes, j'ai toujours procédé, comme je le fais pour tous les sujets à opérer, à l'examen de leur urine et j'ai été frappé du nombre considérable de sujets atteints d'albuminurie ou de diabète. La proportion en est si considérable qu'il est impossible de ne pas voir là une cause et un effet. Ce qui est remarquable ici, c'est qu'il s'agissait presque toujours de gens qui étaient jugés jouir de bonne santé et en état de subir de grandes opérations.

Les gens atteints de grosses hernies étaient les plus touchés par la déchéance. J'ai suivi longtemps un garçon de quarante et un ans atteint d'une hernie énorme, qui me priait de l'opérer ; son urine contenait des flots d'albumine. J'ai réussi, par un régime lacté très sévère, à le modifier, puis, brusquement, son albuminurie a repris si largement que j'ai renoncé à l'opérer. Je ne parle là que de sujets d'un certain âge et largement albuminuriques, car j'ai opéré plusieurs sujets dont les urines contenaient de l'albumine sans avoir vu d'inconvénients bien sérieux. Mais, dans ces cas, il s'agissait probablement d'albuminurie passagère. Ceux, au contraire, auxquels je fais allusion avaient bien l'albuminurie permanente incurable accusant une altération rénale et un vice de nutrition ancien. Je l'ai constaté tout récemment sur un homme âgé de cinquante-quatre ans, atteint de hernie inguinale double ancienne, qui disait être si gêné par ses hernies difficiles à contenir qu'il souhaitait d'être opéré. M. le docteur Devillers, qui me l'avait envoyé, ne l'avait jamais soigné pour une maladie ou pour un malaise pouvant faire soupçonner l'albuminurie. Cependant, c'était un albuminurique dont l'urine contenait une quantité considérable d'albumine.

Ce qui est vrai de l'albuminurie est encore plus vrai du diabète. Je l'ai observé à peu près exclusivement sur les sujets porteurs de grosses hernies. Plusieurs des sujets étaient atteints de hernie ombilicale. On sait, du reste, que les sujets atteints de hernie ombilicale sont souvent des individus obèses, et les deux causes peuvent agir simultanément.

On conçoit, d'après cela, combien j'ai raison d'attacher de l'importance à cette formule, qui peut avoir l'air d'une vérité de La Palice, qu'il faut non pas opérer les grosses hernies, mais les opérer pour les empêcher de grossir. Faut-il, en effet, opérer sur les diabétiques? Je crois que, dans ce cas, l'opération devrait être si dangereuse qu'elle sortirait tout à fait du cadre de celles que j'ai recommandées. La raison d'être de la cure radicale doit être la sécurité de l'opéré.

Mais n'est-il pas bien évident qu'une fréquence de diabète et d'albuminurie si grande qu'il est facile d'en noter rapidement des exemples quand on a l'occasion d'examiner souvent des hernies montre bien que les sujets atteints de hernies, et surtout de hernies volumineuses, subissent une déchéance incontestable de l'organisme. Il est plus que probable que la cause de déchéance organique, très importante pour une grosse hernie, existe dans une certaine mesure pour toutes les hernies. Nous ne saurions indiquer le mécanisme intime de cette déchéance, mais il nous paraît difficile de la nier. Aussi, à tous les arguments apportés en faveur de la cure radicale pour tous les cas particuliers que nous avons énumérés, il faut joindre cette notion générale que, pour tous, la cure radicale est de nature à rétablir un équilibre organique troublé par la difformité et à rendre à la nutrition ses forces régulières.

J'ai d'autant plus insisté sur ce chapitre que je n'ai vu nulle part signalée cette fréquence du diabète et de l'albuminurie dans les hernies grosses et anciennes, et je crois qu'à tous les points de vue il est bon d'appeler l'attention des observateurs sur ce sujet.

Chez les sujets auxquels je fais allusion, il s'agissait d'albuminurie définitive, incurable, au moins en ce qui concernait notre intervention.

Pour le diabète, il en est de même, et le fait n'était pas moins surprenant au premier abord, car il ne s'agit pas de petites quantités de sucre irrégulièrement constatées, mais de véritables diabétiques examinés à plusieurs reprises et présentant des quantités de sucre qui les rendaient inopérables.

Or, bien que le diabète non soupçonné ne soit pas chose rare, on est frappé de sa fréquence dans les cas que j'indique. Comme j'ai eu l'occasion d'étudier un nombre considérable de hernieux, il m'est arrivé d'en rencontrer plusieurs dans la même semaine.

Peut-être peut-on admettre que la privation de mouvement que s'imposent certains sujets, que l'obésité qui se développe prématurément chez beaucoup de hernieux, contribuent à favoriser l'évolution du diabète. Mais, à coup sûr, albuminurie et diabète caractérisent une déchéance organique qui se rattache directement à l'existence de la hernie.

On a noté depuis bien longtemps le vieillissement prématuré des hernieux. Les hernieux de longue date paraissent plus âgés qu'ils ne sont réellement et on a noté qu'à partir de l'époque où la hernie s'est développée sérieusement chez eux ce vieillissement s'est accentué.

La perte de la puissance musculaire est un autre

fait notable chez le hernieux, fait qu'il ne faut pas exagérer, en ce sens que certains hernieux sont bien réellement des gens très vigoureux. Mais il est certain qu'à mesure que la hernie se développe, la puissance musculaire baisse, et cette perte de vigueur augmente avec une extrême rapidité à partir d'un certain développement, même sur un sujet jeune.

L'accroissement de la hernie peut encore, même sur un sujet très jeune, produire mécaniquement un trouble considérable des fonctions urinaires, des fonctions génitales ; et la considération de ces faits doit contribuer beaucoup à faire prendre un parti opératoire. On peut discuter et contester ces dernières observations, tandis qu'albuminerie et diabète sont des caractéristiques précises, et l'on peut même s'étonner, que jusqu'ici, elles aient échappé à l'observation.

En tous cas, ces constatations donnent un nouvel encouragement à opérer de bonne heure les hernieux.

La déchéance est le propre des hernies de date ancienne et de gros volume, et nous retrouvons partout la justification primitive de nos premières propositions.

Il faut opérer les hernies *chez les jeunes sujets* et avoir toujours pour objectif d'empêcher la hernie de croître. L'opération, pour une grosse hernie, n'est plus qu'un acte tardif et fatalement très inférieur en valeur absolue à l'opération faite sur un jeune sujet pour une hernie de médiocre volume.

Celle-ci vise une réparation locale ; mais, sur un jeune sujet, elle donne une garantie d'avenir ; elle empêche l'altération des fonctions de nutrition et il n'est pas douteux qu'elle relève indirectement la valeur intrinsèque du sujet et joue un rôle dans la prolongation de sa vie.

Dans les discussions destinées à établir l'utilité de la cure radicale, on n'a pas assez insisté sur ce résultat de l'opération. On l'a considérée comme destinée à parer à une douleur ou à une incommodité, à un accident ou comme une *opération de complaisance*. Or, c'est une opération de *réparation* de la *région* et de la *constitution*, et, comme telle, son rôle est considérable pour son avenir et, comme je le disais, pour la *prolongation de la vie* pour toutes sortes de raisons qui se déduisent aisément de nos nombreuses observations.

CHAPITRE XXXII

ROLE JOUÉ PAR LA GRAISSE DANS LE DÉVELOPPEMENT DES HERNIES. — NÉCESSITÉ DE SUPPRIMER LES MASSES SOUS-PÉRITONÉALES.

La pratique de la cure radicale nous permet d'étudier l'anatomie et la physiologie des lésions à l'état vivant, et il se produit pour cette difformité ce qui s'est produit pour beaucoup des lésions que la pratique des laparotomies nous a permis de découvrir largement et d'étudier à loisir pendant de longues opérations. Nous prenons sur ces sujets des vues bien plus nettes que celles que nous avions obtenues par les études d'anatomie pathologique faites sur le cadavre, combinées avec des études assez incomplètes des symptômes observés dans de mauvaises conditions. Au cours de ce livre, j'ai eu de nombreuses occasions d'en donner des preuves à propos de bien des notions diverses. Sur une question à peine effleurée et fort controversée malgré cela, j'ai pris une opinion très ferme. C'est à propos du rôle considérable joué par les masses graisseuses dans le développement, l'entretien et l'accroissement des hernies.

Les auteurs anciens avaient timidement fait jouer un rôle à la graisse sous-péritonéale dans le développement de certaines hernies, des hernies ombilicales en particulier, et surtout des hernies de la ligne blanche ou hernies sus-ombilicales. Ce rôle de la graisse avait été supposé à la suite d'observations judicieuses. Il paraissait pourtant bien étrange d'admettre que la graisse située au-devant d'un repli péritonéal pût attirer celui-ci en avant, l'entraîner avec elle, tandis qu'il paraissait, au contraire, tout simple d'admettre que le cul-de-sac péritonéal, poussé par les viscères, poussait au-devant de lui la graisse qui le précède. Cependant, la première théorie n'était pas seulement le résultat d'une supposition ; c'était le fruit d'une observation. On avait bien observé que des pelotes cellulo-graisseuses se voyaient dans des régions menacées du développement de ces hernies et précédaient réellement ces hernies.

Non seulement les auteurs qui avaient ainsi observé avaient bien vu, mais, mieux placés, ils auraient pu constater que la graisse joue, dans le développement des hernies en général, un rôle considérable qu'il est impossible de méconnaître et sur lequel il y a lieu d'insister dans l'étude des conditions favorables de la réparation de toutes les hernies.

Pour bien comprendre l'importance de ce rôle de la graisse, il est bon de réfléchir à la disposition de la graisse, dans les tissus de l'homme vivant. La graisse et surtout la graisse sous-péritonéale qui est retenue par un réseau cellulaire fort lâche, étant à une température élevée, est à un état sensiblement différent de celle que nous observons sur le cadavre. Elle est chaude et, par conséquent, fluide à un état qui ne diffère pas sensiblement de l'état liquide. Au cours d'une opération, on se rend bien compte de cette fluidité ou au moins de cette mollesse, qui permet à la masse cellulo-graisseuse de fuir sous le doigt et de s'insinuer aisément dans les fissures les plus étroites. Tous les chirurgiens qui ont opéré beaucoup de hernies ont signalé les masses de graisse pré-herniaires, en les désignant sous des noms divers : masses graisseuses, lipomes préherniaires, etc. Mais le motif de leur présence paraît leur avoir échappé assez généralement.

La graisse peut jouer dans le développement des hernies des rôles divers. Il y en a un qui paraît le plus simple de tous et qui semble si évident qu'il est à peine besoin d'insister sur sa réalité. Étant donné un sujet obèse qui vient à maigrir rapidement, on voit se former des hernies souvent multiples, quand la période de l'amaigrissement est assez avancée. Non

seulement j'ai eu occasion de voir bien des sujets
qu'une maladie avait menés rapidement à la cachexie
et chez lesquels à une période terminale, alors qu'ils
ne faisaient guère d'efforts puissants, des hernies
étaient survenues ; mais j'ai eu aussi l'occasion
d'observer des sujets qui avaient suivi des régimes
qui les avaient menés à un amaigrissement rapide
sans exercice et qui avaient fait des hernies bilatérales
sous l'influence de ce brusque amaigrissement.

On conçoit, dans ces circonstances, que l'amaigrissement vidant en quelque sorte les canaux et
les interstices fibreux, les viscères et les séreuses s'y
précipitent en formant les sacs et en déterminant
des hernies particulièrement faciles et à développement croissant.

Mais, dans le mécanisme général des hernies, l'intervention de la graisse est plus compliquée et plus
commune à la fois. Cette intervention paraît plus
particulièrement marquée chez les sujets jeunes et
obèses. Que l'on suppose un sujet jeune chez lequel
le tissu cellulaire d'une manière générale s'est chargé
de graisse. Le tissu cellulaire sous-péritonéal s'est
chargé de graisse certainement à un haut degré.
Celle-ci, très fluide, pénètre les interstices du tissu
fibreux et surtout les anneaux et le canal inguinal.
Cette graisse, contenue dans des mailles larges du
tissu cellulaire, est chassée par l'effort vers les
canaux et vers les anneaux, comme le serait une

couche de liquide; et la graisse force ainsi les anneaux et les canaux. Puis, comme les mailles du tissu qui la soutient sont plus ou moins intimement unies aux mailles du tissu cellulo-fibreux du péritoine, celui-ci est entraîné derrière le tissu graisseux, et le cul-de-sac séreux se forme. C'est là le premier élément de développement du plan glissant que donnera la hernie définitivement constituée.

On comprend bien ce mécanisme, surtout quand on opère certaines petites hernies où l'on trouve un gros lipome préherniaire, une masse graisseuse engagée qui formait certainement la part la plus importante de ce que l'on croyait être la hernie avant l'ouverture de la région, lipome au-dessus duquel la hernie ne forme qu'un cul-de-sac de dimensions médiocres.

Dans certaines hernies, les crurales par exemple, cette graisse sous-péritonéale est étalée en une couche si régulière qu'elle forme un sac de graisse fort difficile à disséquer et à distinguer des autres éléments de la hernie.

Dans d'autres cas encore, surtout dans la hernie ombilicale, le sac est enveloppé de lobules graisseux nombreux qui lui donnent un air mamelonné. Au premier abord, on pourrait croire que ces mamelons sont dus à des adhérences de l'épiploon au fond des vacuoles du sac. Cependant, en disséquant on voit qu'il ne s'agit là que de masses cellulo-graisseuses adhérentes au sac et ayant, sur les bords de l'orifice herniaire, conservé leur continuité avec la graisse sous-péritonéale. Même ces lobules de graisse sous-péritonéale, en s'infiltrant dans la couche de graisse antérieure aux muscles, se forment en groupes, en petits lobes qui se creusent des loges en quelque sorte dans la graisse de la paroi abdominale en avant des muscles. Quand on dissèque le sac de la hernie, il semble que l'on extirpe un lipome qui aurait çà et là contracté des adhérences avec le tissu cellulo-graisseux d'une autre origine qui l'environne. En effet, à tous les instants de la dissection, on peut constater que la nature du tissu cellulo-graisseux faisant partie du sac est manifestement différente de celle du tissu graisseux sous-cutané ; il n'a ni la même couleur, ni la même consistance.

Il ne faut pas croire que cette disposition soit particulière à la hernie ombilicale et à la hernie crurale. Dans la hernie inguinale, on voit quelquefois les masses graisseuses préherniaires prendre un tel développement qu'on a une véritable peine à retrouver le sac qui en est masqué.

La graisse sous-péritonéale se présente comme une enveloppe du sac ou sous la forme de sortes de tumeurs pédiculées et allongées qui préoccupent ceux qui les rencontrent pour la première fois.

La graisse peut être blanche, facile à dissocier et sans donner d'écoulement sanguin. Mais il arrive souvent qu'elle soit parcourue par des faisceaux vasculaires d'une certaine importance et qu'on ne puisse l'enlever qu'avec certaines précautions.

Ce qui forme sa caractéristique, ce qui la différencie absolument de la graisse de la région au milieu de laquelle on la rencontre, c'est d'abord une mollesse, une fluidité plus grande. Elle est aussi un peu plus jaune et plus transparente. Puis, surtout si l'on fait sur elle des tractions méthodiques, on arrive toujours à lui faire entraîner le péritoine auquel elle adhère. C'est là ce qui témoigne de son adhérence avec ce péritoine et du rôle qu'elle a joué pour l'entraîner en avant.

Au cours de mes observations, j'ai signalé la graisse particulière que l'on rencontre au-devant de la hernie de la vessie, graisse qui est plus jaunâtre comme la graisse que l'on rencontre au-devant de la vessie et qui est connue comme point de repère dans la taille sus-pubienne.

Comme beaucoup d'opérateurs sont hantés par la préoccupation de combler les canaux ou les orifices, il pourrait sembler naturel d'employer à cet office la masse cellulo-graisseuse que l'on rencontre et qui se trouve en dehors du sac. Je crois, pour ma part, que ce serait une assez mauvaise besogne, justement parce que le bouchon qu'on laisserait aurait pour fonction de forcer la porte qu'on aurait laissée entr'ouverte.

Le rôle de cette graisse sous-péritonéale me

paraissant évident, je crois, au contraire, qu'il faut en enlever tout ce qu'il est possible d'en enlever. Mais je ferai remarquer que, si l'on veut faire cette ablation dans de bonnes conditions, il faut opérer en défiance des vaisseaux, assez gros, qu'ils renferment quelquefois. Il faut s'assurer, par des ligatures isolées de ces vaisseaux ou par des ligatures en masses, que l'hémostase est complète. Ce n'est que lorsque le champ opératoire aura été complètement débarrassé de toutes ces masses graisseuses qu'on devra procéder à la clôture de la paroi.

Je ne me dissimule pas tout ce que peut avoir de délicat ce temps de l'opération, mais je puis affirmer qu'il est absolument indispensable de l'accomplir.

Non seulement ces considérations sont indispensables à retenir pour bien étudier les conditions de la cure radicale, mais elles nous fournissent quelques explications sur le genre de certains accidents de déchéance organique que nous avons sous les yeux.

La tendance des jeunes sujets à l'obésité est bien certainement une marque grave de déchéance organique, et c'est un fait singulier que l'on peut remarquer assez souvent : le développement des hernies chez de jeunes sujets qui engraissent d'une façon exagérée. Cela paraît, au premier abord, tout à fait contradictoire avec l'observation bien connue que j'ai signalée plus haut, des sujets qui font des hernies sous l'influence de l'amaigrissement.

Cependant, le fait, *tout paradoxal* qu'il soit, est bien exact et il ne peut avoir d'autre interprétation que celle que je viens de lui donner.

Le mécanisme de la formation de ces hernies est d'autant plus facile à comprendre que, lors de la formation rapide de cette obésité chez les jeunes sujets, la charge de graisse sous-péritonéale est tout à fait remarquable. On en peut signaler des exemples étonnants chez les femmes qui engraissent sous l'influence des lésions ovariennes. Il faut avoir opéré ces femmes, traversé des couches graisseuses où il semble qu'on ne découvrira pas le péritoine, pour bien se rendre compte de cette disposition.

A cet état, la graisse est certainement menaçante pour les interstices et pour les anneaux. Non seulement elle ne les bouche pas, elle n'y forme pas des barrières, comme on pourrait le penser *à priori*, mais elle est bien l'agent de leur pénétration.

Au cours d'une opération, lorsque ces masses graisseuses sont considérables, on est surpris de l'extraordinaire facilité avec laquelle ces masses transmettent la pression abdominale, et l'on comprend bien comment elles entraînent non seulement le péritoine, mais aussi des viscères sous-péritonéaux.

A cette observation, deux conclusions : d'abord, on doit prévoir les hernies des obèses et surtout des obèses jeunes.

Puis, surtout au point de vue qui nous intéresse,

au cours des opérations de cure radicale il est de haut intérêt de débarrasser toute la région opératoire des masses graisseuses péritonéales et sous-périto-néales.

Cet intérêt est d'autant plus grand que la situation de cet obèse jeune après la cure radicale peut se compliquer. Il peut perdre sa graisse et se trouver prédisposé à d'autres formes de hernies, par suite de son amaigrissement rapide. Lui laisser dans son canal béant une masse graisseuse serait le préparer à de nouvelles causes de hernie. Il n'a d'autres chances de sécurité que la suppression totale de la graisse et la constitution, dans la région herniaire, d'une cicatrice fibreuse bien homogène, bien serrée, où la graisse ne puisse s'infiltrer.

CHAPITRE XXXIII

SOLIDITÉ DE LA CICATRICE. — POSSIBILITÉ DE LA STATION
DEBOUT, DE L'EFFORT. — DISPARITION DE LA DOULEUR.
— CARACTÈRES ANATOMIQUES ET PHYSIOLOGIQUES D'UNE
VÉRITABLE CURE RADICALE.

On entend dire ou on lit dans les auteurs : l'opéré
a été revu, il était guéri. Ou bien : *la hernie était
reproduite.* Les deux affirmations à elles seules ne
rendent pas un compte exact de ce qui doit nous
intéresser. C'est parce qu'on n'a pas bien établi les conditions anatomiques de la guérison que nous sommes
encombrés de faits dits de cure radicale qui trompent
absolument sur la valeur de l'opération. On accepte
volontiers comme tels les faits dans lesquels, aussitôt
après l'opération, il n'y a pas de saillie herniaire, ceux
dans lesquels l'impulsion est absente ou simplement
peu sensible. J'ai vu, pour ma part, un bon nombre de
cas présentés comme cure radicale dans lesquels il

existait manifestement un cul-de-sac séreux dans la région herniaire. Les opérateurs étaient satisfaits du résultat, parce qu'en définitive une hernie plus ou moins grosse avait disparu.

Aussi, bien des auteurs vous disent-ils, avec assez de justesse : il faut l'épreuve du temps pour permettre d'affirmer la cure radicale.

Cette épreuve, je l'ai, puisque je puis citer des cas dans lesquels, après cinq, six, huit, dix et même quinze ans, les résultats de mes opérations persistent. Mais je crois pourtant qu'il y a quelque chose de plus sûr encore. Le hasard et des cas bien choisis peuvent faire illusion. La non-reproduction de la hernie peut être fortuite. La véritable garantie, c'est l'état anatomique de la région opérée. L'examen de nos opérés doit nous apprendre non seulement qu'il sont guéris, mais il nous montre pourquoi ils doivent rester guéris.

Lorsque la région sera bien dégagée, facile à palper et à explorer, on doit constater l'état uniforme de toute la partie inférieure de l'abdomen. Dans la région occupée antérieurement par la saillie herniaire, on ne doit percevoir aucun cul-de-sac. On ne doit à la main avoir conscience d'aucun point de moindre résistance au-dessus de la ligne d'opération. Dans le cas contraire, il existe une amorce de hernie qui a bien des chances pour amener une récidive rapide. Cette constatation ne saurait être faite que dans les cas où la dissection de la séreuse a été franchement poussée très haut.

Mais, même si en dessous de ce point la paroi est faible, les conditions de la cure seront médiocres. Il faut que la région occupée par la hernie soit maintenant occupée par un cordon dur, représentant la cicatrice puissante qui doit la défendre. Ce cordon doit être solide et large, dur et si gros quelquefois que l'on peut se demander s'il n'y a pas quelque reproduction de la hernie. Du reste, au lieu d'augmenter, cette masse va se ramasser, se rétrécir, se condenser, en devenant plus dure. Au bout de quelques semaines ou de quelques mois, la masse fibreuse est bien constituée ; elle semble se continuer avec la paroi, avec laquelle elle fait corps, et l'on se rend bien compte que c'est elle qui donne de la résistance à cette paroi.

A longue échéance, ce cordon dur doit exister encore ; il y a moins de largeur, mais sa fusion avec les parties voisines est plus complète encore ; le canal est réduit à une sorte de ligne dure, constituée par le retrait cicatriciel. A ce moment, comme au début, si on sent sur la paroi abdominale une impulsion lors de la toux, elle ne doit être sentie qu'au-dessus du niveau de cette cicatrice et elle ne doit constituer dans la paroi aucune saillie. Pour voir si elle ne diffère pas de la secousse que l'on ressent sur une paroi abdominale intacte, on doit la comparer avec soin au choc ressenti sur la paroi abdominale

du côté opposé, bien entendu lorsque ce côté opposé
est indemne.

Ces caractères, nous les faisons constater sur tous
nos opérés dès les semaines qui suivent l'opération,
où l'on peut faire cette constatation. On les trouve, sans
exception, dans tous les cas que je considère comme
parfaits. On sent alors ce cordon dur, qui, de la partie
profonde de la paroi abdominale, descend dans les
bourses. On le suit sans solution de continuité. Juste
au-dessus de cette cicatrice, on ne sent rien que l'élasticité propre à une paroi qui peut varier d'épaisseur,
mais dont aucun point n'est perméable. Si ces
caractères manquent, c'est qu'il s'agit de ces cas très
exceptionnels que j'ai signalés, où la dissection ne
peut être assez élevée. Dans ces cas, la cure radicale
a été faite ; la destruction de la hernie a été accomplie,
mais sa permanence pourra faire défaut.

Je me suis assuré que, pour beaucoup d'opérateurs,
la région opérée ne présentait pas cette physionomie,
cet aspect propre, auquel j'attache tant d'importance.
Ainsi, la première inspection du sujet peut nous
apprendre que la cure radicale n'est pas réalisée.
Mais il y a plus et, par la simple lecture des observations, on peut constater que les récidives sont
souvent déjà faites dès la sixième semaine. Dans
mes cas, non seulement cette récidive rapide manque absolument, mais on constate les caractères qui
affirment la solidité des résultats.

Un caractère nécessaire de la cure radicale, c'est l'insensibilité de la région opérée. Si j'ai observé quelquefois un peu de sensibilité dans la région de la cicatrice, cela n'a pas duré et, au bout d'un certain temps, l'absence de toute douleur était remarquable, surtout chez ceux qui avaient été opérés pour hernies douloureuses. Il semblerait que l'on énonce une vérité de La Palisse en indiquant cette nécessité d'une absence de douleurs; et cependant ces douleurs sont plus communes qu'on ne le croit à la suite de cure radicale imparfaitement faite. J'ai eu deux fois occasion de réopérer des sujets dont la vie était devenue insupportable à la suite de cure radicale faite avant moi.

Dans les deux cas, il s'agissait de malades chez lesquels on avait excisé seulement l'épiploon engagé dans le sac. Le moignon réséqué avait contracté des adhérences importantes au voisinage de l'anneau, et les tiraillements qui en résultaient causaient des douleurs violentes. Dans les deux cas, j'obtins un succès immédiat, les douleurs disparurent et je fis une véritable cure radicale, car, en réalité, la première opération n'avait donné aucun résultat pour la disparition de la hernie.

J'ai cité un autre cas, car j'ai dû réopérer, après un autre chirurgien, un sujet dont le testicule était pris dans la cicatrice et dont la hernie persistait comme celle des deux précédents.

On observe quelquefois pendant un certain temps

du gonflement du côté du cordon et du testicule ; mais cela ne persiste pas, et, même chez les sujets les plus pusillanimes, il n'en résulte aucun inconvénient. C'est même un fait dont on ne saurait trop s'étonner, quand on voit quel traumatisme violent on fait subir au cordon et au testicule, qui passent pour être des organes sensibles au moindre traumatisme.

Une des conditions qui nous permettent d'affirmer la solidité des cicatrices, la permanence des résultats, c'est l'absence de la suppuration dans les suites opératoires. Beaucoup d'observateurs pensent encore le contraire ; mais, pour tous ceux qui ont l'habitude de la chirurgie antiseptique, il est hors de doute que les cicatrices de première intention sont incomparablement plus solides que celles qui résultent de la suppuration. La suppuration augmente certainement les chances de récidive de la hernie après la cure radicale.

J'ai eu l'occasion de prédire le retour de certaines hernies par l'inspection des cicatrices de suppuration, que le chirurgien estimait excellente, et j'engage à se défier beaucoup de ces cicatrices de suppuration.

Une cicatrice de première intention est, au contraire, immédiatement résistante et deviendra, par la suite, de plus en plus solide. Il faut savoir, en effet, qu'une cicatrice jeune n'atteint pas immédiatement sa résistance définitive. Elle subit une sorte d'évolution secondaire qui la consolide.

Pour obtenir ce résultat, il faut que la cicatrice n'ait, au début, aucun effort, aucune distension à subir. C'est pour cela que je recommande tout d'abord un assez long séjour au lit. C'est encore pour cela que je conseille le port d'une ceinture munie d'une pelote *qui appuie au-dessus* de la cicatrice et reçoit en quelque sorte l'effort abdominal. Cette ceinture devra être portée jusqu'à l'époque, un peu difficile à déterminer, où la solidité de la cicatrice est acquise.

Du reste, ce qui se passe pour cette cicatrice peut être comparé à ce qui se passe pour celle de l'abdomen après l'ovariotomie. On a beaucoup discuté pour savoir si l'éventration résulte d'une forme ou d'une autre des modes de suture (1).

En réalité, la solidité de la cicatrice dépend surtout d'autres causes. C'est, avant toutes choses, la rapidité avec laquelle les cicatrices ont subi des efforts qui permet leur distension. Après une laparotomie, si on fait lever une malade de trop bonne heure, la cicatrice cède et les chances d'éventration sont très grandes. Telle malade qui avait une cicatrice irréprochable se livre à des mouvements désordonnés peu après son opération, et l'éventration se dessine. Au

(1) J'énonce sur les causes de la solidité des cicatrices une notion capitale sans méconnaître le rôle important joué par une bonne suture, un rapprochement très exact des tissus. Je le méconnais si peu que, pour la cure radicale, j'ai toujours été perfectionnant mes sutures, et, pour toutes les grandes laparotomies, j'ai depuis long-temps adopté les sutures multiples en plans successifs.

contraire, si l'on impose un assez long séjour au lit, si, après que la malade se lève, on lui fait porter une ceinture qui soutienne bien la paroi, celle-ci a le temps de se consolider et on n'observe pas l'éventration, même après une opération considérable.

Pour la hernie comme pour la laparotomie médiane, il est assez difficile de fixer le laps de temps nécessaire à cette consolidation de la cicatrice. Peut-être, dans notre sollicitude pour l'opéré, sommes-nous disposés à exagérer la durée du temps nécessaire pour la solidité. Cependant, il est bien manifeste que le séjour au lit que nous imposons (minimum de trois semaines) est plutôt trop court, car, lorsque des circonstances particulières amènent le sujet à prolonger ce séjour, les apparences sont toujours des meilleures.

L'importance de la ceinture que je leur fais porter n'est peut-être pas aussi bien démontrée ; beaucoup s'empressent de l'abandonner et un grand nombre la portent très mal. Cependant, je garde la conviction qu'elle rend des services, et que six mois au moins de séjour contribuent à assurer cette apparence de solidité cicatricielle dont nous cherchons les manifestations.

Dans le but de conserver cette solidité de la cicatrice, les précautions doivent être exagérées chez les sujets qui présentent des conditions particulières, les exposant davantage à la récidive, surtout en particulier les sujets exposés à quelque affection pulmonaire et ceux qui sont appelés à faire de très grands efforts.

Résultat physiologique. — Amélioration des fonctions.

. En même temps que l'on constate la vacuité et la résistance de la région, on peut constater, chez l'opéré, trois modifications fonctionnelles principales :

1° La station debout sans fatigue ;

2° L'effort augmenté de puissance ;

3° La disparition de douleurs.

1° La possibilité de se tenir debout sans fatigue est, chez certains sujets, très caractéristique. Cette fatigue résultant de la station debout sans douleur à proprement parler est une sensation éprouvée très fréquemment par les hernieux. Elle est plus particulièrement marquée chez les sujets qui ne peuvent porter de bandage. Beaucoup vous disent qu'ils n'ont qu'un moment de bien-être véritable : celui où ils peuvent prendre la position horizontale.

La disparition de cette sensation pénible est très frappante et très appréciée par les opérés. Même ceux qui n'ont aucun effort violent à faire notent avec joie ce résultat. Un garçon coiffeur, que j'avais opéré dans ces conditions, m'avait donné de ses sensations une description très intéressante. Tout travail et toute station aebout lui étaient devenus insupportables. Depuis son opération, il passait des journées entières sans s'asseoir et signalait la satisfaction avec laquelle il pouvait se tenir sans malaise aucun, marcher, aller, venir, sans s'apercevoir en quelque sorte de cette station debout, qui l'obsédait antérieurement.

2° Pour l'effort, la modification est plus remarquable encore. Sans doute, il y a des hernieux qui font des efforts, et de très grands même, sans bandage ; mais un très grand nombre les font surtout appuyés par le bandage et, quand le bandage manque, sont tenus de porter la main dans la région, pour pouvoir donner toute la puissance possible à cet effort.

Ordinairement, la possibilité de faire des efforts est retrouvée rapidement après l'opération. J'ai vu nombre d'opérés qui avaient dû abandonner des métiers durs, comme celui de boucher par exemple, qui ont pu le reprendre après avoir été opérés. J'en ai vu chez lesquels ce métier dur n'avait dû être abandonné que depuis que le bandage n'était pas possible à appliquer ou à supporter. L'opération faite, tout rentrait dans l'ordre et la puissance renaissait. Le dernier cas que je cite est assez spécial, parce que, chez ces hernieux en état grave, il ne faut pas, par des efforts exagérés, perdre ce bénéfice, et on peut être amené à les faire bénéficier d'une protection spéciale d'appareil pour ces efforts.

Il faut aussi tenir compte de cette modification

heureuse des forces pour recommander au sujet de ne pas trop s'y fier. J'ai eu des opérés dont la récidive ne s'est faite que parce qu'ils se sentaient si vaillants qu'ils tenaient à montrer qu'ils pouvaient accomplir les tours de force professionnels auxquels ils n'auraient jamais songé antérieurement.

- Quelle que soit la condition sociale, les opérés accusent ce gain de force. Il ne faut pas l'oublier quand on discute l'utilité de l'opération chez les enfants, car celle-ci les met, en réalité, dans des conditions supérieures d'éducation, de cette éducation physique à laquelle, avec juste raison, on attache tant d'importance aujourd'hui.

3° Enfin, la disparition des douleurs est un fait tellement frappant que, pour beaucoup de chirurgiens encore, la douleur est une indication principale et presque la seule dans la cure radicale. On peut même dire à cet égard que si, après l'opération pour une hernie douloureuse, la région reste douloureuse, c'est que la cure radicale n'a pas été réellement faite. En effet, avec la cure radicale doivent disparaître les tiraillements sur l'épiploon, les engorgements herniaires, les coliques si souvent observées. Si la douleur qui existait ne disparaît pas, c'est d'ordinaire que certaines adhérences n'ont pas été détruites, soit que ces adhérences occupent une partie supérieure du sac qui n'a pas été atteinte, soit que ces adhérences se prolongent assez loin au-dessus de l'anneau du collet du sac, soient fondues avec celui-ci et aient échappé à l'opérateur. J'ai eu l'occasion de réopérer ainsi à courte échéance deux malades qui avaient été opérés pour des hernies inguinales par d'autres chirurgiens, et dans les deux cas, ayant fait des ablations vraiment suffisantes d'épiploon, je suis arrivé à des cures radicales bien complètes, bien solides, et en même temps j'ai fait disparaître toutes douleurs. La disparition des douleurs doit être le corollaire obligé de toutes les cures radicales qui méritent ce nom.

On admettra d'autant plus facilement cet heureux résultat que l'expérience de l'opération vous apprend à constater chaque jour qu'en plus de toutes les causes visibles et connues des douleurs herniaires, il y a encore des causes inconnues. En d'autres termes, il y a des sujets chez lesquels, pour une hernie même petite, sans adhérence, peu habitée, il y a des douleurs continuelles, jusqu'à l'intolérance du bandage. Plusieurs cas de petites hernies ainsi douloureuses ont été notés dans mes tableaux et, dès la disparition de la hernie obtenue, la disparition de la douleur était un fait accompli, absolument comme pour les hernies dans lesquelles on constate d'une façon évidente des causes de la douleur.

CHAPITRE XXXIV

PREUVE ANATOMIQUE DE LA CURE RADICALE. — UN CAS
D'AUTOPSIE APRÈS DEUX ANS ET DEMI.

Il semblerait qu'avec un nombre d'opérations
aussi considérable que celui que j'ai présenté, l'occasion de faire la preuve anatomique de la cure radicale ait dû se présenter souvent. Il n'en est rien
pourtant. Quelques constatations à courte échéance
ont pu être faites. C'est ainsi que, chez la femme qui
succomba deux mois après son opération, nous avons
pu constater que, malgré la toux incessante dont
elle avait été affligée, la cicatrice abdominale séreuse
n'avait subi aucune dépression. Il était presque difficile de reconnaître où avait porté la ligature du pédicule.

Dans les deux cas où la mort est survenue après
la cure radicale, elle s'est produite à courte échéance.
Aussi a-t-il suffi d'observer les résultats anatomiques
immédiats. Ce résultat était satisfaisant, car on cons-

tatait encore là l'absence d'infundibulum. Mais cela
ne dit pas assez pour ce qui est le plus intéressant,
c'est-à-dire pour les résultats à observer après une
longue période, et ces observations ne pouvaient
démontrer qu'une chose : c'est que les dispositions
anatomiques obtenues sont bien celles que l'on a
recherchées.

Une autopsie tardive devait nous donner des
résultats plus intéressants. Je dois cette observation
à l'obligeance du Dr Delbet, qui a bien voulu me
communiquer les résultats d'une constatation anatomique faite sur un sujet observé presque trois années
après l'opération. Il s'est trouvé justement une circonstance particulière qui a donné plus de valeur
encore à cette observation : c'est que le sujet est
devenu phtisique un an après cette opération et que
sa paroi abdominale a dû, pendant deux années,
résister à une toux incessante, et cela sans port de
bandage aucun.

Sur la paroi abdominale, à la partie profonde, non
seulement on ne constatait aucun infundibulum,
mais on ne retrouvait que difficilement la trace de
l'opération, et cette trace n'était qu'une sorte de
cicatrice peu prononcée et ne donnant aucune
dépression.

Sur la paroi antérieure du canal inguinal existait
une petite érosion qui pouvait être rapportée à une
insuffisance de réunion de l'aponévrose fendue. Mais

ce petit défaut ne comportait pas d'affaiblissement de la paroi, puisque le sujet s'était toujours passé de bandage et n'avait accusé aucune tendance au retour de la hernie, et pendant la vie n'en avait constaté aucune.

Je ferai toutefois remarquer à ce sujet que ce fait justifie une pratique sur laquelle j'ai insisté depuis longtemps et que j'ai reconnue utile : c'est la suture plus élevée sur les parois du canal inguinal. Dans mes premières opérations, comptant bien sur la compression et sectionnant moins hardiment la paroi du canal en haut, je cherchais à faire surtout une bonne suture directe inférieure en ramassant tous les tissus que je pouvais fondre ensemble sur les parois. J'ai vu depuis longtemps qu'en sectionnant le canal très haut et en suturant très haut muscles et aponévroses, on reportait aisément très haut l'extrémité supérieure de la cicatrice. Comme j'ai toujours estimé que ce résultat était très favorable pour la solidité de la guérison, je me suis attaché, dans la mesure du possible, à effectuer cette suture aussi haut que mon décollement me permet de la porter.

Je suis convaincu que, si l'on a pu observer cette petite défectuosité sur la paroi antérieure du canal inguinal reconstitué, c'est que l'opération faite sur ce sujet a été pratiquée avant que j'aie adopté ce petit perfectionnement. Cette observation porte le

N° 105. On peut voir du reste, au chapitre où je traite de la défense du canal inguinal, combien j'insiste aujourd'hui sur ce détail de technique.

Ce n'est là, toutefois, qu'un perfectionnement, et on peut constater que, dans l'examen anatomique en question, les dispositions fondamentales nécessaires à la permanence de la cure radicale existaient très satisfaisantes : absence de tout infundibulum, de toute amorce de hernie, même de dépression au voisinage de la cicatrice ; paroi solide résistante, n'ayant subi aucun enfoncement.

Sur le sujet examiné, il avait été fait une résection considérable de l'épiploon. Même en l'absence de toute constatation de ce côté, on remarquera que j'estime que cette résection favorise beaucoup la persistance de la cure radicale, et je suis satisfait de constater que ces bons résultats anatomiques appartiennent précisément à un individu ayant subi cette résection. Cet individu ne comptait pas parmi les plus favorisés, au point de vue musculaire ; il avait en outre, de par sa maladie, des causes d'affaiblissement de la paroi et des causes d'effondrement violent de cette paroi.

Il m'a paru intéressant de relater en entier l'observation de ce sujet, à titre de document.

Hernie inguinale gauche. — Cure radicale. — Mort 34 mois plus tard, sans récidive. — Examen anatomique par le Dr Delbet.

G..., trente ans, teinturier, entre le 21 juillet 1888, à Saint-Louis.

Hernie inguinale gauche dont il ne se rappelle pas le début; il porte un bandage; souffre beaucoup de sa hernie; vomissements tous les jours; hernie assez volumineuse, paraît réductible.

Opération le 2 août 1888.

Sac découvert facilement; beaucoup d'épiploon extirpé avec 12 fils de catgut (épiploon réséqué, 265 grammes); les fils sont placés séparément des deux côtés du tablier; dissection laborieuse du sac, qui présente un diverticule très adhérent à l'épididyme; deux fils sur le pédicule, l'un repassé; dissection très haut dans le ventre; sutures au crin de Florence, 12; un drain.

Durée opératoire : 55 minutes; beaucoup de vomissements pendant trois jours; rétention d'urine trois jours; étouffements; ventouses sèches.

Sort en très bon état; ceinture Rainal.

A eu une diarrhée très forte et plusieurs accès de congestion pulmonaire, avec élévation de température

Le 30 mai 1891, il entré dans le service de M. Merklen, à l'hôpital Saint-Antoine.

Il y a deux ans, à la suite d'un refroidissement, il eut une bronchite et, quelques jours après, plusieurs hémoptysies; il reste à Tenon huit mois pour cette maladie.

Depuis cette époque, le malade ne s'est jamais bien porté et continue à tousser et à cracher; il a dû abandonner son métier de teinturier et exercer celui de fabricant de couronnes en perles.

En septembre 1890, il rentre à Tenon, toujours pour les mêmes accidents pulmonaires ; il y reste trois semaines et en sort très peu amélioré.

Depuis quinze jours, le malade a de la diarrhée et a perdu complètement l'appétit ; expectoration très abondante.

État actuel : malade à la troisième période de la tuberculose pulmonaire; émacié, cachectique.

Le poumon gauche est transformé en caverne dans les trois quarts supérieurs; le quart inférieur est le siège de râles de congestion.

Le poumon droit est infiltré dans sa moitié supérieure ; la moitié inférieure respire normalement.

Rien au cœur ; le foie est un peu augmenté de volume.

Pas d'albumine ; dyspnée; expectoration abondante.

Du côté de la cicatrice herniaire :

En faisant tousser le malade, on sent une légère impulsion lorsque le doigt est introduit dans l'anneau inguinal gauche, qui est démeuré large et admet facilement la pulpe de l'index. On ne peut pas dire qu'il y ait même une pointe de hernie.

La cicatrice cutanée est souple et non adhérente aux tissus sous-jacents. Pas d'autre hernie.

Mort le 4 juin 1891, à dix heures du soir.

Autopsie le 6 juin, à dix heures du matin.

M. Delbet, qui a eu entre les mains les pièces, nous a communiqué l'observation et la note qui commencent ce chapitre. Il a bien voulu joindre à ce premier document le dessin ci-contre.

La représentation de la pièce qu'il a disséquée est fort difficile, puisqu'il s'agit de constater un fait négatif, soit l'absence de tout infundibulum séreux, l'absence de toute dépression.

En réalité, sur le dessin, la région herniaire n'est marquée que par une sorte d'étoile cicatricielle du péritoine. C'est tout ce que l'on peut voir sur cette pièce au niveau où existait l'entrée du canal inguinal gauche. Voici, du reste, la description de la pièce, publiée par le Dr Delbet, dans les bulletins de la Société anatomique :

« Sur la peau qui a été enlevée existait une cicatrice linéaire, à peine visible, souple, sans adhérence aux parties profondes. En palpant la région inguinale, on

ne sent absolument rien d'anormal. Le tissu cellulaire sous-cutané se laisse facilement disséquer, il

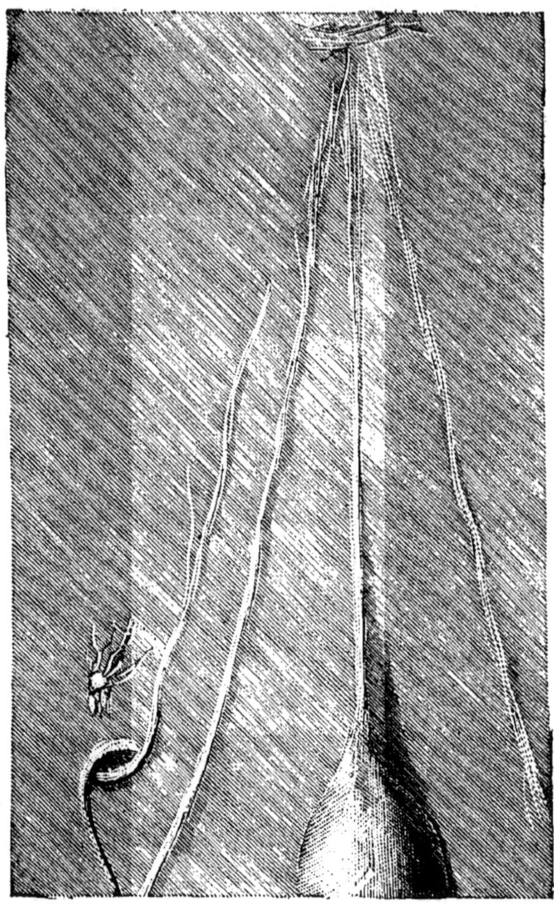

Fig. 50. — Face postérieure de la paroi abdominale. A
gauche, au-dessus du canal inguinal, petite cicatrice de la
séreuse.

ne présente d'adhérences qu'au nivaeu de l'orifice
externe du canal inguinal et de l'origine du cordon. Les éléments de ce cordon sont entourés de

tissu cellulaire dense ; il est impossible de retrouver autour d'eux les diverses gaines qu'on y trouve normalement. L'aponévrose du grand oblique présente une disposition intéressante. Les piliers internes et externes de l'orifice externe du canal inguinal sont un peu masqués par le tissu cellulaire qui y adhère. On ne les voit pas avec la netteté ordinaire, mais ils existent et sont parfaitement solides. Juste au-dessus du cordon, les deux piliers sont réunis l'un à l'autre par un tissu fibreux, solide, d'apparence cicatricielle sur une étendue d'un centimètre. L'orifice externe du canal inguinal est donc parfaitement reconstitué et il est fort étroit, laissant juste passer les éléments du cordon. Plus haut, il existe dans l'aponévrose du grand oblique une fente longue de 2 ou 3 centimètres, large de quelques millimètres, oblique en haut et en dehors, absolument parallèle au trajet inguinal. On dirait que l'aponévrose a été incisée en ce point suivant l'axe de ses fibres. Ce fait n'est pas sans importance.

« M. J. Lucas-Championnière a l'habitude d'inciser l'aponévrose pour ouvrir le canal inguinal et disséquer le péritoine jusque dans l'abdomen ; on peut donc considérer comme certain que l'orifice que nous constatons est le reste de l'incision opératoire. Mais, et c'est là le point important, cette incision aponévrotique s'est parfaitement réunie, dans sa partie inférieure, au pourtour de l'orifice externe du canal inguinal, tandis qu'elle est restée béante dans sa partie supérieure. A quoi tient cette différence ? M. J. Lucas-Championnière, que j'ai vu depuis, m'a dit qu'à l'époque où il a pratiqué cette cure radicale il ne mettait d'ordinaire que deux ou trois points de suture sur l'aponévrose, pour reconstituer l'anneau inguinal. Donc, les deux piliers séparés par l'incision se sont parfaitement et solidement réunis là où ils ont été suturés ; ils sont restés séparés là où ils ne l'ont pas été. Il est impossible d'avoir une démonstration plus péremptoire de l'efficacité, niée par certains chirurgiens, de la suture des piliers inguinaux et de l'aponévrose du grand oblique.

« Les muscles et les aponévroses de la paroi abdominale sont bien développés. Cette constatation faite, et elle a son importance, retournons la pièce et examinons le péritoine. Au premier coup d'œil, on ne voit rien d'anormal. La saillie de l'ouraque et de l'artère ombilicale s'accuse comme d'habitude. Nulle trace de hernie, pas la moindre fossette, pas la moindre dépression. En y regardant de plus près, on distingue une petite cicatrice rayonnée qui est située un peu au-dessus et au dehors de la réflexion du canal déférent sur l'artère épigastrique. Cette cicatrice correspond à peu près à l'orifice interne du canal inguinal ; toutefois, elle est un peu plus en haut et un peu plus en dehors. Tout ce qui reste de l'opération, de ce côté, c'est donc une petite cicatrice péritonéale, à peine visible. Non seulement il n'y a pas trace de récidive, mais il n'y a même pas de tendance à la récidive, bien que le malade n'ait pas porté de bandage, bien qu'il ait continué pendant un an un pénible métier l'obligeant à des efforts fréquents et considérables, bien qu'il ait toussé pendant trois autres années.

« De l'étude de cette pièce, on peut tirer deux conclusions importantes :

« 1° La cure opératoire des hernies peut être, dans certaines conditions, une cure véritablement radicale. J'ai dit qu'il s'agissait vraisemblablement ici d'une hernie congénitale, et que, par suite, la paroi abdominale musculaire et aponévrotique était solide et bien développée. Ce sont certainement là du côté malade les conditions qui influent le plus sur le résultat. D'autre part, le siège de la cicatrice péritonéale montre que la dissection du sac péritonéal a été poussée très haut, jusque dans le ventre; c'est, du côté du chirurgien, la condition qui joue le plus grand rôle; M. J. Lucas-Championnière a insisté sur ce fait.

« 2° La suture des piliers est réellement efficace. Il faut la faire dans toute l'étendue de l'incision aponévrotique. M. J. Lucas-Championnière n'y manque jamais aujourd'hui. »

La note de M. Delbet est si concluante que je l'ai reproduite en entier. Je n'ai de réserves à faire que sur les mots *suture des piliers*, car je n'attache pas d'importance à cette suture. Ce qui me paraît important, c'est la *suture sur toute la paroi* du canal, très haut pratiquée. Celle-ci, je l'ai pratiquée de tous temps, mais moins régulièrement et moins haut que je ne le fais depuis longtemps déjà; et l'excellente note de M. Delbet est bien faite pour montrer que j'ai raison d'agir ainsi. La suture limitée aux piliers seulement n'accolerait qu'une partie fort peu étendue du canal, si elle obtenait un accolement; et l'expérience du passé nous a montré que les chirurgiens qui préconisaient cette suture des piliers seuls avaient à leur passif de fréquentes et rapides récidives.

CHAPITRE XXXV

CURE RADICALE DE LA HERNIE ÉTRANGLÉE.

Tout ce livre a été écrit en vue de la cure radicale de la hernie *sans étranglement*. Dès le début,
j'ai montré qu'il ne faut pas confondre du tout la
cure radicale faite après la kélotomie avec celle que
l'on fait de la hernie non étranglée. Dans ce dernier cas, en effet, il s'agit d'une opération visant le
but unique de délivrer le sujet de sa difformité. On
choisit le moment le plus favorable, on opère sur
des tissus normaux, sur un sujet bien préparé, et
l'opération à laquelle on procède, sans autre préoccupation, donnera le maximum de ce que l'on peut en
espérer. Aussi serait-il déraisonnable de réunir les cas
d'opérations faites sans étranglement et celles faites
avec étranglement, de se servir de ce groupement
pour faire des statistiques et pour juger la cure radicale. Je suis bien convaincu que cette manière de

faire, adoptée par bien des chirurgiens, a singulièrement contribué à faire méconnaître l'importance de la cure radicale.

D'un autre côté cependant, lorsque nous sommes appelés à faire la kélotomie pour étranglement, il serait impardonnable, si nous pouvons le faire, de ne pas profiter de la circonstance pour délivrer le sujet de son infirmité. Il n'y a personne de nous qui n'ait été supplié par les patients d'agir ainsi ; et beaucoup des désespérés qui ont grand'peine à consentir à se soumettre à l'opération indispensable se décident avec la pensée qu'après cette opération et la guérison de l'étranglement ce sera fini aussi de l'infirmité.

En réalité, le chirurgien qui opère une hernie étranglée et qui néglige de faire le possible pour prévenir le retour de la hernie, ce chirurgien manque à un véritable devoir. Seulement s'il complète son opération et s'il connaît bien cette question de la cure radicale, il ne peut se dissimuler que, dans cette circonstance, les résultats de la cure radicale, sont loin d'être aussi satisfaisants que pour les opérations faites en dehors de l'étranglement. J'ai donc pensé qu'il était impossible de terminer un livre sur la cure radicale sans exposer au moins dans un chapitre spécial ce qui concerne la cure radicale de la hernie étranglée.

Non seulement je pense que la cure radicale doit être faite pour la hernie étranglée, mais j'estime que ce doit être la meilleure école pour faire son éducation pour la cure de la hernie sans étranglement. En effet, le jeune chirurgien trouve pour cette opération une nécessité. La vie du sujet est mise en danger par le mal pour lequel il opère et son opération complémentaire ne changera pas grand'chose à la situation, au point de vue de la survie du patient. S'il échoue dans la cure radicale, tout en ayant levé l'étranglement, son opéré n'aura pas le droit de lui en vouloir beaucoup de son inhabileté, puisqu'il l'aura toujours tiré du péril de mort. Il peut donc en toute tranquillité de conscience faire ainsi ses premiers pas. J'ai, pour ma part, pendant plusieurs années, préludé à mes opérations de cure radicale par celles que j'ai faites en cas d'étranglement. J'estime que j'ai bien réussi du premier coup dans les cas sans étranglement parce que mon éducation était ainsi faite quand je les ai abordés. Sans doute, ceux qui débutent aujourd'hui dans la pratique n'auront pas un aussi long stage à faire, parce que je leur présente l'opération toute préparée avec mon expérience acquise. Ils n'ont donc qu'à étudier et à suivre les préceptes que nous leur donnons. Mais, malgré cela, ils feront bien de n'aborder la cure radicale sans étranglement qu'après plusieurs essais sur la hernie étranglée.

D'une manière générale, les principes à appliquer à la cure radicale de la hernie étranglée sont les mêmes que ceux à appliquer à la cure radicale de la hernie sans étranglement; seulement, les circonstances dans lesquelles on opère font que les procédés ne peuvent pas toujours être complétés de la façon la plus satisfaisante.

Tout d'abord, si on doit admettre d'une manière générale que la cure radicale suivra l'opération de la kélotomie pour hernie étranglée, il faut bien savoir que quelques cas ne pourraient subir une prolongation sérieuse de l'opération. Chez les vieillards ou chez les gens opérés tardivement et qui sont dans un état de dépression menaçante, il serait dangereux de faire une dissection du sac, et à plus forte raison, de l'infundibulum situé au-dessus. Chez eux, il faut ne rien faire ou tâcher de donner au sujet le bénéfice de certaines interventions courtes et sans traumatisme sérieux. J'ai, pour ma part, eu l'occasion plusieurs fois de passer quelques points de suture sur le collet du sac, de façon à provoquer dans une certaine mesure son occlusion définitive. On peut profiter alors d'une circonstance favorable, sur laquelle j'ai insisté dès le début de mes premières opérations. J'ai toujours pratiqué la kélotomie non par une seule incision faite en un point du collet du rétrécissement, mais par des incisions multiples siégeant sur tout le pourtour de l'anneau constricteur. Il reste donc là non une surface séreuse, mais une série de points d'incisures ou de surfaces cruentées qui sont prêtes à s'accoler et à se réunir. Sur ce collet scarifié, pré-

paré en quelque sorte, j'ai placé rapidement quelques
points de suture de catgut, points de suture perdus.
J'ai eu la satisfaction de constater que certains de
mes opérés sont restés guéris. Sans doute, ils n'avaient
pas les bénéfices de la cure radicale telle que je l'ai
instituée par d'autres opérations, mais leur hernie ne
sortait pas et ils étaient délivrés d'une partie des
inconvénients de leur pénible difformité. De plus, la
hernie, qui n'avait plus de possibilité de sortir, était
exempte des chances d'accidents. Je puis même dire
que c'est après avoir constaté autrefois que cette
manœuvre bien imparfaite, ce procédé médiocre, pouvaient donner une cure persistante de la hernie que
j'ai pensé que la cure méthodique et laborieuse devait
être assurée de donner des résultats parfaits.

J'ai appliqué à la cure radicale de la hernie étranglée exactement les principes que j'ai exposés longuement pour la hernie sans étranglement, et je n'aurai
à revenir que sur les particularités que l'étranglement nous force à observer et dont il faut tenir
compte.

Dans la hernie étranglée, les parties périphériques
au sac et au collet sont assez souvent modifiées d'une
façon fâcheuse. Ces parties sont infiltrées, tuméfiées.
On y trouve fréquemment des épanchements sanguins, résultant des efforts de taxis qui ont été faits
plus ou moins régulièrement. Les vaisseaux périphériques sont souvent gorgés de sang, de telle sorte

que les opérations qui se font très ordinairement à
blanc pour la hernie non étranglée sont ici accompagnées habituellement d'une effusion de sang assez
abondante.

Contrairement à ce que pourrait faire croire la
lecture des auteurs, la recherche du sac ne présente
ici aucune difficulté analogue à celle que l'on rencontre dans la recherche du sac pour hernie sans
étranglement. Les précautions à prendre pour en
pratiquer l'ouverture avec sécurité sont les seules
que l'on ait à rappeler.

Le traitement du sac et de l'anneau herniaire
comporte le point qui nous intéresse le plus. J'ai
beaucoup insisté sur la nécessité de disséquer le sac
jusque dans le ventre. Or, le premier acte du chirurgien qui opère une hernie étranglée consiste à fendre
en un ou en plusieurs points la partie rétrécie du sac.
Il en compromet donc la solidité, et on conçoit que
la dissection de la partie supérieure du sac en sera
rendue fort difficile. Lors des tractions nécessaires
pour arriver sur la partie supérieure du péritoine,
la déchirure du collet du sac serait d'une facilité
fâcheuse.

Le contenu du sac peut aussi créer quelques
difficultés. Bien entendu, s'il existe des altérations
intestinales, il est bien inutile de s'embarrasser
encore de la cure radicale. On a assez de préoccupa-
tions sur l'avenir du sujet, avec les lésions intesti-

nales, qui peuvent vous amener des complications menaçantes pour la vie.

Mais on peut trouver, en outre, de l'épiploon altéré. Il y a là une indication à laquelle il faut toujours répondre. Non seulement il faut enlever tout l'épiploon contenu, mais il faut remonter au-dessus pour être bien assuré d'avoir à faire à de l'épiploon sain quand on réduira. Pour cet épiploon qu'on réduit du reste, il faut être très attentif, car, non seulement il doit être sain par lui-même, mais il faut qu'il n'ait été contaminé par aucune des parties que contenait le sac ; on ne doit jamais oublier, en effet, que ce contenu du sac de la hernie étranglée est essentiellement septique et peut contaminer les viscères qui seront réduits. Il y a là une indication à suivre sur laquelle je reviendrai à propos de la marche de l'opération à faire.

La septicité des liquides contenus dans le sac est un fait qui avait frappé des observateurs, depuis une époque déjà fort ancienne. Bien avant les notions microbiennes, M. Panas admettait que cette septicité pouvait tenir à la transsudation des liquides à travers la paroi dont l'étranglement avait altéré la résistance à l'endosmose. Il y a plus de vingt ans, M. Nepveu avait soupçonné l'existence d'éléments, figurés dans les liquides du sac. Plus récemment, M. Clado décrit et figure les microbes trouvés dans le liquide du sac et apporte la preuve histologique de la septicité de ces liquides du sac, admise depuis longtemps par les chirurgiens.

Une différence essentielle qui existait entre mes opérations de kélotomie et celle de cure radicale n'existe plus pour moi; mais il est bon de la noter, car elle existe certainement encore pour bon nombre de chirurgiens. Il est de mode de faire rapidement l'opération de la hernie étranglée ; on la considère comme une opération assez simple qui ne comporte guère de retards et on l'exécute d'ordinaire assez vivement. Or, si l'on agit aussi vite, les temps de dissection de séreuse deviennent impossibles à accomplir avec exactitude, et trop de hâte dans l'opération vous laisse une région où il devient difficile de se reconnaître. Non seulement on ne distingue plus la séreuse, mais les organes essentiels du cordon sont difficiles à protéger de la dissection nécessaire et on risque de les blesser. J'ai raconté comment, dans ces circonstances, il m'était arrivé de couper le canal déférent. Il est vrai qu'il s'agissait d'une hernie étranglée que j'opérais la nuit. Mais je suis convaincu que, si j'avais à me trouver aujourd'hui dans les mêmes circonstances, la chose ne m'arriverait pas. Et, de fait, j'ai pratiqué depuis ce temps des dissections bien autrement difficiles, sans qu'il me soit jamais rien arrivé, même pour la hernie étranglée.

Les faits que je viens d'exposer montrent que, dans ce cas spécial de la cure radicale, on rencontre des difficultés propres auxquelles il faut songer quand on se met en demeure de faire une kélotomie qu'on a l'intention de compléter par la cure radicale. Mais, si l'on veut d'emblée faire son opération la plus simple possible, il faut avoir recours à une pratique qui n'est guère adoptée par la généralité des opérateurs.

On opère, en général, la hernie étranglée avec les habitudes des anciens chirurgiens; on fait des incisions placées plutôt sur le sac, dont on ouvre la partie saillante, que sur le collet ou sur l'obstacle. Une fois parvenu dans le sac, on y plonge le bistouri spécial ; et, comme le doigt qui sent la résistance du collet vous indique bien la région où doit porter votre section, on agit assez profondément. Si, après cela, on veut disséquer le sac, on a toutes chances de faire une opération assez incomplète. Il y a tout avantage à traiter la hernie étranglée comme je traite la hernie sans étranglement. J'ouvre largement le canal inguinal ou j'incise le fascia crébriforme en dehors du collet du sac avant de m'occuper de celui-ci. D'abord, le débridement est extrêmement facilité. Le sac ouvert, non seulement on touchera le point rétréci qui étrangle, mais on le verra. Il devient alors très facile d'entamer le moins possible la périphérie du sac. On l'incise toujours sur un point de la périphérie, mais il devient inutile de l'inciser en d'autres points et, s'il y a des adhérences voisines du collet, on les découvre et on les détache sans peine.

Si l'on accepte cette manière de faire que j'ai adoptée, on verra que les dissections nécessaires pour la cure radicale se feront dans des conditions presque aussi satisfaisantes que celles que l'on fait pour une hernie non étranglée.

Quand le sac est ouvert, le premier acte du chirurgien doit être d'en purifier le contenu. C'est l'intérêt de tout opéré de hernie étranglée, mais c'est encore davantage l'intérêt de celui qui subit la cure radicale, car son anse intestinale restera davantage exposée à l'air, et il faut qu'elle soit pure à ce moment et au moment où elle sera réduite, de façon à ce qu'il ne survienne aucun accident du fait de l'empoisonnement qu'elle pourrait subir. Aussitôt le sac ouvert, tout son contenu est passé à l'eau phéniquée forte (au vingtième).

Ceci fait, si la réduction de l'anse étranglée survenait brusquement aussitôt après la section du collet, comme il arrive quelquefois, je serais absolument tranquille sur les suites possibles de cette réduction prématurée.

Pour l'examen de l'anse intestinale, qui doit être fait avant toute réduction, la manière d'opérer que j'indique, ouverture large du canal inguinal ou de tout orifice fibreux, est certainement préférable à toute autre, et, pour la destruction des adhérences intestinales que l'étranglement peut avoir fait naître, rien ne peut être plus commode. La réduction de l'intestin faite, l'épiploon traité comme il est toujours traité avec les précautions spéciales que j'ai exposées tout à l'heure, l'opération redevient ce qu'elle est pour toutes les hernies non étranglées. Cependant, c'est ici que l'on est frappé de la facilité singulière que l'on observe dans la déchirure du sac. Cela tient, comme je le disais tout à l'heure, à ce que le sac a été incisé au niveau du collet en un ou plusieurs points, et par conséquent affaibli d'autant. Mais cela tient aussi à ce que ce péritoine des hernies étranglées est d'une friabilité tout à fait spéciale. Est-ce le résultat de l'étranglement et de la tension des tissus? S'est-il développé là une certaine inflammation septique? On peut disserter sur les deux éventualités. Mais il est hors de doute que le péritoine du sac est très friable; et, si on ne veut voir le sac s'en aller par lambeaux avant qu'on ait achevé sa dissection, il faut n'exercer sur lui que de faibles tractions. C'est encore une sérieuse raison d'adopter le mode d'attaque du sac que j'ai conseillé plus haut, parce que, comme l'opérateur se trouve juste au niveau de la partie du collet du sac à disséquer, les tractions qui devront être faites pour attirer la partie la plus élevée du péritoine seront de peu d'importance.

A cause des prévisions de cure radicale, comme à cause des différences profondes qui séparent la chirurgie moderne de la chirurgie ancienne, l'opération de la hernie étranglée doit être modernisée, ou du

moins les indications à suivre doivent être singulièrement modifiées. Au lieu de chercher, comme autrefois, à épargner au sujet une opération, il faut avoir
dans la pensée que cette opération doit, à tous les
points de vue, être favorable et, d'emblée, adopter
cette détermination aussitôt que les accidents prennent une certaine importance.

Il n'y a de réserves à faire que pour les cas pour
lesquels on a fait également des réserves en matière de cure radicale de hernie non étranglée. On
cherche à épargner une opération à un vieillard
extrêmement affaibli, à un grand diabétique, à un
albuminurique, à un cachectique; mais, en dehors
de ces circonstances, du moment que les accidents
menacent la vie du sujet, l'opération doit être décidée
de préférence à toutes les tentatives de réduction, à
tous les atermoiements, l'attente étant pour le patient infiniment plus dangereuse que l'opération.
Celle-ci n'a d'autres dangers que la situation du sujet,
que l'altération de ses organes ou l'usure de son
organisme, due à l'ancienneté et à l'intensité de
ses accidents d'étranglement.

En présence d'une hernie dont l'étranglement est
confirmé, si le sujet n'est pas, par sa nature, de ceux
auxquels il faut éviter toute opération, même sans
importance propre, le chirurgien ne doit avoir
qu'une pensée : le délivrer de son étranglement, sans
attendre qu'une complication donne à son interven-

tion une gravité exceptionnelle. Même, étant données
la bénignité habituelle de l'opération et les ressources
qu'elle offre pour la guérison définitive de l'infirmité,
il devient avantageux pour le sujet de ne faire aucune
tentative sérieuse de taxis. Il suffit d'avoir opéré
beaucoup de hernies étranglées pour se rendre compte
du mal que le taxis peut faire et fait, même employé
par des mains habiles. Non seulement il faut proscrire tout ce qu'on a décrit sous le nom de taxis
forcé, mais il faut, en réalité, considérer le taxis de la
façon suivante :

On se trouve en présence de cas d'*irréductibilite
apparente* où des *essais maladroits* ont été faits. Ce ne
sont pas, en réalité, des cas d'étranglement, et quelques pressions doucement faites ont fait rentrer la
hernie. Ce taxis sera toujours pratiqué sans aucun
doute, mais on ne peut guère dire alors qu'il ait
permis de réduire une hernie étranglée.

Ou bien on se trouve en présence d'*accidents vrais
d'étranglement* avec arrêt des matières, des gaz surtout et des vomissements. Dans ces cas, il y en a un
certain nombre dans lesquels on pourrait réussir en
employant successivement les bains, le taxis avec
chloroforme et un moyen que j'ai autrefois beaucoup
employé avec succès, le taxis pendant l'inversion avec
chloroformisation.

Quelque heureux qu'aient été les résultats que j'ai
pu en obtenir autrefois, je déclare que ces moyens,

tout simples et modérés qu'ils soient en apparence, sont, en réalité, plus dangereux qu'une opération sanglante faite de bonne heure et sagement conduite. En effet, toutes les chances sont pour qu'il soit nécessaire d'y arriver tout de même, et alors on y arrivera dans de mauvaises conditions, tandis que, si on profite des circonstances les plus favorables, on changera dans une large mesure le pronostic de l'intervention.

Parmi les opérations que j'ai faites dans ces conditions, j'ai eu l'occasion de signaler une kélotomie sur un sujet dont l'étranglement pour une hernie congénitale ne datait que de quatre heures. Aucune tentative de taxis n'avait été faite et cependant l'intensité des phénomènes avait été telle que, si l'on avait tardé quelque peu, certainement on aurait été exposé à de graves complications, et un taxis, même modéré, eût fait courir au malade de fort grands risques. Il suffira de quelques observations de ce genre bien prises pour combattre efficacement les préjugés qui règnent encore sur les manœuvres non sanglantes opposées aux opérations sanglantes. Le taxis et les moyens accessoires dans le traitement de la hernie étranglée ne semblent *inoffensifs* que *parce que l'on ne voit pas ce qu'on fait*. Mais, quand on étudie attentivement les résultats de ces interventions et qu'on les compare non aux vieilles statistiques de la chirurgie, mais aux résultats que peut donner la chirurgie sanglante moderne, on constate que leur prétendue bénignité était illusoire et qu'on ne l'invoquait précisément qu'à cause de l'incertitude de la chirurgie opératoire et des accidents qu'elle entraînait toujours avec elle.

Si l'on devait conserver ces moyens, ce ne serait que pour les cas de grandes cachexies dangereuses à toutes les interventions chirurgicales : diabète, albuminurie, sénilité, etc.

En matière de traitement des hernies non étranglées, cette fameuse question du taxis ne doit même plus se poser. *Le taxis sans efforts dangereux est incapable de remédier à un étranglement herniaire ;* il ne faut pas tenter ces efforts, et celui qui demande autre chose que quelques manœuvres douces ne doit pas être tenté.

On ne doit pas oublier que cet étranglement, pour le hernieux qui n'osait se soumettre à l'opération, qui n'avait pu le faire ou pour lequel on hésitait encore, cet étranglement sonne l'heure de la délivrance. On ne saurait croire la reconnaissance avec laquelle quelques-uns des opérés de hernie étranglée vous parlent du changement apporté dans leur existence par l'opération de la hernie étranglée. J'ai revu tout récemment, comme je l'ai rapporté en un autre passage de ce livre, un sujet sur lequel j'avais opéré, il y a quatorze ans, une hernie étranglée. Je n'avais pas l'expérience des procédés que je préconise aujourd'hui, mais je travaillais déjà tant qu'il m'était possible à pratiquer la cure radicale dans tous les cas de hernie étranglée dans lesquels j'intervenais. Sur cet opéré, je réussis bien, puisque, après quatorze ans, je l'ai retrouvé sans récidive. Or, ce garçon m'a raconté avec une véritable joie comment, jusqu'à son étranglement, il souffrait de sa hernie, comment il était gêné en travaillant et comment il ne pouvait se mettre à des travaux de force. Or, depuis cette époque, il avait passé par toutes sortes de professions, par toutes sortes de misères et son ancien mal ne l'avait jamais arrêté. Il n'avait jamais porté de bandage et avait recherché toutes les besognes, sans négliger les plus pénibles. A l'encontre de tant d'autres, il considérait la date de son étranglement et de l'opération qui l'avait délivré de son infirmité comme la date la plus heureuse de sa vie.

Pour toutes les raisons que je viens d'exposer, il faut opérer de bonne heure les hernies étranglées sans s'arrêter à la plupart des demi-mesures qui ont été et sont encore si fort en honneur. Il faut procéder à l'opération avec des manœuvres un peu différentes de celles qui sont classiquement admises, et je pense qu'il y a utilité à les résumer de la façon suivante :

- Aussitôt des phénomènes d'étranglement bien déterminés, on doit intervenir, et cela sans exercer sur la hernie aucun effort violent.

La préparation de la région à opérer demande une attention toute particulière, car on la trouvera habituellement imprégnée de toutes les substances qui peuvent le mieux l'empoisonner, qui ont été conseillées en topiques et qui sont fort difficiles à nettoyer sans perdre de temps. Je recommande beaucoup, pour ce nettoyage, la décoction de *quillaya saponaria* et le lavage consécutif avec la solution phéniquée forte, plutôt qu'avec une solution de sublimé, infidèle au milieu de toutes les substances qui encrassent la peau.

L'incision doit être faite comme pour la cure radicale et de façon à découvrir même la région située au-dessus du collet de la hernie, plutôt que le sommet de la tumeur herniaire.

L'incision devra être large. On doit proscrire toutes les incisions étroites, dont on se montrait très fier il y a bien peu de temps encore. Certains chirurgiens comparaient leurs incisions à des ponctions. La longueur de l'incision n'apporte aucun élément de gravité, mais elle apporte l'élément principal de sécurité.

Dès l'ouverture du sac, souvent plus facile que dans la cure de la hernie non étranglée, la purification de ce sac et de son contenu doit être faite avec le plus grand soin.

S'il y a de l'épiploon, il y a lieu de le fixer à l'aide d'une pince, de façon à ce que, si on ouvrait brusquement un orifice large, il ne pût exécuter aucun mouvement brusque d'ascension et disparaître dans le ventre, car il faudra le purifier et le réséquer autant que faire se pourra.

Avant de procéder à la levée de l'étranglement, il faut découvrir, autant qu'il est possible, le siège de celui-ci. On fendra le canal inguinal dans sa longueur, ou bièn on fendra l'orifice du fascia crébriforme. On aura ainsi libéré déjà la hernie. On constatera que cette préparation, très bonne au point de vue de la cure radicale, est peut-être encore plus précieuse au point de vue de la recherche de l'étranglement. Non seulement on trouvera le point étranglé bien plus facilement, mais on le verra au lieu de le toucher. Il se fera, au niveau du point étranglé, une détente très profitable à l'introduction des instruments. On pourra alors le plus souvent sectionner celui-ci par un seul point de la périphérie.

Cette section accomplie et l'étranglement levé, on aura une véritable facilité à examiner le point de l'intestin qui avait été resserré.

A ce moment, le sac étant convenablement repéré, comme je l'ai montré dans la technique de la cure radicale, on fera à nouveau une purification de l'anse étranglée pour la réduire ensuite. Cette purification joue un grand rôle dans l'avenir de l'opération. Mon expérience, après un nombre considérable de kélotomies pour hernie étranglée, est qu'une anse, même très atteinte, quand elle a été bien purifiée, résiste dans l'immense majorité des cas. Et je n'hésite pas à rentrer aujourd'hui des intestins que je n'aurais jamais osé réintégrer lors des débuts de ma pratique, alors que je n'étais pas familier avec toutes les hardiesses de purifications auxquelles je suis arrivé progressivement.

L'anse réintégrée, on procède à la résection de l'épiploon, s'il y a lieu. Je ferai remarquer, à ce propos, qu'il est absolument nécessaire de faire cette résection sur des tissus absolument sains, et, pour cela, non seulement il faut remonter très haut, mais il faut encore pratiquer le nettoyage de l'épiploon au-dessus du point réséqué.

Si l'état général du sujet vous permet une cure radicale complète, on procède alors à la dissection du sac, absolument comme pour la hernie sans étranglement. J'ai dit plus haut que certaines difficultés tiennent à l'état d'étranglement, en particulier à un état de vascularisation de la région et à une sorte de fusion des tissus, qui rend l'action du bistouri ou des ciseaux un peu plus difficile. On ne sera pas surpris si on ne parvient pas à donner toute l'extension désirable à ses dissections et s'il y a un peu moins de perfection dans la cure radicale faite dans ces circonstances.

Les derniers temps de l'opération sont les mêmes que dans la cure radicale faite en toute autre circonstance.

Si l'on avait à faire à un sujet si déprimé qu'on dût redouter d'ajouter au temps du débridement le temps nécessaire pour la dissection du sac, on pourrait, sans allonger sensiblement l'opération, que l'on fait alors très rapide, faire au moins l'occlusion d'un point du trajet herniaire, et surtout du point où l'étranglement a siégé. En ce cas, le fait d'avoir pratiqué des incisions multiples est un fait favorable. Dans cette région de l'étranglement, on passe deux ou trois points de suture perdue et l'on constitue ainsi une barrière qui peut parfaitement être suffisamment résistante, non seulement pour enlever toute protrusion viscérale, mais pour donner une certaine solidité à la paroi.

Quant au pansement et au traitement post-opératoire, ils ne diffèrent en rien de ce que l'on doit faire après les opérations de cure radicale sans étranglement.

Je note, à cette occasion, que le traitement par les purgatifs et les évacuants de toutes sortes est le seul raisonnable.

J'ajoute que la diète sévère est obligatoire bien plus encore que pour les suites de l'opération sans étranglement.

Je connais des sujets chez lesquels j'avais trouvé d'énormes altérations intestinales et chez lesquels la diète d'abord, puis un régime lacté sévère ont certainement joué un rôle efficace dans la réparation.

L'élévation de température, lors des premiers essais d'alimentation, est du reste bien caractéristique de cette action nocive des aliments, et, quand on la connaît bien, on arrive à obtenir des suites opératoires, avec des courbes de température peu élevées et d'une régularité parfait..

On notera donc que l'étude de la cure radicale des hernies nous a appris non seulement à compléter nos opérations d'étranglement d'une façon très heureuse pour le patient, mais à perfectionner cette opération elle-même. On la fera dans des conditions de mortalité insignifiante, avec une facilité plus grande, et l'on guérira des sujets qui eussent été infailliblement condamnés autrefois.

Du reste, la méthode antiseptique avait déjà commencé cette œuvre, et cette opération que j'ai vue une des plus meurtrières de la chirurgie hospitalière, une des plus effrayantes pour les mala des de toutes classes, peut compter aujourd'hui parmi celles de suites simples et régulières qui n'ont de gravité que celle que l'incurie du malade ou du médecin ont amenée par une temporisation que rien ne justifiait.

CHAPITRE XXXVI

Il serait impossible de terminer un livre sur la cure radicale des hernies sans rien dire du traitement de l'hydrocèle congénitale. L'histoire de l'hydrocèle congénitale est, en effet, liée intimement avec celle des hernies congénitales. Même la difformité se confond si bien dans nombre de cas avec la hernie, que plusieurs faits d'hydrocèle congénitale sont confondus avec des faits de hernie, et bien des faits d'hydrocèles qui ne sont pas actuellement accompagnées de hernie peuvent comprendre des amorces pour les hernies à venir.

Comme la hernie, l'hydrocèle congénitale a beaucoup préoccupé les chirurgiens qui nous ont précédé, à cause du fait de la communication d'une cavité séreuse accidentelle avec la grande séreuse abdominale. Cette forme d'hydrocèle était difficile à traiter par les procédés employés pour les autres formes d'hydrocèle, à cause de la communication avec l'abdomen. Même les chirurgiens qui avaient la hardiesse ou la témérité de lui appliquer le traitement commun n'ignoraient pas que la guérison était beaucoup plus difficile à obtenir que pour les hydrocèles communes. Aujourd'hui, les choses ont bien changé. La communication des deux séreuses ne nous préoccupe guère, à une condition toutefois, c'est que nous n'appliquions pas les procédés de cure de l'hydrocèle par les substances irritantes, mais que nous fassions des opérations moins dangereuses. A cette condition aussi, nous obtenons aisément la cure définitive ou radicale d'une lésion qui paraissait si difficile à guérir.

On doit remarquer, au préalable, que la dénomination d'hydrocèle congénitale est fort impropre, car elle paraît établir une parité entre la maladie, l'état pathologique qui porte le nom d'hydrocèle vaginale et la difformité qui porte le nom d'hydrocèle congénitale. En effet, cette dernière lésion est bien plus la parente de la hernie congénitale que de l'hydrocèle proprement dite. L'hydrocèle résulte d'un vice de sécrétion pathologique de la tunique vaginale; et les lésions concomitantes du testicule, constamment observées, signalées par bien des observateurs éminents, montrent qu'il s'agit d'un état pathologique assez complexe qui tient ce vice de sécrétion sous sa dépendance. La destruction d'une partie de la tunique séreuse et surtout la modification de sa surface par quelque substance irritante paraissent devoir jouer un rôle efficace dans la guérison de la lésion.

L'origine de l'hydrocèle congénitale est toute différente. Il s'agit ici d'une difformité caractérisée par la persistance de la communication de la grande séreuse abdominale avec la séreuse secondaire des bourses et du cordon, qui en est ordinairement séparée dès les premiers temps de la vie. La communication persistant plus ou moins largement, la tunique vaginale, qui occupe relativement à l'abdomen la situation la plus déclive, recueille tout le liquide abdominal et, suivant les positions, les bourses se distendent plus ou moins par ce liquide accumulé. Dans le décubitus dorsal, une partie du liquide retourne dans le ventre et la tumeur des bourses diminue ou disparaît. Suivant la manière dont la communication est établie, plusieurs variétés de ces hydrocèles sont à signaler. Si la communication est très large, la réduction du liquide est totale et, dans le décubitus, il n'y a plus aucune tumeur. Dans ces cas, même dans la position debout, le liquide reflue assez facilement vers l'abdomen. On dit alors que l'hydrocèle est aisément réductible.

Dans d'autres cas, cette communication persiste, mais très étroite. Dans la position debout, aucune réduction ne peut être obtenue. Dans la position couchée, sous l'influence des pressions ou simplement sous l'influence de la déclivité, une partie du liquide retourne dans l'abdomen ; mais, ordinairement, l'hydrocèle ne se vide qu'en partie, la tumeur persiste et seulement devient plus molle.

Dans d'autres cas, le travail de séparation qui doit distraire la tunique vaginale de la grande séreuse s'est effectué en partie seulement et la vaginale est fermée ; mais un prolongement du péritoine occupe encore la région funiculaire et le liquide vient s'accumuler au-dessus du testicule sans l'atteindre. Ici encore, nous trouvons les variétés différentes, suivant la communication facile ou l'existence de pertuis étroits entre les deux séreuses.

Quelle que soit la forme de l'hydrocèle congénitale, on voit qu'elle n'a guère d'analogie pathologique avec l'hydrocèle. Il s'agit bien là d'une difformité constituée par la persistance de la communication des séreuses, et non d'une maladie de la séreuse vaginale ou vagino-péritonéale.

Il s'y joint évidemment un vice dans les fonctions de sécrétion péritonéale qui permettent la formation de beaucoup de liquide péritonéal et son accumulation. Mais il s'agit certainement d'un état bien distinct de celui des hydrocèles vaginales ordinaires.

Par contre, ses analogies avec la hernie congénitale sautent aux yeux. Or, cette dernière analogie paraît plus évidente encore quand on étudie l'anatomie pathologique, car on trouve souvent une identité parfaite entre les deux lésions. C'est-à-dire que l'on rencontre très communément la hernie en coïncidence avec l'hydrocèle congénitale, et réciproquement, pourrait-on dire. En effet, suivant les cas, l'hydrocèle domine avec descente d'une petite masse de viscères; dans d'autres, il s'agit bien d'une hernie avec viscères abondants, mais aveccoïncidence d'une petite quantité de liquide constamment présente dans le fond de la hernie. Entre les deux cas, il y a bien peu de différences : la lésion est la même, la difformité est la même et on peut affirmer à l'avance que la thérapeutique sera la même. Cela est tellement vrai, qu'on rencontre des cas qui ont été traités alternativement, comme l'une et l'autre lésion. Mon observation N° 5 a trait à un homme qui avait subi, en Italie, plusieurs ponctions pour hydrocèle congénitale. Il avait été ponctionné avec injection d'iode.

Même, d'après le récit qu'il m'a fait, un chirurgien bien connu, Pacchiotti, avait traité cette hydrocèle par incision. J'ai fait sur lui la cure radicale avec résection d'une quantité considérable d'épiploon adhérent.

En fait de thérapeutique, il ne peut y en avoir qu'une seule : il faut détruire la difformité, il faut terminer l'œuvre de séparation que la nature n'a pas accomplie. Non seulement la raison nous indique qu'il faut procéder ainsi, mais l'expérience nous apprend que l'hydrocèle congénitale, soumise aux procédés ordinaires, ne guérit que bien rarement.

Tout d'abord, le fait de la communication de la vaginale avec le péritoine devrait rendre circonspect pour toutes les injections à faire dans la cavité de l'hydrocèle, car il est impossible de contester qu'on ne s'expose ainsi à des accidents. Le danger n'est peut-être pas aussi grand qu'on l'imaginerait au premier abord, mais il existe néanmoins. Malgré cela, de notre temps, on trouve des chirurgiens qui procèdent encore à de semblables opérations, malgré les insuccès auxquels ils s'exposent fatalement. Je viens de faire une opération de cure d'hydrocèle pour un enfant qui n'avait pas subi moins de neuf injections de substances diverses, dont des injections d'acide phénique. La répétition de ces injections ne l'avait pas guéri, mais avait déterminé un épaississement de la paroi de la tunique séreuse, qui en rendit la dissection assez difficile.

Je conseille donc de rejeter de la thérapeutique de l'hydrocèle congénitale tous les procédés d'injections plus ou moins irritantes, alors que je les conserve d'une manière générale pour le traitement des hydrocèles ordinaires. Je pense, en effet, que, pour celles-ci, elles n'ont pas les inconvénients qu'on leur a reprochés et qu'elles ont bien des avantages comme simplicité et comme régularité d'action.

Il n'y a de possible qu'une opération sanglante qui doit séparer la séreuse péri-testiculaire de la séreuse abdominale, détruire l'infundibulum du canal inguinal et reconstituer la paroi affaiblie par l'opération.

On se trouve en présence, de deux variétés principales d'hydrocèle congénitale : celle qui est complète, c'est-à-dire celle dans laquelle le sac séreux péri-testiculaire communique avec la grande séreuse abdominale, et celle dans laquelle le sac séreux péri-testiculaire est fermé ; l'hydrocèle n'est que funiculaire et descend plus ou moins près du testicule, sans le toucher en aucune façon. Comme pour la hernie congénitale qui touche le testicule et pour celle qui est seulement funiculaire, les deux opérations ne différeront que par un point essentiel : la nécessité de reconstituer la tunique vaginale.

En effet, quand l'hydrocèle est complète, quand la tunique vaginale est prise, j'isole au-dessus du testicule un sac séreux que je fermerai au-dessus du niveau de l'épididyme. Puis, je dissèque et réséque toute la partie de la séreuse qui s'étend de ce point jusque dans le ventre. Cette fois, je fais les mêmes remarques que pour la hernie et je prescris de remonter sur cette séreuse jusque dans le ventre et le plus haut possible. Les raisons sont les mêmes que pour la hernie. On pourrait, sans doute, estimer qu'il n'est pas nécessaire d'aller aussi loin. En effet, la théorie pathologique de la maladie, dont j'ai parlé plus haut, nous dit que, l'hydrocèle étant le résultat du défaut d'oblitération de la séreuse péritonéale étendue du testicule à l'abdomen, il doit suffire d'interrompre cette communication pour obtenir la disparition de la maladie et pour empêcher son retour. Cela est vrai jusqu'à un certain point. Mais, s'il est vraisemblable qu'il ne reviendrait pas d'hydrocèle dans ces cas-là, on peut supposer qu'il pourrait revenir autre chose. C'est, en effet, que l'hydrocèle congénitale n'est pas aussi simple qu'on la fait ordinairement. Le cul-de-sac supérieur qui établit la communication avec l'abdomen est ou une hernie véritable ou au moins une amorce pour une future hernie. Ou bien, on trouve là un large infundibulum ou bien on trouve une série de petites dilatations séreuses, communiquant entre elles par des pertuis étroits, mais surmontés par un infundibulum d'une certaine importance.

Cet infundibulum, grand ou petit, c'est celui de toutes les hernies inguinales, et il n'y a aucune raison de le laisser persister. On emploiera donc les mêmes procédés de dissection pour le faire disparaître.

Je ferai remarquer, toutefois, que cette dissection du cul-de-sac supérieur de l'hydrocèle congénitale, sans présenter de difficultés extrêmes, présente des difficultés qui tiennent à la disposition de cette partie du sac séreux. Il n'y a pas là, en effet, comme dans la hernie, un infundibulum assez large, assez résistant même dont on puisse bien saisir les parois pour entraîner le sac en bas en disséquant le long de la face externe de ses parois. En ce point, la gaine séreuse peut être réduite à un petit fourreau très mince, dont la lumière est si petite qu'on a peine à y introduire un instrument qui serve de guide. Aussi, tant qu'on est dans une région présentant cette disposition, il faut cheminer avec beaucoup de délicatesse, en prenant toutes les précautions possibles pour ne pas déchirer ce fourreau qui vous conduit. Or, si on le suit bien attentivement, on peut être assuré qu'au-dessus de lui l'infundibulum séreux sera bien plus facile à distinguer, et, quand on arrivera assez haut, on aura entre les doigts une masse bien plus solide. Lorsqu'il sera temps de faire le pédicule, les parties entraînées en bas pourront être ramassées en une masse assez résistante pour que l'aiguille les traverse dans de bonnes conditions.

On doit prêter toute son attention à ce cul-de-sac supérieur dont je parle, car il a certainement échappé bien des fois.

Plusieurs des cas de hernie dont j'ai fait la cure radicale pouvaient passer comme des cas d'hydrocèle, et, en disséquant avec soin la partie supérieure, j'ai vu que la lésion était constituée par deux poches : une inférieure, communiquant avec la poche supérieure par un pertuis assez étroit. Dans la poche inférieure, les viscères ne devaient pas pénétrer. Elle se remplissait seulement avec du liquide.

Mais la poche supérieure recevait les viscères et pouvait même en être distendue.

Si l'on veut faire une bonne besogne en pratiquant cette opération, il faut donc opérer aussi complètement que dans les cas, en apparence, plus compliqués de hernie congénitale.

Lorsqu'il s'agit d'une hydrocèle du cordon qui ne communique pas avec la vaginale, l'opération ne diffère absolument que parce qu'il n'y a pas de vaginale à reformer en dessous. La dissection du sac sera la même et, à la partie supérieure, on pourra trouver l'infundibulum absolument comme dans l'autre variété d'hydrocèle. Les soins et les difficultés de dissection devront être les mêmes.

Il est donc inutile de décrire à nouveau par le menu une opération dont les points communs avec celle de la cure radicale de la hernie sont nombreux. Nous insisterons cependant sur les points suivants :

Au cours de l'opération, il est sage d'insister sur le lavage de la séreuse vaginale avec de l'eau phéniquée forte. Sans doute, la descente de la sérosité abdominale dans la vaginale est la cause principale de l'accumulation du liquide dans la séreuse vaginale. Mais, en outre, celle-ci, remplie constamment par du liquide, peut être dans un état qui favorise la sécrétion de nouveaux liquides. Il est donc bon de ne pas manquer de la mouiller énergiquement et à plusieurs reprises avec la solution phéniquée au vingtième, qui en modifierait la surface s'il est nécessaire.

La fermeture de la séreuse péri-testiculaire n'offre rien de particulier. Là, comme dans toutes les variétés d'opérations, on a une grande latitude pour choisir tous les modes de fermeture ou même pour ne pas la fermer du tout. Si on ne la ferme pas, on se trouve dans des conditions très analogues à celles que l'on obtient dans la cure ordinaire de l'hydrocèle par l'incision.

En ce qui concerne la fermeture de l'orifice abdominal, elle sera faite d'une façon identique à celle des hernies.

La défense contre le choc des viscères peut être moins solidement organisée que pour la hernie. Ordinairement, le canal inguinal n'a pas subi de dilatation, pas même de distension sérieuse. Il doit donc suffire d'y faire des points de suture ordinaires, sans même beaucoup les multiplier, et la solidité de la paroi sera ensuite parfaitement suffisante.

La suture superficielle, le drainage, le pansement même, n'offrent rien de particulier; ces temps de l'opération seront identiques à ceux de l'opération correspondante qui peut être faite pour la cure radicale de la hernie congénitale, et il serait bien inutile d'y revenir.

La guérison de ces opérations donnera toute satisfaction. En ce qui concerne l'hydrocèle, on peut dire qu'elle n'a aucune chance de retour. Quant à la hernie qui existait réellement ou qui promettait d'exister, elle disparaît aussi et le sujet est en quelque sorte garanti pour l'avenir.

Parmi les faits les plus curieux que j'ai observés, je puis citer le suivant, parce qu'il a présenté tous les caractères de l'hydrocèle parfaitement pure, parce qu'on pouvait le prendre pour un cas d'hydrocèle testiculaire et parce que la simplicité et les résultats immédiats de l'opération contrastent avec ceux des interventions premières, qui, sous prétexte de simplicité, avaient laissé subsister la maladie en tourmentant beaucoup le patient.

Hydrocèle congénitale sans communication avec la vaginale. — Infundibulum péritonéal. — Cure radicale. — Guérison.

J'ai opéré, le 17 novembre 1891, un enfant de neuf ans, qui m'a été présenté par mon confrère, le docteur Landowski. Cet enfant, très bien développé du reste, portait, dans les bourses du côté gauche, une tumeur fluctuante paraissant faire corps avec le testicule. La partie supérieure de cette tumeur allait s'allongeant vers la partie supérieure des bourses, en se prolongeant vers le canal inguinal. Malgré une certaine épaisseur de la poche, le diagnostic était écrit, car la mère rapportait que son enfant avait subi neuf ponctions suivies d'injections. Chaque ponction avait évacué du liquide limpide et le diagnostic d'hydrocèle était depuis longtemps confirmé. Lorsque l'enfant restait debout, la tumeur ne subissait aucune réduction; mais, quand on le faisait coucher un certain temps, elle se réduisait lentement et assez pour diminuer beaucoup. On ne sentait pas d'impulsion à proprement parler; cependant, vers la partie supérieure de la tumeur, lors des efforts, on sentait quelque chose d'anormal dans le canal inguinal.

Je diagnostiquai l'hydrocèle congénitale, la mère nous signalant, du reste, que la tumeur existait depuis les premiers temps de la vie, et je décidai d'opérer par l'extirpation du sac de l'hydrocèle.

L'incision me montra que la tumeur était constituée par une poche très épaisse. Celle-ci contenait du liquide limpide. Elle ne communiquait pas avec la tunique vaginale. Celle-ci restait parfaitement isolée avec le testicule, et il n'y avait entre les deux sacs que des relations de voisinage. A la partie supérieure, le sac paraissait également clos. Cependant, je pus y reconnaître l'existence d'un pertuis très étroit et je reconnus une continuité parfaite entre les parois de mon sac et un prolongement fibreux facile à suivre jusque dans le canal inguinal.

Le sac de l'hydrocèle était constitué par une poche d'une épaisseur extraordinaire, de plusieurs millimètres. Cette épaisseur diminuait vers la partie supérieure. La dissection de ce sac fut très laborieuse et j'eus les plus grandes peines à le détacher des parties voisines. Ce détachement mit en relief un pédicule à la partie supérieure, se perdant dans le canal inguinal. Je disséquai jusque dans ce canal, et je trouvai, là, que le prolongement était formé de parois beaucoup plus minces, et, lorsque j'arrivai franchement dans le canal inguinal, je trouvai *que ce prolongement séreux contenait une véritable cavité en infundibulum* et que c'était par un pertuis fort étroit, arrivant dans cet infundibulum, que le sac de l'hydrocèle communiquait avec la cavité de l'abdomen. Je réséquai cette partie supérieure aussi haut que je pus parvenir, après avoir lié ce pédicule avec un double catgut.

Deux sutures perdues furent faites sur la paroi abdominale. Sept crins de Florence fermèrent la plaie.

J'avais donc pu constater ici *de visu* que cette hydrocèle congénitale communiquait bien avec l'abdomen, et cela par une sorte de canal en sablier, dont la partie supérieure formait une amorce pour une hernie à venir.

Les suites de l'opération furent des plus simples. Je permis de lever l'enfant au bout de vingt-un jours et le laissai aller sans aucune ceinture protectrice. Il était radicalement guéri de son hydrocèle et, en outre, mis à l'abri de la hernie qu'il eût eu toute chance de subir dans l'avenir si, par une intervention de quelque autre sorte, son hydrocèle avait été guérie sans qu'on s'occupât du cul-de-sac intra-inguinal.

Les réflexions des parents méritent une mention bien utile pour ruiner la légende des petites interventions que l'on présente toujours comme simples, en opposition avec les opérations sanglantes. La mère, qui avait vu faire les ponctions, les injections d'iode et surtout d'acide phénique, était toute surprise, après avoir assisté à l'opération sanglante, de la simplicité avec laquelle les suites s'étaient passées et m'assurait que la grande opération lui paraissait maintenant beaucoup plus simple que les petites, et que l'enfant en avait été beaucoup moins troublé. Cependant, il s'agissait d'un enfant nerveux, impressionnable et prévenu contre toute intervention par les nombreuses opérations qu'il avait subies, presque toutes avec chloroformisation.

On ne saurait trop insister sur les heureux résultats que l'on peut obtenir dans les formes rares comme dans les formes communes de l'hydrocèle congénitale par l'opération sanglante reproduisant d'une façon presque identique l'opération de la cure radicale, au moins dans ses temps essentiels. Il m'a paru impossible de ne pas lui faire une place à la fin de ce livre.

On doit noter que, dans les cas où l'hydrocèle existe, la hernie menace à peu près toujours ; par conséquent, l'opération doit *toujours* être faite comme si la hernie existait.

Mais, en outre, si on étudie les cas de la hernie vraie, bien constituée, on trouve que les coexistences de l'hydrocèle et de la hernie sont communes. C'est ainsi que, dans mes tableaux, on trouvera 8 exemples d'hydrocèle avec hernie congénitale.

Dans ces cas, comme dans des cas plus simples, rien d'autre à faire que la cure radicale de la hernie. On verra, dans ces hernies, l'épiploon s'associer au liquide pour remplir le sac et tromper le chirurgien. Dans la hernie N° 5 que j'ai déjà citée, un chirurgien éminent avait fait la ponction et l'injection iodée, puis même l'incision. J'ai fait la cure radicale et enlevé une énorme masse épiploïque.

CHAPITRE XXXVII

J'ai si longuement parlé de la hernie congénitale
et de l'ectopie testiculaire qu'il semblerait que je ne
dois rien avoir à ajouter sur ce sujet. Je pense, au
contraire, que ce chapitre complétera bien ceux que
j'ai consacrés au testicule et à la hernie avec ectopie;
il me semble indispensable de revenir sur les opérations proposées et exécutées pour faire descendre en
place le testicule qui reste à une certaine hauteur,
qui n'atteint pas le scrotum. Elles sont intimement
rattachées à la cure radicale de la hernie.

En fait, d'après mes propres observations, l'ectopie
testiculaire proprement dite s'observe bien rarement
sans une hernie concomitante et, dans ces cas, la
mise en place du testicule devra s'accompagner forcément d'une cure radicale de la hernie. Ce sont les
cas que j'ai observés communément. J'ai eu, pour ma
part, une seule occasion de faire la fixation du testi-

cule sans hernie chez un sujet âgé de treize ans. Cette rareté d'observation semble indiquer que, chez l'adulte au moins, la difformité par défaut de descente du testicule n'existe guère et que, chez l'enfant qui a pris un certain développement, elle est chose assez rare. Cependant, on observe chez l'enfant très jeune un assez grand nombre de cas où le testicule est resté trop élevé, n'a pas quitté le canal inguinal, et ce sont ces cas dans lesquels surtout on a proposé de provoquer l'abaissement artificiel du testicule. Que faut-il penser de cet état pathologique et dans quelles conditions faut-il accepter les opérations proposées?

On observe chez l'enfant un retard dans la descente du testicule, dont l'évolution n'est pas toujours identique.

Dans un bon nombre de cas, ceux que j'appellerai légers, le testicule descend un peu tardivement, et, s'il n'arrive pas dans les bourses jusqu'au niveau qu'il doit occuper normalement, s'il reste un peu plus élevé que de raison, au moins est-il en situation telle que ses fonctions ne soient pas troublées.

Dans d'autres conditions, on trouve le testicule dans le canal inguinal ou en sortant à peine. Ce vice de situation se rattache le plus ordinairement à la présence d'une hernie. Dans des cas très rares sans hernie, il est immobilisé si solidement que, dans l'avenir, il n'a aucune chance de s'abaisser, et de fait il ne descend pas.

Faut-il confondre ces deux ordres de faits et dire, pour les deux cas, que l'on peut, par une opération très simple, faire descendre et fixer le testicule ? Je ne le crois pas.

Dans un mémoire très intéressant, M. Tuffier a fait connaître des cas dans lesquels il avait opéré des jeunes enfants en abaissant progressivement le testicule par des massages, puis en fixant le testicule dans le scrotum par un point de suture réunissant la glande et la peau du scrotum.

Les résultats obtenus par M. Tuffier ne paraissent guère pouvoir être obtenus que dans les cas légers, selon moi, chez des sujets chez lesquels le testicule était plutôt en retard que fixé en une région éloignée. Ses résultats ont, du reste, été très bons. Chez les très jeunes sujets qu'il a opérés, le testicule avait les plus grandes chances de descendre régulièrement et spontanément un peu plus tard.

Je ne critique pas autrement son opération, car je ne vois pas pourquoi on interdirait à la chirurgie de régulariser un processus de descente irrégulière, et j'accorderai volontiers qu'il peut y avoir des avantages sérieux à ce que le testicule vienne occuper sa place normale dans les délais normaux.

Mais je crois qu'il ne faut pas demander à une manière très simple de procéder ce qu'elle ne peut donner, c'est-à-dire l'abaissement du testicule lorsqu'il est solidement fixé dans une place anormale.

Je critiquerais davantage son opération si, comptant sur la simplicité qu'on lui attribue, on passait à côté d'une hernie concomitante pour fixer le testicule sans s'en occuper. Dans ces cas, on opérerait pour une lésion qu'on pourrait sans grand inconvénient laisser de côté et on négligerait une lésion qu'il faudrait à tout prix détruire.

Or, il ne faut pas se dissimuler que, dans l'immense majorité des cas d'ectopie vraie, on trouve une hernie communiquant avec la vaginale ectopiée ou une hernie sans communication avec elle et située au-dessus d'elle. Du moins ce fait est tellement dans la règle, qu'il ne faut accepter qu'avec une extrême circonspection les faits qui échappent à cette règle. Après la dissection très soigneuse de certains de ces cas au cours de certaines opérations de cure radicale, j'affirme que rien n'est plus facile que de les méconnaître. Je crois donc que, dans tous les cas d'apparence un peu compliquée, loin de faire une opération très rapide et très simple, il faut faire une opération étendue qui vous permette de constater la lésion, si elle existe, et y remédier.

Il existe des cas d'erreur de lieu sans hernie, dans lesquels le testicule occupe un point plus ou moins élevé du canal inguinal ou le voisinage de sa partie inférieure, sans qu'il y ait pour cela de hernie. J'en suis d'autant plus sûr que j'en ai opéré un (1).

Mais, s'il ne s'agit pas des cas légers dont j'ai parlé d'abord, pour ces cas, comme pour ceux qui sont accompagnés de hernie, il ne saurait être question du succès d'une opération facile. Le testicule ne peut être abaissé que par des efforts sérieux, que par une intervention opératoire étendue ; aucune fixation ne retiendra en bas un testicule qui n'aura pas été largement dégagé.

Comme je l'ai dit, je n'ai rencontré qu'un seul cas où cette lésion put être constatée, et je l'ai opéré. Je dois dire, à ce propos, que j'ai trouvé, dans ce cas, l'abaissement aussi difficile que dans bien des cas accompagnés de hernie. La fixation du testicule en haut était telle qu'il eût été impossible de l'abaisser par des manœuvres extérieures, si répétées qu'elles fussent.

L'opération qui permet d'y remédier, d'abaisser le testicule, doit être faite à l'aide d'une incision très comparable à celle de la cure radicale de la hernie. Le testicule étant situé plus ou moins haut dans le canal inguinal, on conçoit que le procédé, pour sa découverte, soit analogue au procédé pour la découverte de la hernie inguinale. La chose est fort heu-

______

(1) Je pourrais même dire que j'en ai opéré deux, car j'ai conservé le souvenir d'une opération faite sur un sujet un peu plus âgé. Mais, comme je n'ai pu en retrouver l'observation, je n'ai voulu le citer que pour mémoire.

reuse, du reste, puisque, dans un très grand nombre de cas, hernie et ectopie testiculaire seront confondues. Ce n'est même pas sur le testicule qu'il faut se diriger, c'est sur la région directement située au-dessus de ce testicule. En effet, qu'il y ait hernie ou qu'il n'y en ait pas, il faudra toujours conserver à ce testicule, dans une large mesure, la séreuse qui l'entoure. Pour cela, il faut en quelque sorte passer au-dessus du testicule. Si sa séreuse est en continuité avec celle d'une hernie, on lui déterminera sa part, en lui détachant une portion de séreuse. Cette séreuse détachée et disposée comme je l'ai dit à propos du traitement du testicule dans la hernie avec ectopie, on commencera à détacher le canal déférent et les éléments du cordon des parties voisines.

Si le testicule avait sa vaginale bien distincte sans qu'on puisse constater de hernie, on passerait au-dessus du cul-de-sac supérieur et on commencerait là la même dissection. C'est là, en effet, que se font les adhérences, car, autour du testicule lui-même, il n'y a d'ordinaire aucune difficulté pour le glissement, aucune adhérence sérieuse.

C'est à coups de ciseaux que peut se faire ce détachement qui vous donne souvent, de la part des parties résistantes, la même sensation que les parties fibreuses les plus dures. Cette dissection n'est pas difficile, mais elle est assez minutieuse, assez délicate. Il faut toujours être guidé par le canal déférent et tâcher de laisser subsister les vaisseaux, de façon à conserver au cordon toute sa vitalité, à laisser le testicule bien pourvu de ses vaisseaux.

Quand on a procédé méthodiquement à cette dissection, on doit trouver que le testicule, qui, lors des premiers efforts d'abaissement, restait en haut et résistait à toutes les tractions, descend maintenant avec une certaine facilité. Si cela est, on tâche de l'amener au niveau du scrotum et on voit s'il s'y maintient, s'il n'a plus aucune tendance à remonter par suite de l'élasticité des parties qui l'unissent avec la région du canal. Si on trouve quelque résistance, il faut disséquer et détacher jusqu'à ce que le testicule tombe en quelque sorte de lui-même au niveau de la région qu'il devra occuper.

Mais en ce point même la dissection présente de telles difficultés qu'il est impossible de ne pas prévoir quelques accidents qui peuvent survenir. La partie supérieure de la vaginale est intimement unie au cordon fibreux qui retient le testicule élevé. En ce point, on observe une sorte de gangue fibreuse qui, dans le seul cas sans hernie que j'ai observé, m'a paru absolument semblable à celle que j'avais vue dans les cas avec hernie. Or, dans le travail de détachement de cette gangue fibreuse pour la séparation de la vaginale, j'ai dû ouvrir cette vaginale, que j'ai refermée ensuite quand je l'ai greffée à la partie inférieure du scrotum.

Le détachement de la gangue fibreuse a été l'objet d'un travail de dissection long et minutieux, et j'ai pu respecter le canal déférent, mais après l'avoir dépouillé de toutes les parties périphériques qui pouvaient le retenir.

Ce travail de dissection a été exécuté avec les ciseaux. On peut agir ainsi en prenant la précaution d'avoir toujours le canal déférent comme guide au bout des doigts.

On mesure, du reste, fort bien le travail accompli en essyant de temps en temps les résultats de son intervention. On cherche à faire descendre le testicule, et on voit fort bien de combien il peut céder, s'il s'abaisse, s'il peut subir une sorte de renversement. Dans ces mouvements, on fait saillir les trousseaux fibreux qui ont été épargnés, et il est facile de les poursuivre en remontant vers le canal inguinal, vers la partie supérieure de son incision. On peut noter que l'on a toutes sortes d'intérêt à prolonger ainsi ses dissections vers la partie supérieure de la plaie. C'est d'abord la seule manière d'être assuré d'obtenir une délivrance sérieuse pour le testicule. Puis, s'il existe une hernie surmontant l'ectopie testiculaire, c'est aussi la seule manière de la découvrir et d'assurer sa destruction. Je puis être certain, pour avoir fait cette manœuvre, que, dans le cas de descente artificielle du testicule que j'ai pratiquée, cette hernie n'existait pas dans des circonstances analogues. Dans un cas d'hydrocèle congénitale où l'absence de hernie paraissait évidente pour beaucoup de chirurgiens, j'avais, au contraire, découvert ainsi la hernie que j'ai détruite ensuite.

L'opération que l'on fait ainsi doit vous donner la mesure du succès futur de l'intervention en vous faisant bien constater le degré de résistance à l'abaissement. Cette mesure de la résistance, je la connais très bien pour l'avoir faite dans mes opérations, relativement nombreuses, pour ectopie. Au cours de ces opérations, j'avais très bien prévu si les résultats seraient complets et s'ils seraient permanents.

L'opération doit être poursuivie jusqu'à ce que l'abaissement du testicule n'offre plus aucune difficulté. Ce résultat obtenu, il ne reste qu'à clore la vaginale, si elle a été ouverte, comme cela m'est arrivé, puis à mettre le testicule dans sa place définitive. Or, cette place est encore virtuelle. Dans le scrotum, il n'existe pas de cavité, même chez les sujets chez lesquels le testicule paraissait s'abaisser de temps en temps. Il faut faire cette cavité, et je ne connais pas de meilleur moyen que le creusement de cette cavité avec le doigt, formant dans le scrotum une sorte de doigt de gant. On arrive à lui constituer facilement un logement très suffisant. Si l'on veut que le testicule vienne bien aisément se coucher dans le lit qui lui est ainsi fait, il faut que le trajet soit foré, assez rapproché de la racine de la verge. Il serait plus facile de le forer à la face externe et plus rapprochée de la peau. Mais alors le cordon est trop superficiel, et il est probable qu'il serait moins défendu que dans la situation que j'indique là.

Quand le testicule a été bien détaché, bien abaissé, on pourrait se contenter de le laisser sans sutures contracter ses adhérences avec le canal qu'il occupe avec son cordon. Il est plus sage cependant de le fixer au fond des bourses pour assurer son adhésion rapide et complète avec les parties voisines. C'est ce que j'ai toujours fait avec des fils de catgut passant dans la peau du scrotum, en la traversant ou non, et se fixant au testicule, soit dans son parenchyme, soit dans le repli séreux péri-testiculaire au point d'insertion sur l'organe.

J'attache une importance fort médiocre au mode de suture employé. La rétraction du cordon ne commence à faire son effet sur un sujet bien opéré que lorsque les sutures ont déjà disparu, lorsque testicule et cordon ont contracté depuis longtemps leurs adhérences avec les parties périphériques. Si la traction en haut par le cordon se fait, elle aura lieu quel que soit le genre de suture employée, le genre de suture n'ayant plus aucune action propre à cette époque. Que cette suture porte sur le testicule ou sur le cordon, cela n'aura aucune espèce d'intérêt en vue de la permanence des résultats.

En effet, peu à peu, le testicule aura une tendance

à remonter vers l'anneau inguinal externe, et cette tendance sera marquée en raison des difficultés éprouvées pour provoquer l'abaissement. Sur un même sujet atteint d'ectopie double, j'avais très bien prévu, au cours de l'opération, qu'un des testicules, quoique parfaitement amené en sa place, aurait une tendance sérieuse à remonter, tandis que l'autre resterait fort bien. Dans mon observation de cryptorchidie, j'avais très bien vu quel serait celui des deux testicules qui serait susceptible de donner un résultat favorable, et, dans le cas de fixation du testicule **sans** hernie que je viens de citer, j'avais bien dit, au cours de l'opération, que je trouvais l'abaissement si laborieux que je ne comptais pas sur un résultat absolument complet.

Ce dernier point est important à signaler, car plusieurs chirurgiens paraissent avoir été fort surpris de résultats secondaires de l'abaissement avec fixation du testicule et sont tout prêts à accorder **un** crédit considérable aux sutures nouvelles et aux dispositions prises pour retenir le testicule en bas.

Ce n'est pas là la raison du succès ou de l'insuccès ; ce sont les difficultés de l'abaissement, les dispositions anatomiques qu'il faut incriminer. Dans certains cas, l'abaissement sera facile ; dans d'autres, il sera possible, mais laborieux ; dans d'autres, il sera extrêmement difficile et sans presque d'avenir.

Que son déplacement soit facile ou difficile, il ne

faut l'accomplir que par une opération dont les temps sont en tout comparables à ceux de l'opération de la hernie.

Ses procédés de découverte doivent être identiques, car il faut, au cours de l'opération, prouver que la hernie n'existe pas ou accomplir sa cure radicale si on la rencontre, même à un état rudimentaire.

La guérison ou la récidive de la difformité sont soumises à l'effet de la rétraction secondaire qui commence plus ou moins vite, mais qui est toujours en relation avec le degré de résistance des moyens de suspension et la facilité avec laquelle l'abaissement premier a été obtenu.

En matière d'abaissement du testicule en ectopie, on ne doit pas se dissimuler la facilité des échecs et la nécessité à laquelle on peut être amené de supprimer un testicule dans le cas où sa réascension s'accompagnerait de phénomènes douloureux et exposerait le sujet à des accidents persistants.

On pourrait être surpris de ce fait que je n'ai cité qu'un seul cas et que j'ai cependant donné sur ce sujet des préceptes très formels. Cela tient d'abord à ce que nos cas d'ectopie avec abaissement du testicule et cure radicale de hernie sont assez nombreux pour me permettre des affirmations fondées sur une large expérience.

Je suis certain également que les hernies que j'ai découvertes dans plusieurs de ces cas n'auraient pas compté pour d'autres opérateurs, dont l'attention n'aurait pas été spécialement attirée sur ce sujet.

Enfin, j'admets bien volontiers que les chirurgiens adonnés à la pratique de la chirurgie infantile peuvent rencontrer des cas d'ectopie testiculaire sans hernie plus nombreux que les miens. Mais je ne pense pas cependant que ce nombre puisse jamais être très considérable. L'évolution des cas chez l'adulte nous montre combien ces faits sont inséparables d'une hernie présente ou future.

CHAPITRE XXXVIII

CONCLUSIONS. — INDICATIONS DE L'OPÉRATION.

Un livre comme celui-ci n'aurait en quelque sorte pas besoin de conclusions, puisque celles-ci découlent tout naturellement des observations de chaque page.

Puis, la cure radicale, qui était si mal vue lors de la publication de la première édition, n'est plus à défendre. Toutefois, comme il y a dans l'esprit des médecins encore bien des points obscurs, je crois qu'il est bon de résumer les conclusions auxquelles mes observations personnelles m'ont conduit.

La cure radicale est une réalité. Elle peut être obtenue pour une proportion considérable des hernies.

Dans les *cas rares* où une hernie ne peut être gué-

rie au sens absolu du mot, l'opération de la cure radicale que l'on tente *peut encore être favorable* au sujet;
le mettre à l'abri des accidents ou complications
herniaires et le mettre dans des conditions infiniment
plus favorables aussi bien au point de vue de la douleur qu'au point de vue de sa sécurité.

L'opération qui permet d'obtenir ce résultat est
une opération assez compliquée, et il ne faut pas
comparer ensemble les innombrables procédés proposés dans ce but et les confondre dans un même
jugement, car beaucoup d'entre eux n'ont de la cure
radicale que les prétentions, et il suffit d'un examen
rapide des méthodes et surtout des opérés pour permettre de constater qu'ils laissent, soit des amorces
de hernie, soit même des hernies entièrement constituées qui ne demandent qu'à grandir.

Mon opération de cure radicale a fait ses preuves
par le temps, puisque plus de dix ans se sont écoulés
pour certains de mes opérés. Mais elle donne immédiatement des *preuves anatomiques* de son efficacité.

*Elle s'applique, avec des modifications, à toutes
les variétés de hernies, dans toutes les régions;* et
certaines variétés qui paraissaient devoir opposer les
difficultés les plus sérieuses, comme les hernies con-

génitales de l'homme et de la femme, la hernie ombilicale, sont celles qui donnent les résultats les plus favorables.

La *persistance* de la cure radicale dépend certainement, non seulement de la méthode suivie, mais de la perfection, de la minutie avec laquelle le procédé opératoire aura été appliqué.

La *sécurité* du patient résulte d'abord de la perfection avec laquelle a été appliquée la méthode antiseptique. En dehors de celle-ci, la cure radicale ne devrait jamais être pratiquée.

Elle résulte aussi de l'étude exacte des *indications de l'opération*. On a le grand tort de considérer en bloc les opérations de cure radicale. Les sujets varient à l'infini. Certains sujets ne doivent pas être opérés et d'autres ne devront être opérés que dans des conditions de préparation qui assurent leur sécurité. Le jeune âge des sujets et l'intégrité de leurs organes respiratoires constituent les conditions les plus favorables.

Le *danger* le plus redoutable après cette opération est dans *les troubles respiratoires* et dans la congestion pulmonaire. On peut la combattre une fois l'opération faite. On peut aussi l'éviter en préparant le sujet et en l'opérant dans des conditions plus satisfaisantes. J'ai opéré des sujets en été, qu'il eût été impossible d'opérer en hiver. J'en ai opéré d'autres après les avoir soumis longtemps et patiemment à un régime qui m'a permis de faire disparaître toute complication pulmonaire actuelle.

En principe, on ne devrait faire d'opération que chez les jeunes sujets. Avant quarante ans, l'opération se présente dans les conditions les plus favorables. J'en ai néanmoins opéré un grand nombre plus âgés. Mais j'estime, quoiqu'ils aient guéri, que leur tant pour cent de mauvaise chance devait être sensiblement différent de celui des plus jeunes, qui est absolument insignifiant.

Le *gros volume* des hernies ne passe dans la question de pronostic qu'après certaines questions d'adhérences et surtout après la question de la nature des viscères contenus.

Quant aux *indications*, je crois qu'il ne faut plus les établir comme on l'a fait jusqu'ici Pour les établir vraiment scientifiquement, il faudrait en quelque sorte prendre chaque sujet séparément, vu l'extrême variété de ces sujets. Si on veut les considérer d'une manière générale, il faut diviser les sujets en deux groupes suivant l'âge. On peut faire deux groupes des hernieux de six ou sept ans à quarante ans, puis de ceux qui ont dépassé cet âge.

On peut dire que, dans *le premier groupe*, les sujets courent, du fait de la cure radicale des chances de mort extrêmement minimes. Aussi, pour eux, la cure radicale *me paraît devoir être la règle* et ce sont plutôt les *contre-indications* que les indications qu'il serait utile de chercher, les contre-indications devant être de beaucoup les plus rares.

Pour ces sujets, il ne faut rejeter l'opération qu'en cas de cachexie, ou chez les individus présentant des hernies si petites qu'elles n'apportent aucune gêne ou que l'opération serait impraticable, ou surtout chez les sujets dont les parois sont détestables, dont les hernies sont multiples et chez lesquels assurément l'opération n'aurait aucune chance de succès.

Ces réserves faites, il faut opérer toutes les hernies. Pour les unes, on *devra presser les sujets*, ceux dont les hernies ont des *accidents actuels* ou sont menacés *d'accidents éventuels :* hernies douloureuses irréductibles, incoercibles, les hernies qui s'engouent. Pour les autres cas, l'urgence est moins marquée, mais les bénéfices de l'opération ne sont pas moins évidents. Dans tous les cas, je ne vois aucune bonne raison *pour refuser le bénéfice* de l'opération à ceux qui sont porteurs des hernies.

Après *quarante ans*, le danger de l'opération croît notablement, à moins que le sujet ne soit particulièrement vigoureux ; il faut être un peu plus réservé et je ne conseille l'opération que lorsque la hernie est manifestement gênante, incoercible ou douloureuse, ou lorsqu'elle menace d'accidents.

Chez *les vieillards*, il faut être encore bien plus parcimonieux, et je crois qu'il ne faut guère la faire si la vie du sujet n'est menacée plus ou moins prochainement, ou bien dans ces cas, assez rares heureusement, où la hernie rend la vie insupportable.

En discutant les résultats de la cure radicale, il ne faut pas se placer seulement au point de vue de la maladie guérie ; il ne faut pas oublier non plus que si la cure radicale permet de soulager des douleurs, de remédier à une infirmité, elle permet aussi de remédier *à une difformité grave*.

Elle restitue au sujet une conformation à peu près normale qui lui rend des possibilités de travail et lui permet de reprendre comme valide dans la société des situations auxquelles il aurait dû renoncer. C'est un côté considérable de la question, et je puis affirmer aujourd'hui qu'il est parfaitement résolu.

Des sujets ont été rendus aptes au service militaire, d'autres ont pu reprendre des travaux de force qu'ils auraient dû abandonner, ce qui équivalait pour eux à la misère. J'ai pu encore rendre à la vie commune, au mariage, dont leur infirmité les tenait éloignés, un bon nombre de sujets, hommes et femmes, dont la situation physique et morale a bénéficié de ce changement.

On ne peut dire toutefois que l'opération qui permet ces résultats est une opération simple, ni que cette opération est exempte de dangers au sens propre du mot. La vérité est que cette opération grave *peut être rendue inoffensive* par une série de précautions assez difficiles à prendre constamment dans les circonstances extrêmement diverses qui accompagnent les hernies. Pour cette opération, comme pour beaucoup d'autres de la chirurgie moderne, on a tort de la présenter comme facile et non dangereuse, parce qu'on prépare des hécatombes de difformes qui seraient opérés sans les précautions ou sans les minuties qui font toute la solidité et toute la sécurité des résultats.

Pour faire cette chirurgie avec sécurité, avec des résultats positifs, il faut l'étudier et la pratiquer d'une façon spéciale, ainsi qu'on le fait pour toutes les laparotomies.

Une intervention aussi puissante et aussi heureuse mérite bien une semblable application.

STATISTIQUE ET RÉSUMÉ

DES

Deux cent soixante-quinze opérations

DE

CURE RADICALE DE HERNIES

sans étranglement.

Les thèses suivantes contiennent des observations empruntées à mon service :

Paul Segond, **Thèse d'agrégation, 1883. De la cure radicale des hernies.**

Le Page. **Des résultats éloignés de la cure radicale des hernies épigastriques** ; Paris, 1888.

Barrier. **De la cure radicale des hernies ombilicales** ; Paris, 1888.

Winocouroff. **Cure radicale des hernies et des hydrocèles congénitales** ; Paris, 1888.

Chauveau. **Des hernies inguinales congénitales** ; Paris, 1888.

Maré. **Epiplocèles adhérentes au sac** ; Paris, 1889.

Duchesne. **Traitement chirurgical de l'ectopie testiculaire** ; Paris, 1890.

Boudaille. **Contribution à l'étude de la hernie inguinale congénitale chez la femme et des hernies de l'ovaire** ; Paris, 1891.

TABLEAUX ET RÉSUMÉS

DES

Opérations faites de 1881 à 1892

STATISTIQUE

N°ˢ D'ORDRE ET ANNÉES	SEXE	AGE	DATE DE L'OPÉRATION	MALADIE	OPÉRATION	DURÉE DE L'OPÉRATION	RÉSULTATS
1 1881	Homme.	21	16 juin 1881.	*Hernie inguinale gauche congénitale.* Hydrocèle et varicocèle du même côté.	Excision du sac. Deux points de suture profonds, très haut. Ligature des veines variqueuses. Drainage.		Revu souvent dans le courant de 1887. Même situation. Resté guéri, porte bandage. Revu en 1890.
2 1881	Femme.	30	5 juillet 1881.	*Énorme hernie inguinale droite* datant de 13 ans.	Dissection d'un énorme sac. Excision d'une quantité de peau considérable. 5 ligatures en chaîne sur le collet. Drainage. Triple lambeau cutané suturé en autoplastie.		Revue en 1887. Restée guérie. Nouvelles en 1888, est accouchée. Même état. Porte bandage. Nouvelles en 1891. Accouchée 2 fois, porte bandage. État identique.
3 1881	Femme.	32	1ᵉʳ sept. 1881.	*Hernie crurale gauche*, douloureuse et irréductible.	Résection partielle du sac. Opération incomplète à cause d'adhérences intestinales.		Guérison parfaite pendant 6 mois. Récidive après une bronchite. La hernie reste coercible et non douloureuse.
4 1882	Homme.	27	22 août 1882.	*Hernie inguinale gauche congénitale*, avec hydrocèle. Opéré comme hydrocèle par ponction, par Pachiotti, en Italie.	Résection d'une masse considérable d'épiploon par 5 ligatures. 2 ligatures sur le pédicule.		Revu au bout de 8 mois. Porte très irrégulièrement son bandage. Bonne guérison.
5 1885	Femme.	38	24 janvier 1885.	*Hernie inguinale droite* datant de 6 ans. Accidents d'engouement.	Résection d'épiploon adhérent. Adhérences intestinales. 2 fils catgut sur le pédicule. Sutures perdues.		Revue au bout de quelques mois ; reste guérie, ne portant pas de bandage.
6 1885	Homme.	43	9 juillet 1885.	*Énorme hernie scrotale droite* datant de l'âge de 14 ans.	Résection du sac. 3 fils sur collet. Autoplastie. Une deuxième opération est faite quelque temps après, pour enlever le reste du sac resté dans les bourses.		Revu en 1887. La hernie était récidivée. Elle était restée guérie tant que le malade avait porté bandage, mais il l'avait abandonné au bout de 14 mois. Elle n'était pas encore très volumineuse.

N°° D'ORDRE ET ANNÉES	SEXE	ÂGE	DATE DE L'OPÉRATION	MALADIE	OPÉRATION	DURÉE DE L'OPÉRATION	RÉSULTATS
7 1885	Homme.	46	10 sept. 1885.	*Hernie inguinale gauche congénitale.* Adhérences de l'épiploon. Douleurs vives.	Résection d'une masse épiploïque considérable. (135 gr.). 3 ligatures, collet du sac excisé. 3 sutures perdues.		Résultat immédiat excellent. Revu le 10 mai 1887, en très bon état. Cicatrice volumineuse et excellente. Porte son bandage Rainal. En novembre 1888, revu. Même état (20 mois). Revu en 1891 (6 ans). Bon état.
8 1885	Homme.	18	31 déc. 1885.	*Hernie inguinale droite, congénitale, épiploïque.* Accidents d'épiploïte.	Résection d'une masse épiploïque considérable et adhérente. 2 ligatures sur un pédicule. 2 sutures perdues.	Assez longue.	Guérison constatée après 10 mois.
9 1886	Homme.	24	15 avril 1886.	*Hernie inguinale droite congénitale.* Accidents d'engouement.	Portion d'épiploon réséqué. Section circulaire du sac. Résection de la partie supérieure avec 2 fils de catgut. 4 sutures perdues.	1 heure.	Guérison constatée 4 mois après l'opération.
10 1886	Homme.	26	27 mai 1886	*Entéro-épiplocèle inguinale droite.* Partiellement irréductible.	Double ligature sur le pédicule formé. Résection de partie importante d'épiploon. 2 sutures perdues.	2 heures.	Solidité remarquable à la sortie, au bout de 57 jours. Revu l'année suivante, en bon état.
11 1886	Homme, opéré plus tard à gauche. (V. n° 16.)	39	17 août 1886.	*Hernie inguinale double incoercible.* Très mauvaise paroi abdominale.	Opération du côté droit. Réduction d'anse. Dissection très haut. 4 ligatures sur la séreuse en chaîne. 2 sutures perdues.	1 heure.	Présente, à sa sortie, une tendance à la récidive du côté droit. Malade très indocile. Opéré à gauche, 28 octobre.
12 1886	Femme.	45	4 sept. 1886.	*Hernie ombilicale irréductible*, avec *hernie intra-abdominale.* Douleurs vives, vomissements fréquents.	Extirpation d'une masse épiploïque intra-abdominale, constituant un sac herniaire. Ligatures épiploïques. Double plan de suture au crin de Florence pour la réunion.	Très longue.	Cette femme a été revue plus de 6 mois après son opération. Pas de tendance à la récidive. Restée indemne des accidents nombreux précédant l'opération et qui avaient profondément altéré sa santé générale.
13 1886	Homme.	31	11 sept. 1886.	*Énorme hernie inguinale épiploïque droite*, irréductible. Tout bandage impossible. A été réformé au service pour cette infirmité.	Extirpation d'une masse énorme d'épiploon (840 gr.) à l'aide de 12 fils. 4 fils en chaîne sur le pédicule. 4 sutures perdues.	1 h. 35	Ce malade a été revu plus tard, très bien guéri. Il avait été opéré 2 mois plus tard pour une tumeur des bourses. Il était sorti avec une cicatrice très solide.

N°ˢ D'ORDRE ET ANNÉES	SEXE	AGE	DATE DE L'OPÉRATION	MALADIE	OPÉRATION	DURÉE DE L'OPÉRATION	RÉSULTATS
14 1886	Homme.	25	30 sept. 1886	*Hernie inguinale droite*, douloureuse. Adhérence épiploïque.	Portion d'épiploon réséqué avec 4 fils. 2 ligatures sur le pédicule. 3 sutures perdues.	1 h. 1/4.	Sort en bon état. Cicatrice très solide avec la ceinture Rainal premier modèle.
15 1886	Homme.	24	26 octobre 1886.	*Grosse épiplocèle inguinale gauche, congénitale.* Sac bilobé. Adhérences.	Cure radicale. Extirpation d'une masse considérable d'épiploon (235 gr.) avec 8 fils. 2 fils sur pédicule. 4 sutures perdues.	1 h. 1/4.	Excellentes nouvelles au bout d'un an et demi. Portait bandage Rainal ancien. Nouvelles excellentes en 1891 (5 ans).
16 1886	Homme, opéré à droite. (V. n° 11.)	39	28 octobre 1886.	*Hernie inguinale gauche.* Opéré à droite le 17 août.	Opération à gauche. Dissection bien complète facile. 3 fils sur le pédicule. 4 sutures perdues.	55 minutes.	Le résultat est meilleur à gauche qu'à droite. Cependant, aucune hernie ne sort. Porte un bandage double Rainal, à larges pelotes.
17 1886	Homme.	28	26 octobre 1886.	*Hernie inguinale droite*, petite, sans accidents. Adhérence épiploïque au collet.	Excision de 35 gr. d'épiploon. 3 fils croisés sur le pédicule. Écoulement important de liquide abdominal.	1 h. 1/4.	Excellent résultat immédiat. Sort portant pour la première fois la ceinture Rainal. Revu 15 décembre 1891, plus de 5 ans après. A quitté sa ceinture au bout de 6 mois. Ne porte aucun bandage. Est estampeur. Résultat irréprochable.
18 1887	Femme.	50	20 janvier 1887.	*Hernie ombilicale* datant de 3 ans. Pas d'enfants. Troubles digestifs et douloureux, graves depuis peu. Vomissements. Adhérences épiploïques très étendues.	Excision d'une portion considérable d'épiploon. 10 sutures péritonéales en catgut. Drainage.	2 heures.	Résultat immédiat parfait. L'état général à l'entrée était détestable. A la sortie, il est excellent. Aucune tendance à la récidive. Nouvelles plusieurs mois plus tard.
19 1887	Femme.	25	28 janvier 1887.	*Hernie crurale gauche*, irréductible, datant de 3 ans 1/2. Vomissements et douleurs depuis quelques jours. Piqûres faites en ville sur cette hernie.	Opération très laborieuse. Excision de l'épiploon, qui est très adhérent au niveau de l'anneau. Excision du sac avec 2 fils. 2 sutures perdues.	Un peu plus d'une heure.	Bon résultat immédiat, pas d'impulsion. Sort avec la ceinture Rainal. Solidité parfaite de la cicatrice. Pas revue.

N° D'ORDRE ET ANNÉES	SEXE	ÂGE	DATE DE L'OPÉRATION	MALADIE	OPÉRATION	DURÉE DE L'OPÉRATION	RÉSULTATS
20 1886	Homme.	48	20 nov. 1886.	*Hernie inguinale droite, incoercible*, datant de 23 ans. Volumineuse.	Dissection assez facile. 2 fils sur le pédicule. 4 sutures perdues sur le canal.	55 minutes.	Bon résultat immédiat. Revu le 8 février 1887, en bon état. Cicatrice très solide. Récidive peu marquée, 6 octobre 1889. Bien contenu par un bandage.
21 1886	Homme.	20	27 nov. 1886.	*Épiplocèle inguinale droite congénitale*, très douloureuse. Epiploon gangrené.	Résection de 190 gr. d'épiploon gangrené. Opération laborieuse. 2 fils collet. 4 sutures perdues sur la paroi. Vaginale non suturée, mais drainée.	55 minutes.	Très bon résultat. A subi, le 18 décembre, laparotomie pour abcès épiploïque secondaire. Sorti bien guéri. Revu avril 1888, 18 mois plus tard : cure radicale parfaitement maintenue. Revu depuis, date non indiquée.
22 1887	Homme, opéré à gauche. (V. n° 243.)	22	13 janvier 1887.	*Hernie inguinale droite* datant de l'enfance, difficile à contenir. Le malade est entré pou une orchite gauche. Désire être opéré.	Sac insinué derrière l'épididyme très difficile à trouver. Vaginale ouverte accidentellement, non suturée, mais drainée. 3 fils pédicule. Pas de suture perdue.	1 h. 20 min.	Très bonne guérison. Solidité très grande de la cicatrice constatée deux mois plus tard. Revu le 26 décembre 1890. Hernie bien maintenue. Plus de bandage. Opéré à gauche.
23 1887	Homme.	48	17 janvier 1887.	*Hernie inguinale droite congénitale*. Porte très irrégulièrement bandage qui contient mal. Profite d'un séjour à l'hôpital pour fracture de jambe pour se faire opérer.	Opération facile. 2 fils sur le pédicule. 2 sutures perdues.	1/2 heure.	Accidents assez grave de bronchite et de congestion pulmonaire. Sort en très bon état. Guérison bien solide constatée après 2 mois.
24 1887	Homme.	45	29 janvier 1887.	*Hernie inguinale gauche* datant de 8 ans. Ne porte plus de bandage. Entré pour brûlures de la jambe gauche. Réclame l'opération.	Opération facile sur un sac vide. 2 fils sur le pédicule. Une suture perdue.	1/2 heure.	Sort avec ceinture Rainal. Très bonne cicatrice constatée après 6 semaines.
25 1887	Homme.	28	3 février 1887.	*Hernie traumatique* au-dessus de l'arcade crurale droite. Suite de coup de pied de cheval il y a 2 ans. Tumeur volumineuse et douloureuse, imparfaitement réductible.	Résection complète de l'épiploon et de la cicatrice cutanée adhérente. 6 fils sur l'épiploon. 10 sutures profondes péritonéales. 2e plan de 3 sutures fibreuses. 10 sutures superficielles. Gros drain.	1 h. 5 min.	Suites extrêmement simples. Sort avec une ceinture avec pelote. Vu 2 mois après l'opération, bien solide. Revu en 1891. Solidité parfaite (4 ans).

Nᵒˢ D'ORDRE ET ANNÉES	SEXE	AGE	DATE DE L'OPÉRATION	MALADIE	OPÉRATION	DURÉE DE L'OPÉRATION	RÉSULTATS
26 1887	Homme.	19	17 février 1887.	*Hernie inguinale droite congénitale.* N'a jamais porté bandage. Hernie incoercible, volumineuse.	Dissection très difficile à cause du glissement du côlon avec le mésocôlon. 3 fils en chaîne sur le pédicule. 2 sutures perdues.		Sort en très bon état avec ceinture Rainal. La cure est très bonne, malgré la chute du gros intestin. A été revu à Saint-Louis plusieurs mois plus tard.
27 1887	Homme.	43	19 février 1887.	*Hernie inguinale,* épiploïque *gauche,* irréductible, ancienne. Epiploon adhérent. Aspect myxomateux.	Recherche du sac assez laborieuse; résection de portion d'épiploon volumineuse. 2 fils sur le pédicule. 2 sutures perdues.	Environ une heure.	Six semaines plus tard, l'état est très satisfaisant. Aucune impulsion. Ceinture Rainal. Revu 18 juin 1888. Très bon état. Ceinture (16 mois).
28 1887	Homme.	30	19 mars 1887.	*Hernie inguinale gauche congénitale* petite, mais sujette à des accès de douleur.	Opération facile. Extirpation d'un gros fragment d'épiploon non adhérent, avec 6 fils. 2 fils sur le pédicule. 1 suture perdue.	50 minutes.	Suites très bonnes. Cicatrice bien solide au bout de 6 semaines.
29 1887	Enfant.	13	7 avril 1887.	*Hernie inguinale droite congénitale.* A eu de l'hydrocèle; a été traité avec beaucoup de soin par l'application des bandages dont il souffre toujours. Adhérences épiploïques.	Excision d'une masse épiploïque importante. 2 fils sur pédicule. 1 suture perdue.	40 minutes.	Résultats des plus satisfaisants. Nouvelles à Saint-Louis plusieurs mois plus tard. Rien n'était changé. Revu au bout de 2 ans. Bonne cicatrice.
30 1887	Enfant.	14	16 avril 1887.	*Hernie inguinale gauche, avec hydrocèle congénitale.*	Résection d'un sac en bissac dont la partie supérieure est très dilatée. 2 fils sur pédicule. Pas de suture perdue.	Opération rapide.	Sort au bout de 6 semaines, dans l'état le plus satisfaisant.
31 1887	Enfant.	14	28 avril 1887.	*Hernie inguinale droite,* peu ancienne. N'a jamais porté de bandage. Souffre toujours.	Dissection un peu difficile du sac. Résection d'épiploon. Double catgut sur le pédicule. 3 sutures profondes.	25 minutes.	Sort au bout de 6 semaines, dans un état aussi satisfaisant que possible. A été revu dans le courant de l'année, date non marquée. Même état.

N°° D'ORDRE ET ANNÉES	SEXE	AGE	DATE DE L'OPÉRATION	MALADIE	OPÉRATION	DURÉE DE L'OPÉRATION	RÉSULTATS
32 1887	Homme.	37	28 avril 1887.	*Hernie épigastrique épiploïque,* peu volumineuse, douloureuse, datant de 5 à 6 ans. Vomissements, tiraillements. 2 hernies inguinales. Epiplocèle adhérente.	Sac très mince. Épiploon adhérent à l'anneau. Résection d'une portion libre d'épiploon entre 4 ligatures. Résection de l'épiploon adhérent. 3 ligatures doubles. Pas de drainage.	1 h. 10 min.	Sort 6 semaines après, bon état. Revu un an plus tard. L'état est très satisfaisant (mai 1888), la cicatrice aussi solide qu'au premier jour. Les vomissements et douleurs n'ont pas reparu.
33 1887	Homme.	64	10 mai 1887.	*Énorme hernie inguinale droite* datant de 21 ans. Irréductible, incoercible, douloureuse. Adhérence intestinale. Chute du gros intestin.	Dissection d'un sac volumineux. Réduction d'une masse énorme d'intestin avec gros intestin. *Pas d'épiploon.* Adhérence d'une anse d'intestin au sac facilement détaché. Collet du sac difficile à limiter parce que le gros intestin est descendu avec son mésocôlon. 4 ligatures enchevêtrées sur le pédicule.	1 h. 1/2.	Très bon résultat, malgré des imprudences de toutes sortes. Sort avec un bandage triangulaire. Revu le 31 décembre 1887, présente une récidive à la partie supérieure de la cicatrice, mais qui est bien contenue par le bandage. En mai 1888, il y a récidive, mais la hernie est réductible et coercible.
34 1887	Femme.	42	7 juin 1887.	*Hernie inguinale droite de l'ovaire* avec épiploon. Fusion de ces éléments dans la grande lèvre. Date de 18 ans. Douleurs très vives au moment des règles.	Extirpation de l'ovaire et de l'épiploon hernié sans opération intra-abdominale. La résection a été faite à la partie supérieure du canal sans qu'on pût abaisser la séreuse comme de coutume.	Trois quarts d'heure environ.	Guérison complète le 12° jour. Nouvelles 10 mois après. Les résultats sont des plus satisfaisants. Disparition des douleurs. Aucun signe de hernie. Nouvelles en 1891. Très bon état.
35 1887	Homme.	38	17 juin 1887.	*Hernie inguinale gauche* datant de 2 ans, irréductible (adhérences de l'épiploon). Incoercible et douloureuse depuis 4 mois.	Dissection très laborieuse du sac. Résection de 108 gr. d'épiploon. 6 fils en 3 groupes. 2 fils croisés sur le pédicule. Plusieurs sutures perdues.	50 minutes.	Cicatrice très solide au départ. Ceinture à pelote Rainal. Revu en bon état le 12 octobre. Revu au comencement de 1888, plus de 8 mois après l'opération. Résultat de l'opération excellent. Revu le 17 décembre 1890. Tendance à la récidive.
36 1887	Homme.	21	21 juin 1887.	*Hernie inguinale droite* datant de 3 ans. Difficile à maintenir. Epiploon et intestin.	Sac difficile à dégager. Intestin serré, difficile à réduire. Résection de 82 gr. d'épiploon entre 4 fils en 2 groupes. 2 fils croisés sur le pédicule.	1 h. 15 min.	Sorti en très bon état avec ceinture à pelote Rainal. Revu le 28 décembre 1887 (5 mois) en bon état.

N°s D'ORDRE ET ANNÉES	SEXE	AGE	DATE DE L'OPÉRATION	MALADIE	OPÉRATION	DURÉE DE L'OPÉRATION	RÉSULTATS
37 1887	Homme.	19	23 juin 1887.	*Hernie inguinale gauche.* Difficilement réductible. Incoercible depuis 4 ans et croissante.	Beaucoup d'intestin difficile à réduire. Résection de 106 gr. d'épiploon entre 5 fils croisés. Dissection totale du sac. 3 fils sur le pédicule. 2 sutures profondes.	53 minutes.	Sort en très bon état, avec ceinture Rainal. La cicatrice est d'une solidité parfaite.
38 1887	Homme.	22	23 juin 1887.	*Hernie crurale gauche* datant de 5 ans. Irréductible. Incoercible. Douloureuse.	Sac très mince, contenant seulement de l'épiploon très adhérent. Résection de 29 gr. d'épiploon entre 4 fils entrecroisés. 2 fils sur le pédicule. 2 sutures perdues.	45 minutes.	Sort en bon état, avec une ceinture Rainal, 25 jours seulement après l'opération. Nouvelles au mois de novembre 1888, 17 mois après l'opération. Aucune tendance à la récidive. Nouvelles le 20 novembre 1891. Pas d'impulsion. Aucun accident (4 ans 1/2).
39 1887	Femme.	38	30 juin 1887.	*Hernie ombilicale* datant de 10 ans. Pas d'enfants. Jamais de réduction. Irréductible et incoercible. Douloureuse. Vomissements.	Sac mince, doublé de graisse et contenant de l'épiploon adhérent. Dissection du sac pour placer 2 fils enchevêtrés sur le collet. Hémorragie après la section, nécessitant l'ouverture large de la cavité abdominale. Intestin adhérent au voisinage. Hémostase. 8 sutures au catgut sur le péritoine. 16 sutures superficielles. Il y a un infundibulum profond entre les parties superficielles et profondes.	1 h. 1/2.	Guérison sans accident. Sort beaucoup trop tôt, avec ceinture à pelote, 18 jours seulement après l'opération. J'ai appris en mai qu'elle avait une tendance à la récidive et des douleurs au niveau de la cicatrice. Vue en juin 1888. Tendance peu marquée à la récidive (1 an).
40 1887	Homme.	49	30 juin 1887.	*Hernie inguinale gauche contenant de l'intestin et la vessie.* Douleurs vives depuis la veille, vomissements. Il n'a noté la tumeur que depuis 3 mois, mais il a souffert antérieurement dans la région.	Incision sur une masse graisseuse plongeant dans l'anneau. Au-dessus, sac herniaire vide rattaché à la tumeur. Dissection et résection de ce sac (3 fils). La tumeur est attirée; une portion est réséquée; l'autre, en forme de sac, est déchirée avec le doigt, c'est la vessie. Large déchirure de la vessie. 3 plans de sutures perdues, 8 fils, puis 10 fils en deux étages. Sutures superficielles. Drainage.	1 h. 55 min.	Bonne guérison. Porte une ceinture Rainal. Sa guérison s'est faite sans aucun incident. L'opéré est sorti 44 jours après l'opération. Il a été revu à St-Louis au commencement de l'année. Les résultats de la cure radicale avaient été des plus satisfaisants, malgré ces incidents. Réunion par première intention de toute la vessie.

Nos D'ORDRE ET ANNÉES	SEXE	AGE	DATE DE L'OPÉRATION	MALADIE	OPÉRATION	DURÉE DE L'OPÉRATION	RÉSULTATS
41 1887	Homme.	29	5 juillet 1887.	*Hernie épigastrique* très petite, située entre l'ombilic et l'appendice. Douleurs, vomissements. Cette hernie contient une partie du ligament suspenseur du foie.	Dissection difficile du sac. Résection difficile de l'épiploon adhérent et d'une portion du ligament suspenseur du foie. 3 fils sur le sac. 5 fils profonds sur la paroi abdominale. 9 crins de Florence, dont 3 profonds. Pas de drain.	1 heure.	Guérison rapide. Sort sans porter d'appareil. Les résultats furent très satisfaisants. Disparition des vomissements, aucun retour de la hernie. Il avait séjourné 26 jours seulement à l'hôpital. J'ai appris qu'il était mort au commencement de 1888, d'une maladie aiguë et qu'il était resté bien guéri de sa hernie.
42 et 43 1887	Homme.	32	7 juillet 1887. 21 juillet 1887.	*Hernies inguinales doubles* datant de 20 ans. La droite volumineuse, incomplètement réductible. La gauche, moins grosse, est réductible, mais incoercible, douloureuse. Vomissements. Diarrhée.	1re opération (hernie gauche). Peu de viscères. Dissection facile du sac qui adhère au cordon. 2 fils sur le collet. 2 sutures perdues. 2e opération (hernie droite). Dissection d'un sac volumineux. Résection de 120 gr. d'épiploon entre 8 fils en groupes. 3 sutures perdues. 3 fils sur le collet du sac.	1/2 heure environ. 20 minutes.	Cicatrices très solides. Porte un bandage double à ressort. J'ai revu ce malade en avril 1888, soit environ 9 mois après les opérations. Il portait régulièrement son bandage et restait bien guéri.
44 1887	Femme.	51	12 juillet 1887.	*Hernie ombilicale* datant de 13 ans. Survenue 7 ans après son dernier accouchement. Hernie énorme, ne rentre jamais. Douleurs constantes. Sa tumeur a 78 centim. de tour à la base, 31 centim. de hauteur; le tour de taille à ce niveau est de 1 mètre 47 centim. Cette femme, très petite et emphysémateuse, pèse 210 livres. Elle devient impotente, est sur le point de renoncer à son métier de vendeuse au panier.	Masse énorme de viscères. Ablation de 573 gr. d'épiploon, sur lequel on place 42 fils en 21 paires. Dissection laborieuse du sac. Résection du sac avec la peau voisine (258 gr.). 8 sutures perdues, 3 sutures rajoutées par-dessus. Suture de la plaie superficielle en 2 plans, 23 fils. Le sac contenait le côlon transverse, environ 1 mètre d'intestin grêle, la moitié de l'estomac et les 573 gr. d'épiploon réséqué.	2 h. 1/2	Très bonne guérison. Ceinture avec une large pelote pour soutenir les cicatrices. Sort 39 jours après l'opération. Revue en mai 1888, 10 mois après l'opération. Résultat conservé; la malade n'a pas interrompu son métier de vendeuse au panier. La cicatrice est un peu amincie à sa partie supérieure, mais elle soutient bien le choc des viscères. En novembre 1888, la tendance à la récidive en haut est la même, mais état très satisfaisant.

N° D'ORDRE ET ANNÉES	SEXE	AGE	DATE DE L'OPÉRATION	MALADIE	OPÉRATION	DURÉE DE L'OPÉRATION	RÉSULTATS
45 1887	Homme.	26	19 juillet 1887.	*Hernie inguinale gauche* datant de 6 ans. Ne porte plus de bandage. Souffre par la fatigue. Varicocèle.	Sac très mince, difficile à disséquer à cause du varicocèle. Pas de viscères. La partie inférieure du sac est constituée par des vacuoles très adhérentes à la paroi. 2 fils sur le pédicule.	30 minutes.	Très bon résultat, pas d'impulsion. Ceinture Rainal.
46 1887	Homme.	41	21 juillet 1887.	*Hernie inguinale gauche* récente (3 semaines ?). Douloureuse.	Sac très mince, difficile à trouver et à disséquer. Pas de viscères. 2 fils sur le collet. 2 sutures perdues.	Très longue.	Cicatrice très solide. Ceinture Rainal.
47 1887	Homme.	29	4 août 1887.	*Grosse hernie inguinale gauche* datant de 9 ans pour laquelle le malade a été réformé. Incoercible et irréductible; toutes tentatives pour placer un bandage ont été vaines.	Sac trouvé facilement, mais difficile à disséquer à cause du glissement d'une anse du gros intestin. Collet formé au-dessous de cette anse et lié par 4 catguts en chaîne. 2 sutures perdues. Epiploon.	55 minutes.	Très bon état à la sortie. Est revenu se montrer avant la fin de l'année et on a noté la solidité de la cicatrice, malgré cette disposition du gros intestin.
48 1887	Homme.	30	9 août 1887.	*Hernie inguinale droite congénitale* datant de 23 ans. Irréductible depuis 24 ans. Engouement. Douleurs, mais pas de vomissements. Syphilis récente.	Extirpation laborieuse du sac en haut, en laissant en bas le testicule. Epiploon extirpé 135 gr. (3 paires de fils). 2 fils sur le sac. 2 sutures perdues.	55 minutes.	Sort en très bon état. Ceinture Rainal.
49 1887	Enfant.	7	18 août 1887.	*Hernie inguinale gauche congénitale, avec hydrocèle.* Douloureuse après la marche. Partiellement irréductible. Enfant vigoureux, avec bonne paroi abdominale.	Sac difficile à dégager du cordon, disséqué à sa partie supérieure. Résection de 12 gr. d'épiploon attiré dans la plaie (2 fils). 2 fils sur le pédicule. Drainage.	1 h. 1/4.	Guérison très facile. Petite ceinture Rainal. Cet enfant habite l'hôpital. Revu en mai, 9 mois après l'opération. L'état de la région est remarquable par la solidité au niveau de l'anneau. Revu en 1892 (4 ans 1/2). Bon état. Ne porte pas de bandage. Va à la gymnastique.
50 1887	Homme.	23	25 août 1887.	*Hernie inguinale droite* datant de 4 à 5 ans. Réduction (porte un bandage), mais toujours douloureuse.	Sac très friable, mais assez facile à disséquer, est constitué en partie par l'épiploon qui lui adhère. Résection de 60 gr. d'épiploon avec le sac (2 ligatures en chaîne). 2 ligatures sur le pédicule. 2 sutures perdues. Accidents de chloroforme.	45 minutes.	Sort en très bon état avec ceinture Rainal. Sort au bout de 33 jours.

N⁰ˢ D'ORDRE ET ANNÉES	SEXE	AGE	DATE DE L'OPÉRATION	MALADIE	OPÉRATION	DURÉE DE L'OPÉRATION	RÉSULTATS
51 et 52 1887	Homme, opéré des deux côtés le même jour.	23	23 août 1887.	*Deux hernies inguinales* très volumineuses, surtout à droite. Difficiles à maintenir réduites, c'est-à-dire incomplètement réductibles.	Deux opérations le même jour : 1° Hernie droite : Dissection facile du sac, sauf au niveau du collet, où on trouve le gros intestin glissé avec son mésocôlon. Gros intestin soulevé, sac fermé contre lui par 3 fils enchaînés. 2° Hernie gauche. Moins volumineuse. Grosse masse d'épiploon (140 gr.) extirpée en 3 groupes. Glissement du gros intestin, qui est soulevé, 4 ligatures en chaîne. Deux sutures perdues.	Durée totale : 1 h. 25 min.	Sort en excellent état, avec bandage double à ressort. A été revu plusieurs mois plus tard. Porte bien un bandage et la guérison bien maintenue, mais le choc intestinal est moins haut que pour d'autres opérés.
53 1887	Femme.	50	30 août 1887.	*Hernie inguinale gauche* énorme datant de 1870. N'a jamais eu d'enfants. Douloureuse, mais sans vomissements. N'a jamais été réduite. Cette hernie contenait l'ovaire. Hernie congénitale.	Dissection facile du sac, qui contient beaucoup de gros intestin et d'intestin grêle, mais pas d'épiploon. Réduction laborieuse, cordon volumineux, inséré dans le sac (ligament rond). 5 catguts sur le collet, 3 très gros.	1 h. 15 min.	Guérit très bien de l'opération, malgré un abcès de la grande lèvre. Meurt au mois de novembre, avec splénisation des poumons, ulcérations intestinales, œdème des jambes. Etat local très satisfaisant. On peut à la nécropsie constater que, malgré la toux incessante depuis 3 mois, il n'y a aucune tendance à la récidive, le péritoine est lisse au niveau du point opéré
54 1887	Femme, opérée de l'autre côté. (V. n° 75.)	52	30 août 1887.	*Hernie inguinale droite* très ancienne. Petite, toujours douloureuse. Engouée. Hernie gauche de l'ovaire opérée plus tard. Hernie congénitale.	Paroi du sac très épaisse. Pas de viscères, mais sorte de cloisonnement. Collet disséqué très loin, 2 fils croisés. Un cordon qui descend dans la grande lèvre est certainement le ligament rond.	1/2 heure.	Cette femme, ayant une autre hernie de l'autre côté, sort avec un bandage double à ressort. Revenue en mars, le résultat de ce côté droit est constaté comme tout à fait satisfaisant et le second côté est opéré avec le même succès.
55 1887	Homme.	29	20 octobre 1887.	*Petite pointe de hernie inguinale droite*, datant de 15 jours.(?) Douloureuse spontanément et à la pression. Ne paraît pas réductible, et c'est à cause des douleurs qu'il demande l'opération.	Masse graisseuse sous-péritonéale au-devant du sac. Celui-ci vide. Résection de la graisse et du sac. 2 fils sur le collet. 3 catguts sur les piliers.	50 minutes.	Résultat excellent. Sort avec ceinture Rainal. Le malade était remarquable par la perfection du résultat et la solidité de la cicatrice. Revu plus tard sans indication époque. Très bien.

N°ˢ D'ORDRE ET ANNÉES	SEXE	AGE	DATE DE L'OPÉRATION	MALADIE	OPÉRATION	DURÉE DE L'OPÉRATION	RÉSULTATS
56 1887	Enfant, opéré à gauche. (V. n° 76.)	10	26 octobre 1887.	*Cryptorchidie double.* A droite, très petite hernie inguinale souvent très douloureuse. Le testicule ne descend pas, mais s'engage dans l'anneau. Hernie congénitale.	Opération pour cryptorchidie. Ouverture du sac, résection d'une partie d'épiploon. Fait saillir testicule et épididyme. Sutures de la séreuse périphérique au testicule avec la peau du scrotum. Pas de drainage. 2 fils sur le pédicule. Deux sutures perdues sur le canal.	1 heure.	Cet enfant a été opéré à gauche, le 16 février 1888. À ce moment, le côté droit était, au point de vue de la hernie, en parfait état. Pour la cryptorchidie, le testicule était hors de l'abdomen, mais remonté un peu vers la base de la verge. Revu le 6 juillet 1890. Accroissement général. Le testicule droit est situé près de la racine de la verge. Bien développé; aucune trace de hernie.
57 1887	Homme.	37	27 octobre 1887.	*Hernie inguinale gauche congénitale.* A eu un accident il y a 12 ans. Depuis irréductible, engouement. Taxis immodéré en ville; puis à l'hôpital. Un seul vomissement la nuit. On ne peut donc considérer ce cas comme étranglement vrai.	Débridement très léger, collet à peine serré, sérosité et sang dans le sac, intestin ecchymosé. Sac bien disséqué. Fil double sur le pédicule. 1 suture perdue.	1 h. 5 min.	Résultat irréprochable à sa sortie 35 jours. Ceinture Rainal.
58 1887	Homme.	37	3 nov. 1887.	*Hernie inguinale droite* volumineuse, datant de 12 ans. Réductible, mais difficilement maintenue par bandage, sous lequel elle sort. Etait entré pour un onyxis.	Sac volumineux, rempli d'intestin sans épiploon. 2 fils sur le pédicule. 2 sutures perdues. Ouverture accidentelle de la vaginale très élevée qui est fermée par 5 sutures au catgut.	50 minutes.	Excellent résultat. Sort au bout d'un mois. Bandage Rainal.
59 1887	Homme.	49	10 nov. 1887.	*Hernie inguinale gauche* s'accroissant rapidement et douloureuse. Anneau très large. Entré pour rétrécissement de l'uréthre. Uréthrotomisé le 11 octobre 1887.	Énorme masse de graisse sous-péritonéale, dissection difficile du sac qui contient une frange graisseuse du gros intestin. Résection du sac très haut (2 fils). Résection de la frange et de plusieurs fragments graisseux (4 catguts); 4 sutures perdues sur le canal. La masse de graisse sous-péritonéale pesait 35 gr.	50 minutes.	Cicatrice solide du côté opéré. Une hernie à droite. Sort avec un bandage double à ressort. Revu mai 1888, 7 mois plus tard. Résultat parfaitement conservé.

Nᵒˢ D'ORDRE ET ANNÉES	SEXE	ÂGE	DATE DE L'OPÉRATION	MALADIE	OPÉRATION	DURÉE DE L'OPÉRATION	RÉSULTATS
60 1887	Homme, opéré plus tard à gauche. (V. nᵒ 63.)	25	18 nov. 1887.	*Deux hernies inguinales* énormes datant de l'âge de 10 ans. N'a jamais pu supporter de bandage. La hernie gauche très volumineuse avec anneau très dilaté (Toutes deux contiennent du gros intestin avec mésocôlon). Opération gauche (V. nᵒ 63).	Dissection difficile du sac en arrière à cause du gros intestin qui ne descend pas trop bas. Résection de 240 gr. d'épiploon (6 fils en chaîne). 4 fils sur le pédicule. Beaucoup de vaisseaux sanguins. 2 sutures perdues.	1 h. 15 min.	Très bon état de la cicatrice le 8 décembre, époque à laquelle on pratique la deuxième opération. Revu le 18 mai 1888, état des plus satisfaisants. Porte un bandage à ressort à pelote large et fait son métier de boucher très aisément. Revu le 23 mars 1890, très bon état. Ceinture.
61 1887	Homme.	44	22 nov. 1887.	*Hernie inguinale droite* datant de 20 ans. Très gênante parce qu'il travaille debout. Anneau large, tumeur peu volumineuse.	Sac difficile à trouver adhérent à une série de petits kystes. Ne contient que de l'intestin. 2 catguts sur le pédicule. 2 sutures perdues.	35 minutes.	Quelques gouttes de pus au niveau du tube, mais très bon résultat. Ceinture Rainal. Après plus de 1 mois 1½. le résultat est constaté.
62 1887	Homme.	36	6 déc. 1887.	*Hernie inguinale gauche* datant de 4 ans, réductible, mais douloureuse. A souvent des vomissements.	Ouverture du sac facile. Résection de 50 gr. d'épiploon (4 fils). Dissection du sac très adhérent au canal déférent. 2 fils sur le collet. 3 sutures perdues.	40 minutes.	Phénomènes de dyspnée intense pendant 2 jours. Ceinture Rainal. Bon résultat constaté au bout de 6 semaines.
63 1887	Homme, a été opéré de l'autre côté. (V. nᵒ 60.)	25	8 décemb. 1887.	*Très grosse hernie inguinale droite*, 2ᵉ opération (V. nᵒ 60).	Ouverture facile du sac. Beaucoup d'intestin, pas d'épiploon haut, voisinage du gros intestin. Dissection du sac. 2 fils sur le collet. 2 sutures perdues.	55 minutes.	Très bon résultat. Sort avec un bandage inguinal double ordinaire. Revu le 18 mai 1888, très bon état. Revu le 15 novembre 1888 en très bon état (V. nᵒ 60).
64 1887	Homme.	37	13 déc. 1887.	*Hernie inguinale gauche* datant de 10 ans, réductible, mais devenue douloureuse à la suite d'un effort.	Ouverture du sac, résection de 107 gr. d'épiploon (6 fils). Dissection du sac très haut. 2 fils sur le pédicule. 3 sutures perdues.	40 minutes.	Sort en bon état. Ceinture Rainal. Revu le 7 avril 1888, résultat irréprochable (4 mois). Revu le 9 mars 1891 (3 ans 1/2). Bon état.
65 1887	Femme.	53	22 déc. 1887.	*Hernie crurale droite* (épiplocèle adhérente) du volume d'un œuf de poule. Accidents d'étranglement il y a 15 jours, réduite en partie; mais depuis il reste une masse irréductible et douloureuse.	Ouverture facile du sac, qui contient de l'épiploon fusionné avec collet du sac. Détachement, puis résection de 35 gr. d'épiploon (5 fils). Débridement du collet pour réduire. 2 fils sur le pédicule. 1 suture perdue.	50 minutes.	Bon résultat. Cicatrice parfaitement solide au bout de 6 semaines. Ceinture Rainal.

N°ˢ D'ORDRE ET ANNÉES	SEXE	AGE	DATE. DE L'OPÉRATION	MALADIE	OPÉRATION	DURÉE DE L'OPÉRATION	RÉSULTATS
66 1887	Enfant.	15	29 déc. 1887.	*Hernie inquinale droite congénitale.* Descente irrégulière du testicule. Souffre constamment. Le testicule a une tendance à remonter vers l'anneau.	Incision de la vaginale qui ne semble pas communiquer avec le sac. Résection de ce dernier, disséqué très haut; adhère en bas à la vaginale par des espèces de kystes. 2 fils sur le pédicule. 1 suture perdue. 5 catguts sur la vaginale.	40 minutes.	Très bon résultat. Ne souffre plus, plus d'impulsion. Ceinture Rainal. Est souvent revenu à l'hôpital, ne souffre plus (mai 1888) et la hernie est parfaitement disparue.
67 1888	Homme.	44	5 janvier 1888.	*Hernie inguinale gauche,* irréductible, petite, très douloureuse. Hernie de la vessie. Ouverture dans l'opération.	Ouverture du sac très mince et adhérent, déshabité à sa partie supérieure. Résection du sac. 2 fils sur le collet. En bas, masse graisseuse contenant la vessie, qui est déchirée, puis suturée sur 3 plans. 11 fils sur le premier, 9 sur le deuxième, 2 sur le troisième.	1 h. 15 min.	Suites assez bonnes, mais il se fait une fistule urinaire qui s'oblitère spontanément en 10 jours. Sort 2 mois 1/2 plus tard en bon état, revient se montrer en sortant de Vincennes. Cicatrice parfaitement solide. Revu 2 ans 1/2 après opération. Pas de hernie. Sensibilité de la région.
68 1888	Homme.	17	12 janvier 1888.	*Hernie inquinale gauche congénitale,* avec hydrocèle incoercible. Testicule descendu depuis peu.	Dissection difficile du sac au-dessus du testicule. 2 fils sur le collet. 1 suture perdue. 4 sutures pour reformer la vaginale. Pas de drainage.	40 minutes.	Bon résultat. Ceinture Rainal. Revu le 30 novembre (10 mois), très bon état, un peu de varicocèle. Revu le 27 juillet 1889. Très bon état. Bandage ordinaire (18 mois).
69 1888	Homme.	43	12 janvier 1888.	*Hernie inguinale droite* datant de 17 ans; a des enfants hernieux. Canal assez étroit; mais la hernie augmente toujours, malgré le bandage.	Sac volumineux et épais, contient appendice iléo-cœcal qu'on refoule en arrière. Résection du sac très grand, qui pèse 14 gr. 2 fils sur le collet. 2 sutures perdues.	45 minutes.	Sort en très bon état. Ceinture Rainal. Revenu plus tard se montrer en très bon état. Revu le 14 novembre 1889 (21 mois). Récidive. Bandage ordinaire maintenant bien la hernie petite.
70 1888	Homme.	24	20 janvier 1888.	*Petite hernie inguinale gauche* datant de 4 ans. Irréductible.	Ouverture du sac, très adhérent au cordon. Résection de 74 gr. d'épiploon adhérent (4 fils). Portion de gros intestin. Dissection du sac. 2 fils sur le pédicule; poids du sac, 5 gr. 2 sutures perdues.	55 minutes.	Sort en très bon état. Ceinture Rainal. Est revenu se montrer en avril (3 mois). Excellents résultats.

Nᵒˢ D'ORDRE ET ANNÉES	SEXE.	ÂGE	DATE DE L'OPÉRATION	MALADIE	OPÉRATION	DURÉE DE L'OPÉRATION	RÉSULTATS
71 1888	Homme.	31	26 janvier 1888.	*Deux hernies inguinales.* La gauche insignifiante. La droite douloureuse depuis 6 ans. Aurait présenté, il y a 2 mois, des symptômes d'étranglement.	Sac difficile à découvrir. Épiploon adhérent, très difficile à traiter. 8 fils sur l'épiploon en 4 groupes. Dissection laborieuse du sac, enlevé en deux morceaux. 2 fils sur pédicule. Résection d'un peloton graisseux périphérique au sac. 2 sutures perdues. Épiploon réséqué (56 gr.).	50 minutes.	Sort en bon état au bout de 2 mois, avec ceinture Rainal. Très bonne cicatrice.
72 1888	Homme.	52	2 février 1888.	*Hernie inguinale droite congénitale* (dit l'avoir depuis l'âge de 4 ans). Bilobée, volumineuse, mal contenue par les bandages.	Sac adhérent, contient beaucoup d'intestin et le testicule, mais pas d'épiploon. Sa dissection est laborieuse. 2 fils sur le collet. 2 sutures perdues.	1 heure.	Sort en très bon état, avec une ceinture Rainal. Malgré une bronchite très intense, il sort en très bon état, avec cicatrice très solide, 2 mois après l'opération.
73 1888	Homme.	37	9 février 1888.	*Hernie épigastrique du ligament suspenseur du foie* un peu en dehors de la ligne médiane. Depuis 3 mois, vomissements constants et douleurs insupportables.	Tumeur constituée par un amas de follicules graisseux sans sac. En tirant cette masse, on fait sortir à frottement une partie du ligament suspenseur du foie. Débridement de l'orifice pour réduire le ligament suspenseur. Découverte d'un petit sac en dehors et au-dessus. Résection de la masse graisseuse. 6 sutures perdues. Pas de drain.	45 minutes.	Sort en très bon état, avec ceinture compressive. Revu le 15 mai 1888, 3 mois après l'opération. État satisfaisant, les vomissements ont disparu, n'a plus de douleurs locales. Revu le 13 février 1862, reste absolument solide (4 ans).
74 1888	Homme.	74	9 février 1888.	*Petite hernie inguinale gauche,* dont il dit avoir été guéri dans l'enfance. Qui se serait reproduite il y a 6 mois. Douloureuse. Individu bien musclé. Entre dans le service pour ongle incarné.	Ouverture difficile du sac, qui est situé au centre du cordon. Résection de 45 gr. d'épiploon. Dissection très laborieuse du sac. 2 fils sur le pédicule isolé très haut. 2 sutures perdues.		Excellent résultat. Cet opéré a séjourné à l'hôpital 2 mois après l'opération, pour des raisons indépendantes de sa cure. A sa sortie, le résultat est absolument parfait : aucune impulsion. Ceinture Rainal. Revu le 23 février 1889, très bon état (1 an).

N°ˢ D'ORDRE ET ANNÉES	SEXE	AGE	DATE DE L'OPÉRATION	MALADIE	OPÉRATION	DURÉE DE L'OPÉRATION	RÉSULTATS
75 1888	Femme, a été opérée à droite. (V. n° 54)	52	14 février 1888.	*Hernie inguinale gauche* assez volumineuse, douloureuse, très mal contenue. Formée par l'ovaire, la trompe et une faible portion d'épiploon.	Ouverture d'un sac épais qui contient une petite quantité d'épiploon adhérente au sac. Résection de cet épiploon (4 gr.). Derrière, on trouve la trompe qui fait partie du sac et le ligament rond. En tirant sur ce dernier, l'ovaire est attiré. Deux fils en chaîne sous la trompe d'une part et sous l'ovaire de l'autre; excision de ces organes. Dissection du sac le plus haut possible. 2 fils placés sur les débris du ligament rond pour les exciser. 3 sutures perdues.	1 heure.	Sort en très bon état, avec un bandage Rainal double. Plus de douleurs. Cette femme est revenue se montrer à l'hôpital, en sortant du Vésinet, près de 3 mois après la 2ᵉ opération et 9 mois après celle du côté droit; les résultats sont absolument complets, aussi bien au point de vue de l'absence de hernie qu'au point de vue de la disparition de la douleur. Elle a été revue beaucoup plus tard, époque non indiquée.
76 1888	Enfant, a été opéré à droite. (V. n° 56.)	10	16 février 1888.	*Cryptorchidie à gauche*, hernie de volume médiocre. Le testicule ne s'engage jamais. Opéré à droite le 26 octobre 1887.	Pression sur l'abdomen pour faire saillir le testicule. Ouverture difficile du petit infundibulum herniaire au-dessus et au-dessous du testicule. Section au-dessus et 2 ligatures sur le pédicule. Puis 6 sutures pour former une vaginale et la fixer au scrotum.	53 minutes.	Cet enfant sort le 25 mars. Les résultats sont absolument complets au point de vue des hernies; aucune impulsion. Le côté droit est opéré depuis 5 mois. Quant à la cryptorchidie, les testicules sont bien restés hors l'abdomen, mais ont une tendance à se rapprocher de la base de la verge. Toutes douleurs dues aux déplacements du testicule ont disparu. L'enfant a beaucoup grandi depuis peu (V. n° 56).
77 1888	Homme.	49	15 février 1888.	*Hernie inguinale droite* énorme, douloureuse depuis 9 mois. Accidents digestifs. Emphysémateux depuis de longues années.	Sac énorme, intestin grêle et gros intestin. 4 fils sur le pédicule. Drain. Réduction très difficile.	2 heures 1/4.	Aucun accident immédiat, mort rapide 33 heures après, avec hémorragie pulmonaire, congestion pulmonaire. Autopsie ; aucune lésion péritonéale.
78 1888	Enfant.	7	21 février 1888.	*Hernie inguinale droite* survenue en jouant il y a longtemps. Porte bandage, mais la hernie est incoercible et augmente rapidement de volume.	Ouverture du sac qui ne contient que de l'intestin et qui adhère à l'épididyme, mais sans contenir le testicule. Dissection du sac très haut. 2 fils sur le pédicule. 3 sutures perdues. Pas de drainage.	45 minutes.	Sort en très bon état avec une ceinture Rainal. Suites remarquables par leur simplicité. Chez cet enfant à la sortie, 43 jours après l'opération, il est impossible de sentir aucune impulsion. L'enfant est revenu 6 mois plus tard. Même état.

Nᵒˢ D'ORDRE ET ANNÉES	SEXE	ÂGE	DATE DE L'OPÉRATION	MALADIE	OPÉRATION	DURÉE DE L'OPÉRATION	RÉSULTATS
79 1888	Homme.	32	1ᵉʳ mars 1888.	*Hernie inguinale volumineuse* datant de 16 ans. Réductible, mais les bandages ne la maintiennent pas et il est obligé d'abandonner son travail, même peu fatigant (peintre).	Ouverture d'un grand sac contenant seulement de l'intestin grêle et en haut l'appendice iléo-cœcal. Dissection facile du sac. 4 fils croisés sur le pédicule très épais. 3 sutures perdues.	55 minutes.	Sort en très bon état, avec ceinture Rainal. Les suites immédiates de l'opération ont été un peu difficiles. Ballonnement, élévation de température. On voit souvent ces accidents quand le fil est trop près du gros intestin. Solidité excellente à la sortie.
80 1888	Homme.	50	15 mars 1888.	*Hernie inguinale gauche* depuis 15 mois. Jamais de bandage. Souffre beaucoup depuis deux mois.	Sac déshabité, mais gros intestin tout près de l'anneau. Dissection difficile du sac, qui est très adhérent à l'épididyme. 2 fils sur le pédicule. 3 sutures perdues.	45 minutes.	Sort en bon état. Pas d'impulsion au bout de 43 jours. Ceinture Rainal.
81 1888	Homme.	31	22 mars 1888.	*Deux hernies inguinales* datant de l'enfance, très volumineuses, surtout à gauche. N'a jamais porté de bandage. Très douloureuses depuis peu de temps.	Opération du côté gauche. Sac très volumineux, contenant seulement de l'intestin grêle, adhérent à l'épididyme, mais ne contenant pas le testicule. Dissection un peu laborieuse. 3 fils sur le pédicule. Sac pesait 26 gr. 4 sutures perdues.	40 minutes.	Suites excellentes. Sort avec une ceinture Rainal. Revu le 20 mai, soit 2 mois après l'opération. La cicatrice est parfaitement solide. Revu le 8 décembre 1888. Récidive.
82 1888 Homme, opéré plus tard de l'autre côté. (V. nᵉ 89.)		39	27 mars 1888.	*Porte deux hernies inguinales* depuis l'âge de 12 ans. Celle de droite plus volumineuse. Irréductibles. Porte bandage depuis l'âge de 20 ans, mais les hernies sortent (V. nᵉ 89).	Opération à droite. Ouverture facile du sac. Résection de 105 gr. d'épiploon très adhérent. Dissection du sac très difficile au niveau du testicule. 3 fils sur ce pédicule, qui est très large. 3 sutures perdues.	55 minutes.	Ce malade a été opéré du côté gauche le 24 avril. Le résultat de la première opération à sa sortie au bout de 2 mois était beaucoup plus satisfaisant qu'on n'eût pu s'y attendre d'un anneau aussi large. Revu le 23 juillet 1890. Récidive (28 mois). Réductible modérée.
83 1888	Homme.	23	29 mars 1888.	*Hernie inguinale gauche* datant d'un an. Réductible, mais mal coercible et douloureuse.	Sac difficile à trouver, bien au centre du cordon. Réduction de 84 gr. d'épiploon saisi dans le ventre (4 fils). Dissection du sac très difficile sur l'épididyme. 2 fils sur le collet. 2 sutures perdues.	35 minutes.	Sort en très bon état; aucune impulsion au bout d'un mois. Ceinture Rainal.

N°s D'ORDRE ET ANNÉES	SEXE	ÂGE	DATE DE L'OPÉRATION	MALADIE	OPÉRATION	DURÉE DE L'OPÉRATION	RÉSULTATS
84 1888	Homme.	27	30 mars 1888.	*Deux hernies inguinales.* La gauche depuis 15 ans, *réductible*, mais douloureuse et ne supporte pas de bandage. La droite depuis 12 ans, moins volumineuse. Porte bandage depuis 5 ans.	Opération à gauche. Sac bilobé très difficile à trouver, très adhérent à l'épididyme. Résection de 88 gr. d'épiploon *adhérent* au fond du sac (6 fils en 3 groupes). Dissection du sac. 2 fils sur le pédicule. 3 sutures perdues. Pas de drainage.	45 minutes.	Ce malade, probablement à la suite d'un défaut de lavage, a eu un abcès du scrotum. La plaie opératoire n'a donné que quelques gouttes de pus. Sort en très bon état avec une cicatrice bien solide. Toute douleur disparue.
85 1888	Homme.	44	13 avril 1888.	*Hernie inguinale droite* datant de 1 an 1/2, petite, mais ne paraissant pas complètement réductible. Eczéma des bourses très intense.	Incision très élevée pour éviter l'eczéma. Vaisseaux très volumineux du cordon. Paquet graisseux au-devant du sac, relié à lui par une adhérence fibreuse très solide. Épiploon attiré et réséqué (48 gr.). 6 fils en 3 groupes. Épiploon altéré. Résection de la masse graisseuse, qui pèse 6 gr. 2 fils sur le pédicule, 3 sutures perdues.	1 heure.	Suites très bizarres. Il y a eu une suppuration secondaire tardive du trajet du drain, et en même temps des coliques avec plaque indurée dans l'abdomen. Puis tous ces accidents se sont dissipés. Jamais de vomissements. Revu en novembre, récidive, mais avec hernie bien coercible et petite. Revu le 6 juin 1890. Hernie bien maintenue. Pas de douleurs.
86 1888	Femme.	45	16 avril 1888.	*Hernie crurale gauche* qui serait habituellement réductible, mais à plusieurs reprises serait devenue irréductible. N'a jamais porté bandage. Elle n'est jamais complètement réductible en réalité, mais toujours douloureuse.	Opération difficile à cause de la minceur du sac et de l'extrême adhérence de l'épiploon, dont 46 gr. sont réséqués. Le pédicule ayant été fait avec 2 fils se rompt en partie. Je reprends le point rompu avec deux points de suture. Pas de drainage.	35 minutes.	Suites d'une extrême simplicité. Sort juste un mois plus tard avec une ceinture Rainal. Il est impossible de sentir aucune impulsion. Revue en juillet 1891. Excellent état. Plus de douleurs (3 ans).
87 1888	Homme.	45	17 avril 1888.	*Hernie inguinale droite.* Venu pour un rétrécissement de l'urèthre. Comme sa hernie a été irréductible l'année dernière et qu'il a eu des accidents d'étranglement il y a 1 an 1/2, demande l'opération. Porte bandage sur sa hernie soi-disant réductible.	Adhérence intime d'épiploon avec le fond du sac. Résection de 354 gr. avec 18 fils de catgut en 9 paires. Résection du sac très haut. 2 fils. 2 sutures perdues. Suites très simples.	1 h. 5 min.	Suites excessivement simples. Excellent état à la sortie. Ceinture Rainal. Revu le 25 octobre 1888. Très bon état. Ceinture Rainal.

Nᵒˢ D'ORDRE ET ANNÉES	SEXE	AGE	DATE DE L'OPÉRATION	MALADIE	OPÉRATION	DURÉE DE L'OPÉRATION	RÉSULTATS
88 1888	Homme.	59	20 avril 1888.	*Hernie inguinale droite* depuis 6 mois, dit-il; cependant, elle est volumineuse et ne paraît pas complètement réductible. Ne porte pas de bandage.	Corde épaisse dans le sac, constituée par une adhérence épiploïque extrêmement solide vers l'épididyme. Résection de 38 gr. d'épiploon. 6 fils de catgut. 2 fils sur pédicule très près du gros intestin.	1 h. 5 min.	Vomissements et ballonnements du ventre le premier jour. Bon état à la sortie. Ceinture Rainal.
89 1888	Homme, a été opéré à droite. (V. nᵒ 82.)	39	24 avril 1888. 1ʳᵉ opération. 27 mars.	2ᵉ *Hernie opérée. Hernie inguinale gauche* peu volumineuse, mais mal contenue par le bandage.	Ce second côté est très difficile, très petit, sac précédé de tissu cellulo-graisseux sous-péritonéal. La base du pédicule se déchire lors du serrement des fils. Placement dans ce point de 2 sutures perdues. 2 sutures perdues sur le canal.	55 minutes.	Les suites ont été très simples pour les deux opérations et les résultats sont des plus satisfaisants. Cicatrices parfaitement solides. Bandage ordinaire. Revu le 23 juillet 1890. Récidive double (27 mois). Les hernies récidivées sont très bien contenues par le bandage.
90 1888	Homme.	17	27 avril 1888.	*Hernie inguinale gauche* de volume médiocre. Serait très douloureuse, quoiqu'elle ne sorte pas facilement. Ne daterait que d'une année.	Petit sac très difficile à disséquer. Adhérence du sac au cordon très solide. 2 fils sur pédicule. Pas de drainage.	35 minutes.	Agitation chloroformique d'une violence extraordinaire. Malgré cela, suites très simples. Ceinture Rainal. Revu en octobre. Bon état.
91 1888	Homme.	50	7 mai 1888.	*Hernie inguinale gauche* depuis 20 ans. Toujours porté bandage, cependant se trouve gêné et profite de ce qu'il est à l'hôpital pour une fracture de l'omoplate pour se faire opérer.	Dissection du sac difficile à cause de sa friabilité et d'un recouvrement de graisse. 2 fils sur le pédicule très rapproché du gros intestin que l'on voit. 2 sutures perdues.	35 minutes.	Suites immédiates très simples. Sort en bon état. Ceinture Rainal.
92 1888	Homme.	21	17 mai 1888.	*Hernie inguinale* depuis 4 à 5 mois. A porté un bandage double. Petite hernie faisant peu saillie.	Ouverture difficile du sac qui contient un peu d'épiploon. Résection d'un fragment d'épiploon (2 fils). Dissection très haut du sac. Deux sutures perdues.	30 minutes.	Phénomènes de dyspnée très marqués, mais pas de vomissements. Sort en très bon état. Ceinture Rainal. Revu le 4 juillet 1889. Très bon état, souffre un peu d'un varicocèle.

Nᵒˢ D'ORDRE ET ANNÉES	SEXE	AGE	DATE DE L'OPÉRATION	MALADIE	OPÉRATION	DURÉE DE L'OPÉRATION	RÉSULTATS
93 1888	Homme.	53	24 mai 1888.	*Hernie inguinale droite* volumineuse datant de 6 ans. A porté un bandage qui ne maintenait pas la hernie, qui est devenue irréductible il y a 6 mois, à la suite d'un effort. Souffre constamment. Vomissements presque quotidiens.	Sac difficile à ouvrir, contient le cœcum qui constitue sa paroi antérieure, l'appendice, une grande partie du côlon et des anses d'intestin grêle agglutinées. Le gros intestin adhère à la paroi postérieure du sac. Pour réduire, on fait une incision au-dessus du cœcum et on entre dans un deuxième lobe du sac dans lequel on trouve une masse graisseuse et des ganglions que l'on résèque (112 gr.). Le mésocôlon est ensuite réséqué sur les parties latérales. La réduction ne peut pas être obtenue. On incise alors de 0ᵐ,10 la paroi abdominale en haut et on réduit. 9 sutures perdues. 19 crins de Florence, dont plusieurs profonds. 2 drains.	1 h. 50 min.	Beaucoup de vomissements bilieux pendant deux jours. Les suites de l'opération ont été excellentes. Très bonnes nouvelles le 1ᵉʳ septembre. La hernie est maintenue réduite ; une très large pelote est destinée à soutenir la région ; tous ces accidents ont disparu. Nouvelles le 1ᵉʳ novembre, état des plus satisfaisants. Nouvelles le 20 novembre 1891 (3 ans 1/2). Bien guéri ; porte bandage à large pelote.
94 1888	Homme.	25	31 mai 1888.	*Hernie inguinale gauche* depuis 9 ans, toujours maintenue par un bandage. La tumeur est dense, paraît irréductible, malgré l'affirmation contraire du malade. Adhérente.	Sac difficile à trouver, contient de l'épiploon adhérent et absolument irréductible. Détachement des adhérences et résection de 28 gr. d'épiploon. Dissection du sac, dont les parois sont très épaisses. 2 fils sur le collet. 2 sutures perdues. Drainage.	35 minutes.	Suites très simples. Sort en bon état, sans impulsion et portant une ceinture Rainal.
95 1888	Homme.	35	5 juin 1888.	*Hernie inguinale droite congénitale* et adhérente. Paraît réductible, mais n'est pas maintenue par le bandage.	Sac bilobé, facile à trouver. Au niveau de la partie rétrécie du sac, l'épiploon adhère solidement. Excision de 132 gr. d'épiploon (4 catguts). Dissection de la séreuse en deux lots séparés. 2 fils sur le pédicule. 4 fils sur la partie inférieure du sac pour former une vaginale. 1 suture perdue.	1 heure.	Quelques douleurs abdominales calmées après la première selle. Sort avec ceinture Rainal. Revue le 23 novembre, plus de 5 mois après l'opération. Solidité parfaite de la cicatrice.

N°s D'ORDRE ET ANNÉES	SEXE	AGE	DATE DE L'OPÉRATION	MALADIE	OPÉRATION	DURÉE DE L'OPÉRATION	RÉSULTATS
96 1888	Enfant.	6 1/2	7 juin 1888.	*Hernie inguinale droite* depuis la naissance. A toujours porté bandage, mais la hernie sort, est douloureuse. Les parents demandent l'opération.	Sac très adhérent à l'épididyme, mais ne communiquant pas avec la vaginale. Au-dessus de ce sac existe un deuxième sac qui ne communique avec lui que par un pertuis insignifiant. Dissection de ce sac très haut. 2 fils sur le pédicule.	25 minutes.	Souffre un peu avant la première selle. A présenté des accidents très graves après expulsion de lombrics, suppuration de la région. Sort bien guéri le 31 août (2 mois 1/2). A été revu en bon état beaucoup plus tard; pas de date.
97 1888	Homme.	33	14 juin 1888.	*Épiplocèle inguinale droite* adhérente. A débuté il y a 15 ans. Porte bandage, mais la hernie paraît incomplètement réductible.	Sac très difficile à découvrir, fusionné en avant avec l'épiploon. L'épiploon est dégagé en haut, puis attiré, enfin réséqué (65 gr.) en deux groupes (3 fils doubles d'une part, 2 de l'autre). Le sac est ensuite disséqué (1 fil double sur le pédicule). 2 sutures perdues. Drainage.	45 minutes.	Rétention d'urine le premier jour. Sort en bon état. Ceinture Rainal. Revu le 24 novembre, plus de 5 mois après, cicatrice très solide, aucune impulsion.
98 1888	Homme.	24	14 juin 1888.	*Hernie inguinale droite.* A débuté il y a 18 mois. Est mal contenue depuis 6 mois.	Sac vide difficile à trouver. L'épiploon est attiré au dehors, puis réséqué (82 gr.) avec 3 fils doubles. Dissection d'un sac volumineux. 2 fils sur le pédicule. 2 sutures profondes. Drainage.	1 heure.	Dyspnée le lendemain. Rétention le surlendemain. Sort en très bon état au bout de 5 mois; était resté à l'hôpital pour subir la résection d'un cal vicieux.
99 1888	Homme.	34	21 juin 1888.	*Hernie inguinale droite* datant du mois de mai 1887 A porté bandage 3 ou 4 mois. La hernie est bien réductible. Syphilides papulo-squameuses.	Sac vide difficile à trouver, adhère à l'épididyme. Dissection de ce sac très haut. 2 fils sur le pédicule. 2 catguts perdus. Drainage.	50 minutes.	Suites simples. Opéré en pleine éruption syphilitique. Sort après 1 mois, très bon état.
100 1888	Homme.	39	22 juin 1888.	*Hernie inguinale gauche* très adhérente. Début il y a 15 ans. Port irrégulier de bandage. Réduction incomplète.	Ouverture facile du sac. Adhérences multiples de l'épiploon aux parois du sac. Détachement des adhérences et résection de 107 gr. d'épiploon (6 fils en 3 groupes). Dissection du sac; double catgut croisé sur le pédicule. 3 sutures perdues. Drainage.	1 h. 5 min.	Sort en bon état. Ceinture Rainal.

N°s D'ORDRE ET ANNÉES	SEXE	AGE	DATE DE L'OPÉRATION	MALADIE	OPÉRATION	DURÉE DE L'OPÉRATION	RÉSULTATS
101 1888	Homme.	63	4 juillet 1888.	*Hernie inguinale gauche* ancienne, irréductible. Accès douloureux intolérables.	Résection de 300 gr. d'épiploon. Grand sac. 12 fils sur l'épiploon.	1 h. 1/2.	Accidents pulmonaires et d'obstruction rectale. Guérison complète. Mort 4 mois plus tard d'une affection sans relations avec la hernie. Était resté bien guéri.
102 1888	Homme.	31	11 juillet 1888.	*Hernie inguinale droite* probablement *congénitale*, adhérente. Très douloureuse, irréductible.	Résection de 120 gr. d'épiploon. 6 fils. 2 sur le pédicule.	50 minutes.	Suites très simples. Revu fin novembre, 4 mois plus tard, état très satisfaisant. Nouvelles en 1891 (2 ans 1/2), très bon état. Pas de bandage.
103 1888	Homme.	26	12 juillet 1888.	*Hernie inguinale gauche.* Début il y a 4 ou 5 ans. Grosse comme un œuf de poule. Incoercible.	Sac difficile à trouver, contient du gros intestin. Réduction de l'intestin. Dissection du sac en avant, puis en arrière. 4 catguts sur le collet. 10 sutures perdues sur les muscles. Drainage.	45 minutes.	Sorti en bon état. Ceinture Rainal.
104 1888	Homme.	27	17 juillet 1888.	*Hernie inguinale gauche* depuis 6 ans. Ne porte pas de bandage, a des coliques fréquentes.	Découverte du sac assez simple, résection de 90 gr. d'épiploon. Dissection facile du sac. Deux fils sur le pédicule. Poids du sac, 10 gr.	33 minutes.	Aucun accident. Sort en très bon état, avec ceinture Rainal. Pas d'impulsion.
105 1888	Homme.	30	2 août 1888.	*Hernie inguinale gauche* dont le début est inconnu. Souffre beaucoup. A des vomissements constants. Cette hernie est volumineuse et paraît réductible.	Sac facile à trouver. Résection de 205 gr. d'épiploon, avec 6 paires de catguts placées de chaque côté du tablier. Dissection laborieuse du sac, qui présente un diverticule adhérent à l'épididyme. Collet disséqué très haut. 2 fils sur le pédicule. Drain.	55 minutes.	Dyspnée pendant 3 jours, nécessitant l'application répétée de ventouses sèches. Sort en très bon état avec ceinture Rainal. Revu le 30 novembre (4 mois). État parfait. Mort en 1891 de tuberculose pulmonaire sans récidive (Observation complète page 552).
106 1888	Homme.	18	9 août 1888.	*Hernie inguinale droite* datant de 2 ans, mais aurait eu une autre hernie dans l'enfance. A porté très irrégulièrement un bandage. Cette hernie est douloureuse, mais réductible.	Sac trouvé facilement, descend très bas, ses parois sont très épaisses et il présente 4 rétrécissements. Dissection très haut. 2 fils sur le pédicule. 3 ou 4 fils perdus. Drain.	50 minutes.	A eu de la rétention d'urine le premier jour. Sort en très bon état. Ceinture Rainal.

Nº D'ORDRE ET ANNÉES	SEXE	AGE	DATE DE L'OPÉRATION	MALADIE	OPÉRATION	DURÉE DE L'OPÉRATION	RÉSULTATS
107 1888	Enfant.	12	9 août 1888.	*Hernie inguinale gauche congénitale, avec hydrocèle.* Augmente beaucoup de volume depuis quelque temps. Tumeur transparente.	Sac rempli de liquide et adhérent au testicule, qui est cependant situé en dehors. Résection de l'épiploon, dont le pédicule passe difficilement par le collet qui est très étroit. Dissection du sac très haut. 2 fils sur le pédicule, dont 1 ramené. 2 autres fils perdus sur muscles.	55 minutes.	Sort en bon état. Ceinture Rainal.
108 1888	Femme.	28	16 août 1888.	*Hernie inguinale droite, sans doute congénitale.* Grosse comme un œuf de poule, pâteuse, douloureuse.	Sac contient du liquide en abondance et sur ses parois présente 2 ou 3 petits kystes. La paroi interne du sac paraît constituée en partie par le ligament rond hypertrophié, et en partie par l'ovaire détruit qui forme une sorte de revêtement épais, aux dépens duquel se sont développés les kystes. Dissection laborieuse du sac. 2 fils sur le pédicule, dont 1 ramené. 2 sutures perdues. Drain.	35 minutes.	Sortie en très bon état. Revue le 23 décembre 1888. Très bon état, pas la moindre impulsion (4 mois 1/2).
109 1888	Homme.	40	23 août 1888.	*Hernie inguinale gauche* datant de 7 ans. Bandage depuis 6 ans. Hernie de volume médiocre, mais nettement irréductible.	Ouverture facile du sac. L'épiploon est fusionné à la paroi. Il est attiré et réséqué (135 gr.) sur 3 paires de fils. Dissection difficile du sac très haut. 2 fils sur le pédicule, dont 1 ramené autour. Vaginale ouverte, puis refermée par 4 points de suture. 2 sutures perdues. Drain.	50 minutes.	Sorti en très bon état. Ceinture Rainal, bien solide. Revu le 17 juin 1889. Bonne guérison (9 mois).
110 1888	Homme.	24	24 août 1888.	*Hernie inguinale gauche.* Début 3 ans, très douloureuse après station debout, mal contenue. Constitution chétive.	Sac très difficile à disséquer. Résection très haut, peu d'épiploon. 2 fils sur le pédicule, plusieurs sutures perdues sur les muscles. Drainage.	50 minutes.	Résultats immédiats satisfaisants. Revu 2 mois après l'opération. Impulsion très élevée. Ceinture Rainal.

N°° D'ORDRE ET ANNÉES	SEXE	AGE	DATE DE L'OPÉRATION	MALADIE	OPÉRATION	DURÉE DE L'OPÉRATION	RÉSULTATS
111 1888	Homme.	30	30 août 1888.	*Hernie inguinale droite.* Date de 8 ans, volumineuse. Ne peut plus porter bandage depuis 2 ans.	Sac difficile à découvrir à cause d'une masse graisseuse en avant. Pas d'épiploon, contient l'appendice iléo-cœcal. Le cœcum est tout près du collet. 2 fils sur pédicule. 4 sutures perdues par-dessus. Drainage.	45 minutes.	Suites bonnes. Ceinture Rainal à la sortie.
112 1888	Femme.	44	26 juillet 1888.	*Hernie crurale gauche*, épiplocèle adhérente, volume d'une noix; ne daterait que de 15 jours, mais souffre de l'aine depuis 6 à 7 ans. Jamais de bandage. Tumeur irréductible, augmentait par la toux.	Réseau veineux abondant enveloppant une petite tumeur épiploïque, fusionnée avec le sac. Résection au niveau de l'anneau. 2 fils sur le pédicule. Drainage.	35 minutes.	Sort en très bon état, sans impulsion aucune. Ne porte pas de bandage.
113 1888	Homme.	21	13 sept. 1888.	*Hernie inguinale gauche;* n'existerait que depuis 10 mois; a dû exister dans l'enfance. Souffre peu, mais le volume augmente rapidement.	Découverte facile du sac, ablation d'une grosse portion d'épiploon avec 6 fils (167 gr.). Sac très adhérent à l'épididyme. 2 fils sur le pédicule. 2 sutures perdues. Drainage.	1 h. 5 min.	Suites assez simples, sauf grands accès d'étouffement. Sort en très bon état. Cicatrice très solide. Ceinture Rainal.
114 1888	Homme.	22	25 octobre 1888.	*Hernie inguinale droite.* Dit n'avoir sa hernie que depuis 18 mois. Elle est congénitale, avec ectopie testiculaire. Le testicule resté dans l'aine en avant du canal est très douloureux. Testicule gauche sain.	Sac ouvert facilement, est vaste, mais vide. Le testicule est en haut, en avant des muscles; le sac avec le testicule, après dissection, est tiré en bas. Dissection du canal, 2 fils placés très haut et résection du sac et du testicule. 6 sutures musculaires pour reprendre la paroi. Drainage.	45 minutes.	Suites extrêmement simples, aucune douleur. Revu le 17 mai 1889 (7 mois). Très bon résultat.
115 1888	Homme.	20	9 nov. 1888.	*Hernie inguinale droite.* Dit ne l'avoir que depuis 6 mois, mais avec tumeur, il y a un an (probablement congénitale), réductible, mais douloureuse. Pas de bandage.	Dissection très laborieuse du sac très adhérent à l'épididyme, très vasculaire. Plusieurs collets du sac, dissection très élevée. 2 fils sur le pédicule. 3 sutures perdues. Drainage.	50 minutes.	Suites simples.

Nᵒˢ D'ORDRE ET ANNÉES	SEXE	AGE	DATE DE L'OPÉRATION	MALADIE	OPÉRATION	DURÉE DE L'OPÉRATION	RÉSULTATS
116 1888	Homme.	28	26 nov. 1888.	*Hernie inguinale droite congénitale.* A toujours eu sa hernie. Accidents d'étranglement à 15 ans. Nouvel accident l'année suivante. Hernie se réduit mal. Porte un bandage et malgré cela souffre.	Dissection très laborieuse d'un sac vide, séparé en deux par étranglement. Le testicule est dans la partie inférieure. Dissection très élevée dans l'abdomen, ablation de deux collets. 2 fils de catguts sur le pédicule. 4 sutures perdues. 5 catguts pour refaire la vaginale. Drain.	55 minutes.	Suites simples, sauf excitation chloroformique très violente. Revu le 6 novembre 1889. Aucune douleur. Il quitte la ceinture.
117 1888	Homme.	27	29 nov. 1888.	*Hernie inguinale gauche.* Opéré le 18 octobre, d'uréthrotomie interne. Hernie peu volumineuse. Porte bandage, mais souffre et demande une opération.	Dissection de masse graisseuse en avant du sac. En arrière, le gros intestin touche le collet, intestin grêle descendu. Epiploon réséqué (33 gr.) par 3 fils sur le pédicule, 1 sous le gros intestin. 4 sutures perdues. Drain.	50 minutes.	Suites très simples, selles rapides, malgré le voisinage du gros intestin et du collet. Je fais porter un bandage à ressorts.
118 1888	Homme.	51	13 déc. 1888.	*Hernie inguinale gauche* volumineuse, incoercible, constituée par du gros intestin.	Grand sac avec gros intestin. Paroi postérieure du sac formée par gros intestin. Excision du sac au ras de l'intestin. 5 catguts. 7 catguts perdus.	1 h. 5 min.	Sort portant bandage. Revu après 4 mois. Très bon état, avec bandage ordinaire à large pelote.
119 1888	Homme.	48	18 déc. 1888.	*Hernie crurale droite.* Épiploon irréductible. Jamais de bandage, douleurs. Début en mars 1887.	Excision du sac et de masses graisseuses enveloppantes. Épiploon altéré et épiploon sain, détaché ; sutures de l'orifice. Durée, 1 h. 1/2.	1 heure.	Sort 1 mois après. Très bon état, aucune impulsion. Ceinture Rainal.
120 1888	Homme. (V. nᵒ 275.)	16	18 déc. 1888.	*Hernie inguinale droite congénitale,* soi-disant de date récente, mal contenue.	Sac difficile au centre du cordon. Dissection laborieuse. Collet (2 catguts). 3 sutures perdues. 6 pour fermer la vaginale.	1 h. 1/2.	Revu le 23 juin 1890. Il est resté bien guéri jusqu'au 15 juin 1890. Récidive à ce moment. Il est garçon boucher et soulève, malgré sa hernie, un demi-bœuf.

N°° D'ORDRE ET ANNÉES	SEXE	AGE	DATE DE L'OPÉRATION	MALADIE	OPÉRATION	DURÉE DE L'OPÉRATION	RÉSULTATS
121 1888	Homme.	20	20 déc. 1888.	*Hernie inguinale gauche congénitale*, douloureuse depuis 6 mois. Pas de bandage. Canal dilaté. Testicule remonte quelquefois dans le ventre.	Incision très haute. Sac difficile. Epiploon attiré et réséqué (65 gr.), 4 fils. Vaginale difficile à séparer. Pédicule disséqué très haut. 2 fils. 5 sutures perdues.	1 heure.	Sort en bon état. Pas d'impulsion. Testicule un peu remonté, relevé vers l'anneau.
122 1888	Homme.	20	20 déc. 1888.	*Hernie inguinale gauche* depuis 8 ans. Opéré il y a 2 ans par un autre chirurgien. Récidive datant de 6 mois. Bandage ordinaire depuis cette opération.	Incision grande. Sac difficile à cause de la cicatrice. Adhérence épiploïque. Epiploon attiré et réséqué (95 gr.), avec 8 fils en 4 paires. Sac laborieux. Pédicule, 2 fils. 4 sutures perdues.	1 h. 10 min.	Dépression la première journée. Sort en très bon état, après 22 jours. Revu sans date indiquée.
123 1888	Homme.	32	27 déc. 1888.	*Hernie crurale* depuis 7 ou 8 ans. Bandage pendant 18 mois. Epiplocèle adhérente et douloureuse.	Incision parallèle à l'arcade. Sac entouré de graisse. Epiploon adhérent, difficile. Réséqué avec 11 fils, en 2 pédicules (80 gr.). 3 sutures perdues.	1 h. 5 min.	Résultat parfait à la sortie, au bout de 36 jours.
124 1888	Homme.	20	28 déc. 1888.	*Hernie inguinale droite congénitale* depuis 7 ou 8 ans. Testicule peut être refoulé dans l'anneau. Irréductible. La hernie est bien vaginale.	Incision inguino-scrotale. Sac au centre du cordon à collets multiples. Epiploon très adhérent en bas, lié et sectionné sur 4 fils (56 gr.). Dissection laborieuse du sac. 2 fils sur le pédicule. 3 sutures perdues. 2 sur la vaginale.	50 minutes.	Sort avec une bonne cicatrice. Revu le 12 janvier 1891 (2 ans). Pas de tendance à la récidive. Pas d'impulsion.
125 1889	Homme.	20	3 janvier 1889.	*Hernie épigastrique.* Epiplocèle adhérente depuis 15 jours, à la suite de chute de cheval. Petite tumeur irréductible, grosse comme une aveline, à 2 centimètres au-dessus du nombril.	Incision au niveau de la tumeur. Petit orifice à la paroi. On débride. Epiploon adhérent à un sac graisseux. Résection de l'épiploon. 1 fil double sur le pédicule. 3 catguts sur l'orifice.	25 minutes.	Sort en très bon état après un pansement sans appareil.
126 1889	Homme.	17	4 janvier 1889.	*Hernie inguinale gauche* depuis 8 mois. Bandage. Hernie épiploïque. Induration au-dessus du testicule.	Sac difficile au centre du cordon et derrière de grosses veines. Epiploon attiré et réséqué (86 gr.), 3 paires de fils. Dissection du sac très haut, laborieuse. 2 fils.	50 minutes.	Sort en bon état. Cicatrice solide. Vomissements et étouffements la première journée.

Nᵒˢ D'ORDRE ET ANNÉES	SEXE	AGE	DATE DE L'OPÉRATION	MALADIE	OPÉRATION	DURÉE DE L'OPÉRATION	RÉSULTATS
127 1889	Homme.	20	31 janvier 1889.	*Hernie inguinale gauche.* Volumineuse, ancienne, mais réductible. Canal large.	Sac facile, grand, peu adhérent. Pas d'épiploon. Dissection très haut. 12 fils. 5 sutures perdues. 1 drain.		Sort en bon état pour aller à Vincennes.
128 1889	Homme.	25	31 janvier 1889.	*Hernie inguinale gauche,* avec varicocèle depuis l'enfance. Bandage par intervalle.	Ouverture du sac difficile. Dissection des vaisseaux du cordon. Epiploon maigre, réséqué (55 gr.), 5 fils. 2 fils sur le pédicule. 4 sutures perdues. 1 drain.	35 minutes.	Deux vomissements avaient asphyxié beaucoup pendant l'opération. Sort avec ceinture Rainal. Cicatrice solide.
129 1889	Homme.	43	15 février 1889.	*Hernie inguinale gauche* en 1878. Bandage aussitôt, gardé 9 ans. Depuis 1 an, insuffisant. Hernie irréductible depuis 2 mois.	Sac facile avec gros intestin en masse et épiploon. Epiploon attiré et réséqué (90 gr.). 3 catguts doubles. Sac très haut. 5 catguts. 5 sutures perdues. 1 drain.		Pas de vomissements. Congestion pulmonaire notable. Sort en bon état, avec bandage ordinaire.
130 1889	Homme.	20	21 février 1889.	*Hernie inguinale droite congénitale* depuis 13 ans, à la suite d'accident de voiture. Pas de bandage. Douloureuse.	Sac facile. Dissection difficile par la présence du testicule dans le sac. Pédicule très haut. Vaginale restaurée par 7 catguts. 3 sutures perdues. 1 drain. Pas d'épiploon.	1 heure.	Sort en bon état. Ceinture Rainal. Revu le 15 juillet 1889, après 4 mois. Très solide. Nouvelles très bonnes. Ne porte plus de bandage.
131 1889 Homme, opéré le 25 mars 1891 à gauche. (V. nᵒ 136.)	Homme, opéré le 25 mars 1891 à gauche. (V. nᵒ 136.)	31	28 février 1889.	*Hernie inguinale droite* depuis 14 ans. Très variable de volume. Souffre beaucoup d'une pointe de hernie de l'autre côté, avec un testicule atrophié. A toujours porté bandage.	Sac assez facile. Vide, mais l'épiploon peut être attiré et réséqué (82 gr.). Dissection un peu laborieuse du sac. 5 sutures perdues. 1 drain.	1 heure.	Ce malade a été pris, un mois plus tard, d'étranglement à gauche. A sa sortie, 2 mois 1/2 après, très bon état.
132 1889 Homme, opéré plus tard à droite. (V. nᵒ 249.)	Homme, opéré plus tard à droite. (V. nᵒ 249.)	19	1ᵉʳ mars 1889.	*Hernie inguinale gauche avec varicocèle.* Début 1 an. Bandage régulier pendant 10 mois, bientôt insuffisant.	Sac difficile. Liquide et épiploon attiré et réséqué (45 gr.). 4 catguts en 2 groupes. Sac long, disséqué haut (2 fils). 3 sutures perdues. 1 drain.	45 minutes.	Sort en bon état au moment de la deuxième opération, le 13 août 1891, ne souffre plus. Pas de bandage depuis 18 mois. Très bon état.

N°s D'ORDRE ET ANNÉES	SEXE	AGE	DATE DE L'OPÉRATION	MALADIE	OPÉRATION	DURÉE DE L'OPÉRATION	RÉSULTATS
183 1889	Homme.	24	7 mars 1889.	*Hernie inguinale congénitale.* La hernie date de la naissance. Bandage jusqu'à 11 ans. Réductible.	Sac dans le cordon. Paroi épaisse, adhérente à l'épididyme. Epiploon attiré et réséqué. Deuxième masse sort au cours de l'opération (3 catguts doubles). Sac pédiculisé très haut (2 fils). 3 sutures perdues. 1 drain.	55 minutes.	Bonne cicatrice au bout d'un mois. Ceinture Rainal.
184 1889	Homme.	18	14 mars 1889.	*Hernie inguinale gauche.* Début 15 jours, suite de toux. Réductible. Varicocèle.	Sac dans le cordon, facile. A son extrémité, petite tumeur graisseuse. Dissection très haut (2 fils). 2 sutures perdues.	25 minutes.	Sort en bon état. Ceinture Rainal. Un mois. Pas d'impulsion.
185 1889	Homme. (V. n° 263.)	10	21 mars 1889.	*Hernie inguinale droite.* Albuminurie. En soulevant un tonneau. D'abord réductible, irréductible depuis quelques jours.	Sac difficile, au centre du cordon, adhérent à l'épididyme. Kyste dans les adhérences. Sac disséqué très haut. Epiploon attiré et réséqué (52 gr.). 1 drain. 6 sutures perdues.	65 minutes.	Bandage Rainal. Récidive attribuée à une opération incomplète, dont l'albuminurie est cause. Réopéré en décembre 1891 (V. n° 263).
186 1889	Homme, a été opéré à droite. (V. n° 131.)	31	25 mars 1889.	*Hernie inguinale gauche congénitale, réductible.* Etranglée tout à coup pendant la convalescence de la première opération. Bien guéri à droite.	A la suite d'un effort, douleurs vives, bourses gonflées, vomissements. Irréductibilité. Bain et taxis (3 heures du soir). A 7 heures, opération. Liquide sanguinolent. Intestin grêle rouge, saignant. Débridement de l'anneau. Sac disséqué, isolé du testicule. 6 catguts sur vaginale. 2 sutures perdues.	35 minutes.	Bandage double ordinaire.
187 1889	Homme.	22	22 mars 1889.	*Hernie inguinale droite congénitale,* avec ectopie depuis. Age 14 ans. Bandage impossible.	Sac mince avec épiploon. Testicule kystique. Epiploon réséqué (174 gr.). Sutures perdues. 10 sutures superficielles. 1 drain.	1 h. 35 min.	Bandage Rainal. Sort en très bon état.
188 1889	Femme.	46	18 avril 1889.	*Hernie crurale épiploïque* adhérente gauche. Hernie depuis 8 ans. Pas de bandage. Prétendue réductible. Au palper, masse épiploïque irréductible.	Incision horizontale. Sac profond, mince, fondu avec épiploon, adhérent au collet et au gros intestin. Laborieux. Epiploon réséqué (72 gr.). 2 sutures perdues.	55 minutes.	Sort en très bon état. Aucune douleur.

N° D'ORDRE ET ANNÉES	SEXE	AGE	DATE DE L'OPÉRATION	MALADIE	OPÉRATION	DURÉE DE L'OPÉRATION	RÉSULTATS
139 1889	Homme.	23	2 avril 1889.	*Hernie inguinale gauche* depuis 2 ans.	Sac facile. Résection de 70 gr. d'épiploon, avec 6 sutures. 1 drain.	50 minutes.	Ceinture Rainal. 1 mois.
140 1889	Homme.	23	11 avril 1889.	*Hernie inguinale droite* adhérente, depuis 1 an 1/2, suite de chute de cheval. Réductible (?), difficile à contenir. Pas de bandage.	Incision. Épiploon adhérent au sac. Épiploon réséqué (125 gr.). 14 fils. Détachement laborieux de l'épididyme. 2 fils sur le sac. 3 sutures perdues.	1 h. 10 min.	Ceinture Rainal. 25 jours.
141 1889	Femme.	32	28 mars 1889.	*Hernie crurale droite* épiploïque. Irréductible. Depuis 2 ans, suite de couches. Bandage 6 mois après. Depuis peu ne rentre plus en totalité. Douleurs très vives.	Incision transversale. Sac mince, adhérent. Masse épiploïque irrégulière, dure, adhérente. Sac à collet étroit, détaché très haut (2 fils). 8 catguts sur l'épiploon en 4 groupes. 8 sutures superficielles. 2 perdues. 1 drain. Épiploon réséqué (95 gr.).		Sort en bon état, avec ceinture Rainal. Aucune douleur.
142 1889	Homme.		30 avril 1889.	*Hernie inguinale droite* depuis 1878. Plus de bandage depuis 8 ans. Difficilement réductible.	Incision. Épiploon adhérent, attiré. 3 catguts doubles. Réséqué (215 gr.). Sac facile. 3 sutures perdues. 7 crins. 1 drain.	45 minutes.	Pas d'impulsion. Ceinture Rainal. Revu le 23 juillet 1889. Un peu de tendance à la récidive. Ordonné bandage ordinaire.
143 1889	Homme.	28	8 mai 1889.	*Hernie inguinale gauche* depuis l'âge de 10 ans. Épiploon.	Sac en sablier. Épiploon adhérent, réséqué (65 gr.). 6 fils en 3 paires. 3 sutures perdues. 1 drain.	1 heure.	Très bon état au bout de 40 jours.
144 1889	Homme.		3 mai 1889.	*Hernie inguinale gauche* volumineuse depuis 1 an. Pas de douleurs. Pas de bandage. Irréductible. Père avait une hernie énorme.	Incision. Sac difficile. Énorme masse de gros intestin. Réduction laborieuse. 5 catguts profonds. 9 crins. 1 drain.	1 h. 10 min.	Bon état. Bandage ordinaire.
145 1889	Homme.	42	7 juin 1889.	*Hernie inguinale gauche* ayant débuté il y a 3 ans. Augmente beaucoup depuis 6 mois. Ne peut être contenue.	Incision. Sac difficile. Dissection très haut. 2 catguts sur le pédicule. 1 drain.	55 minutes.	Suites simples. Revu en novembre 1891. Très bon état. Bandage conseillé pour monter à cheval. Revu en décembre 1891.

Nᵒˢ D'ORDRE ET ANNÉES	SEXE	AGE	DATE DE L'OPÉRATION	MALADIE	OPÉRATION	DURÉE DE L'OPÉRATION	RÉSULTATS
146 1889	Homme.	21	6 juin 1889.	*Hernie inguinale droite*, probablement *congénitale*. Début à 3 ans et guérie plus tard. Réapparaît il y a 1 an.	Incision. Sac contient intestin. Perdu dans crémaster. 2 fils en chaîne sur pédicule. 3 catguts perdus. 8 crins.	40 minutes.	Très bon état au bout d'un mois.
147 1889	Femme.	37	23 mai 1889.	*Hernie ombilicale* volumineuse depuis 2 ans et complètement irréductible depuis 2 mois. Porte bandage.	Incision oblique. Sac épais. Adhérences de l'intestin grêle, de l'épiploon du gros intestin. Réduction. 6 catguts sur le pédicule. 1 drain.	55 minutes.	Sort avec une ceinture à plaque ombilicale. Ulcération au niveau du drain. Revue le 23 août 1889, en très bon état. Revue le 22 avril 1891. Petite tendance à la récidive depuis 15 jours. Tousse beaucoup.
14 1889	Enfant.	7	23 mai 1889.	*Hydrocèle congénitale*, avec hernie *à droite*. Hydrocèle varie beaucoup de volume. Hernie intestinale manifeste à la partie supérieure.	Incision. Sac de l'hydrocèle rétréci à sa partie supérieure. Sac herniaire communique avec lui par un petit orifice. Forme sablier. 2 fils sur le pédicule. 3 sutures perdues. 1 drain.	35 minutes.	Suites simples. Sort au bout d'un mois, avec paroi irréprochable.
149 1889	Homme.	33	11 juin 1889.	*Hernie inguinale gauche* depuis 4 ou 5 ans. Symptômes d'étranglement à plusieurs reprises.	Sac vide. Dissection très haut sans difficultés. Adhérences à l'épididyme. 2 catguts en chaîne. 4 catguts perdus. 1 drain.	50 minutes.	Pas de nouvelles directes. J'ai appris indirectement qu'il était en bon état longtemps après.
150 1889	Homme.	22	25 juillet 1889.	*Hernie inguinale gauche congénitale vaginale*. Début 7 mois (?). Bandage 4 mois. Se réduit mal. Douleurs.	Hernie paraît réduite. Incision sur le trajet du cordon et du sac compris dans les éléments du cordon. Dissection difficile. Vaginale 2 fils. Épiploon réséqué. 3 fils doubles. 3 sutures perdues. 1 drain.	10 minutes.	Suites simples. Vomissements. Étouffement. Cicatrice très puissante. Ceinture Rainal. Revu le 5 janvier 1892 (2 ans 1/2). Très bon état.
151 1889	Homme.	21	1ᵉʳ août 1889.	*Hernie inguinale droite congénitale*, avec adhérences épiploïques. Début 4 ou 5 ans. Impulsion. On sent l'épiploon et la vaginale distendus.	Sac dans le cordon. Épiploon adhérent descend à travers 2 rétrécissements du sac. Dissection au-dessus des 2 collets (2 fils). Fermeture de la vaginale (2 fils). 3 sutures perdues. 1 drain. Épiploon maigre réséqué (43 gr.).	1 heure.	Sort en bon état. 28 jours. Ceinture Rainal.

N° D'ORDRE ET ANNÉES	SEXE	AGE	DATE DE L'OPÉRATION	MALADIE	OPÉRATION	DURÉE DE L'OPÉRATION	RÉSULTATS
152 1889	Homme.	37	27 juin 1889.	*Hernie inguinale gauche* depuis 8 ans. Réductible. Plus de bandage depuis 7 ans. Volumineuse.	Sac adhérent au cordon. Collet dur. Dilatation considérable au-dessus. Dissection très élevée. Résection d'épiploon maigre. 4 sutures perdues. 7 crins.	55 minutes.	Suites simples. Sort sans bandage. Bon état constaté au bout de 2 mois.
153 1889	Homme.	23	29 août 1889.	*Hernie inguinale droite.* Début 5 ans. Irréductible avec paquet dur. Souffre constamment. Ne peut porter de bandage.	Tumeur dure, difficile à délimiter dans le cordon. Section des fibres du crémaster. Epiploon adhérent au fond du sac. Résection (202 gr.). Kyste dans les adhérences. Sac adhérent au testicule.	1 heure.	Après l'opération, rend des gaz difficilement, mais va à la selle. Puis suppression complète de gaz et matières. Vomissements le troisième jour. Le quatrième, collapsus et mort. Etranglement interne par bride fibreuse appuyant sur le cœcum.
154 1889	Femme.	20	9 août 1889.	*Hernie crurale droite* depuis 2 ans. Pas de bandage. Réductible en partie, douloureuse par la marche.	Incision premier sac extérieur, deuxième sac péritonéal graisseux. Adhérence épiploïque au collet. 4 catguts. Résection du sac très haut. 2 fils. 2 sutures perdues. 1 drain. Epiploon réséqué (70 gr.).	50 minutes.	Sort avec cicatrice solide. Ceinture Rainal au bout d'un mois.
155 1889	Homme.	37	16 août 1889.	*Hernie inguinale droite* adhérente, très ancienne. Bandage irrégulier. Irréductible depuis 4 mois. Tumeur allongée, douloureuse à la pression. Souffre constamment.	Sac épais. Collet serrant épiploon adhérent au pourtour. Dilatation, puis 2 collets. Epiploon adhérent jusqu'à ce collet supérieur. 3 sutures perdues. 1 drain. Epiploon réséqué.	50 minutes.	Suites très simples. Bon état au bout d'un mois. Vu en octobre 1891, état parfait, pas de bandage.
156 1889	Homme.	22	16 août 1889	*Hernie inguinale gauche* adhérente, depuis 1 an. Porte bandage. Serait réductible. Un peu de varicocèle.	Sac difficile. Paroi mince. Adhérences intimes à l'épididyme. Vide. Epiploon attiré et réséqué (19 gr.,) 4 catguts. Dissection du sac difficile. 2 catguts. 7 crins. 1 drain.	40 minutes.	Suites simples. Sort en bon état, 26 jours.
157 1889	Homme.	45	8 août 1889	*Hernie inguinale.* Depuis longtemps a porté bandage. Actuellement, hernie se réduisant mal et douloureuse.	Sac ouvert. Adhérence épiploïque au collet. Ablation de 65 gr. d'épiploon. Sac disséqué très haut (2 catguts). 5 sutures perdues. 8 crins. 1 drain.	1 heure.	A plusieurs reprises, urine du sang. Sort en très bon état après 35 jours.

N° D'ORDRE ET ANNÉES	SEXE	AGE	DATE DE L'OPÉRATION	MALADIE	OPÉRATION	DURÉE DE L'OPÉRATION	RÉSULTATS
158 1889	Homme.	20	20 août 1889.	*Hernie inguinale droite* depuis longtemps. Réductible (?). Bandage.	Sac difficile, adhérent à l'épididyme. Adhérence épiploïque au niveau du collet. Sac à 2 collets. Dissection très haut. Drain.	1 h. 5 min.	Sort en bon état. Cicatrice solide.
159 1889	Femme.	21	16 sept. 1889.	*Hernie sus-ombilicale*, 4 ans, suite de grossesse. Depuis 3 mois, douleurs vives.	Incision oblique. Sac graisseux, contenu avec l'épiploon. Mince. Dissection. 6 fils, en 3 paires. 2 catguts entrecroisés sur l'orifice. 5 crins.	45 minutes.	Suites simples. Sans douleur. Sort le vingt-deuxième jour.
160 1889	Homme.		4 sept. 1889.	*Hernie inguinale gauche*, date de l'enfance. Très volumineuse, irréductible. Obèse, emphysémateux. Jamais bandage.	Épiploon réséqué (720 *gr.*). 11 fils. Sac disséqué. Sutures perdues nombreuses. 1 drain.		Chloroforme difficile. Nouvelles très bonnes en juin 1891 (2 ans). Résultats persistants.
161 1889	Homme.	32	19 sept. 1889.	*Hernie inguinale droite*, très ancienne. Pas de bandage. Depuis 15 jours, irréductible. Douleurs, vomissements, inappétence.	Sac difficile par suite d'adhérences épiploïques. Sac en sablier. Epiploon adhérent de toutes parts (parois, testicule) à la partie inférieure du sablier. À la partie supérieure, adhérent seulement en dehors. Epiploon réséqué (130 *gr.*). 3 sutures perdues.	1 h. 5 min.	Aucun vomissement. Malaises, étouffements. Sorti en état parfait au bout de 37 jours.
162 1889	Enfant.	15	26 sept. 1889.	*Hydrocèle herniaire congénitale.* Issue de l'intestin dans le sac.	Sac fondu avec épididyme, difficile. Testicule dans le sac. 6 Sutures. 1 drain.	1 heure.	Sort en bon état. Cicatrice solide aubout d'un mois.
163 1889	Femme.	27	31 octobre 1889.	*Hernie crurale depuis 5 ans*, suite de couches. Irréductible depuis 2 ans.	Incision transversale. Sac graisseux. Epiploon adhérent de toutes parts. Résection (63 *gr.*). Pédicule 2 catguts. 1 drain.	45 minutes.	Suites très simples. Aucune impulsion au bout de 3 semaines.
164 1889	Homme.	47	8 nov. 1889.	*Hernie inguinale droite.* Début inconnu.	Ouverture du sac à travers le cordon. Canal adhérent. Epiploon maigre (102 *gr.*). Sac très adhérent sur l'épididyme. 1 drain.	53 minutes.	Nouvelles le 30 décembre 1889. Hernie bien guérie, ne souffre plus du tout.

N°⁰ D'ORDRE ET ANNÉES	SEXE	AGE	DATE DE L'OPÉRATION	MALADIE	OPÉRATION	DURÉE DE L'OPÉRATION	RÉSULTATS
165 1889	Homme.	41	7 nov. 1889.	*Hernie inguinale droite*, énorme. Obèse et emphysémateux.	Incision. Sac facile, disséqué très haut. Epiploon abondant attiré et réséqué. 2 catguts repassés sur le pédicule. 8 sutures perdues. Nombreuses sutures superficielles. 1 drain.		Chloroforme difficile. Agitation. Vu en décembre 1891 (2 ans et 1 mois). Pas d'impulsion. Bandage ordinaire. Cet homme très obèse a une petite hernie ombilicale.
166 1889	Homme.	29	14 nov. 1889.	*Hernie inguinale droite* depuis 10 ans. Toujours bandage maintenant très mal la hernie. Douleurs vives.	Sac dans le cordon, difficile. Epiploon maigre, abondant (32 gr.). Sac attiré très loin. Cœcum vient avec. 2 fils difficiles sur le pédicule. Sutures. 1 drain.	55 minutes.	Sort en très bon état, 23 jours. Suites simples.
167 1889	Homme, opéré plus tard à droite. (V. n° 174.)	16	21 nov. 1889.	*Ectopie double. Hernie gauche.* Testicule droit s'abaisse un peu. A gauche, non. Douleurs, surtout à droite.	Opération gauche. Dissection de la vaginale isolée supérieurement. Pédicule 2 fils. 5 catguts pour la vaginale. Testicule fixé par 2 catguts. Laborieuse section du cordon, excepté artère spermatique et canal déférent. 1 drain.	50 minutes.	Suites simples. Les résultats, excellents pour la hernie et la fixation, sont constatés au bout de près de 4 mois (8 mars).
168 1889	Homme.	28	5 déc. 1889.	*Hernie inguinale droite.* A beaucoup grossi depuis 3 ans. Menaces d'étranglement à plusieurs reprises.	Sac dans le cordon très adhérent à l'épididyme. Laborieux. Dans le canal, 2e sac en diverticulum latéral. 2 fils sur le collet. 1 drain.	55 minutes.	Hernie bien guérie. Ceinture Rainal, après 35 jours.
169 1889	Homme.	32	12 déc. 1889.	*Hernie inguinale droite* depuis 8 ans. Bandage. Réductible (?).	Épiploïque très adhérente. Résection d'épiploon (64 gr.). 1 drain.		Vomissements. Le lendemain, pas encore de gaz. Sort en très bon état, sans impulsion. Revu le 30 août 1890. Bon état, pas de tendance à la récidive (8 mois).
170 1889	Homme.	33	26 déc. 1889.	*Hernie inguinale gauche* de 11 ans. *Réductible. Jamais* bandage.	Sac sans épiploon. Gros intestin. *Dissection très haut et* résection.	45 minutes.	Suites bonnes. Influenza. Élévation de température. Devra porter bandage ordinaire.

N°° D'ORDRE ET ANNÉES	SEXE	ÂGE	DATE DE L'OPÉRATION	MALADIE	OPÉRATION	DURÉE DE L'OPÉRATION	RÉSULTATS
171 1890	Homme.	43	16 janvier 1890.	*Hernie inguinale droite*, irréductible. Douleur. Troubles digestifs. Impossibilité de marcher et de manger.	Sac fondu avec les éléments du cordon. Epiploon (484 gr.), 4 fils. Dissection laborieuse. 3 sutures perdues. 1 drain.	1 h. 25 min.	Suites simples. Revu le 3 janvier 1891 (1 an). Récidive d'un mois, peu marquée, sans douleur. Tous les accidents herniaires avaient disparu.
172 1890	Homme.	39	25 janvier 1890.	*Hernie inguinale droite*, longue depuis août 1889. Ni bandage, ni douleur. Augmentation rapide.	Sac fondu avec le cordon. Congénitale évidente. Epiploon attiré, réséqué (18 gr.). 2 fils doubles. 2 fils sur le collet. 2 sutures perdues sur le canal. 1 drain.	30 minutes.	Très bon état. Sort au bout d'un mois.
173 1890	Homme.	44	30 janvier 1890.	*Hernie inguinale droite* depuis dix-huit ans. Volumineuse. Bandage insuffisant.	Sac dans le cordon, à la base duquel appendice iléo-cæcal. 2 fils sur le sac. 2 fils sur le canal.	1 heure.	Chloroforme difficile. N'a pas vomi. Sort en bon état au bout d'un mois.
174 1890	Homme, opéré à gauche. (V. n° 167.)	17	7 février 1890.	*Hernie droite. Ectopie testiculaire. Opéré à gauche.* Testicule peut être refoulé en bas, mais très douloureuse.	Dégagement du testicule. Nouvelle vaginale fermée par 2 points de suture. Incision de tous éléments du cordon, sauf canal et vaisseaux. Fixation du testicule sur le scrotum. 3 sutures perdues sur le canal.	45 minutes.	Aucun accident. Sort au bout d'un mois. Testicule bien en place. Celui opéré depuis 4 mois est très bien.
175 1890	Enfant.	15	13 février 1890.	*Ectopie inguinale gauche avec hernie. Testicule droit* descend dans les bourses ; remonte facilement. Testicule gauche dans le canal. Bon aspect général. Bien développé. Cure radicale de la hernie. 2 fils. Pédicule. 4 sutures perdues sur le canal.	Dégagement du testicule. Section du crémaster, puis bride fibreuse très difficile. Fermeture de la nouvelle vaginale. Abaissement et fixation du testicule dans une cavité en doigt de gant. 1 catgut. 1 drain.	1 heure.	Suites bonnes. Revu le 22 avril 1891. Très bon résultat, pour le testicule et la hernie, après 14 mois.
176 1890	Homme.	43	28 février 1890.	*Hernie inguinale droite* depuis 20 ans. Pas de bandage. Très grosse.	Sac vide, difficile à disséquer. 2 catguts sur le pédicule. 4 sutures perdues. 1 drain.	50 minutes.	Suites bonnes. Sort en très bon état au bout d'un mois.

N°ˢ D'ORDRE ET ANNÉES	SEXE	ÂGE	DATE DE L'OPÉRATION	MALADIE	OPÉRATION	DURÉE DE L'OPÉRATION	RÉSULTATS
177 1890	Homme.	27	13 mars 1890.	*Hernie inguinale droite* de 12 ans. Grosse. Ne porte pas de bandage.	Sac épais, vide. Épiploon attiré et réséqué, 6 fils en chaîne en 3 groupes (135 gr.). 2 fils sur le collet. 3 sutures perdues. 1 drain.	1 h. 5 min.	Sort en très bon état au bout de 26 jours.
178 1890	Homme.	38	13 février 1890.	*Hernie inguinale gauche* depuis l'âge de 12 ans. Hernie droite accidentelle, dit-il; on ne sent rien. A gauche, masse indurée derrière laquelle impulsion intestinale.	Sac formant masse épaisse et indurée, disséqué, difficile à séparer du testicule. 2 fils sur le pédicule. 3 catguts perdus. 1 drain. Se plaint de douleurs à droite. Accidents d'étranglement. Laparotomie le 27 février 1890.	45 minutes.	Observation complète au chapitre des étranglements *post-opératoires*. Au bout de 10 mois, la région est parfaitement solide; pas d'impulsion.
179 1890	Homme.	26	27 mars 1890.	*Hernie inguinale droite congénitale*, avec adhérences épiploïques. Pas de bandage. Accidents d'obstruction à plusieurs reprises. Douleurs.	Épiploon à vascularisation énorme (395 gr.), 15 catguts. 2 sutures perdues. 1 drain. Testicule à nu au fond du sac. 6 catguts sur la vaginale.	1 h. 35 min.	Revu le 6 août. Réduction se maintient. Impulsion juste au niveau de la cicatrice (4 mois 1/2).
180 1890	Homme.	35	28 mars 1890.	*Hernie inguinale gauche* depuis 14 mois. Paroi faible.	Incision. Épiploon attiré, maigre (75 gr.). 10 catguts. Pas d'adhérences. 2 fils sur le sac, très près du gros intestin. 5 sutures perdues. 1 drain.	50 minutes.	Vincennes, avec bandage, au bout d'un mois.
181 1890	Homme.	19	10 avril 1890.	*Hernie inguinale gauche*. Début 3 mois, probablement congénitale.	Incision. Épiploon réséqué (75 gr.). 6 catguts en sutures perdues.	1 h. 5 min.	Sort au bout d'un mois; très bon état.
182 1890	Homme.	28	17 avril 1890.	*Hernie inguinale gauche* depuis l'âge de 3 ans. Au *moment de la descente du testicule*, grossit beaucoup. Irréductible.	Épiplocèle adhérente, détachée avec peine. Épiploon réséqué (85 gr.). 6 catguts. 4 sutures perdues.	50 minutes.	Ceinture Rainal; sort en très bon état au bout de 24 jours.
183 1890	Femme.	19	18 mai 1890.	*Hernie inguinale congénitale gauche*. Souffre depuis 2 ans. Bandage inguinal double. Médiocre saillie de la hernie.	Sac vide. Résection très haut du sac et du ligament rond (2 fils). 3 sutures perdues. Drain.	1 heure.	Vue en décembre 1891. Très bon état, très solide (17 mois).

N°s D'ORDRE ET ANNÉES	SEXE	AGE	DATE DE L'OPÉRATION	MALADIE	OPÉRATION	DURÉE DE L'OPÉRATION	RÉSULTATS
184 1890	Homme.	39	8 mai 1890.	*Hernie inguinale congénitale droite.* Impulsion. Début 1 au 1/2. Bandage double.	Épiploon non adhérent. Attiré et réséqué. 6 catguts (148 gr.) Sac très haut. 2 fils. 3 sutures perdues.	55 minutes.	Sort au bout de 23 jours; très bon état.
185 1890	Homme.	34	1er mai 1890.	*Hernie inguinale droite congénitale.* A toujours existé. Bandage depuis l'âge de 16 ans. Irréductible depuis 2 mois. Volumineuse.	Incision. Épiploon adhérent jusque près le testicule, laborieux. Attiré. 5 catguts (280 gr.). 4 catguts profonds perdus sur canal. 1 drain.	55 minutes.	Sort avec ceinture Rainal, au bout de 23 jours, très bon état.
186 1890	Femme.	27	4 juin 1890.	*Hernie inguinale congénitale droite.* Tentative de bandage. Douleur.	Incision. Poche kystique. Résection de parties qui semblent des vestiges de l'ovaire et de trompe dégénérés. 2 fils sur le pédicule. 3 sutures perdues. 1 drain.		14 février 1892. Très bonnes nouvelles. Toutes douleurs disparues. Absolument solide (20 mois).
187 1890	Homme.	20	29 mai 1890.	*Hernie inguinale droite congénitale.* Ectopie et atrophie testiculaire. Bandage 18 mois. Cessé depuis 3 mois. Douleur du testicule gauche, avec varicocèle.	Incision. On isole le sac du testicule. Celui-ci ne peut être détaché, atrophié. *Castration.* 2 fils sur le cordon. 2 fils sur le pédicule. 5 sutures perdues sur le canal. 1 drain.	1 heure.	Sort au bout d'un mois; excellent résultat.
188 1890	Homme	28	5 juin 1890.	*Hernie inguinale droite congénitale.* Ectopie testiculaire. Début à 15 ans. Douleurs intolérables depuis 1 an. Rien à gauche. 2 enfants.	Incision du canal. Épiploon attiré, maigre (53 gr.). La paroi du sac ne peut être détachée du testicule. Dissection du cordon et du sac pour la *castration.* 4 catguts sur le pédicule. 8 sutures perdues sur le canal.	50 minutes.	Sort au bout de 22 jours sans aucune douleur. Solide. Toutes douleurs disparues. Le testicule enlevé ne contient aucun spermatozoïde.
189 1890	Homme.	37	12 juin 1890.	*Hernie inguinale droite,* surtout dans le canal. Demande à être opéré pour pouvoir entrer dans une administration.	Incision du sac. Dissection très haut. 2 fils sur le collet. 5 sutures perdues. 5 crins. 1 drain.	25 minutes.	Part pour Vincennes, au bout d'un mois, très bon résultat.

44

Nᵒˢ D'ORDRE ET ANNÉES	SEXE	AGE	DATE DE L'OPÉRATION	MALADIE	OPÉRATION	DURÉE DE L'OPÉRATION	RÉSULTATS
190 1890	Enfant.	8	26 juin 1890.	*Hernie inguinale droite depuis la naissance.* Augmente. Douleurs. Accumulation de liquide.	Deux sacs distincts communiquant par un pertuis étroit. Sac inférieur distendu par liquide. Communication large du supérieur avec l'abdomen. 2 sutures sur le pédicule. 4 sutures perdues.	35 minutes.	Suites très simples. L'enfant sort au bout d'un mois, région solide, douleurs disparues.
191 1890	Homme.	18	3 juillet 1890.	*Hernie inguinale droite.* Ne daterait que de 2 mois. Souffre de la fatigue. Petite et réductible.	Incision sur le canal très haut. Sac étroit allongé. 2 fils. 4 sutures perdues. 1 drain	40 minutes.	Suites simples. Part pour Vincennes, très bon état au bout d'un mois.
192 1890	Homme, opéré dans la suite à droite. (V. nᵒ 242.)	36	4 juillet 1890.	*Hernie inguinale gauche.* Gros intestin. Début 5 ans. Douleur. Bandage difficile. Grosse, réductible.	Incision très haut. Dissection de la partie supérieure le long du gros intestin. Epiploon attiré (122 gr.). 6 ligatures. Pédicule 2 fils. 5 sutures perdues.	40 minutes.	En juillet 1891. Très bon état, pas d'impulsion, pas de bandage (1 an).
193 1890	Homme.	18	25 juillet 1890.	*Hernie inguinale droite congénitale.* Début 8 ans. Pas douloureuse. Irréductible. Jamais de bandage.	Incision élevée, facile. Épiploon non adhérent, mais irréductible, attiré et réséqué (162 gr.). 6 catguts en 3 groupes. Collet 2 fils. Vaginale 2 fils. 2 sutures perdues. 1 drain.	50 minutes.	Bon résultat immédiat. Sort au bout d'un mois.
194 1890	Homme.	21	12 août 1890.	*Hernie inguinale gauche.* Début 2 ans. Réductible. Non douloureuse. Jamais de bandage.	Incision du sac facile. Épiploon attiré (102 gr.). 2 sutures perdues. 1 drain.	50 minutes.	Ceinture Rainal. Sort au bout de 25 jours.
195 1890	Homme.	20	21 août 1890.	*Hernie inguinale gauche.* Début 4 ans. Pas douloureuse. Jamais de bandage. Réductible.	Pas d'épiploon. Réduction d'une masse d'intestin, gros et petit. Sac très adhérent à l'épididyme. 9 sutures perdues. 1 drain.	55 minutes.	Sorti en très bon état au bout d'un mois.
196 1890	Homme.	27	21 août 1890.	*Hernie inguinale gauche congénitale.* Début 10 ans. Jamais de bandage. Parfois douleur.	Sac facile. Pas d'épiploon. Réduction d'une masse d'intestin, gros et petit (2 fils). 7 sutures perdues. 4 fils sur la vaginale. 1 drain.	40 minutes.	Vincennes, bandage ordinaire, au bout d'un mois.

N°s D'ORDRE ET ANNÉES	SEXE	AGE	DATE DE L'OPÉRATION	MALADIE	OPÉRATION	DURÉE DE L'OPÉRATION	RÉSULTATS
197 1890	Homme.	24	25 août 1890.	*Hernie inguinale droite congénitale.* Début ancien, très volumineuse, remplit les bourses.	Sac mince avec épiploon attiré et réséqué (124 gr.). 10 fils en 5 groupes. Vaginale fermée. 2 fils en croix. 4 sutures perdues. 1 drain.	55 minutes.	A eu des douleurs et anxiété respiratoire, sans fièvre. Sort au bout de 25 jours, en très bon état.
198 1890	Homme.	20	6 nov. 1890.	*Hernie inguinale gauche* depuis 2 ans. Bandage 1 an. Quelques douleurs. Jamais d'accidents herniaires.	Sac vide disséqué dans le cordon, 2 fils sur le pédicule. 4 sutures perdues. 1 drain.	15 minutes.	Suites simples ; au bout d'un mois, bien solide.
199 1890	Femme.	46	13 nov. 1890.	*Hernie ombilicale.* Volumineuse, depuis 20 ans. Suite de couches. Douleurs. Vomissements. Diarrhée. Irréductible. Femme obèse.	Incision verticale. Sac avec épiploon et côlon transverse. Épiploon forme sac. Détaché laborieusement (6 paires catguts et 3 isolés) (482 gr.). Pédicule (8 catguts, 5 on surjet). 16 crins. Drain.	1 h. 25 min.	Suites simples. Un peu d'ictère et de dépression. Sort au bout de 29 jours, en bon état.
200 1890	Homme.	39	21 nov. 1890.	*Hernie inguinale droite* de 12 ans. Bandage. Réduction de plus en plus difficile. Souvent douloureuse.	Incision. Sac à collet dur, double, difficile, sans épiploon (2 fils). 5 catguts perdus. 8 crins. Drain.	45 minutes.	Suites simples. Des douleurs gastro-intestinales retardent la sortie. Très bon état et solide au bout d'un mois et demi.
201 1890	Homme.	27	27 nov. 1890.	*Hernie inguinale droite* depuis 16 ans. Augmente. Jamais réduite. Bandage depuis 7 ans. Difficile. Douleurs, malaise.	Épiplocèle adhérente, difficile. Épiploon réséqué (6 catguts en 3 groupes, 145 gr.). Sac laborieux. 2 fils. 7 catguts perdus sur canal. Drain.	55 minutes.	Dépression. Vomissements. Sort au bout d'un mois, très bon état. Ceinture Rainal.
202 1890	Femme.	39	28 nov. 1890.	*Hernie crurale gauche* très ancienne. Bandage 2 ans. Douleurs continuelles. Jamais réduite.	Incision verticale. Sac à 2 loges. Liquide. Collet étroit (2 fils repassés). 2 fils sur l'orifice. Ganglion en avant enlevé. 7 crins. 1 drain.	15 minutes.	Suites simples. Nouvelles en juillet 1891. Très bon état. Aucune récidive.
203 1890	Homme.	43	4 déc. 1890.	*Hernie inguinale gauche*, irréductible. Volumineuse. Douleurs. Grossit. Daterait de 14 ans.	Épiploon difficile (3 paires de catguts, 173 gr.). Sac pédiculé (2 fils). 10 crins. 1 drain. 6 sutures perdues	1 heure.	Suites simples. Sort en très bon état, avec ceinture Rainal, au bout de 33 jours.

N°° D'ORDRE ET ANNÉES	SEXE	AGE	DATE DE L'OPÉRATION	MALADIE	OPÉRATION	DURÉE DE L'OPÉRATION	RÉSULTATS
204 1890	Enfant.	13	11 déc. 1890.	*Hernie inguinale gauche congénitale. Ectopie testiculaire.* Elle daterait de 3 ans. Bandage 3 ans. Douleurs depuis 2 ans. Pas de testicule dans les bourses.	Incision sur le canal et le testicule. Epiploon attiré et réséqué (65 gr.), 3 groupes de catguts, 2 isolés). Testicule refoulé dans le scrotum, fixé avec 2 fils. Pédicule sur le sac. 2 fils. 4 sutures perdues. 7 crins. 1 drain.	1 h. 5 min.	A la sortie, la hernie est bien guérie ; le testicule a une tendance à remonter (1 mois). Toutes douleurs disparues.
205 1890	Homme.	22	19 déc. 1890.	*Hernie inguinale droite* depuis 5 ans. Bandage 3 ans. Peu douloureuse. Paraît réductible.	Sac mince, adhérent à l'épididyme. Epiploon très adhérent. Deux collets très durs. Epiploon réséqué. 2 paires de catguts (93 gr.). 3 sutures perdues. 1 drain.	1 h. 5 min.	Sort en très bon état au bout de 25 jours. Nouvelles excellentes en juillet 1891 (7 mois).
206 1890	Homme.	23	29 déc. 1890.	*Hernie inguinale droite* de 4 ans. Grossit. Douleurs. Varicocèle gauche.	Sac *grand*, avec épiploon, attiré, 8 catguts (193 gr.). 6 sutures perdues. 9 crins. 1 drain.	55 minutes.	Reste dans le service pour opération de varicocèle ; 3 mois après l'opération de la hernie, état parfait.
207 1891	Homme.	21	2 janvier 1891	*Hernie inguinale double*, grosse à droite, pointe à gauche. Droite depuis 3 ans. Volumineuse, pénible. Pas de bandage.	Grand sac. Épiploon maigre, attiré, réséqué (21 gr.). Sac disséqué très haut. 2 catguts. 8 sutures perdues. 8 crins. 1 drain.	30 minutes.	Sort en très bon état au bout de 29 jours. Nouvelles sans date.
208 1891	Femme.	29	8 janvier 1891.	*Hernie inguinale droite.* Ne daterait que de 2 ans. Douloureuse. Saillie petite au-dessus de la vulve.	Sac très dur, disséqué. Canal étroit avec infundibulum péritonéal attiré et réséqué très haut (2 fils). 8 catguts perdus. 1 drain.		Sort en excellent état. Revue au bout de 2 mois ; bien solide.
209 1891	Femme.	28	20 janvier 1891.	*Hernie inguinale congénitale.* Douleurs.	Sac facile, contenant l'ovaire petit, sain en apparence, laissé en place. Sac disséqué très haut (2 fils). 5 sutures perdues. 7 crins. 1 drain.	50 minutes.	Suites très simples. Nouvelles excellentes en septembre 1891 (9 mois).

N°ˢ D'ORDRE ET ANNÉES	SEXE	ÂGE	DATE DE L'OPÉRATION	MALADIE	OPÉRATION	DURÉE DE L'OPÉRATION	RÉSULTATS
210 1891	Homme.	24	22 janvier 1891.	*Hernie inguinale congénitale.* A existé de tout temps. Bandage impossible. Souffre depuis 5 ans. Ectopie testiculaire.	Testicule petit, impossible à déplacer. Loge vaginale distincte de la hernie au-dessus. *Castration.* Dissection élevée du sac. 2 fils. 8 sutures perdues.	50 minutes.	Sort le vingt-cinquième jour. Revu en septembre 1891. Guérison parfaite. 8 mois. Le testicule enlevé ne contenait pas de spermatozoïdes.
211 1891	Homme.	24	5 février 1891.	*Hernie inguinale congénitale.* Apparition âge de 8 ans. A 10 ans, bandage pendant 6 mois. Douloureuse. Bandage depuis 4 mois. Douloureuse seulement par le port d'un bandage. Grossit.	Incision élevée sur le canal. Sac difficile dans le cordon, adhérent à l'épididyme. Dissection élevée. 2 catguts, 6 catguts perdus. 7 crins. 1 drain. Épiploon réséqué (80 gr.).	55 minutes.	Laparotomie le 6 février pour évacuer un épanchement énorme. Revu en février 1892 (10 mois). Solidité parfaite.
212 1891	Homme, récidive après la cure radicale.	32	12 février 1891.	*Hernie inguinale droite.* Récidive immédiate après cure radicale, par un autre chirurgien. Testicule pris dans le canal inguinal et la cicatrice.	On détache difficilement le testicule adhérent à la cicatrice. *Castration.* Dissection très haut du diverticule. 7 crins. 1 drain. 4 sutures perdues.	1 heure.	Disparition immédiate des douleurs. Sort au bout d'un mois, bien guéri. Revu à la fin de l'année, sans date inscrite.
213 1891	Homme.	49	19 février 1891.	*Hernie inguinale* depuis 2 ans. Douleurs. Bandage continuel. Ne peut travailler depuis 1 mois.	Grande incision. Paroi mince. Épiploon attiré, maigre (114 gr.). 6 catguts. 8 sutures perdues. 8 crins. 1 drain.	50 minutes.	Sort au bout d'un mois, très bon état.
214 1891	Homme.	35	20 février 1891.	*Hernie inguinale droite* depuis 10 ans. Bandage, ne contient pas la hernie. Douloureuse depuis 3 semaines.	Incision. Épiploon attiré et réséqué (458 gr.). 14 catguts. Sac difficile à disséquer. 8 crins. 1 drain.	1 heure.	Ceinture Rainal. Suites simples. Très bon état. Sort au bout de 22 jours.
215 1891	Femme.	20	13 mars 1891.	*Hernie inguinale congénitale gauche.* N'existerait que depuis 2 ans. Bandage douloureux.	Détachement facile du sac sur la grande lèvre. Sac disséqué. 2 catguts repassés. 4 sutures perdues. 10 crins. 1 drain.	1 heure.	Sort au bout de 28 jours. Revue au bout de 4 mois. Très bon état.
216 1891	Homme.	21	5 mars 1891.	*Hernie inguinale gauche.* Daterait de 1881. Hydrocèle ponctionnée de ce côté. Jamais de bandage.	Incision sur le canal. Epiploon réséqué (45 gr.). 4 catguts. Dissection laborieuse très haut. 3 fils. 7 sutures perdues. 7 crins. 1 drain.	50 minutes.	Revu le 27 juillet 1891. Très bon état (4 mois 1/2).

N°s D'ORDRE ET ANNÉES	SEXE	AGE	DATE DE L'OPÉRATION	MALADIE	OPÉRATION	DURÉE DE L'OPÉRATION	RÉSULTATS
217 1891	Homme.	27	16 mars 1891.	*Hernie inguinale gauche* depuis 1883. Toujours bandage. Souffre. Hernie augmente.	Dissection du sac très laborieuse. Epiploon adhérent réséqué (155 gr.). 6 catguts, en 3 groupes). 5 sutures perdues. 10 crins. 1 drain.	40 minutes.	Nouvelles le 1er janvier 1892. Très bonnes (10 mois).
218 1891	Homme.	31	17 mars 1891.	*Hernie inguinale droite* depuis 5 ans. Toujours bandage. Souffre par accès.	Incision sur le canal. Epiploon non adhérent, attiré. 6 catguts. Sac disséqué très haut (2 fils). 6 catguts perdus. 8 crins. 1 drain.	45 minutes.	Sort au bout de 25 jours; état parfait, sans douleurs.
219 1891	Femme.	28	26 mai 1891.	*Hernie inguinale droite congénitale.*	Sac facile, grand, sans épiploon. Ligament rond dans la paroi du sac. Sutures. Bandelette iodoformée en guise de drain.		Suites simples. Nouvelles excellentes le 13 août 1891 (3 mois).
220 1891	Homme.	25	16 avril 1891.	*Hernie inguinale congénitale.* Ne s'en *serait aperçu que* depuis 3 mois. Jamais bandage. Douloureuse depuis 6 semaines. Testicule descendu.	Incision inguinale. Sac dégagé. Vaginale fermée par ligature. Dissection élevée (2 catguts). 6 catguts perdus. 12 crins. 1 drain.	40 minutes.	Sort en très bon état. Excellentes nouvelles en janvier 1892. Pas de douleurs. Parfaitement solide. (10 mois).
221 1891	Femme.	22	23 avril 1891.	*Hernie inguinale gauche,* peu volumineuse. Douleurs depuis 4 mois, surtout debout.	Sac épais, cloisonné. Ligament rond, bien net en dehors. Adhérence à la grande lèvre, détachée facilement. Epiploon réséqué (25 gr.). Ovaire sain. 10 catguts perdus. 10 crins. Pas de drain.	40 minutes.	Sort au bout de 37 jours. Etat excellent. Aucune douleur.
222 1891	Homme, opéré plus tard à droite. (V. n° 230.)	23	24 avril 1891.	*Double hernie inguinale congénitale avec ectopie.* Testicule non descendu, gauche. Testicule droit dans le canal. Jamais de bandage. Augmentation et irréductibilité.	Incision gauche. Sac vaste. Epiploon réséqué (115 gr.). 4 catguts pour la vaginale. 10 catguts. Sutures perdues sur le canal. 7 crins. 1 drain.	1 h. 10 min.	Pansement à l'aristol. Guérison parfaite. Vu le 10 février 1892, 10 mois plus tard. Le testicule est bien en place et la hernie bien guérie, testicule de droite plus élevé.

N°⁵ D'ORDRE ET ANNÉES	SEXE	ÂGE	DATE DE L'OPÉRATION	MALADIE	OPÉRATION	DURÉE DE L'OPÉRATION	RÉSULTATS
223 1891	Homme.	25	5 mai 1891.	*Hernie inguinale droite*, aperçue à 15 ans. Augmente depuis 2 ans. Volume tête de fœtus, irréductible. Bandage depuis 8 ans. Douloureuse, surtout dans les efforts.	Grande incision. Épiploon non adhérent, irréductible, réséqué (402 gr.), 6 fils. Sac grand, réséqué. 2 fils. 10 catguts perdus. 8 crins. 1 drain.	1 heure.	Sort au bout de 25 jours en très bon état, toute gêne et toute douleur disparues.
224 1891	Homme.	27	30 avril 1891.	*Inguinale congénitale gauche* depuis 5 ans (?). Bandage depuis 3 ans. Douleurs depuis 18 mois.	Sac avec épiploon et testicule. Épiploon attiré, 6 catguts. Moignon difficile à réduire. Vaisseaux déchirés. 4 catguts. Sac disséqué très haut. 2 fils. Vaginale fermée avec 5 catguts. 8 crins. 1 drain.	45 minutes.	Bien guéri. Sort au bout d'un mois, très bon état.
225 1891	Homme.	28	15 mai 1891.	*Hernie inguinale droite* depuis 3 mois. Augmente de volume. Jamais de bandage. Douleurs très vives.	Sac dans le cordon, difficile. Épiploon attiré et réséqué (98 gr.). 4 catguts. 6 catguts perdus. 8 crins. 1 drain.	55 minutes.	Sort au bout de 29 jours, tout à fait soulagé.
226 1891	Homme.	21	15 mai 1891.	*Hernie inguinale congénitale.* A toujours existé, douloureuse et grossit. Pas de bandage.	Sac vide. Épiploon attiré (104 gr.), 4 fils. Sac disséqué, adhérent à l'épididyme. 3 grands collets. 2 brides. 10 catguts perdus. 11 crins. 1 drain.		Revu le 27 juillet 1891. Très bon état (2 mois 1/2).
227 1891	Homme.	17	9 avril 1891.	*Hernie inguinale droite.* Épiplocèle adhérente. Début 3 mois. Jamais de bandage. Pas de douleurs, mais la hernie grossit rapidement. Hernie du cœcum. *Cure radicale sans résection de sac.*	Petit sac mince, perdu au milieu de graisse. Cœcum, gros intestin, appendice iléo-cœcal. Masse réduite. Pas de résection du sac. 2 sutures sur le sac. 12 sutures perdues. 7 crins. 1 drain.	50 minutes.	La suture de la paroi constitue la seule défense. La hernie était constituée surtout par le cœcum en dehors du sac. Bandage ordinaire conseillé.
228 1891	Homme.	27	14 mai 1891.	*Hernie épigastrique* depuis 1888. Douleurs. Pas de bandage. Petite tumeur sus-ombilicale.	Incision verticale. Tumeur graisseuse. Péritoine impossible à séparer de la couche graisseuse et de l'épiploon qui y est adhérent. Dissection du tout avec 4 catguts. 4 catguts et 5 crins sur l'orifice.	25 minutes.	L'opération est faite sans drain ; un épanchement sanguin se fait ; ouverture du foyer qui ferme en 4 jours. Sortie le seizième jour.

N°⁵ D'ORDRE ET ANNÉES	SEXE	AGE	DATE DE L'OPÉRATION	MALADIE	OPÉRATION	DURÉE DE L'OPÉRATION	RÉSULTATS
229 1891	Homme.	29	26 mai 1891.	*Hernie inguinale gauche.* Début 6 mois. Douloureuse depuis 15 jours. Jamais de bandage.	Sac mince, irrégulier, à plusieurs collets, très adhérent au cordon et à l'épididyme (probablement hernie congénitale guérie). Épiploon attiré et réséqué (54 gr.), 4 fils 7 catguts en sutures perdues. 7 crins. 1 drain.	30 minutes.	Sort au bout de 25 jours. Revu le 22 juillet 1891. Bon état. (2 mois).
230 1891	Homme, a été opéré de l'autre côté. (V. n° 222.)	23	2 juin 1891.	*Hernie inguinale droite, avec ectopie.* La gauche a été opérée le 24 avril 1891. Testicule droit au niveau de la partie moyenne du canal inguinal.	Épiploon adhérent, irréductible, réséqué (127 gr.). Testicule dans la paroi et vaginale abaissés, laborieux. Fixation au scrotum. Vaginale fermée au catgut. 9 sutures perdues. 6 crins. 1 drain.	1 h. 19 min.	Sorti 25 jours après l'opération. Revu le 10 février 1892 (8 mois). Excellent état. Testicule un peu remonté (Observation complète p. 421).
231 1891	Homme.	43	2 juin 1891.	*Hernie inguinale droite* de 4 ans. Bandage. Douleurs depuis 1 mois. Difficile à réduire depuis 3 semaines.	Épiploon très adhérent, attiré. 6 fils (193 gr.). Sac disséqué très haut. Sutures perdues. 9 catguts. 6 crins. 1 drain.	55 minutes.	Suites simples. Sort le vingt-cinquième jour, bien guéri, toutes douleurs disparues. Revu sans indication de date.
232 1891	Homme.	21	5 juin 1891.	*Hernie inguinale droite.* Vu il y a 3 mois. Augmente rapidement. Douleurs depuis 15 jours. Jamais de bandage. *Cul-de-sac vaginal ouvert.*	Sac très difficile. Vaginale ouverte, puis refermée. Détachement laborieux et dissection très haut. Catguts perdus. 7 crins. 1 drain. Le sac était caché par le cordon.	1 heure.	*Hernie* évidemment *congénitale guérie.* Suites simples. Sort au bout de 25 jours, très bon état.
233 1891	Homme.	45	9 juin 1891.	*Hernie inguinale droite.* Début 1882. Bandage contenant mal. Augmente, irréductible. Jamais souffert.	Incision élevée. Épiploon très adhérent, transformé (137 gr.). 4 catguts. Ablation du sac laborieuse. Issue du gros intestin et appendice iléo-cœcal. 7 catguts perdus. 7 crins. 1 drain.	1 h. 5 min.	Suites simples Sort au bout de 19 jours. Bandage ordinaire appliqué ; continuera à le porter. (*Hernie du gros intestin.*)
234 1891	Homme.	35	juin 1891.	*Hernie inguinale gauche* depuis 14 ans. Bandage depuis 13 ans. Stationnaire. Souffre beaucoup depuis 1 an.	Incision haut. Épiploon adhérent par une frange. 4 catguts (97 gr.). Réséqué. 6 catguts perdus. 7 crins. 1 drain.	55 minutes.	A eu deux accès de fièvre paludéenne. Sort en très bon état, sans douleurs, le vingt-cinquième jour.

N°° D'ORDRE ET ANNÉES	SEXE	AGE	DATE DE L'OPÉRATION	MALADIE	OPÉRATION	DURÉE DE L'OPÉRATION	RÉSULTATS
235 1891	Enfant.	15	25 juin 1891.	*Hernie inguinale droite et ecto- pie.* Souffre beaucoup de- puis 6 mois. Jamais de ban- dage.	Testicule petit dans le canal. Épiploon (20 gr.). Réséqué. Testicule abaissé et fixé. Fer- meture de la vaginale. 11 su- tures perdues. 6 crins. 1 drain.	1 heure.	Nécrose du testicule et élimi- nation sans suppuration. Sort le trente-cinquième jour. Revu en excellent état en décembre 1891 (6 mois).
236 1891	Femme.	36	30 juin 1891.	*Hernie ombilicale* de moyen volume, irréductible partiel- lement.	Épiploon considérable réséqué. 12 catguts en 6 groupes. Fermeture de l'anneau par plusieurs catguts. Sutures superficielles. Drain.	45 minutes.	Très bonnes nouvelles en février 1892 (8 mois).
237 1891	Enfant.	15	2 juillet 1891.	*Hernie inguinale droite congé- nitale.* Apparition 3 ans. Bandage. Souffre depuis 2 ans.	Sac en sablier. 1 catgut pour fermer la vaginale. Épiploon attiré (27 gr.). 7 sutures per- dues. 8 crins. 1 drain.	30 minutes.	Vincennes, au bout de 23 jours, excellent état; pas de douleurs.
238 1891	Homme, a été opéré de l'autre côté. (V. n° 246.)	18	3 juillet 1891.	*Hernie inguinale double.* Début 7 ans, à gauche. Toujours bandage. Petite hernie à droite depuis 3 mois. Très douloureuse. *Opération droite.*	Sac disséqué très loin. 2 cat- guts en chaîne. 8 sutures perdues. 7 crins. 1 drain.	25 minutes.	Sort près de 2 mois après la première opération, toute douleur disparue. Excellent état.
239 1891	Homme, a été opéré par un autre chirurgien récidive.	21	9 juillet 1891.	*Hernie inguinale droite* très douloureuse. Début 2 ans 1/2. Opéré, il y a 2 ans, par un autre chirurgien. Bandage douloureux, impossible.	Incision plus élevée que l'an- cienne. Sac difficile, fusionné avec le cordon. Dissection très élevée, voisinage de l'intestin. 2 catguts. 10 su- tures perdues. 7 crins. 1 drain.	40 minutes.	Suites simples. Sort au bout d'un mois, très bon état, toutes douleurs disparues.
240 1891	Femme.	27	18 juin 1891.	*Hernie crurale droite* peu volumineuse. Début 8 ans. Irréductible et douloureuse.	Incision verticale. Sac grais- seux fusionné avec épiploon au collet. Large débridement sur le *fascia cribriforme.* Dégagement très élevé du collet. Sac très friable. Épi- ploon réséqué (22 gr.). Pédi- cule 2 fils, 3 fois ramenés. 5 catguts perdus. 7 crins. 1 drain.	55 minutes.	Sort en excellent état au bout de 27 jours, toutes douleurs disparues.

N°ˢ D'ORDRE ET ANNÉES	SEXE	ÂGE	DATE DE L'OPÉRATION	MALADIE	OPÉRATION	DURÉE DE L'OPÉRATION	RÉSULTATS
241 1891	Femme.	43	28 mai 1891.	*Hernie ombilicale.* Début 15 ans. Volume tête de fœtus. Sonore. Un accouchement. Souffre depuis 3 ou 4 ans.	Grande incision verticale. Épiploon adhérent de toutes parts. Dissection très laborieuse des intestins. Epiploon réséqué (412 gr.). Sac. 4 catguts en chaîne. 12 sutures perdues. 1 drain et 7 crins.	1 h. 20 min.	Très laborieux. Tendance à l'asphyxie. Suites simples. Sort au bout d'un mois 1/2. Revue en très bon état en février 1892 (9 mois).
242 1891	Homme, opéré de l'autre côté. (V. n° 192.)	36	18 juin 1891.	*Inguinale droite.* Début 3 ans. Souffre depuis 3 mois. Augmente. Bandage de 1888 à juillet 1890. *Prolongement vaginal ouvert.*	Vaginale ouverte et refermée. Sac très en arrière, vide. Le doigt ne peut sentir l'épiploon. Sac disséqué très haut. 2 fils. 11 catguts. 10 crins. 1 drain.	50 minutes.	Suites simples. Revu en novembre 1891. Très bon état (5 mois.)
243 1891	Homme, opéré de l'autre côté. (V. n° 22.)	26	26 juin 1891.	*Inguinale gauche.* Début 6 ans. Jamais bandage. Douleurs depuis 1 an. Augmente. Opéré à droite, le 13 janvier 1887.	Ouverture d'un diverticule de la vaginale dans le canal inguinal. Sac très adhérent au cordon et à l'épididyme. Vide. Epiploon attiré (85 gr.). 5 catguts. Dissection élevée du sac. 8 catguts perdus. 1 drain.	35 minutes.	Suites simples. Sort au bout de 22 jours. Novembre 1891, bon état, bien solide (5 mois). La hernie, opérée il y a trois ans et 11 mois, est bien guérie.
244 1891	Femme.	43	23 juillet 1891.	*Opérée d'une hernie inguinale droite* il y a 6 mois, par un autre chirurgien. Actuellement *récidive de ce côté* et hernie inguinale gauche. Cure radicale *à droite, où elle souffre beaucoup depuis l'opération.*	Incision sur le canal inguinal très large, occupé par une tumeur graisseuse disséquée. Le cul-de-sac herniaire et la cicatrice contiennent plusieurs fils (soie) que j'enlève. 2 catguts très haut sur le pédicule. 9 catguts perdus. 7 crins. 1 drain.	45 minutes.	Au cours de l'opération, *kyste enlevé, probablement dû au ligament rond* qui était resté en place. Sort au bout de 29 jours, état excellent. Toutes douleurs disparues. Revue sans date.
245 1891	Femme.	42	30 juillet 1891.	*Hernie ombilicale.* 4 couches. Dernière 8 ans, très laborieuse.	Incision verticale. Sac épais, aréolaire. Epiploon très adhérent (95 gr.). Réséqué avec 6 catguts. 9 catguts sur pédicule et sur parois fibreuses. 11 crins.	1 h. 25 min.	Sort en très bon état au bout d'un mois 1/2. Aucune impulsion. Revue le 9 janvier 1892, excellent état, solide (6 mois).

N°ˢ D'ORDRE ET ANNÉES	SEXE	AGE	DATE DE L'OPÉRATION	MALADIE	OPÉRATION	DURÉE DE L'OPÉRATION	RÉSULTATS
246 1891	Homme, opéré de l'autre côté. (V. n° 238.)	18	6 août 1891.	2ᵉ *Hernie inguinale droite*, opérée le 3 septembre 1891. Cure de *petite hernie gauche* datant de 3 mois. Toujours douloureuse.	Incision élevée. Sac dans le canal. Epiploon attiré (70 gr.). Maigre, avec 2 catguts. 2 fils sur le pédicule (repassés 2 fois). 7 sutures perdues. 5 crins. 1 drain.	25 minutes.	Sort au bout de 22 jours, excellent état, plus aucune douleur.
247 1891	Homme.	24	7 août 1891.	*Hernie inguinale droite* datant de 5 ans. Jamais souffert, sauf par fatigue. Bandage contenant mal. Augmente. Volume des 2 poings. Pointe à gauche.	Incision élevée. Sac avec épiploon. 2 adhérences solides (150 gr.), 6 fils. Sac très grand, réséqué très haut. 2 fils repassés 2 fois. 9 catguts, 2 en recouvrant. 7 crins. 1 drain.	55 minutes.	Sort au bout d'un mois 1/2 en état excellent.
248 1891	Femme.	24	11 août 1891.	*Inguinale gauche congénitale*, aperçue il y a 2 ans par un médecin, vue il y a 8 jours par la malade. Peu douloureuse. Volume d'un œuf de poule par fatigue.	Sac peu épais sans grande connexion avec la grande lèvre ; contient le ligament rond. Résection. 7 catguts perdus. Sutures superficielles. 1 drain.	35 minutes.	Suites simples. Sort au bout de 24 jours, état très satisfaisant.
249 1891	Homme, opéré de l'autre côté. (V. n° 132).	21	13 août 1891.	*Inguinale droite*. Opéré à gauche en 1889. Bon résultat. Hernie droite de 10 mois. Bandage continuel jusqu'au mois dernier. Bandage douloureux et contenant mal. Douleurs.	Incision très haut. Sac solide, adhérent. Epididyme laborieux. Pas d'épiploon. 2 catguts repassés sur le sac. 11 catguts perdus. 9 crins. 1 drain.	40 minutes.	Revu le 7 novembre 1891. Bon état. Il a demandé a contracter un engagement volontaire ; il a été admis, malgré cette double cure radicale (2 ans et 8 mois).
250 1891	Femme.	18	14 août 1891.	*Inguinale droite*. Souffre depuis 2 ans, à la suite d'efforts. Bandage depuis 6 mois. Intolérable (congénitale).	Incision élevée. Sac dur, épais en dedans, inséré solidement sur la grande lèvre. Résection très haut du sac et du ligament rond. 2 catguts. 10 catguts perdus. 10 crins. 1 drain. Par l'exploration, le doigt sent la corne utérine.	40 minutes.	Suites simples. Sort au bout d'un mois 1/2, tout à fait solide.
251 1891	Femme.	41	17 août 1891.	*Hernie ombilicale* depuis 15 ans. Couche il y a 15 ans. Douleurs de chaque côté du ventre depuis cette couche. Tuméfaction et douleurs.	Incision sur l'ombilic grande. Epiploon réséqué (32 gr.). *Ablation des annexes de chaque côté. Ovaires énormes et trompes oblitérées. Adhérences, 3 soies.*	1 heure.	Les deux opérations ont été faites par deux incisions différentes. Le 17 février 1892, la solidité de la cure radicale est parfaite. (6 mois).

N° D'ORDRE ET ANNÉES	SEXE	AGE	DATE DE L'OPÉRATION	MALADIE	OPÉRATION	DURÉE DE L'OPÉRATION	RÉSULTATS
252 1891	Homme.	20	20 août 1891.	*Hernie inguinale droite*. 3 ans. Bandage depuis 2 ans, contenant bien jusque il y a 1 mois. Réductible. Anneau large.	Incision élevée. Épiploon adhérent jusqu'au collet du sac. Difficile à isoler. Réséqué avec 2 fils (89 gr.). Sac disséqué et réséqué très haut. 9 sutures perdues. 7 crins. 1 drain.	40 minutes.	Revu le 7 novembre 1891. Bon état. Le 15 février 1892, absolument solide (6 mois).
253 1891	Homme.	26	21 août 1891.	*Hernie inguinale double gauche* depuis 5 mois. Jamais bandage. Augmente. Douloureuse. Pointe à droite.	Incision élevée. Mauvaise paroi. Épiploon attiré et réséqué. 6 catguts (76 gr.). 9 catguts perdus. 9 crins. 1 drain.	1 h. 10 min.	Pendant l'opération, trachéotomie; asphyxie par éponge tombée dans le larynx. Sort au bout d'un mois et demi, parfaitement guéri des deux opérations. Petit abcès un mois après l'opération.
254 1891	Homme.	33	25 août 1891.	*Hernie inguinale droite* depuis mars 1891. Augmente. Douleurs. Depuis 1 mois, hernie descend dans le scrotum.	Incision élevée. Sac avec intestin grêle. 2 catguts sur le pédicule. 12 catguts perdus. 7 crins. 1 drain.	40 minutes.	Sort au bout d'un mois, très bon état.
255 1891	Homme.	46	12 nov. 1891.	*Hernie inguinale gauche*. Début il y a 30 ans. Bandage. Mal contenue depuis 2 ans. Douleurs depuis 6 mois. Volumineuse.	Épiploon réséqué. 6 catguts (287 gr.). 2 catguts sur le sac. 8 catguts sur la paroi, dont 3 en U. 7 crins. 1 drain.	55 minutes.	Sort au bout d'un mois, bien solide.
256 1891	Femme.	32	12 nov. 1891.	*Hernie inguinale double*. Grosse surtout à gauche. Douleurs de ce côté.	Sac vide. Ligament rond, accolé au sac. Dissection. 2 catguts sur pédicule. 7 catguts sur le canal, 2 en U. 7 crins. 1 drain.	30 minutes.	Sort au bout d'un mois, en très bon état.
257 1891	Femme.	41	26 nov. 1891.	*Hernie crurale droite* depuis 14 ans. Bandage. Jamais réduite complètement. Jamais de douleurs. Ne grossit pas.	Incision oblique. Sac épais, facile à découvrir. Section sur anneau du crébriforme. Sac grand, attiré (2 catguts). 3 catguts perdus. 1 drain.	25 minutes.	Suites très simples. Sort au bout de 28 jours, très bon état.

Nos D'ORDRE ET ANNÉES	SEXE	AGE	DATE DE L'OPÉRATION	MALADIE	OPÉRATION	DURÉE DE L'OPÉRATION	RÉSULTATS
258 1891	Femme.	29	1er déc. 1891.	*Hernie crurale droite.* Début de quelques mois. Douleurs. Grosseur d'une noisette. Peu réductible. Sonore.	Incision oblique. Sac graisseux, difficile. Incision de l'anneau du crébriforme. Epiploon adhérent, réséqué (30 gr.). 4 catguts. 2 catguts sur le pédicule du sac. 4 perdus. 1 drain.	55 minutes.	Suites très simples. Sort très bien guérie et ne souffrant plus, le vingt-sixième jour.
259 1891	Femme.	28	10 déc. 1891.	*Hernie inguinale double.* Grosse surtout à droite. Début à droite il y a 8 ans. Grosseur d'un œuf de poule. Douleurs. Ne souffre pas à gauche.	Dégagement du sac et de débris du ligament rond, très vasculaire, mais moins adhérent que d'habitude. 2 catguts sur le pédicule. Catguts perdus, 2 en U. 7 crins. 1 drain.	43 minutes.	Sortie en excellent état au bout de 21 jours.
260 1891	Enfant.	8	17 déc. 1891.	*Hernie inguinale gauche avec ectopie.* Le testicule de droite reste très élevé.	Incision. Sac épais. Testicule découvert. Vaginale communiquant. Dissection difficile. Pédicule. 2 catguts repassés. Vaginale fermée. 3 catguts. Testicule fixé au fond du scrotum.	1 heure.	A la sortie, testicule un peu remonté. Il siège encore dans le scrotum.
261 1891	Femme.	61	3 déc. 1891	*Éventration sus-pubienne.* Ancienne opérée d'ovarite kystique. Janvier 1889. Éventration depuis 2 ans, 5 travers de doigt au-dessus du pubis, à gauche de la cicatrice. Large orifice.	Incision verticale. Grand sac irrégulier, avec épiploon adhérent détaché et réséqué (42 gr.). Sac réséqué, 8 catguts, 6 sur paroi fibreuse. Crins, 9. 1 drain. Ouverture large du ventre et détachement de l'épiploon adhérent en haut et en bas.	1 h. 20 min.	Suites simples. Beaucoup de vomissements. Sortie le vingt-deuxième jour. Revue le 29 février 1892, très solide. Porte ceinture avec pelote plate.
262 1891	Homme.	30	22 déc. 1891.	*Grosse hernie inguinale droite.* Souffre depuis longtemps, mais s'est aperçu de la hernie surtout il y a 8 mois.	Sac facile. Épiploon en quantité, adhérent, attiré et réséqué (450 gr.). 5 paires de catguts. Pédicule du sac. 2 catguts. 8 catguts perdus. Crins. 1 drain.	1 h. 30 min.	Revu le 25 février 1892. Très solide. A eu un peu de phlébite de la jambe gauche dans la convalescence.
263 1891	Homme, réopéré. (V. n° 135.)	22	24 déc. 1891.	*Récidive de hernie inguinale droite.* Opérée le 20 mars 1889 (21 mois). Bandage seulement 2 mois. Souffre depuis 1 an. Ne peut plus travailler depuis 2 mois.	Sac à la partie moyenne de la cicatrice. Dissection laborieuse. Pas d'épiploon. 5 catguts perdus. 5 crins. 1 drain. Les adhérences du sac et son peu d'extensibilité expliquent les douleurs.	40 minutes.	Revu le 29 février. Parfaite solidité, quoique la paroi soit mauvaise en général.

Nᵒˢ D'ORDRE ET ANNÉES	SEXE	AGE	DATE DE L'OPÉRATION	MALADIE	OPÉRATION	DURÉE DE L'OPÉRATION	RÉSULTATS
264 1891	Homme.	19	29 déc. 1891.	*Hernie inguinale droite congénitale.* Depuis 3 semaines seulement(?). Pointe de hernie. Jamais bandage.	Sac difficile (30 gr.). Épiploon attiré et réséqué. Hernie congénitale dans le cordon. 6 catguts profonds. 7 crins. 1 drain.	50 minutes.	Part au bout de 25 jours, en très bon état, bien solide.
265 1891	Homme.	38	31 déc. 1891.	*Hernie inguinale gauche.* Début 6 ans. Bandage 2 ans. Puis a disparu. Réapparition et bandage ces 2 dernières années.	Sac difficile. Dissection laborieuse. Epiploon saisi dans l'abdomen et attiré (65 gr.). Sac. 2 catguts. 8 sutures perdues. 1 drain.	1 h. 10 min.	Revu le 14 février. Est d'une solidité parfaite.
266 1892	Homme.	22	8 janvier 1892.	*Hernie inguinale droite.* Douloureuse depuis 1 an. Médiocre volume. Ne peut être contenue.	Sac laborieux. Bourrelet adipeux masquant le fond du sac, et adhérence épiploïque à ce niveau. Epiploon attiré et réséqué (76 gr.). catguts perdus. 9 crins et 1 drain.	1 h. 20 min.	Suites simples. Rétention très opiniâtre d'urine et de matières. Le 26 février 1892, revu en très bon état, bien solide.
267 1892	Femme.	37	6 janvier 1892.	*Hernie crurale gauche.* Date de 4 mois, mais souffrait depuis une douzaine d'années. Jamais de bandage.	Incision horizontale. Sac enveloppé de graisse. Incision sur le fascia crébriforme. Dissection du sac. 2 catguts 2 catguts sur la masse vasculo-graisseuse pré-herniaire. 3 catguts sur fascia crébriforme. 2 catguts perdus en avant. 5 crins. 1 drain.	25 minutes.	Sort au bout de 27 jours. Très bon état.
268 1892	Femme.	34	14 janvier 1892.	*Hernie ombilicale.* Suite de couche, il y a 10 ans. Réductible, grosseur des 2 poings, sonore; siège à 3 travers de doigt au-dessus du pubis.	Résection d'une portion de la paroi et d'une certaine quantité d'épiploon (247 gr.). 4 catguts sur le sac, 10 sur la paroi. 15 crins.	34 minutes.	Suites excellentes. Sort au bout de 21 jours. Revue au bout d'un mois 1/2. Très solide.
269 1892	Homme.	42	21 janvier 1892.	*Hernie crurale gauche.* Début 10 ans. Toujours bandage. Volume d'une noix. Depuis quelque temps, douleur. Bandage intolérable.	Sac très gras, laborieux. Vide. Fascia crébriforme incisé. Dissection très haut. 4 catguts perdus. 8 crins. 1 drain.	50 minutes.	Sort en très bon état au bout d'un mois.

Nᵒˢ D'ORDRE ET ANNÉES	SEXE	AGE	DATE DE L'OPÉRATION	MALADIE	OPÉRATION	DURÉE DE L'OPÉRATION	RÉSULTATS
270 .1892	Homme.	31	22 janvier 1892.	*Hernie inguinale droite.* Début 1889. Toujours bandage contenant mal. Souffre depuis 6 mois.	Sac difficile dans masse graisseuse. Epiploon atteint et attiré (51 gr.), réséqué. 4 catguts. Sac disséqué jusque anse gros intestin. 8 catguts profouds. 9 crins. 1 drain.	50 minutes.	Sort en très bon état au bout de 5 semaines. Ni douleur ni impulsion.
271 1892	Homme.	19	28 janvier 1892.	*Hernie inguinale droite.* Début brusque. 12 jours. Œuf de pigeon. Douleur en marchant. Pas de bandage.	Sac difficile, très adhérent au cordon. Dilatation dans le canal. 2 catguts sur pédicule. 8 catguts sur paroi. 5 crins.	1 h. 10 min.	Sort au bout d'un mois. Très bon état. Pas de douleur. Bien solide.
272 1892	Homme.	28	2 février 1892.	*Hernie inguinale gauche,* depuis 2 ans. Douloureuse.	Double sac. Épiploon. 9 catguts sur paroi.	1 heure.	Sort au bout de 25 jours. Très bon état.
273 1892	Homme.	38	4 février 1892.	*Hernie inguinale droite* de 6 mois. Douloureuse.	Sac dans le cordon. 2 fils pédicule. 7 catguts perdus.	55 minutes.	En traitement.
274 1892	Homme.	31	25 février 1892.	*Hernie inguinale droite.* Début 1 an. Souffre depuis 3 mois.	Opération laborieuse. Épiploon attiré (67 gr.), réséqué. 4 fils. 2 fils pédicule. 7 fils perdus, 2 en U.	55 minutes.	En traitement.
275 1892	Homme, réopéré. (V. nº 120).	19	26 février 1892.	*Hernie inguinale droite.* Opéré le 18 décembre 1888. Bien guéri jusqu'ici. Début de jeunesse. Il soulève un demi-bœuf ; une tumeur se développe au niveau de sa cicatrice.	Paroi effondrée, masse graisseuse, sans sac séreux. Reconstitution de la paroi avec 8 catguts, dont 3 en U.	55 minutes.	En traitement.

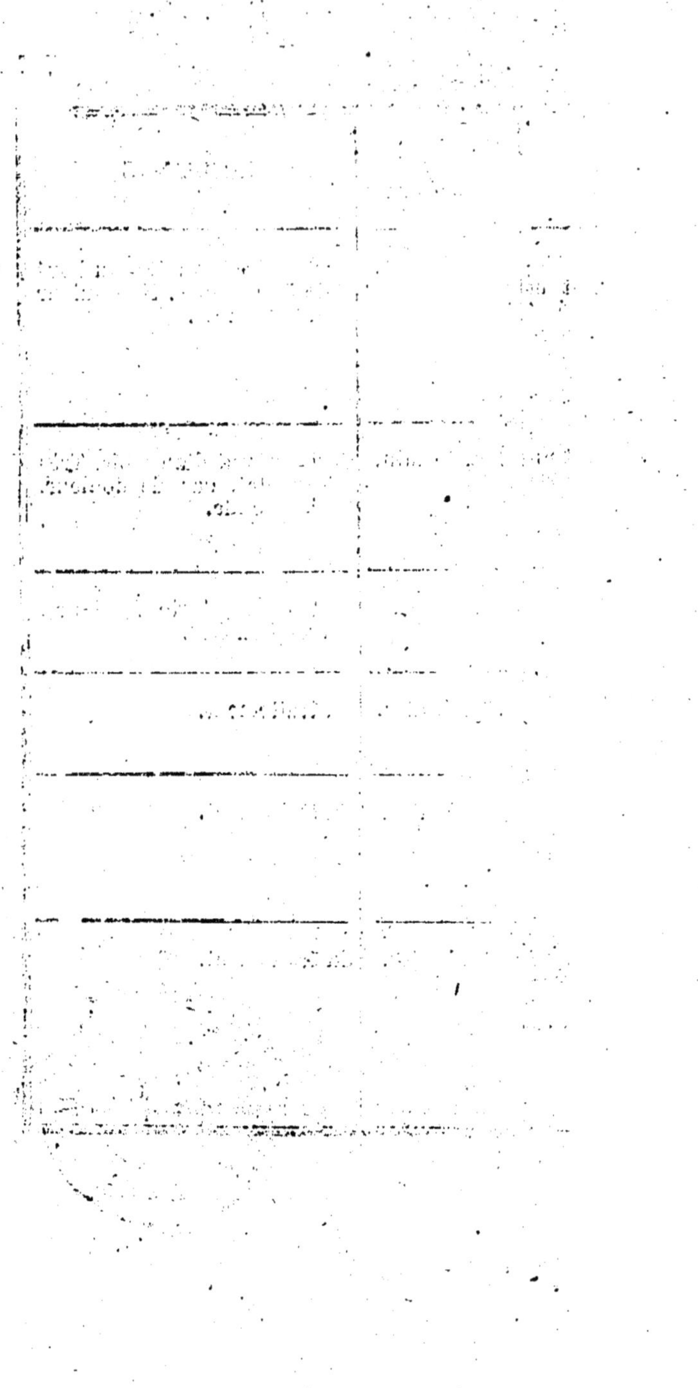

OPÉRÉS REVUS

On trouvera, dans le tableau précédent, l'indication des 112 cas de hernies opérées avec constatation de 14 récidives.

Voici l'indication :

Après neuf ans : n⁰ˢ 1, 2.

Après six ans : n° 7.

Après cinq ans : n⁰ˢ 15, 17.

Après quatre ans : n⁰ˢ 22, 25, 34, 38, 49, 73.

Après trois ans : n⁰ˢ 20, 35, 64, 86, 93, 105.

Après deux ans : n⁰ˢ 29, 56, 60, 63, 76, 85, 102, 124, 132, 145, 147, 150, 165.

Après un an : n⁰ˢ 6, 21, 27, 32, 39, 44, 68, 74, 82, 89, 92, 120, 160, 175, 183, 186, 192.

Après six mois : n⁰ˢ 3, 4, 5, 8, 10, 12, 18, 26, 33, 40, 42, 43, 59, 69, 78, 81, 87, 90, 104, 109, 116, 169, 171, 178, 202, 205, 209, 210, 211, 217, 220, 222, 230, 235, 241, 251, 252.

Avant six mois : n⁰ˢ 9, 23, 36, 66, 70, 72, 95, 97, 105, 108, 130, 142, 164, 179, 215, 216, 219, 226, 229, 236, 242, 243, 244, 245, 249, 256, 265.

TABLE DES MATIÈRES

HOMMES :

Hernies inguinales : N°s 6, 10, 11, 13, 14, 16, 17, 20, 22, 24, 27, 30, 31, 33, 35, 36, 37, 40, 42, 43, 45, 46, 47, 50, 51, 53, 55, 58, 59, 60, 61, 62, 63, 64, 66, 67, 69, 70, 71, 74, 77, 78, 79, 80, 81, 82, 83, 84, 85, 87, 88, 89, 90, 91, 92, 93, 94, 96, 97, 98, 99, 100, 101, 103, 104, 105, 106, 109, 110, 111, 113, 115, 117, 118, 122, 126, 127 128, 129,

CORBEIL. — IMPRIMERIE CRÉTÉ DE L'ARBRE